国家卫生计生委医院管理研究所药事管理研究部
中国医院协会药事管理专业委员会 组织编写

临床药物治疗学
妇产科疾病

分册主编 赵 霞 张伶俐

编 委（以姓氏笔画为序）

丁依玲 马 丁 马黔红 尹如铁 冯 欣 刘兴会

刘继红 严鹏科 杜 光 李焕德 杨 欣 杨冬梓

肖大立 邱 峰 邱晓红 应 豪 张 力 张 蘡

张伶俐 武文慧 周 颖 郑彩虹 赵 霞 赵荣生

敖海莲 徐克惠 黄红兵 崔 恒 曾 涛

参与编写者（以姓氏笔画为序）

王 丽 邓东锐 邓娅莉 兰晓倩 乔 林 刘小艳

刘艺平 汤 杰 牟金金 杨振宇 何 翔 张 川

张 婷 周 云 周高峰 赵扬玉 赵晓苗 洪顺家

祝洪澜 黄汉辉 黄永文 龚 慧 鲁 培 潘 莹

人民卫生出版社

图书在版编目(CIP)数据

临床药物治疗学.妇产科疾病/赵霞,张伶俐主编.—北京:人民卫生出版社,2016

ISBN 978-7-117-22782-7

Ⅰ.①临… Ⅱ.①赵… ②张… Ⅲ.①药物疗法②妇产科病-药物疗法 Ⅳ.①R453②R710.5

中国版本图书馆 CIP 数据核字(2016)第 149232 号

| 人卫智网 | www.ipmph.com | 医学教育、学术、考试、健康,购书智慧智能综合服务平台 |
| 人卫官网 | www.pmph.com | 人卫官方资讯发布平台 |

临床药物治疗学——妇产科疾病

分册主编:赵 霞 张伶俐

出版发行:人民卫生出版社(中继线 010-59780011)

地 址:北京市朝阳区潘家园南里 19 号

邮 编:100021

E - mail:pmph @ pmph. com

购书热线:010-59787592 010-59787584 010-65264830

印 刷:北京京华虎彩印刷有限公司

经 销:新华书店

开 本:787×1092 1/16 印张:25

字 数:608 千字

版 次:2016 年 9 月第 1 版 2019 年 2 月第 1 版第 2 次印刷

标准书号:ISBN 978-7-117-22782-7/R·22783

定 价:58.00 元

打击盗版举报电话:010-59787491 E-mail:WQ @ pmph.com

(凡属印装质量问题请与本社市场营销中心联系退换)

序　一

　　医师、药师、护士、医疗技师是医疗机构四大核心技术支撑系统的重要成员,药师是医院药事管理和促进合理用药的主要技术力量,在指导患者安全用药、维护患者用药权益起着重要作用。

　　我国自 2002 年提出医院要建立临床药师制以来,发展健康迅速,临床药师在临床用药中的作用逐步明显。为提高临床药师参加药物治疗能力,我们医院管理研究所药事管理研究部和中国医院协会药事管理专业委员会,邀请 300 余名药学与医学专家以及部分临床药师共同编写了适合我国国情的《临床药物治疗学》系列丛书。感谢医药学专家做了一件值得庆贺的、有助于提高药物治疗水平、有益于患者的好事。

　　临床药师是具有系统临床药学专业知识与技能,掌握药物特点与应用,了解疾病与药物治疗原则,是医疗团队的重要成员,与医师、护士合作,为患者提供优质药物治疗的药学专业技术服务,直接参与临床药物治疗工作的卫生技术人员。临床药师是现代医疗团队的重要成员,各医疗机构要爱护关心他们的成长,积极支持他们的工作,充分发挥他们在药事管理和药物治疗中的专业技能,将临床药学作为专业学科建设加以严格管理,为实现医疗机构医疗水平的持续提升创造条件。希望临床药师们要学好用好临床药物治疗学,发挥专业特长,在促进合理用药、提高医疗技术水平、维护患者利益中发挥更大作用。

　　简写"序",以祝贺《临床药物治疗学》丛书的出版。

张宗久

2016 年 4 月

序 二

第二次世界大战后,欧美国家制药工业快速发展,新药大量开发。但随着药品品种和使用的增加,临床不合理用药加重,严重的药物毒副作用和过敏反应也不断增多,患者用药风险增加。同时,人类面临的疾病负担严峻,慢性病及其他疾病的药物应用问题也愈加复杂,合理用药成为人类共同关心的重大民生问题。

为促进药物合理使用,美国于 1957 年首先提出高等医药院校设置 6 年制临床药学专业 Pharm D. 课程教育,培养临床型药学专业技术人才。截至 2013 年美国 135 所高等医药院校的药学教育总规模 90% 以上为临床药学 Pharm D. 专业教育。同期,美国在医院建立了临床药师制,即临床药师参加临床药物治疗,规定 Pharm D. 专业学位是在医院上岗药师的唯一资格,并在医院建立学员毕业后以提高临床用药实践能力为主的住院药师规范化培训制度。1975 年美国医院临床药学界编辑出版了《临床药物治疗学》丛书,现已出第十版,深受广大药师和高校药学院学员的欢迎。

我国自实行改革开放政策以来,社会经济迅猛发展,党和政府更加关注民生问题,广大人民群众随着生活水平的大幅提升,也要求获得更好的医药卫生服务。改革开放前医院药师的任务是保障临床诊疗用药的需求,但伴随着改革开放我国制药工业快速发展,国外药企大量进入,药品品种和品规猛增。医药流通领域不规范竞争加重,临床不合理用药日趋严重。为此,原卫生部在 20 世纪末提出药学部门工作要转型,药师观念和职责要转变,规定医院要"建立临床药师制",培养配备专职临床药师,参加临床药物治疗。并规定医院要建立临床医师、临床药师、护士等组成的临床医疗团队,临床医师和临床药师要共同为患者临床药物治疗负责。我国 21 世纪初加快了临床药学学科建设与临床药师制体系建设,尽管临床药师队伍在药物应用实践中迅速成长,但由于历史原因导致我国在临床药学学科定位与发展方向、药学教育培养目标以及医疗机构医疗工作模式等的缺陷,使临床药师普遍感到临床药学专业系统性知识不足、临床药学思维能力不足和临床药物治疗实践技能不足。针对临床药学学科建设与临床药师制体系建设中这一突出问题,充分发挥临床药师在药品应用和药事管理中的专业技术作用,提高临床药物治疗水平,促进合理用药,我们邀请 300 余名药学与医学专家以及部分临床药师,启动了《临床药物治疗学》系列丛书的编写。本丛书以临床药物治疗学的理论以及药物治疗理论与实践的结合、诊疗活动与药物治疗实践和药物治疗的监护与效果评价,试用案例分析教育、论述典型的药物治疗方案和药学监护,突出临床思

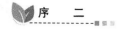

维与临床药学思维的建立与运用。丛书的编写与出版,希望能体现国内外临床药物治疗学和临床实践活动最新发展趋势,反映国际上临床药学领域的新理论、新知识、新技术和新方法。

我们期待为临床药师培训基地提供一套实用的教材,为提高培训基地的培训质量,提升临床药师的专业知识水平,增强参与临床药物治疗工作的能力打下基础。同时,也为在临床参与药物治疗实践工作的临床药师和从事处方审核调剂、药物制剂、药品物流管理以及系统药品质量监管等药剂工作的药师提供自学教材;并为医疗机构医务人员和高等医药院校临床药学专业和药学专业学生教学提供一本理论与实践紧密结合的参考用书。

由于这是一部多学科药物治疗学的系统丛书,缺乏编写经验,不足之处在所难免,恳请医药学界专家和读者、特别是广大临床药师提出问题,找出差距,为修订编写二版打好基础。

我们衷心感谢各分册主编、编委和全体编写者的辛勤劳动和有关人士的热忱支持!

吴永佩　蔡映云

2016 年 4 月

《临床药物治疗学》丛书分册目录

序号	书名	分册主编
1	总论	吴永佩　蒋学华　蔡卫民　史国兵
2	感染性疾病	颜　青　夏培元　杨　帆　吕晓菊
3	心血管系统疾病	李宏建　高海青　周聊生　童荣生
4	呼吸系统疾病	蔡映云　吕迁洲
5	消化系统疾病	韩　英　高　申　文爱东　邹多武
6	血液系统疾病	缪丽燕　马满玲　吴德沛　周　晋
7	内分泌代谢疾病	母义明　郭代红　彭永德　刘皋林
8	神经系统疾病	钟明康　王长连　洪　震　吴　钢
9	肾脏疾病	史　伟　杨　敏
10	器官移植	陈　孝　王长希　刘懿禾　徐彦贵
11	肿瘤	于世英　杜　光　黄红兵
12	外科疾病	甄健存　廖　泉　蒋协远
13	妇产科疾病	赵　霞　张伶俐
14	儿科疾病	徐　虹　孙　锟　李智平　张　健
15	老年疾病	王建业　胡　欣
16	营养支持治疗	梅　丹　于健春

《临床药物治疗学》丛书编委会

前　言

　　按照《临床药物治疗学丛书》的总体设计和要求,本书包括概述、产科疾病(妊娠期特有疾病、妊娠时限异常、妊娠合并内科疾病、妊娠合并感染性疾病、分娩及产褥期疾病)、妇科疾病(妇科炎性疾病、妇科肿瘤、子宫内膜异位症和腺肌病)、生殖内分泌疾病、计划生育和辅助生育(不孕症和辅助生育技术)六部分内容,共分十二章。从第二章起,每章均简要介绍各种疾病的病因及病理变化、临床表现及诊断、治疗目的及原则,结合妇产科权威教科书和最新循证医学证据,重点介绍疾病的药物治疗及药学监护,说明药物的作用机制,列出代表药物的用法、用量和药动学参数,阐述药物治疗中的监测内容,介绍用药注意事项及对患者的用药教育,并通过案例分析,结合具体案例介绍药物的实际应用。

　　本书作者为从事临床工作多年的妇产科医师及临床药师,根据专业理论基础及临床实践经验,分工合作,博采众长,以保证内容的针对性和实用性。本书在编写过程中详细查阅了国内外最新药物治疗进展,引用了近年发表的医药学文献,依据权威医药学组织颁布的最新指南和标准,以保证内容的准确性和权威性。本书内容丰富、层次清楚、重点突出,希望能为临床药师、临床医师以及药学和医学专业学生学习妇产科疾病的药物治疗,提高药物治疗水平,促进合理用药提供有益参考。

　　由于医学不断进步和我们知识水平有限,本书虽经多次、反复修订,仍难免有不当或疏漏之处,恳请各位同仁及读者不吝指正,以期不断完善和改进。

　　本书的编写得到了丛书编委和各方同仁的大力支持,在此致以真诚的谢意!

赵　霞　张伶俐

2016 年 2 月

目 录

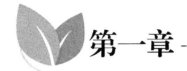

第一章

概　述

第一节　女性生殖系统生理

一、月经及月经周期的调节

(一) 月经的定义

1. 月经(menstruation)　是指随卵巢的周期性变化,子宫内膜周期性脱落及出血。是生殖功能成熟的标志之一。月经第一次来潮称月经初潮。月经初潮年龄多在 13～14 岁,但可能早在 11 岁或迟至 15 岁。月经初潮的迟早,受各种内外因素影响。近年来,月经初潮年龄有逐渐提前的趋势。

2. 月经周期　出血的第 1 日为月经周期的开始,两次月经第 1 日的间隔时间称一个月经周期(menstrual cycle),一般为 21～35 日,平均 28 日。月经周期长短因人而异,受下丘脑-垂体-卵巢轴的调节。正常月经持续时间为 2～8 日,多数为 4～6 日。一般月经第 2～3 日的出血量最多。月经量为一次月经的总失血量,正常为 20～60ml,超过 80ml 为月经过多。

(二) 下丘脑-垂体-卵巢轴

下丘脑-垂体-卵巢轴(hypothalamic-pituitary-ovarian axis,HPOA)是由下丘脑、垂体和卵巢之间相互调节而形成的一个完整而协调的神经内分泌系统。它的每个环节均有其独特的神经内分泌功能,同时互相调节。HPOA 的神经内分泌活动受到大脑高级中枢调控。它的主要生理功能是控制女性发育、正常月经周期和性功能,因此又称性腺轴。此外,它还参与机体内环境和物质代谢的调节。

1. 下丘脑　下丘脑分泌促性腺激素释放激素(Gonadotropin-releasinghormone,Gn-RH),GnRH 通过垂体门脉系统输送到腺垂体,调节垂体促性腺激素的合成和分泌。同时,GnRH 的分泌又受腺垂体促性腺激素的反馈调节(短反馈)和卵巢性激素的反馈调节(长反馈),这样的反馈作用包括正反馈和负反馈。下丘脑 GnRH 对其本身的合成也有负反馈调节,称为超短反馈。

2. 腺垂体(垂体前叶)　分泌促性腺激素和催乳素。促性腺激素包括卵泡刺激素(follicle-stimulating hormone,FSH)和黄体生成素(luteinizinghormone,LH)。GnRH 促进腺垂体合成和分泌促性腺激素,促性腺激素的分泌也受卵巢性激素的调节。FSH 是卵泡发育的必需激素,其具有促进卵泡生长发育、促进雌激素合成与分泌、与雌激素协同,为排卵及黄素化作准备等功能。LH 在卵泡期刺激雌激素合成所需底物雄激素的合成,排卵前促进卵母细胞的成熟和排卵,黄体期维持黄体功能,促进孕激素、雌二醇等的合成和分泌。催乳素(prolactin,PRL)具有促进乳汁合成的功能。其分泌除了受下丘脑释放入门脉系统的多巴胺(PRL 抑制因子)负调节,还受促甲状腺激素释放激素(thyrotropin-releasing hormone,TRh)的正调节。多巴胺与 GnRH 常同时发生效应,因此,当 GnRH 分泌受抑制时,可出现促性腺激素水平下降,多巴胺分泌也受抑制,PRL 分泌增多,临床表现为闭经泌乳综合征。一些甲状腺功能减退的妇女由于 TRh 分泌增多,也可出现泌乳。

3. 卵巢　卵巢分泌雌激素和孕激素,雌孕激素对下丘脑、垂体都有反馈调节作用。卵泡早期,雌激素对下丘脑负反馈,从而实现对垂体促性腺激素脉冲式分泌的抑制。卵泡晚期,雌激素发挥正反馈作用,刺激 LH 分泌高峰,促进排卵。黄体期,雌激素协同孕激素对下丘脑负反馈。孕激素在排卵前增强雌激素的正反馈,促进排卵,黄体期对下丘脑负反馈抑制 GnRH 的分泌。

(三)月经周期的调节机制

1. 卵泡期　下丘脑分泌 GnRH,使垂体 FSH 分泌增多,促进卵泡发育,分泌雌激素,子宫内膜呈增生期改变。雌激素逐渐增多,负反馈下丘脑,抑制 GnRH 分泌,使垂体 FSH 分泌减少。随着卵泡成熟,雌激素水平逐渐升高,并在排卵前达到第一个高峰,对下丘脑和垂体产生正反馈,形成 LH 和 FSH 高峰,两者协同促进排卵。

2. 黄体期　排卵后 LH 和 FSH 迅速下降,黄体形成并逐渐发育成熟,分泌孕激素和雌激素,使子宫内膜发生分泌期改变。排卵后 7～8 日孕激素达高峰,雌激素达到第二个高峰。随后雌激素和孕激素共同负反馈,使垂体 FSH 和 LH 分泌进一步减少,黄体开始萎缩,雌孕激素分泌减少,子宫内膜剥脱,月经来潮。雌孕激素的减少解除了对下丘脑、垂体的负反馈,FSH 分泌增多,卵泡开始发育,下一个月经周期重新开始。

二、卵巢功能及周期性变化

(一)卵巢的功能

卵巢是女性的性腺,主要有生殖功能和内分泌功能。生殖功能即产生卵子并排卵,内分泌功能即分泌雌激素和孕激素。

(二)卵巢的周期性变化

卵泡自胚胎形成后即进入自主发育和闭锁的轨道。胎儿期的卵泡不断闭锁,出生时约剩 200 万个,至青春期只剩下 30 万个。从青春期开始到绝经期,卵巢在形态和功能上发生周期性变化称为卵巢周期。

1. 卵泡发育和成熟　进入青春期后,卵泡的发育成熟开始依赖 FSH 和 LH 的刺激。生育期每月发育一批卵泡,其中一般只有一个优势卵泡成熟并排卵。女性一生中一般有 400～500 个卵泡发育成熟并排卵,占总数的 0.1% 左右。

2. 排卵　卵细胞和它周围的卵丘颗粒细胞一起被排出的过程称为排卵(ovulation)。排卵前,雌激素达第一个峰值,促进 LH/FSH 高峰形成。LH/FSH 排卵峰和孕酮相互作用,激活卵泡液内的蛋白溶酶活性,消化卵泡壁形成小孔,卵细胞和卵丘颗粒细胞一起被排出。排卵多发生在下次月经来潮前 14 天左右,卵子排出后,被输卵管伞捡拾,如果输卵管中有精子,即发生受精。如果输卵管中没有精子,卵子会被输卵管运输到宫腔并被白细胞吞噬消化。

3. 黄体形成和退化 排卵后卵泡壁塌陷,形成皱襞,周围由结缔组织的卵泡外膜包围,形成黄体(corpus luteum)。黄体主要分泌孕激素和雌激素。排卵后7~8日,黄体体积和功能达高峰,孕激素分泌达高峰,雌激素分泌达第二个高峰。如果卵子受精,黄体则在胚胎滋养细胞分泌的人绒毛膜促性腺激素(human chorionic gonadotropin,hCG)作用下转变为妊娠黄体,至妊娠3个月末才退化。如果卵子未受精,黄体在排卵后9~10日开始退化,功能限于14天。黄体退化时,周围结缔组织和成纤维细胞侵入并取代黄体,组织纤维化,因外观色白,称为白体(corpus albicans)。黄体衰退后月经来潮,卵巢中又有新的卵泡发育。

(三)卵巢性激素的合成和分泌

卵巢性激素均为甾体激素,主要是雌激素(estrogen)、孕激素(progesterone)和雄激素(androgen)。雌激素主要由排卵前的卵泡膜细胞和排卵后的黄体细胞分泌;孕激素主要由排卵后的黄体细胞分泌;雄激素主要由卵巢间质细胞和门细胞分泌。卵巢甾体激素是在多种羟化酶和芳香化酶的作用下在相应的细胞内合成和分泌的。卵巢雌激素的合成是由卵泡膜细胞和颗粒细胞在FSH与LH共同作用下完成的。甾体激素主要在肝内代谢,代谢产物经肾脏排泄。

三、子宫内膜及生殖器其他部分的周期性变化

(一)子宫内膜的组织学变化和生物化学变化

1. 子宫内膜的组织学变化 子宫内膜从形态学上分为功能层和基底层。功能层受雌孕激素调节,发生周期性的增殖、分泌和脱落。基底层在月经后再生,重新生成功能层。子宫内膜的组织学变化将月经周期分为增殖期、分泌期和月经期。

(1)增殖期:月经周期第5~14天,子宫内膜厚度自0.5mm增生至3~5mm。在雌激素的作用下,内膜表面上皮、腺体、间质和血管均发生增殖性变化。

(2)分泌期:月经周期第15~28天,对应卵巢周期中的黄体期。分泌晚期子宫内膜厚度可达10mm。子宫内膜在雌激素和孕激素的作用下继续增厚,腺体增长弯曲,出现分泌现象,血管更加弯曲,间质疏松水肿。此时内膜厚而软,有利于受精卵着床发育。

(3)月经期:月经周期第1~4天,子宫内膜功能层从基底层脱落,脱落的内膜碎片和血液一起从阴道流出,形成月经。这是雌孕激素撤退的结果。

2. 子宫内膜的生物化学变化

(1)甾体激素受体和蛋白激素受体:雌孕激素受体属于甾体激素受体。雌激素受体在增殖期子宫内膜含量最高,排卵后明显减少;孕激素受体在排卵时达高峰,随后逐渐减少。蛋白激素受体,如hCG/LH受体,生长激素受体等,可能对子宫内膜的发育有一定影响。

(2)各种组织水解酶、酸性黏多糖、血管收缩因子:这些物质都存在于子宫内膜中,其中各种组织水解酶被限制在溶酶体中,不具活性。雌激素促进酸性黏多糖在内膜间质中浓聚,对增殖期子宫内膜的生长起支架作用,排卵后孕激素抑制其生成,促使其降解。月经来潮前24小时,子宫内膜缺血坏死,使血管收缩因子达最高水平,引起子宫血管和肌层收缩,同时溶酶体膜通透性增加,各种组织水解酶被释放入组织,对组织有破坏作用,从而造成子宫内膜功能层迅速缺血坏死,剥脱出血。

（二）阴道黏膜、宫颈黏液和输卵管的周期性变化

1. 阴道黏膜的周期性变化　阴道黏膜的周期性变化,以阴道上段最明显。排卵前,阴道上皮在雌激素作用下,底层细胞增生,表层细胞角化,阴道上皮逐渐增厚。细胞内糖原经阴道杆菌分解而成乳酸,保持阴道内酸度,防止致病菌繁殖。排卵后在孕激素作用下,表层细胞脱落。

2. 宫颈黏液的周期性变化　在雌孕激素的周期性变化作用下,宫颈腺细胞分泌的宫颈黏液也发生周期性变化。卵泡期,雌激素分泌逐渐增多,宫颈管黏液量逐渐增多,黏液稀薄,透明,其中的蛋白质排列成网状,近排卵时,网眼变大,最适应精子通过。此时将黏液涂片检查,干燥后可见羊齿植物叶状结晶,在排卵期最为典型。排卵后受孕激素影响,黏液分泌量减少,黏液中氯化钠含量增多,黏液质地黏稠而浑浊。涂片检查时羊齿植物叶状结晶逐渐模糊,至月经第22天左右消失,代之以排列成行的椭圆体。

3. 输卵管的周期性变化　在雌孕激素的周期性变化作用下,输卵管的形态和功能发生周期性改变。卵泡期,雌激素使输卵管黏膜上皮纤毛细胞生长发育,非纤毛细胞分泌增多,利于卵子运输。雌激素还促进输卵管发育和肌层的节律性收缩振幅,利于卵子的运输。排卵后,孕激素逐渐增多,抑制输卵管的节律性收缩振幅。雌孕激素协同作用,保证受精卵在输卵管内的正常运行。

第二节　妊　娠　生　理

一、受精及受精卵发育、输送与着床

（一）受精的过程和定义

精液射入阴道内,精子沿宫颈管、子宫腔进入输卵管腔,在此过程中,精子顶体表面的糖蛋白被女性生殖道分泌物中的淀粉酶降解,顶体膜稳定性降低,此过程称为精子获能(capacitation),需要约7小时。获能的精子停留在输卵管中等待与卵子(次级卵母细胞)相遇。当卵子从卵巢排出后,被输卵管拾获,在输卵管中与精子相遇,精子头部顶体外膜破裂,释放出顶体酶,溶解卵子外围的放射冠和透明带,称为顶体反应(acrosome reaction)。借助酶的作用,精子穿透放射冠和透明带。当精子头部与卵子表面接触时,卵子的透明带结构发生改变,阻止其他精子进入透明带,这一过程称为透明带反应(zona reaction)。穿过透明带的精子外膜与卵子胞膜融合,精子进入卵子内。卵子迅速完成第二次减速分裂形成卵原核,卵原核和精原核融合,染色体互相混合,形成二倍体受精卵,完成受精。获能的精子与次级卵母细胞相遇于输卵管,结合形成受精卵的过程称为受精(fertilization)。受精的过程约需24小时,一般发生在排卵后12小时内。

（二）受精卵的发育、输送和着床

受精后30小时,受精卵在输卵管的运输下向宫腔移动,同时开始有丝分裂,形成多个子细胞,称为分裂球(blastomere)。受精后50小时为8细胞阶段,72小时为16细胞阶段,称为桑葚胚(morula),随后早期囊胚形成。受精后第4天早期囊胚进入宫腔,第5～6天形成晚期囊胚。晚期囊胚经过定位(apposition)、黏附(adhesion)和侵入(invasion)3个过程完成着床。最终囊胚完全埋入子宫内膜中且被内膜覆盖。受精卵着床必须具备的条件是:透明带消失、囊胚细胞滋养细胞分化出合体滋养细胞、囊胚和子宫内膜同步发育且功能协调、孕妇体内有足够的孕酮。子宫允许受精卵着床的时期很短。

(三) 受精卵着床后子宫内膜的变化

受精卵着床后,在雌孕激素的作用下,子宫内膜腺体增大,腺上皮细胞内糖原增加,结缔组织细胞肥大,血管充血,此时的子宫内膜称为蜕膜(decidua)。按照蜕膜与囊胚的关系,将蜕膜分为3个部分:囊胚着床部分的子宫内膜称为底蜕膜;覆盖在囊胚表面的蜕膜称为包蜕膜;底蜕膜和包蜕膜以外覆盖宫腔其他部分的蜕膜称为真蜕膜。妊娠14~16周,羊膜腔明显增大,包蜕膜和真蜕膜贴近融合,宫腔消失。

二、胚胎及胎儿发育特征和胎儿生理特点

孕周从末次月经第1天开始计算,大约需要40周,即280天。妊娠10周(受精后8周)内的人胚称为胚胎,是器官分化、形成的时期。妊娠11周(受精后9周)开始称为胎儿,是生长、成熟的时期。

(一) 胚胎和胎儿发育特征

胚胎的发育从受精卵开始,不同胚龄有不同的特点。胚龄第1周主要在输卵管和子宫腔内完成,是受精卵开始分裂、形成胚囊和准备着床的过程。这一时期药物对其影响不大。胚龄第2周主要是完成着床,晚期囊胚形成内外胚层和绒毛膜。这一时期药物对胚胎的影响是全或无的影响,即药物要么对囊胚毒性极强,造成早期流产;要么对囊胚的毒性小,囊胚细胞自我修复,对胚胎的发育没有影响。胚龄第3~8周,是胚体形成,外、中、内三胚层形成和分化为不同器官的关键时期。这一时期胚胎高度分化,各器官不断形成,对药物非常敏感。此时孕妇用药,药物毒性可能干扰胚胎器官的正常分化,造成某一部位的组织或器官发生畸形。药物毒性作用出现越早,发生畸形可能性越大。

受精后第9周开始称为胎儿。此时神经系统、牙齿和生殖器官仍在继续分化,其他各器官基本已形成,药物的致畸作用明显减弱。但由于神经系统、牙齿和生殖器官仍在继续分化,要考虑到药物对这些系统的可能影响,特别是神经系统的分化发育是在整个孕周中持续进行的。妊娠12周末(受精后10周末),胎儿四肢可活动,外生殖器可初辨性别;妊娠16周末,从外生殖器可确认胎儿性别,胎儿头皮长出毛发,开始呼吸运动,部分孕妇可自觉胎动;妊娠20周末,胎儿开始出现吞咽、排尿功能,运动增加;妊娠24周末,胎儿皮下脂肪开始沉积,细小支气管和肺泡已经发育,出生后可有呼吸,但存活能力极差;妊娠28周末,四肢活动好,有呼吸运动,出生后可存活,但因肺发育不成熟,易患特发性呼吸窘迫综合征;妊娠32周末,生活力尚可,出生后注意护理可能存活;妊娠36周末,出生后能吮吸和啼哭,生活能力良好,基本能存活;妊娠40周末,胎儿发育成熟,外观体型丰满,足底皮肤有纹理,男性睾丸已降至阴囊内,女性大小阴唇发育良好,出生后能很好存活。

(二) 胎儿生理特点

1. 循环系统 胎儿的营养供给和代谢产物排出,需经胎盘转运后由母体完成。胎儿的血液循环有如下特点。

(1)脐静脉进入胎儿体内后分为3支,一支直接入肝,一支与门静脉汇合后入肝,这两支血液最后又经肝静脉入下腔静脉;第三支经静脉导管直接入下腔静脉。

(2)卵圆孔位于左右心房之间,其开口正对下腔静脉入口,下腔静脉进入右心房的血液

绝大部分经卵圆孔进入左心房。上腔静脉进入右心房的血液流向右心室,然后进入肺循环。

(3)肺循环阻力大,肺动脉血液绝大部分经动脉导管流入主动脉,仅部分经肺静脉进入左心房。左心房血液进入左心室,继而进入主动脉直至全身,然后经腹下动脉、脐动脉进入胎盘,与母体血液进行气体和其他物质交换。胎儿体内无纯动脉血,而是动静脉混合血。

2. 血液系统

(1)红细胞生成:妊娠10周肝是红细胞生成的主要器官,随后是骨髓和脾。妊娠足月时,90%的红细胞由骨髓产生。胎儿红细胞寿命仅为成人的2/3。

(2)血红蛋白生成:妊娠前半期均为胎儿血红蛋白,足月时胎儿血红蛋白占25%,其余为成人血红蛋白。

(3)白细胞生成:妊娠12周,胸腺和脾产生淋巴细胞。妊娠足月时,白细胞为$(15\sim20)\times10^9/L$。

3. 呼吸系统 孕期胎儿有呼吸运动,但进出呼吸道的是羊水。新生儿出生后肺泡扩张,开始呼吸功能。肺泡Ⅱ型细胞合成肺泡表面活性物质,包括卵磷脂和磷脂酰甘油,其能降低肺泡表面张力,利于肺泡扩张。早产儿肺不成熟主要就是肺泡表面活性物质产生不足,可能导致呼吸窘迫综合征,影响新生儿存活。

4. 神经系统 胎儿神经系统的发育贯穿于整个孕期。妊娠24~26周胎儿在宫内能听到声音,妊娠28周胎儿眼睛对光开始出现反应。

5. 消化系统

(1)胃肠功能:妊娠16周胃肠功能基本建立,胎儿能吞咽羊水,吸收一些可溶性营养物质。

(2)肝脏:由于胎儿肝脏缺乏许多酶,不能结合游离胆红素。胆红素经胆道排入小肠后氧化为胆绿素,胆绿素的降解产物导致胎粪为黑绿色。

6. 泌尿系统 妊娠14周胎儿膀胱内已有尿液。胎儿通过排尿参与羊水循环。

7. 内分泌系统 胎儿甲状腺从12周开始合成甲状腺素。甲状腺对胎儿各器官,尤其是大脑的正常发育均有作用。胎儿肾上腺发育良好,与胎儿肝脏、胎盘、母体共同完成雌三醇的合成。妊娠12周胎儿胰腺开始分泌胰岛素。

8. 生殖系统及性腺分化发育 性染色体XY或XX在受精时已经确定。当性染色体为XY时,在Y染色体作用下,原始生殖细胞逐渐分化为睾丸。睾丸形成后分泌睾酮,还分泌副中肾管抑制物使副中肾管退化,外阴部靶器官中的5α-还原酶使睾酮转化为二氢睾酮,外生殖器向男性分化。当性染色体为XX时,原始生殖细胞分化为卵巢,由于缺乏睾丸分泌的副中肾管抑制物,副中肾管发育形成阴道、子宫、输卵管。外生殖器缺乏5α-还原酶从而向女性分化。

三、胎盘生理及其他胎儿附属物

(一) 胎盘的形成和功能

妊娠足月胎盘呈盘状,多为圆形或椭圆形,重450~650g,直径16~20cm,厚1~3cm,中央厚、边缘薄。胎盘分为胎儿面和母体面。胎儿面被覆羊膜,光滑半透明,脐带动静脉从附着处分支向四周呈放射状分布直达胎盘边缘。母体面呈暗红色,可见20个左右被蜕膜间隔分开的母体叶。

1. 胎盘的结构和形成 胎盘由胎儿部的羊膜和叶状绒毛膜以及母体部分的底蜕膜构成。

(1)羊膜:附着在胎盘胎儿面的半透明薄膜。羊膜光滑无血管、神经和淋巴。羊膜与羊水间有少量物质交换。

(2)叶状绒毛膜:是胎盘的主要结构。晚期囊胚着床后,着床部位的滋养层细胞和其内面的胚外中胚层共同构成绒毛膜,与底蜕膜接触的绒毛膜称为叶状绒毛膜。叶状绒毛膜经历初级绒毛、次级绒毛和三级绒毛 3 个阶段,绒毛分支越来越小,同时,脐动脉和脐静脉的分支,随着绒毛干一再分支,脐血管越来越细,最终形成胎儿毛细血管进入三级绒毛,此时胎儿-胎盘循环建立。绒毛之间的间隙称为绒毛间隙。在滋养细胞侵入子宫壁的过程中,子宫螺旋动脉破裂,直接开口于绒毛间隙。绒毛间隙充满母体血,游离绒毛悬浮于其中,母儿间的物质交换就在此处进行。胎儿血和母体血不直接相通,之间隔有绒毛毛细血管壁、绒毛间质和绒毛滋养细胞层,构成母胎界面(maternal-fetal interface),有胎盘屏障(placental barrier)的作用。

(3)底蜕膜:来自胎盘附着部位的子宫内膜,占胎盘很小部分。底蜕膜和固定绒毛的滋养层细胞共同形成蜕膜板,蜕膜板向绒毛膜伸出脱膜间隔,不超过胎盘厚度的 2/3,将胎盘母体面分为 20 个左右的母体叶。

2. 胎盘的功能 胎盘是维持胎儿宫内生长发育的重要器官,具有物质交换、防御、合成以及免疫等功能。

(1)物质交换功能:包括其他交换、营养物质供应和排出胎儿代谢产物。物质交换以及转运的方式有简单扩散、易化扩散、主动运输和其他方式。

(2)防御功能:胎盘的屏障功能有限,各种病毒(如风疹、巨细胞病毒等)及大部分药物均可通过胎盘影响胎儿,母血中抗体免疫球蛋白 G(immunoglobulin G,IgG)分子量最小,能通过胎盘使胎儿获得被动免疫。细菌、弓形虫、衣原体、螺旋体不能通过胎盘屏障,但可在胎盘形成病灶。

(3)合成功能:胎盘合体滋养细胞能合成多种激素、酶和细胞因子,对维持正常妊娠起了重要作用。主要合成的物质有以下几种。

1)人绒毛膜促性腺激素(human chorionic gonadotropin,hCG):包含 α 和 β 两个亚基的糖蛋白。β 亚基羟基端的最后 24 个氨基酸片段为其所特有,故临床利用 β-hCG 的特异抗血清测定母体血清 β-hCG。受精后 6 日滋养细胞开始分泌 hCG,受精后 10 日可由母血清中检测出,为诊断早孕的最敏感方法。着床后 10 周达高峰,持续约 10 日迅速下降,至妊娠中晚期下降至峰值的 10%,产后 2 周内消失。hCG 的功能有:维持黄体寿命,使月经黄体增大成为妊娠黄体,增加孕激素分泌维持妊娠;促进雌孕激素合成;吸附于滋养细胞表面,以免胚胎滋养层被母体淋巴细胞攻击;促进男胎性分化;刺激母体甲状腺活性。

2)人胎盘生乳素(human placental lactogen,hPL):多肽激素,妊娠 5~6 周可在母血中检出,妊娠 34~36 周达峰值并维持至分泌,产后 7 小时后即测不出。其功能主要为促进乳腺腺泡发育,为产后泌乳作准备;促进胰岛素生成;提高母血游离脂肪酸浓度,抑制母体对葡萄糖的摄取,使多余葡萄糖运输给胎儿;抑制母体对胎儿的排斥作用。hPL 是通过母体促进胎儿发育的"代谢调节因子"。

3)其他激素、酶、生长因子:胎盘还合成雌激素、孕激素、缩宫素酶、耐热性碱性磷酸酶,细胞因子与生长因子(如表皮生长因子、神经生长因子、胰岛素样生长因子、肿瘤坏死因子、白细胞介素-1、2、6、8 等)等。这些物质对于维持妊娠、进行胚胎和胎儿的免疫保护和营养方面都有重要作用。

(4)免疫功能:母体不排斥胎儿的具体机制还不清楚,可能与早期胚胎组织无抗原性、母胎界面的免疫耐受及妊娠期母体免疫力低下有关。

(二)胎膜

胎膜是由外层的平滑绒毛膜和内层的羊膜组成。胎膜的重要作用是维持羊膜腔的完整性,对胎儿起保护作用,在分娩发动上也有一定作用。

(三)脐带

连接胎儿与脐带的条索状组织,胎儿借助脐带悬浮于羊水中。足月妊娠脐带长 30～100cm,平均约 55cm,直径 0.8～2.0cm。脐带中有两条脐动脉,一条脐静脉。脐血管中有胶样组织保护,称为华通胶。脐带受压可导致血流受阻,胎儿缺氧,甚至危及胎儿生命。

(四)羊水

充满在羊膜腔中的液体称为羊水(amniotic fluid)。妊娠期羊水量逐渐增多,妊娠 38 周约 1000ml,此后羊水量逐渐减少,40 周约 800ml,过期妊娠羊水量明显减少,可减少至300ml 以下。妊娠中期以后,胎儿尿液成为羊水的主要来源;妊娠晚期胎儿肺参与羊水生成;羊膜、脐带华通胶和胎儿皮肤渗出液也参与羊水生成,但量很少。羊水的吸收 50% 由胎膜完成,羊水的其他吸收过程包括胎儿吞咽羊水、脐带吸收、胎儿角化前皮肤吸收。羊水的主要功能是保护胎儿,孕期适量的羊水度对胎儿有缓冲作用,可以避免胎儿受到挤压,防止胎肢粘连,避免子宫壁对脐带的直接压迫;临产宫缩时使宫压均匀分布于胎儿,避免局部压迫;胎儿吞咽或吸入羊水可促进消化道和肺的发育,孕期羊水过少可引起胎儿肺发育不良。同时羊水也可保护母体,孕期减少胎动引起的不适感;临产后,借助前羊水囊扩张宫颈和阴道;破膜后羊水冲洗阴道,减少感染机会。

四、妊娠期母体变化

(一)生殖系统的变化

1. 子宫　子宫是妊娠期及分娩后变化最大的器官。孕期子宫不断增大,妊娠 12 周后,增大的子宫超出盆腔,在耻骨联合上方可触及。妊娠足月时,子宫体积可达 35cm×25cm×22cm,容量约 5000ml,增加约 1000 倍;重量约 1100g,增加近 20 倍。妊娠晚期子宫轻度右旋,与乙状结肠占据盆腔左侧有关。子宫肌壁厚度非孕期约 1cm,至妊娠中期逐渐增厚达2.0～2.5cm,至妊娠末期逐渐变薄为 1.0～1.5cm 或更薄。自妊娠 12～14 周起,子宫可出现不规律无痛性收缩,为稀发、不规律、不对称、随妊娠进展逐渐增多的宫缩,这种宫缩持续时间不足 30 秒,不伴宫颈管扩张,称为 Braxton Hicks 收缩。孕早期子宫血流量为 50ml/min,足月时为 450～650ml/min,主要供应胎盘。子宫峡部在非孕期长约 1cm,妊娠后变软、伸展、拉长、变薄,扩展为宫腔的一部分,临产后伸展至 7～10cm,成为产道的一部分,称为子宫下段。子宫颈在妊娠后逐渐变软,妊娠期关闭维持至足月,妊娠期宫颈黏液栓有保护宫腔免受外来感染侵蚀的作用,分娩期宫颈扩张,产褥期迅速复旧。

2. 卵巢　妊娠期卵巢排卵和新卵泡发育均停止。妊娠 6～7 周前卵巢黄体产生大量雌孕激素维持妊娠。妊娠 10 周后黄体功能由胎盘取代,黄体开始萎缩。

3. **输卵管** 输卵管伸长,但肌层并不增厚。

4. **阴道** 妊娠期阴道黏膜变软,水肿充血呈紫蓝色(Chadwick 征)。阴道伸展性增加,有利于胎儿娩出。阴道上皮细胞糖原增多,乳酸含量增多,阴道 pH 值降低,有利于防止感染。

5. **外阴** 妊娠期外阴伸展性增加,利于胎儿娩出。部分孕妇由于增大的子宫压迫,阻碍盆腔和下肢静脉回流,出现外阴或下肢静脉曲张,产后多自行消失。

6. **乳房** 妊娠期胎盘分泌雌激素刺激乳腺腺管发育,分泌孕激素刺激乳腺腺泡发育。乳腺发育还需要垂体催乳素、人胎盘生乳素和胰岛素、皮质醇等参与。妊娠早期乳房开始增大、充血,孕妇自觉乳房发胀。乳晕颜色加深,外周的皮脂腺肥大形成散在的结节状隆起,称为蒙氏结节(Montgomery's tubercles)。妊娠末期挤压乳房,可有少量初乳泌出。妊娠期无乳汁分泌与大量雌孕激素抑制乳汁生成可能有关。产后新生儿吮吸乳头,乳汁开始分泌。

(二)循环系统的变化

1. **心脏** 妊娠期由于膈肌升高,心脏向左、上、前移位,同时沿纵轴顺时针方向扭转,心浊音界稍扩大,心间搏动左移 1～2cm。部分孕妇可闻心间区Ⅰ～Ⅱ级柔和的吹风样收缩期杂音,第一心音分裂及第三心音,产后逐渐消失。妊娠末期心脏容量增加约 10%,心率每分钟增加 10～15 次。

2. **心排出量和血压** 心排出量自妊娠 10 周开始增加,至妊娠 32～34 周达高峰,持续至分娩。孕妇左侧卧位心排出量比非孕期增加 30% 左右,约每次 80ml。临床后第二产程心排出量也显著增加。因此,妊娠 32～34 周和分娩期,有基础心脏病的孕产妇容易发生心力衰竭。妊娠早、中期血压偏低,妊娠 24～26 周开始轻度增加。妊娠晚期仰卧位时增大的子宫压迫下腔静脉,回心血量减少、心排出量减少使血压下降,称为仰卧位低血压综合征(supine hypotensive syndrome)。侧卧位能缓解子宫压迫,改善血液回流。应鼓励孕妇在妊娠中、晚期侧卧休息。

(三)血液的变化

血容量在妊娠 6～8 周开始增加,32～34 周达高峰,平均增加 1450ml,其中血浆平均增加 1000ml,红细胞平均增加 450ml,由于血浆增多大于红细胞增多,故出现生理性血液稀释。妊娠期红细胞计数约为 3.6×10^{12}/L(非孕妇女约 4.2×10^{12}/L),血红蛋白约为 110g/L(非孕妇女约 130g/L),血细胞比容为 0.31～0.34(非孕妇女 0.38～0.47)。白细胞数量轻度增加,一般为 $(5\sim12)\times10^9$/L,有时可达 15×10^9/L,临产及产褥期白细胞一般为 $(14\sim16)\times10^9$/L,有时可达 25×10^9/L。主要为中性粒细胞数量增多。妊娠期血液处于高凝状态,多种凝血因子增加,血小板数量轻度减少,血浆纤维蛋白原增加约 50%。由于血浆稀释,血浆白蛋白数量减少,至妊娠中期约为 35g/L,维持至分娩。

(四)泌尿系统的变化

肾血浆流量(renal plasma flow, RPF)和肾小球滤过率(glomerular filtration rate, GFR)在妊娠期增加,导致代谢产物尿素、肌酐等排泄增多,血清浓度低于非孕期。孕妇仰卧位时尿量增多,故夜尿增多。因 GFR 增多而肾小管重吸收未增加,故 15% 的孕妇可出现妊娠期生理性尿糖。受孕激素影响,输尿管蠕动减弱,尿流缓慢,肾盂和输尿管可轻度扩张,右侧输尿管受右旋子宫压迫,可导致肾盂积水。孕早期膀胱受增大子宫压迫,可出现尿频,子宫长出盆腔后可缓解。妊娠晚期,胎头入盆压迫膀胱,部分孕妇可出现尿频及尿失禁。

（五）呼吸系统的变化

孕妇氧耗量于妊娠中期增加10％～20％，肺通气量增加40％，有过度通气现象。妊娠晚期膈肌活动幅度减小，以胸式呼吸为主，气体交换不减。呼吸次数于妊娠期变化不大，每分钟不超过20次，但呼吸较深大。

（六）消化系统的变化

受雌激素影响，孕妇牙龈肥厚，容易充血、水肿、出血。胃贲门括约肌松弛，胃内酸性内容物逆流入食管下部产生胃烧灼感；胃排空时间延长，容易出现上腹部饱满感。胆囊排空时间延长，易诱发胆囊炎和胆石症。肠蠕动减少，容易发生便秘，直肠静脉高压，容易发生痔疮。妊娠期子宫使胃、肠管向上和两侧移位，阑尾炎时可表现为右侧腹部中份或上份的疼痛。

（七）内分泌系统的变化

1. **垂体** 妊娠期间大量的雌孕激素对垂体的负反馈使FSH和LH的分泌减少，卵巢内卵泡不再发育成熟，也无排卵。催乳素妊期逐渐增多，分娩前达高峰，为非孕妇女的10倍。催乳素促进乳腺发育，为产后泌乳作准备。其他垂体激素如促甲状腺激素、促肾上腺皮质激素分泌都增加，但无甲状腺或肾上腺功能亢进的表现。促黑素细胞激素分泌增多，孕妇皮肤色素沉着。

2. **肾上腺** 糖皮质激素、醛固酮分泌都增多，但有活性的游离皮质醇和醛固酮增多不明显，故孕妇无肾上腺皮质功能亢进的表现，也没有过多的水钠潴留。睾酮分泌略增加，一些孕妇的阴毛、腋毛增多及增粗。

3. **甲状腺** 甲状腺中度增大，血清中甲状腺激素水平自妊娠8周开始增加，18周达到高峰，直至分娩。游离甲状腺素并未增多，孕妇无甲状腺功能亢进表现。由于胎儿甲状腺要妊娠12周才开始合成甲状腺素，12周前胎儿大脑等全身器官发育所需甲状腺素基本来自母体，所以甲状腺功能减退或亚临床型甲状腺功能减退的孕妇应及时补充甲状腺素满足胎儿需要。

4. **甲状旁腺** 妊娠早期甲状旁腺素水平降低，妊娠中晚期逐渐升高，有利于为胎儿提供钙。

（八）皮肤和新陈代谢的变化

妊娠期黑色素增加，孕妇乳头、乳晕、腹白线、外阴等处可出现色素沉着。色素沉着于颧颊部累及眼眶，前额、上唇和鼻部边缘，呈蝶状褐色斑，称为妊娠黄褐斑，产后自行消退。孕妇腹壁皮肤张力加大，皮肤弹力纤维断裂，呈紫色或淡紫色不规律平行略凹陷的条纹，称为妊娠纹，见于初产妇。旧妊娠纹呈银色亮光，见于经产妇。

妊娠晚期基础代谢率可增高15％～20％。妊娠期每日需要总能量约300kcal。孕期平均体重增加12.5kg。孕妇空腹血糖值稍低，产后高血糖和高胰岛素血症，利于胎儿摄取葡萄糖。妊娠期能量消耗多，母体脂肪存积多，糖原储备少。对蛋白质需要量明显增多，呈正氮平衡。胎儿生长需要大量的钙，胎儿骨骼储存的钙大部分在妊娠最后3个月内积累，因此，孕中、晚期加强饮食中钙的摄入，必要时补钙。孕期需铁约1000mg，主要在妊娠晚期，所以在妊娠中、晚期通常需要补充铁剂。

第三节 妇产科病史与检查

一、病史收集

收集妇产科病史时要做到态度和蔼,语言亲切。询问病史应有目的性,避免遗漏关键病史。要考虑患者隐私,遇有不愿意说出真情者(如性生活史),不宜反复追问,可先进行体格检查和辅助检查,待病情明确后再补充病史。病史的内容主要包括一般项目(如姓名、性别、年龄、籍贯、职业、民族、婚姻状况、住址等)、主诉、现病史、月经史、婚育史、既往史、个人史和家族史。月经史包括初潮年龄、月经周期、经期、经量、经期伴随症状。常规询问并记录末次月经(last menstrual period,LMP)起止时间,如阴道出血情况不同于以往正常月经时,还应询问前次月经(PMP)起止时间。绝经后患者应询问绝经年龄等。月经史可简写,如 12 岁初潮,月经周期 29～30 天,持续 5～6 天,末次月经为 2014-8-4,可简写为:$12 \frac{5-6}{29-30}$ 2014.8.4。婚育史应询问结婚次数、每次结婚的年龄、男方健康状况、有无性病史。生育史包括足月产、早产、流产的次数和现存子女数,以 4 个阿拉伯数字顺序表示。如足月产 1 次,早产 1 次,流产 1 次,现存子女 2 人,可记录为 1-1-1-2 或记录为孕 3 产 2(G_3P_2)。同时记录分娩方式,有无难产史,新生儿出生情况,自然流产和人工流产情况,末次分娩或流产时间,采用何种方式避孕和效果。

二、体格检查

(一)妇科检查

妇科体格检查前应常规询问病史,然后行全身检查。全身检查结束后进行腹部检查(同外科腹部检查),结束后进行妇科检查(包括外阴、阴道、宫颈、子宫、双侧附件的检查)。妇科检查前应特别询问有无性生活史,无性生活史者禁作阴道窥器检查和双合诊检查。确需检查者应先征得患者和家属的同意后方可检查。应避免月经期做盆腔检查,如为阴道异常出血应进行检查,检查前消毒外阴,使用无菌手套和器械避免感染。检查时医师要态度严肃认真,语言亲切,告之患者放松,同时注意保护患者隐私,注意保暖,男医师不单独检查患者。患者检查前应排空膀胱,必要时导尿,尿失禁患者除外,大便充盈者应排便或灌肠后检查。

1. 外阴部检查 观察外阴发育及阴毛分布情况,注意皮肤颜色,有无包块、溃疡、赘生物等。分开小阴唇,观察尿道口周围黏膜色泽,有无赘生物。无性生活的处女膜一般完整未破;已有性生活的阴道口能容两指通过,经产妇处女膜仅余残痕或可见会阴后-侧切瘢痕。检查时可让患者向下屏气,观察有无阴道前后壁膨出、子宫脱垂或尿失禁等。

2. 阴道窥器检查 根据阴道宽窄选择合适大小的阴道窥器。先将阴道窥器前后两叶前端并拢,表面涂抹润滑剂。检查者一手拇指和示指分开两侧小阴唇,另一手持窥器避开尿道周围区,斜行沿阴道后壁插入阴道,边推边旋转逐渐打开阴道窥器前后两叶,前后两叶分别置于阴道前后穹隆,暴露宫颈、阴道壁和阴道穹隆。如需作宫颈细胞学检查或取白带常规检查,阴道窥器表面不涂抹润滑剂,可涂抹生理盐水。观察阴道壁黏膜颜色,皱襞多少,有无阴道隔或双阴道等畸形,阴道壁有无溃疡、充血、出血点等。观察白带性状,必要时取白带常规检查。观察宫颈大小、颜色、外口形状、有无出血、肥大、糜烂样改变、纳氏囊肿、息肉等。可取宫颈外口鳞-柱状交接区脱落细胞做宫颈细胞学检查和人乳头瘤病毒(human papilloma virus,HPV)检测。

3. 双合诊检查 检查者一手的两指或一指放入阴道,另一手在腹部配合检查,称为双合诊。目的在于检查阴道、宫颈、宫体、输卵管、卵巢、宫旁结缔组织以及骨盆内壁有无异常。检查时,检查者戴无菌手套,一手示、中指蘸润滑剂,顺阴道后壁插入阴道,检查阴道情况,再触诊宫颈。随后检查子宫体,将阴道内两指放子宫颈后方并上抬宫颈,另一手掌心朝下手指平放在患者腹部平脐,往下往后按压腹壁,逐渐向耻骨联合部位移动,双手配合扪清子宫大小、位置、形状、软硬度、活动度、有无压痛等。扪清子宫后,阴道内两指移至一侧阴道穹隆,往上向盆腔深部扪诊,另一手从髂嵴水平由上往下按压腹壁,与阴道内手指相互配合,触诊该侧附件有无肿块、增厚或压痛。如有肿块,应检查其位置、大小、形状、软硬度、与子宫的关系、有无压痛。正常卵巢偶可扪及,正常输卵管不能扪及。

4. 三合诊检查 经直肠、阴道、腹部联合检查称为三合诊检查。双合诊检查结束后,一手示指放入阴道,中指插入直肠替代双合诊的两指,一起检查,步骤与双合诊相同。三合诊是对双合诊检查不足的重要补充,在生殖器官肿瘤、结核、子宫内膜异位症、炎症的检查时尤显重要。

5. 直肠-腹部诊 检查者一手示指伸入直肠,另一手在腹部配合检查,称为直肠-腹部诊。适用于无性生活史、阴道闭锁或有其他原因不宜行双合诊的患者。

6. 记录 检查结束后,应按外阴、阴道、宫颈、宫体、附件的顺序记录检查结果。外阴记录发育情况及婚产史,有异常者详细描述。阴道记录是否通畅,黏膜情况,白带情况;宫颈记录大小、硬度、有无糜烂样改变、撕裂、息肉、纳氏囊肿,接触性出血、举痛及摇摆痛等;宫体记录大小、位置、形状、软硬度、活动度、有无压痛等;附件记录有无肿块、增厚或压痛。如有肿块,记录其位置、大小、形状、软硬度、与子宫的关系、有无压痛,双侧附件情况分别记录。

(二)产科检查

1. 腹部检查 孕妇排尿后仰卧于检查床,暴露腹部,双腿略屈曲稍分开,腹肌放松,检查者站在孕妇右侧。通过腹部检查,可以测量宫高和腹围,了解胎方位及胎儿入盆情况,了解胎心情况。

(1)视诊:注意孕妇腹部形状和大小。腹部两侧向外膨出伴宫底位置较低者,胎儿可能是肩先露;尖腹(多见于初产妇)或悬垂腹(多见于经产妇)可能伴有骨盆狭窄。

(2)触诊:用软尺测量宫高及腹围。宫高即子宫长度,指的是耻骨联合上缘到宫底的距离,腹围是平脐绕腹一周的长度。随后进行四步触诊法检查子宫大小、胎产式、胎方位、胎先露是否衔接。第一步:检查者两手置子宫底,手测宫底高度,然后两手指腹相对交替轻推,判断在宫底的胎儿部分,是胎头、胎臀还是胎肩,确定胎产式。第二步:两手掌置于腹部两侧,轻轻深按。平坦饱满部分为胎背,可变形高低不平者为胎儿肢体,了解胎背和胎儿肢体的朝向。第三步:检查者面向孕妇足端,右手拇指和其余4指分开,置于耻骨联合上方握住胎儿先露部,进一步查清为胎头或胎臀,左右推动确实是否衔接。第四步:左右手置于胎先露部两侧,沿骨盆入口向下深按,进一步核实胎先露部的诊断是否正确,确定胎先露部入盆程度。

(3)听诊:听诊胎心,了解胎心率。听诊部位取决于先露部和下降程度。胎心一般在靠近胎背上方的孕妇腹壁上听的最清楚。

2. 骨盆测量　骨盆大小及形状对分娩有直接影响。骨盆测量分为外测量和内测量。骨盆外测量是用骨盆测量器测量骨盆外径线,骨盆内测量是用手伸入阴道测量骨盆内径线。目前骨盆测量有逐渐被淘汰的趋势,但坐骨结节间径,即出口横径仍然是必须测量的骨盆径线。

(1)骨盆外测量:主要的径线和正常值范围为:髂棘间径(23～26cm),髂嵴间径(25～28cm),骶耻外径(18～20cm),坐骨结节间径(8.5～9.5cm),出口后矢状径(8～9cm),耻骨弓角度(90度,小于80度不正常)。坐骨结节间径即出口横径,测量方法为孕妇取仰卧位,两腿向腹部弯曲,双手抱膝,测量两坐骨结节内侧缘的距离。也可用检查者的拳头估测,能容纳成人横置手拳属正常。如此径<8cm,应加测出口后矢状径。出口后矢状径和坐骨结节间径值之和>15cm,表示骨盆出口狭窄不明显。

(2)骨盆内测量:主要的径线和正常值范围为:对角径(12.5～13cm),坐骨棘间径(10cm),坐骨切迹(5.5～6cm)。

3. 阴道检查　妊娠早期初诊时,可作盆腔双合诊检查。妊娠24周首次产前检查时需测量对角径。妊娠最后1个月内应避免阴道检查。

4. 肛门指诊检查　可以了解胎先露部、骶骨前面弯曲度、坐骨棘间径、坐骨切迹宽度及骶尾关节活动度,测量出口后矢状径。

5. 绘制妊娠图　妊娠图又称宫高图,所谓妊娠图就是定期测量子宫底高度和腹围大小,并将每次测得的数值绘在相应孕周的宫高、腹围线上,然后连成曲线,并与标准曲线上相对应孕周的宫高、腹围进行比较,得出胎儿生长发育是否正常的结论,动态观察胎儿在子宫内的生长发育情况。

三、实验室检查

(一) 生殖道分泌物检查

又称为白带常规检查,对女性阴道分泌物(白带)的 pH 值、阴道清洁度、阴道微生物、胺试验、线索细胞进行检查,来判断女性白带是否异常。阴道 pH 值正常小于 4.5,阴道清洁度分为 4 度,Ⅰ～Ⅱ度为正常,Ⅲ～Ⅳ度可能有阴道炎;阴道微生物检查如有异常可能查见假丝酵母菌或滴虫,查见假丝酵母菌菌丝或出芽胞可能是外阴阴道假丝酵母菌病;查见滴虫可诊断为滴虫阴道炎;胺试验正常为阴性,胺试验阳性多见于细菌性阴道病;线索细胞正常不可见,查见线索细胞多见于细菌性阴道病。

(二) 生殖道细胞学检查

生殖道细胞学检查指收集女性生殖道脱落细胞进行涂片,用于内分泌检查、妇科疾病的诊断或妇科肿瘤的筛查。目前最常用的是宫颈脱离细胞学检查,即用宫颈刮片或宫颈细胞刷在宫颈鳞柱状交接区刮取或者刷取细胞,制片后在显微镜下阅片,了解宫颈脱离细胞有无异型性改变的一项检查,是宫颈癌的主要筛查手段。目前对宫颈脱离细胞学诊断多采用2001 年修订的美国 TBS(The Bethesda System)。TBS 的描述性诊断报告包括未见上皮内病变和恶性细胞、上皮细胞异常两大部分。上皮细胞异常包括鳞状上皮细胞异常、腺上皮细胞改变和其他恶性肿瘤三个部分。鳞状上皮细胞异常包括:①不典型鳞状细胞(atypical squamous cells,ASC):包括无明确诊断意义的不典型鳞状细胞(atypical squamous cell of undetermined significance,ASCUS)和不能排除高级别鳞状上皮内病变不典型鳞状细胞

(atypical squamous cells-cannot exclude high grade squamous,ASC-h);②低度鳞状上皮内病变不典型鳞状细胞(low-grade squamous intraepithelial lesions,LSILs),与 CIN I 符合;③高度鳞状上皮内病变不典型鳞状细胞(high-grade squamous intraepithelial lesions,HSILs),包括 CIN II、CIN III和原位癌;④鳞状细胞癌。腺上皮细胞改变包括:不典型腺上皮细胞(atypical glandular cells,AGC)、腺原位癌(adenocarcinoma in situ,AIS)、腺癌。要注意宫颈脱离细胞学检查是宫颈癌的筛查手段,不是确诊手段。确诊需要宫颈活检。

(三)内分泌激素测定

女性生殖内分泌系统技术包括下丘脑、垂体、卵巢分泌的激素。测定女性生殖系统内分泌激素水平,对于某些疾病的诊断、疗效观察、预后评估有重要意义。

1. **下丘脑促性腺激素释放激素测定** 直接测定下丘脑促性腺激素释放激素(GnRH)有困难,目前主要采用GnRH刺激试验(也称垂体兴奋试验)和氯米芬试验了解下丘脑和垂体功能。GnRH刺激试验是给受试者注射外源性人工合成的GnRH(人工合成的GnRH使垂体分泌LH的作用高于FSH,故也称为黄体生成激素释放激素,LHRh),然后在不同时间取外周血测定促性腺激素(LH)的含量,了解垂体功能。垂体功能良好,则促性腺激素水平反应性增高,垂体功能不良,则反应性差或延迟反应,促性腺激素水平不升高或延迟升高。氯米芬试验是在月经第5天给予氯米芬(雌激素拮抗剂,可在下丘脑与雌激素受体结合,阻断雌激素对下丘脑和垂体的负反馈,引起GnRH的释放)口服5日,分别在服药第1日、3日、5日测LH和FSH,第3周或经前测孕酮,来鉴别下丘脑病变和垂体病变。下丘脑病变时,对GnRH刺激试验有反应,对氯米芬试验无反应。

2. **垂体促性腺激素的测定** 测定FSH和LH水平,可以鉴别排卵原因、监测排卵、协助诊断多囊卵巢综合征、诊断性早熟。

3. **垂体催乳素测定** 不同时期血催乳素正常范围不同,非妊娠期<1.14mmol/L;妊娠期增高。催乳素水平增高常见于垂体肿瘤、性早熟、原发性甲状腺功能减退、卵巢早衰、药物作用(氯丙嗪、避孕药、大量雌激素、利血平等)、长期哺乳、神经精神刺激、多囊卵巢等。催乳素水平降低多见于垂体功能减退、单纯性催乳素分泌缺乏症等。对于闭经、不孕及月经失调者,应监测催乳素。

4. **雌激素测定** 雌激素在月经周期不同时期的水平是不同的。卵泡早期雌激素水平最低,以后逐渐上升,至排卵前达高峰后逐渐下降,排卵后达低点后再次上升,至排卵后7~8日达第二个高峰,但低于第一个高峰,以后迅速降至最低水平。绝经后女性雌二醇水平低于卵泡早期水平。测量外周血雌激素水平可以监测卵巢功能,如鉴别闭经原因、诊断有无排卵、监测卵泡发育、诊断性早熟、协助诊断多囊卵巢综合征;还可以通过测定孕妇尿雌三醇水平反映胎儿胎盘功能。

5. **孕激素测定** 孕酮含量在月经周期不同时期发生波动。卵泡期孕酮水平极低,排卵后迅速上升,在LH峰后第6~8日达高峰,月经前4天逐渐下降至卵泡期水平。妊娠后血清孕酮水平随孕周增加而上升。妊娠6周内主要来自卵巢黄体,妊娠中晚期主要来自胎盘。检测血清孕酮水平可以监测排卵(血孕酮水平>15.9nmol/L提示有排卵)、评价黄体功能、辅助诊断异位妊娠[孕酮水平>78.0nmol/L(25ng/ml)时基本可排除异位妊娠]、辅助诊断先兆流产、观察胎盘功能、孕酮替代疗法的监测。

6. **雄激素测定** 女性体内雄激素主要由卵巢和肾上腺皮质分泌。雄激素水平增高常见于卵巢男性化肿瘤、多囊卵巢综合征、肾上腺皮质增生或肿瘤、两性畸形等。应用雄激素制剂或具有雄激素作用的内分泌药物时需监测雄激素水平。

7. 其他激素测定　人绒毛膜促性腺激素(hCG)主要由妊娠滋养细胞产生。hCG 增高常见于妊娠、异位妊娠、妊娠滋养细胞疾病、性早熟和肿瘤(如分泌 hCG 的下丘脑或松果体胚细胞的绒毛膜癌、肝胚细胞瘤、卵巢无性细胞瘤、卵巢未成熟畸胎瘤和其他异位分泌 hCG 的肿瘤,如肠癌、肺癌、肝癌、胰腺癌、胃癌等)。人胎盘生乳素(hPL)是由胎盘合体滋养细胞分泌的激素,自妊娠 5 周能从孕妇血中检出,随着妊娠进展逐渐增高,妊娠 39~40 周达高峰,维持至分娩。妊娠晚期连续动态检测 hPL 可监测胎盘功能。

(四) 妇科肿瘤标志物检查及解读

肿瘤标志物是肿瘤细胞特异表达所产生的蛋白抗原或生物活性物质,可在患者的组织、血液、体液或排泄物中检测出,有利于肿瘤的诊断、鉴别诊断和疾病监测。

1. 癌抗原 125　癌抗原 125(cancer antigen 125,CA125)是目前世界上应用最广泛的卵巢上皮性肿瘤标志物,可用于鉴别诊断盆腔肿块,监测治疗后病情进展、判断预后等。常用血清检测阈值为 35U/ml。CA125 在多数卵巢浆液性腺癌表达,阳性准确率可达 80%以上,但在卵巢黏液性腺癌中阳性率偏低。CA125 对子宫颈腺癌和子宫内膜癌的诊断也有一定价值,对原发腺癌敏感性为 40%~60%,对复发性腺癌的敏感性达到 60%~80%。子宫内膜异位症患者 CA125 水平也会增高,但一般不超过 200U/ml。

2. 糖链抗原 19-9　糖链抗原 19-9(carbohydrate antigen 19-9,CA19-9)是由直肠癌细胞系相关抗原制备的单克隆抗体。卵巢上皮性肿瘤有约 50%阳性表达,卵巢黏液性腺癌阳性率约 76%,浆液性约 27%。子宫内膜癌和子宫颈管腺癌也可阳性。

3. 甲胎蛋白　甲胎蛋白(alpHa-fetoprotein,AFP)属于胚胎早期蛋白产物,某些肿瘤如肝癌也可分泌。卵巢卵黄囊瘤、卵巢胚胎性癌、未成熟畸胎瘤的 AFP 水平都可能升高。

4. 癌胚抗原　癌胚抗原(carcinoembryonic antigen,CEA)在多种妇科肿瘤,如子宫颈癌、子宫内膜癌、卵巢癌、阴道癌、外阴癌等都有阳性表达。卵巢癌中,卵巢黏液性腺癌 CEA 阳性率最高,其次为 Brenner 瘤。

5. 鳞状细胞癌抗原　鳞状细胞癌抗原(squamous cell carcinoma antigen,SCCA)是从子宫颈鳞状上皮细胞癌分离制备的一种肿瘤糖蛋白相关抗原。对绝大部分鳞状上皮细胞癌有较高特异性。70%以上的子宫颈鳞癌患者血浆 SCCA 增高,而子宫颈腺癌仅 15%增高。

6. 其他常用妇科肿瘤标志物　NB/70k 是用人卵巢癌相关抗原制备的单克隆抗体,对卵巢上皮性肿瘤敏感性达 70%。早期卵巢癌患者血中 50%阳性。可与 CA125 互补检测,提高肿瘤检出率。人睾丸分泌蛋白 4(human epididymis protein 4,hE4)是继 CA125 后被高度认可的又一上皮性卵巢癌肿瘤标志物。93%的浆液性卵巢癌和 100%的子宫内膜样卵巢癌组织中均有 hE4 表达。hE4 联合 CA125 对卵巢癌的早期诊断、病情监测等方面有重要的临床价值。hE4 对子宫内膜癌的诊断也有一定敏感性。

四、特殊检查

(一) 输卵管通畅检查

输卵管通畅检查的目的是了解输卵管是否通畅,同时了解宫腔和输卵管腔的形态和输卵管阻塞部位。常用方法有输卵管通液术、子宫输卵管造影和妇科内镜输卵管通畅检查。

输卵管通液术指的是检查者通过导管向宫腔注入液体(一般为生理盐水或抗生素溶液),根据注液阻力大小、液体有无回流和注入液体的量,患者的感觉等方面来判断输卵管是否通畅。如果不通畅,往往无法准确判断哪一侧的输卵管不通畅,无法判断梗阻部位。子宫输卵管造影(hystero salpin gography,HSG)是通过导管向宫腔及输卵管注入造影剂,行 X 线透视及摄片,根据显影情况了解输卵管是否通畅、阻塞部位,宫腔形态,还可一定程度反映出盆腔情况。该检查能对输卵管阻塞作出比较正确的诊断。妇科内镜输卵管通畅检查包括腹腔镜直视下输卵管通液检查、腹腔镜联合宫腔镜下经输卵管口插管通液检查等。这些方法对器械要求高,腹腔镜是有创检查方法,不作为常规检查方法。

(二)常用穿刺检查

妇产科常规穿刺检查主要有腹腔穿刺检查和羊膜腔穿刺检查。腹腔穿刺检查可经腹壁和经阴道后穹隆穿刺两种途径完成。

经腹壁穿刺可在超声引导下进行,可用于:①协助诊断腹腔积液的性质;②确定靠近腹壁的盆腔及下腹部肿块的性质;③穿刺放出部分腹腔积液,降低腹腔压力、减轻腹胀;④腹腔穿刺同时注入化疗药物行腹腔化疗等。

经阴道后穹隆穿刺术可用于:①疑有盆腹腔内出血,如宫外孕、黄体破裂者,穿刺明确有无出血;②疑盆腔内积液者、穿刺抽液检查了解积液性质;③疑有盆腔积脓者穿刺引流和局部注射药物;④抽吸盆腔肿块内容物做涂片或细胞学检查协助诊断,疑盆腔恶性肿瘤时细针穿刺活检;⑤超声引导下行卵巢子宫内膜异位囊肿或输卵管妊娠部位给药;⑥超声引导下后穹隆穿刺取卵。

羊膜腔穿刺术指的是在妊娠中晚期用穿刺针经腹壁、子宫壁进入羊膜腔抽取羊水检查或注入药物或生理盐水用于治疗的一种方法。产前诊断羊膜腔穿刺宜在 16～22 周进行,胎儿异常引产者宜在妊娠 16～26 周进行。

(三)羊水检查

羊水检查是经羊膜腔穿刺抽取羊水,对羊水成分进行检查的一种产前诊断方法。应用羊水细胞可进行胎儿性别判断;羊水细胞培养后可行染色体核型分析、酶分析、病原体检测、胎儿血型判断等,这样可在产前对细胞遗传学异常(染色体异常疾病,如唐氏综合征等)、先天性代谢异常(如黑蒙性家族痴呆病)、宫内感染(如风疹病毒感染)等异常情况进行产前诊断。

五、妇产科内镜

内镜检查是用冷光源探视镜头经人体自然孔道或人造孔道探视人体管腔或组织内部的窥视系统。可利用内镜进行检查和手术。

(一)羊膜镜

羊膜镜(amnioscope)是由一个圆锥形的金属中空管和圆钝头探芯组成,并附有特制的光源。在羊膜完整时插入宫颈管内观察羊膜及羊水情况。主要用于妊娠晚期或分娩期可疑胎儿窘迫,需要了解是否存在羊水过少和羊水混浊者。阴道炎、前置或低置胎盘、臀位、未足月、胎儿尚未成熟者都是进行羊膜镜检查的禁忌证。

(二)胎儿镜

胎儿镜(fetoscopy)分为胎儿镜检查和胎儿镜手术,是用直径 0.5～2mm 的光纤内镜,以套管针从孕妇腹壁穿刺,经子宫壁进入羊膜腔,观察胎儿形体、采集脐血或胎儿组织活检、对胎儿进行宫内治疗的一种有创方法。胎儿镜检查可对疑有胎儿体表畸形者直接观察,可抽取脐血协助诊断胎儿有无遗传性疾病,还可进行胎儿组织活检。胎儿镜手术可用于选择性减胎、双胎输血综合征的激光凝固吻合支血管、对严重溶血性贫血的胎儿进行宫内输血。目前胎儿镜在我国还未普遍开展。

(三) 阴道镜

阴道镜(colposcopy)是借用体外双目放大镜式光学窥镜,将充分暴露的阴道和宫颈光学放大 10～40 倍,直接观察这些部位的血管形态和上皮结构,以发现与癌变相关的异型上皮和血管,对可疑部位进行定位活检,提高宫颈疾病的确诊率。阴道镜对宫颈管内的病变的观察受到限制。阴道镜检查时要进行醋酸白试验和碘试验。醋酸白试验是用 3% 的醋酸浸湿宫颈表面。上皮内癌时,细胞含蛋白质较多,涂醋酸后蛋白凝固,上皮变白。碘试验是用复发碘溶液浸湿宫颈,富含糖原的成熟鳞状上皮细胞被碘染色呈棕褐色,称为碘试验阳性;柱状上皮、未成熟化生上皮、角化上皮、不典型增生上皮不含糖原,涂碘后不着色,称为碘试验阴性。观察不着色区域,在异常图像或可疑病变部位多点活检可提高活检阳性率。

(四) 宫腔镜

宫腔镜(hysteroscopy)是用膨宫介质扩张宫腔,通过插入宫腔的光导玻璃纤维窥镜直接观察宫颈管、宫颈内口、宫内膜、输卵管开口的变化,针对可疑病变组织取材送病理检查,也可以直接在宫腔镜下手术。宫腔镜手术的适应证包括:子宫内膜息肉、黏膜下肌瘤及部分突向宫腔的肌壁间肌瘤、宫腔粘连分离、子宫中隔切除、宫腔异物(如节育器嵌顿)取出、子宫内膜切除、宫腔镜引导下输卵管插管通液等。

(五) 腹腔镜

腹腔镜(laparoscopy)是将接有冷光源照明的腹腔镜经腹壁插入腹腔,连接摄像系统,在监视器上显示盆腹腔器官,进行检查或手术的方法。腹腔镜手术的基本过程包括常规消毒、建立人工气腹、放置腹腔镜、腹腔镜探查、腹腔镜手术等步骤。诊断性腹腔镜适用于子宫内膜异位症的诊断、明确盆腹腔包块的性质、明确不明原因腹痛和盆腔痛的原因、明确或排除引起不孕的盆腔疾病、寻找和取出异位的宫内节育器、确诊吸宫术导致的子宫穿孔等。手术性腹腔镜适用于可经腹进行的各种妇科良性疾病的手术、早期子宫内膜癌和早期宫颈癌根治术、晚期子宫颈癌后腹膜淋巴结取样、计划生育手术等。

第四节 妇产科用药原则

一、妊娠及哺乳期安全用药评估

(一) 妊娠期用药危险性评估

1. 妊娠期母体药物代谢特点　妊娠期母体的药物代谢有自身特点:①由于孕期胃肠蠕动减慢,药物吸收更完全。弱酸性药物吸收率降低、弱碱性药物吸收率增加。②血容量增加,血药浓度降低,血浆蛋白减少,游离状态的药物增多,药物活性增加,容易通过胎盘扩散进入胎儿体内,增加胎儿风险。③肝酶系统活力降低,影响药物生物转化。④肾血流量增加,药物经肾脏排泄增加,半衰期缩短。⑤胎盘的生物转化作用使某些药物的中间产物或终产物获得致畸活性,如利福平、抗组胺药物、己烯雌酚、苯妥英钠等。

2. **药物对胎儿的危害性** 妊娠期用药的危险性要考虑两个方面,一方面是药物本身对胎儿的危害性,另外一个方面要考虑用药的孕周、剂量和时间。美国食品药品监督管理局(FDA)根据药物对胎儿致畸的情况,将药物对胎儿的危害性分为 A、B、C、D、X5 个级别。A级是经临床对照研究、无法证实药物在妊娠早期与中晚期对胎儿有危害作用,对胎儿伤害可能性最小,无致畸性的药物。如适量维生素。B级是经动物实验研究,未见对胎儿有危害。无临床对照试验,未得到有害证据。可以在医师观察下使用。如青霉素、红霉素、胰岛素、地高辛等。C级是动物实验表明,对胎儿有不良影响。由于没有临床对照试验,应在充分权衡药物对孕妇的益处、胎儿潜在利益和对胎儿危害情况下,谨慎使用。如异丙嗪、庆大霉素、异烟肼等。D级是有足够证据证明对胎儿有危害性。只有在孕妇有生命危险或患严重疾病,其他药物无效的情况下考虑使用,如硫酸链霉素等。X级是动物实验和人类实验证实会导致胎儿畸形。在妊娠期间或可能妊娠的妇女禁止使用。如甲氨蝶呤、己烯雌酚等。

3. **药物对不同孕周的影响** 妊娠期间,药物可影响母体内分泌、代谢等,间接影响胚胎、胎儿,也可通过胎盘屏障直接影响胎儿。药物的毒性作用最严重的是影响胚胎分化和发育,导致胎儿畸形和功能障碍,这与用药时的胎龄密切相关。胚龄第 1 周主要在输卵管和子宫腔内完成,是受精卵开始分裂、形成胚囊和准备着床的过程。这一时期药物对其影响不大。胚龄第 2 周主要是完成着床,晚期囊胚形成内外胚层和绒毛膜。这一时期药物对胚胎的影响是全或无的影响,即药物要么对囊胚毒性极强,造成早期流产;要么对囊胚的毒性小,囊胚细胞自我修复,对胚胎的发育没有影响。胚龄第 3~8 周,是胚体形成,外、中、内三胚层形成和分化为不同器官的关键时期。这一时期胚胎高度分化,各器官不断形成,对药物非常敏感。此时孕妇用药,药物毒性可能干扰胚胎器官的正常分化,造成某一部位的组织或器官发生畸形。药物毒性作用出现越早,发生畸形可能性越大。受精后第 9 周开始称为胎儿。此时神经系统、牙齿和生殖器官仍在继续分化,其他各器官基本已形成,药物的致畸作用明显减弱。但由于神经系统、牙齿和生殖器官仍在继续分化,要考虑到药物对这些系统的可能影响,特别是神经系统的分化发育是在整个孕周中持续进行的。分娩期用药也应考虑对即将出生的新生儿有无影响,如分娩期使用镇静剂可能抑制新生儿呼吸功能。

另外,药物的剂量和用药的时间对胎儿的影响也是不同的。小量药物有时仅造成暂时的机体损害,而大量则可使胚胎死亡。用药的时间越长和重复使用会加重对胎儿的危害。

(二)哺乳期用药危险性评估

几乎所有的药物都可经过血浆乳汁屏障转运至乳汁。乳汁中药物的峰值一般比血浆中峰值晚出现 30~120 分钟,其峰值一般不超过血浆中峰值。乳汁中药物消散随时间而减少,减少的速度慢于血浆中药物消散的速度。母亲静脉给药后,母血中立即出现药物峰值,口服给药者,60~120 分钟后母血中出现峰值。哺乳期用药一般不需中断哺乳,可选择在哺乳后立即服药,尽可能延迟下一次哺乳,延迟服药与哺乳之间的间隔时间,减少乳汁中的药物浓度。但是,仍要注意某些药物在哺乳期禁用,如氯霉素(可能引起灰婴综合征)、四环素、硫脲类嘧啶、碳酸锂、避孕药、吗啡等。某些药物在哺乳期慎用,如磺胺类药物、奎宁、地西泮等。避免选用氨基糖苷类、喹诺酮类、四环素类、氯霉素等抗生素。应用抗生素治疗期间宜暂停哺乳。

二、性激素的合理使用

妇产科性激素类药物主要包括:雌激素类药物、孕激素类药物、雄激素类药物。

(一)雌激素

雌激素分为人体雌激素(雌二醇、雌酮、雌三醇)、自然雌激素(如苯甲酸雌二醇、17-β 雌二醇、戊酸雌二醇、结合雌激素等)、半合成雌激素(如炔雌醇、尼尔雌醇)、合成雌激素(如己烯雌酚)。雌激素可用于:青春期功能失调性子宫出血的止血治疗、围绝经期激素替代治疗、诱发排卵、卵巢功能减退或下丘脑/垂体性/卵巢性闭经时建立人工周期、改善宫颈黏液、子宫纵隔切除及宫腔粘连分离术后促进内膜增生、退乳、GnRHa 治疗子宫内膜异位症的反向添加治疗、老年性阴道炎的局部治疗、避孕药的成分等。根据不同治疗目的选用不同的雌激素制剂、不同的剂量和不同给药途径。

(二)孕激素

孕激素药物主要包括:黄体酮(又称孕酮),结构为孕酮衍生物的孕激素[如甲羟孕酮(安宫黄体酮)、甲地孕酮(妇宁片)、氯地孕酮、己酸孕酮、环丙孕酮等];结构为去甲基睾酮衍生物的孕激素(如炔诺酮、炔诺孕酮、孕二烯酮、地索高诺酮、烯丙雌醇、地屈孕酮等)、屈螺酮等。黄体酮、地屈孕酮、烯丙雌醇可用于保胎治疗,也可用于人工周期后半期添加孕激素;甲羟孕酮可用于人工周期后半期添加孕激素,甲地孕酮可用于晚期或复发内膜癌的治疗;其余孕激素多作为避孕药的成分。

(三)雄激素

雄激素类药物主要有:甲睾酮、丙酸睾酮、苯丙酸诺龙、司坦唑醇等。雄激素可用于功能失调性子宫出血的辅助治疗,以及辅助治疗低蛋白、贫血、增强体质促进合成代谢。

三、抗生素的合理使用

妇产科抗生素应用包括治疗性应用和预防性应用,各有基本原则。

(一)妇产科治疗性应用抗生素的基本原则

妇产科治疗性应用抗生素的基本原则包括以下几个。①确定为细菌或其他病原微生物感染者才可选用抗生素治疗。诊断不能成立者或者为病毒感染者,均不使用抗生素治疗。②尽早查明感染病原,根据病原种类及细菌药物敏感试验结果选用抗菌药物。③按照药物的抗菌作用特点及其体内过程特点选择用药。④抗菌药物治疗方案应综合患者病情、病原菌种类及抗菌药物特点制订。轻症感染可接受口服给药者,应选用口服吸收完全的抗菌药物,不必采用静脉或肌内注射给药。重症感染、全身性感染患者初始治疗应予静脉给药,以确保药效;病情好转能口服时应及早转为口服给药。抗菌药物的局部应用宜尽量避免。应根据药代动力学和药效学相结合的原则给药。青霉素类、头孢菌素类和其他 β-内酰胺类、红霉素、克林霉素等消除半衰期短者,应每日多次给药。氟喹诺酮类、氨基糖苷类等可每日给药 1 次(重症感染者例外)。抗菌药物疗程因感染不同而异,一般宜用至体温正常、症状消退后 72~96 小时,但盆腔炎等疾病需要更长的疗程方能彻底治愈(总疗程 14 天,非静脉给予抗生素 14 天)。抗菌药物的联合应用要有明确指征:单一药物可有效治疗的感染,不需联合用药。病原微生物尚未查明的严重感染;单一抗生素不能控制的需氧菌及厌氧菌混合感染,两种或两种以上病原微生物感染;单一抗生素不能有效控制的重症感染可联合给药。

(二)妇产科预防性应用抗生素的基本原则

妇产科手术术前预防用药目的:预防手术后切口感染,以及清洁-污染或污染手术后手术部位感染及术后可能发生的全身性感染。术前已存在细菌性感染的手术,如盆腔腹膜炎、盆腔脓肿切除术等,属抗生素治疗性应用,不属预防应用范畴。

妇产科手术根据切口类型预防性使用抗生素。清洁手术:手术野为人体无菌部位,不需要预防性使用抗生素。包括开腹或经腹腔镜的附件手术、未穿透宫腔的子宫肌瘤剔除术(腹腔镜手术不放置举宫器者);清洁-污染手术:由于手术部位存在大量人体寄殖菌群,手术时可能污染手术野引起感染,故此类手术需预防用抗菌药物。包括与阴道相连的有关手术,如子宫全切、人工流产术、宫腔镜手术等。子宫肌瘤剔除术穿透宫腔,腹腔镜附件切除术或肌瘤剔除术如果放置了举宫器也属于清洁-污染手术;污染手术:开放性创伤未经扩创等已造成手术野严重污染的手术。此类手术需预防用抗生素。

围手术期用药的原则:在术前 0.5～1 小时内给药或麻醉开始时给药,使手术切口暴露时局部组织中已达到足以杀灭手术过程中入侵切口细菌的药物浓度。选用时间依赖性抗生素的时候,如果手术时间超过 3 小时,或失血量大(＞1500ml),可手术中给予第 2 剂。抗生素的有效覆盖时间应包括整个手术过程和手术结束后 4 小时,总的预防用药时间亦为 24 小时,必要时延长至 48 小时。但污染手术可依据患者感染情况酌量延长抗生素的使用时间。对手术前已形成感染者,抗生素使用时间应按治疗性应用而定。

产科手术前预防性应用抗生素:第一代头孢菌素,如头孢唑林、头孢拉定等,涉及阴道者可加用甲硝唑。妇科手术前预防性应用抗生素选用第一、二代头孢菌素或头孢曲松或头孢噻肟,涉及阴道加用甲硝唑,如均过敏,可选用克林霉素预防葡萄球菌、链球菌感染,选用氨曲南预防革兰阴性杆菌感染,必要时可联合使用。产科禁用喹诺酮类抗生素。由于喹诺酮类抗生素院内耐药率高,应谨慎用于妇科手术预防感染。

参 考 文 献

1. 苟文丽.妇产科学.第 8 版.北京:人民卫生出版社,2013.
2. 曹泽毅.中华妇产科学.第 3 版.北京:人民卫生出版社,2013.
3. 中华医学会妇产科学会感染性疾病协作组.妇产科抗生素使用指南.中华妇产科杂志,2011,46(3):230-233.

(赵 霞 张伶俐)

第二章

妊娠期特有疾病

第一节 妊娠高血压疾病

妊娠高血压疾病（hypertensive disorder complicating pregnancy）是妊娠期特有疾病。发病率我国报道为9%，国外报道为7%～12%。该病严重影响母婴健康，是造成我国孕产妇死亡的第二大原因，国外报道25%的围产儿死亡与妊娠期的高血压疾病有关。妊娠期高血压疾病包括妊娠期高血压、子痫前期、子痫以及慢性高血压并发子痫前期和慢性高血压合并妊娠。前三种疾病与后两种在发病机制及临床处理方面略有不同。

一、发病机制及病理生理学变化

本病发病机制尚未完全阐明，有学者提出子痫前期发病机制"两阶段"学说。第一阶段为临床前期，即子宫螺旋动脉滋养细胞重铸障碍，导致胎盘缺血、缺氧，释放多种胎盘因子；第二阶段胎盘因子进入母体血液循环，则促进系统性炎症反应的激活及血管内皮损伤，引起子痫前期、子痫各种临床症状。本病基本病理生理改变为全身小动脉痉挛，随后发生各脏器改变。①脑：血管源性脑水肿，甚至脑疝形成，脑电图可有癫痫样放电表现。②肾脏：肾小球肿胀，血管减少，肾血流量和肾小球滤过率均明显下降。③肝脏：肝酶升高。④心脏：冠状动脉痉挛，心脏前负荷和心输出量降低，左心室后负荷升高。⑤血液：血液浓缩，高凝状态。⑥子宫胎盘血管：血流灌注减少，急性动脉粥样硬化，导致胎儿宫内发育迟缓（intrauterine growth retardation，IUGR）、胎盘早剥等。

二、临床表现及诊断

（一）临床表现及分类

1. 妊娠高血压（gestational hypertension）　妊娠期出现高血压，收缩压≥140mmHg和（或）舒张压≥90mmHg，于产后12周内恢复正常，尿蛋白（－）。产后方可确诊。少数患者可伴有上腹部不适或血小板减少。

2. 子痫前期（preeclampsia）

（1）轻度：妊娠20周后出现收缩压≥140mmHg和（或）舒张压≥90mmHg伴蛋白尿≥0.3g/24h或随机尿蛋白（＋）。

（2）重度：血压和尿蛋白持续升高，发生母体脏器功能不全或胎儿并发症。子痫前期患者出现下述任一不良情况可诊断为重度子痫前期。①血压持续升高：收缩压≥160mmHg和（或）舒张压≥110mmHg；②蛋白尿≥5.0g/24h或随机蛋白尿≥（＋＋＋）；③持续性头痛或视觉障碍或其他脑神经症状；④持续性上腹部疼痛，肝包膜下血肿或肝破裂症状；⑤肝脏功能异常：肝酶 ALT 或 AST 水平升高；⑥肾脏功能异常：少尿（24 小时尿量＜400ml 或每小时尿量＜17ml）或血肌酐＞106μmol/L；⑦低蛋白血症伴胸腔积液或腹腔积液；⑧血液系统异常：血小板呈持续性下降并低于 100×10^9/L；血管内溶血、贫血、黄疸或血清乳酸脱氢酶升高；⑨心力衰竭、肺水肿；⑩胎儿生长受限或羊水过少；⑪早发型：孕 34 周以前发病。

3. 子痫（eclampsia） 子痫前期基础上发生不能用其他原因解释的抽搐。子痫发生前可有不断加重的重度子痫前期，但也可发生于血压升高不显著、无蛋白尿病例。通常产前子痫较多，产后 48 小时发生者约 25％。子痫进展迅速，前驱症状短暂，表现为抽搐、面部充血、口吐白沫、深昏迷；随之深部肌肉僵硬，很快发展成典型的全身高张阵挛惊厥、有节律的肌肉收缩和紧张，持续 1～1.5 分钟，其间患者无呼吸动作；此后抽搐停止，呼吸恢复，但患者仍昏迷，最后意识恢复，但困惑、易激惹、烦躁。

4. 妊娠合并慢性高血压（chronic hypertension complicating pregnancy） 妊娠 20 周前收缩压≥140mmHg 和（或）舒张压≥90mmHg，妊娠期无明显加重；或妊娠 20 周后首次诊断高血压并持续到产后 12 周以后。

5. 慢性高血压并发子痫前期 慢性高血压孕妇妊娠前无蛋白尿，妊娠后出现蛋白尿≥0.3g/24h；或妊娠前有蛋白尿，妊娠后尿蛋白明显增加或血压进一步升高或出现血小板减少至＜100×10^9/L。

（二）诊断

1. 病史 注意询问妊娠前有无高血压、肾病、糖尿病、抗磷脂综合征等病史，了解此次妊娠后高血压、蛋白尿等征象出现的时间和严重程度，有无妊娠期高血压疾病家族史。

2. 高血压的诊断 同一手臂至少 2 次测量的收缩压≥140mmHg 和（或）舒张压≥90mmHg。对首次发现血压升高者，应间隔 4 小时或以上复测血压，如 2 次测量均为收缩压≥140mmHg 和（或）舒张压≥90mmHg 诊断为高血压。

3. 尿蛋白检测和蛋白尿的诊断 尿蛋白≥0.3g/24h 或随机尿蛋白≥30mg/dl 或尿蛋白定性≥（＋）定义为蛋白尿。

4. 辅助检查 妊娠期高血压疾病患者应定期进行以下常规检查：血常规、尿常规、肝功能、血脂、肾功能、心电图、B 超。

三、治疗目的及原则

（一）治疗目的

预防重度子痫前期和子痫的发生，降低母胎围生期病死率，改善母婴预后。

（二）治疗原则

1. 镇静 缓解孕产妇精神紧张、焦虑症状，改善睡眠，预防并控制子痫。

2. 解痉 预防子痫前期发展为子痫，控制子痫。

3. 有指征的降压 减少重度高血压孕妇发生心血管疾病和卒中的风险，降低轻中度高血压发展为重度高血压的风险，但是对降低发生先兆子痫的风险没有作用。

4. 补充胶体、利尿，密切监测母胎情况，适时终止妊娠 应根据病情轻重和分类，进行个体化治疗：①妊娠期高血压：休息、镇静、监测母胎情况，酌情降压治疗；②子痫前期：镇静、解痉，有指征的降压、补充胶体、利尿，密切监测母胎情况，适时终止妊娠；③子痫：控制抽搐，病情稳定后终止妊娠；④妊娠合并慢性高血压：以降压治疗为主，注意子痫前期的发生；⑤慢性高血压并发子痫前期：同时兼顾慢性高血压和子痫前期的治疗。

（三）一般治疗

1. 地点　妊娠期高血压患者可在家或住院治疗，轻度子痫前期应住院评估决定是否院内治疗，重度子痫前期及子痫患者应住院治疗。

2. 休息和饮食　应注意休息，并取侧卧位。但子痫前期患者住院期间不建议绝对卧床休息。保证充足的蛋白质和热量，但不建议过度地限制食盐摄入。

四、药物治疗及药学监护

（一）镇静

1. 治疗药物　应用镇静药物的目的是缓解孕产妇精神紧张、焦虑症状，改善睡眠，预防并控制子痫。主要使用药物包括苯二氮䓬类（benzodiazepine）、巴比妥类（barbiturates）和冬眠合剂（habination mixture）。

苯二氮䓬类药物，可引起中枢神经系统不同部位的抑制，随着用量加大，临床表现可从轻度镇静到催眠甚至昏迷。巴比妥类药物与苯二氮䓬类相似，中枢神经抑制作用随着剂量加大，表现为镇静、催眠、抗惊厥及抗癫痫。冬眠合剂由氯丙嗪（chlorpromazine）、哌替啶（pethidine）和异丙嗪（promethazine）三种药物组成，可降低机体对各种病理刺激的反应，提高各组织对缺氧的耐受力，舒张在病理情况下处于异常收缩的小动脉，改善微循环，抑制中枢神经系统，有助于解痉、降压、控制子痫抽搐。

2. 药物用法用量与药动学参数（见表 2-1）

表 2-1　镇静药物的用法用量和药动学参数

分类	代表药物（妊娠安全分级）	用法用量	药动学参数			
			生物利用度	达峰时间(h)	半衰期(h)	血浆蛋白结合率
苯二氮䓬类	地西泮（diazepam）（D级）	口服 2.5～5.0mg，bid～tid 肌内注射或静脉注射（>2min）10mg，qd	76%	0.5～2	20～70	99%
巴比妥类	苯巴比妥（phenobarbital）（D级）	口服 30mg，tid	—	2～18	50～144	40%
冬眠合剂	50mg 氯丙嗪（C级）、100mg 哌替啶（C级）和 50mg 异丙嗪（C级）	静脉滴注 以 1/3～1/2 量肌内注射，或以半量加入 5% 葡萄糖溶液 250ml	—	—	—	—

3. 药物治疗监测

(1)疗效评估：患者焦虑、紧张等情绪减轻，睡眠质量好。

（2）药物不良反应监测：妊娠晚期使用苯二氮䓬类药物，尤其为了控制严重癫痫或先兆子痫加大剂量，可能引起婴儿低肌张力综合征（肌肉张力减弱、吮吸无力、呼吸暂停、发绀和体温过低）和新生儿戒断症状（如张力亢进、反射亢进、烦乱不安、睡眠障碍和震颤）。如服用苯二氮䓬类或巴比妥类药物至分娩，至少应对新生儿进行两天戒断症状或适应性问题的观察。

（3）用药注意事项及用药教育：①地西泮1小时内用药超过30mg可能发生呼吸抑制，24小时总量不超过100mg；②由于氯丙嗪可使血压急骤下降，导致肾及子宫胎盘血供减少，致胎儿缺氧，且对母儿肝脏有一定损害，现已少用，多使用哌替啶联合异丙嗪镇静、镇痛。

 案例分析：

案例：镇静药物的使用

患者张某，28岁，G1P0（孕1次，产0次），因"停经35周，血压升高10天"入院，患者孕期定期检查，血压正常，于10天前出现头痛、头晕、失眠，血压升高，最高至150/100mmHg。入院后查体：体温36.6℃，心率76次/分，血压145/95mmHg，宫高32cm，腹围102cm；辅助检查：血常规正常，尿常规尿蛋白（一），24小时尿蛋白0.05g/24h，肝肾功能正常，血浆白蛋白35g/L，B超未见胸腹水，胎心、胎动正常，其余辅助检查未见异常。诊断为妊娠期高血压。现患者非常焦虑伴失眠症状，如何处理？

分析：为缓解孕产妇精神紧张、焦虑症状，改善睡眠，预防子痫，应适当使用镇静药物，可首选苯二氮䓬类药物地西泮，因为地西泮在缩短快动眼睡眠时相和深睡眠方面的作用比苯巴比妥小，停药后"反跳"较轻。具体用法用量为地西泮5mg，每日睡前服用。患者用药后紧张焦虑症状缓解，睡眠质量改善。

（二）预防及治疗子痫

1. 治疗药物　硫酸镁（magnesium sulfate）是子痫治疗一线药物，也是重度子痫前期预防子痫发作用药。尚不清楚硫酸镁预防和治疗子痫抽搐的确切机制，通过阻断兴奋性的氨基酸受体N-甲基-D-天冬氨酸产生抗子痫的部分作用。现已知抽搐是因血管痉挛导致脑血流减少所致。硫酸镁是有效的脑血管扩张剂并且能增加前列腺素合成，前列腺素是一种内皮扩张剂，可产生剂量依赖性的系统性血管抵抗降低作用而降低血压。另外，镁离子还可以保护内皮细胞，防止氧化性损伤。

硫酸镁控制子痫再次发作的效果优于地西泮、苯巴比妥和冬眠合剂等镇静药物。除非存在硫酸镁应用禁忌或硫酸镁治疗效果不佳，否则不推荐使用苯妥英钠和苯二氮䓬类（如地西泮）用于子痫的预防或治疗。

2. 药物用法用量

（1）控制子痫

1）静脉用药：负荷剂量为25%硫酸镁2.5～5g，溶于10%葡萄糖溶液20ml静脉推注（15～20分钟），或溶于5%葡萄糖溶液100ml快速静脉滴注，继而1～2g/h静脉滴注维持。

2）或夜间睡眠前停用静脉给药，改为肌内注射，25%硫酸镁20ml加入2%利多卡因2ml臀部肌内注射。

3）24小时硫酸镁总量25～30g，疗程24～48小时。

（2）预防子痫发作：（适用于子痫前期和子痫发作后） 负荷和维持剂量同子痫控制处理。用药时间长短根据病情需要，一般每天静脉滴注 6～12 小时，24 小时总量不超过 25g。用药期间每日评估病情变化，决定是否继续用药。

3. 药物治疗监测

（1）疗效评估：用药期间监测血清镁离子浓度，血清镁离子有效治疗浓度为 1.8～3.0mmol/L，超过 3.5mmol/L 即可出现中毒症状，镁离子中毒时停用硫酸镁并静脉缓慢推注（5～10 分钟）10％葡萄糖酸钙 10ml。

（2）药物不良反应监测

连续静脉注射及肌内注射硫酸镁时，每小时注意监测膝腱反射，呼吸频率＞16 次/分钟，尿量≥25ml/小时或≥600ml/天。

静脉注射硫酸镁常引起潮红、出汗、口干等症状，快速静脉注射时可引起恶心、呕吐、心悸、头晕，个别出现眼球震颤，减慢注射速度症状可消失。连续使用硫酸镁可引起便秘，部分患者可出现麻痹性肠梗阻，停药后好转。

镁离子可自由透过胎盘，造成新生儿高血镁症，表现为肌张力低，吸吮力差，不活跃，哭声不响亮等，少数有呼吸抑制现象。

（3）用药注意事项：患者同时合并肾功能不全、心肌病、重症肌无力等，应慎用或减量使用硫酸镁。因肾功能不全，用药剂量大，可发生血镁积聚；血镁浓度达 5mmol/L 时，可出现肌肉兴奋性受抑制，感觉反应迟钝，膝腱反射消失，呼吸开始受抑制；血镁浓度达 6mmol/L 时可发生呼吸停止和心律失常，心脏传导阻滞；浓度进一步升高，可使心脏停搏。

 案例分析：

案例：硫酸镁的预防使用

患者王某，32 岁，G1P0，因"停经 33 周，血压升高伴下肢水肿 5 天"入院，患者孕期未定期检查，于 5 天前出现头痛、头晕，血压升高，自测血压最高为 160/110mmHg，同时伴双侧小腿水肿，入院后查体：体温 36.6℃，心率 76 次/分，血压 165/102mmHg，双下肢水肿（＋＋），宫高 28cm，腹围 96cm；辅助检查：血常规正常，尿常规示尿蛋白（＋＋＋），可见病理管型；血浆肌酐、尿素正常；肝功 ALT 35U/L，AST 45U/L，血浆白蛋白 28g/L；凝血功能正常；产科 B 超提示 BPD 8.0cm，FL 6.0cm，A 4.0cm，胎心 142 次/分，有少量腹水，未见胸腔积液。该患者诊断什么？是否有使用硫酸镁的指征？如果有，如何使用，使用过程中应该监测哪些指标？

分析：患者重度子痫前期诊断成立，为预防重度子痫前期发展为子痫，应该使用硫酸镁。具体用法为负荷剂量硫酸镁 2.5～5g，溶于 10％葡萄糖溶液 20ml 静脉推注（15～20 分钟），或者 5％葡萄糖溶液 100ml 快速静脉滴注，继而 1～2g/h 静脉滴注维持。用药期间监测患者：①膝腱反射：在肌内注射前及连续静脉注射硫酸镁时的每小时应注意观察膝反射。②呼吸≥16 次/分钟。③尿量≥25ml/小时或≥600ml/天。患者使用硫酸镁中继续控制血压、监测尿蛋白，后因病情进行性加重，于孕 33^{+5}（33 周 5 天）周剖宫产，新生儿体重 1900g，Apgar 评分 10-10-10，转儿科治疗。

（三）降压治疗

1. 治疗药物 降压治疗可降低重度高血压孕妇发生心血管疾病和卒中的风险，可使轻中度高血压发展为重度高血压的风险下降50%,但是对降低发生先兆子痫风险无作用。常用的口服降压药物包括α、β肾上腺素能受体拮抗剂(alpha,beta adrenergic receptor blockers)、钙离子通道阻滞剂(calcium channel blocker)等。如口服药物血压控制不理想,可使用静脉用药,常用包括α肾上腺素能受体拮抗剂(alpha-blockers)、血管扩张剂(vasodilator substance)硝酸甘油(nitroglycerin)和硝普钠(sodium nitroprusside)。

(1)肾上腺素能受体拮抗剂(adrenaline receptor blockers)

1)α、β肾上腺素能受体拮抗剂:如拉贝洛尔(labetalol),能降低母亲血压同时维持足够的子宫胎盘血流,减少先兆子痫妇女的血小板消耗,增加胎儿肺表面活性剂生成和肺成熟。拉贝洛尔可通过胎盘,脐带中的平均浓度相当于母亲峰浓度的40%～80%。目前未发现与拉贝洛尔相关的胎儿畸形,但在妊娠前3个月使用经验有限。与同类的其他药物比较,拉贝洛尔治疗的孕妇分娩的新生儿出生体重明显高于安替洛尔,比其他的β肾上腺素能受体拮抗剂更少引起宫内生长受限(intrauterine growth retardation,IUGR),因此优于其他的β肾上腺素能受体拮抗剂。

2)β肾上腺素能受体拮抗剂(beta-adrenoceptor antagonist):如普萘洛尔(propranolol)、美托洛尔(metoprolol)、阿替洛尔(atenolol)、吲哚洛尔(pindolol)等可用于降压,但影响宫内胎儿生长,不推荐妊娠期长期使用。有报道孕期使用普萘洛尔(大于160mg/d)将引起新生儿IUGR、低血糖、心动过缓、高胆红素、分娩时呼吸抑制。

3)α肾上腺素能受体拮抗剂:如酚妥拉明(phentolamine)能拮抗血液循环中肾上腺素和去甲肾上腺素的作用,使血管扩张而降低周围血管阻力。

(2)二氢吡啶类钙离子通道阻滞剂:如硝苯地平(nifedipine),可选择性抑制钙离子进入心肌细胞和平滑肌细胞跨膜转运,并抑制钙离子从细胞内释放,而不改变血浆钙离子浓度。舒张外周阻力血管,降低外周阻力,降低收缩压和舒张压,减轻心脏后负荷;同时舒张正常供血区和缺血区的冠状动脉,拮抗自发的或麦角新碱诱发的冠状动脉痉挛,增加冠状动脉痉挛患者心肌氧的递送,解除和预防冠状动脉痉挛;并可抑制心肌收缩,降低心肌代谢,减少心肌耗氧量。

(3)血管扩张剂(vasodilator substance):如硝酸甘油作用于氧化亚氮合酶,可同时扩张动脉和静脉,降低前后负荷,主要用于合并心力衰竭和急性冠脉综合征时高血压急症的降压治疗。硝普钠为强效血管扩张剂,仅适用于其他降压药物应用无效的高血压危象孕妇。产前应用不超过4小时。

(4)血管紧张素转化酶抑制剂(angiotensin-converting enzyme inhibitors,ACEI)和血管紧张素Ⅱ受体拮抗剂(angiotensin receptor blocker,ARB):这类药物有潜在的致畸作用,并且与胎儿和新生儿的高发病率和死亡率有关,因此在妊娠中晚期禁止使用ACEI和ARB。

(5)利尿剂(diuretic):孕期一般不使用利尿剂降压,以防血液浓缩、有效循环血量减少和高凝倾向。

2. 用药指征　收缩压≥160mmHg和(或)舒张压≥110mmHg的高血压孕妇应降压治疗;收缩压≥140mmHg和(或)舒张压≥90mmHg的高血压患者可使用降压治疗。

3. 药物用法用量与药动学参数(见表2-2)

表 2-2 降压药物的用法用量与药动学参数

分类	代表药物	用法用量	药动学参数			
			生物利用度	达峰时间	半衰期	血浆蛋白结合率
α、β肾上腺素能受体拮抗剂	拉贝洛尔	①口服：50～150mg，tid～qid； ②静脉注射：初始剂量20mg，10min后如未有效降压则剂量加倍，最大单次剂量80mg，直至血压被控制，每天最大总剂量220mg；	25%	1～2h	6～8h	—
		③静脉滴注：50～100mg加入5%葡萄糖注射液250～500ml，根据血压调整滴速，待血压稳定后改口服	—	—	6～8h	50%
钙离子通道阻滞剂	硝苯地平片	口服：10～20mg，tid	—	1～2h	$t_{1/2}$:2.5～3h, $t_{1/2\beta}$:5h	40%
	硝苯地平控释片	口服：30mg，qd～bid	45%～56%	—	—	95%
α肾上腺素能受体拮抗剂	酚妥拉明	静脉滴注：10～20mg 溶入 5%葡萄糖注射液 100～200ml，以 10μg/min 静脉滴注	—	—	19min	—
血管扩张剂	硝酸甘油	静脉滴注：起始剂量 5～10μg/min 静脉滴注，每 5～10 分钟增加滴速至维持剂量 20～50μg/min	—	—	3min	—
	硝普钠	静脉滴注：50mg 加入 5%葡萄糖注射液 500ml 按 0.5～0.8μg/(kg·min)静脉缓滴	—	—	7d	—

4. 药物治疗监测

(1)疗效评估：孕妇无并发脏器功能损伤，收缩压应控制在 130～155mmHg，舒张压应控制在 80～105mmHg；孕妇并发脏器功能损伤，则收缩压应控制在 130～139mmHg，舒张压应控制在 80～89mmHg。

(2)药物不良反应监测

1)使用各类降压药物时均应警惕发生低血压。妊娠期高血压疾病患者的降压过程力求下降平稳，不可波动过大，且血压不可低于 130/80mmHg，以保证子宫胎盘血流灌注。

2)肾上腺素能受体拮抗剂的不良反应主要有头晕、胃肠道反应、疲乏、感觉异常、哮喘加重等症。硝酸甘油使用中患者易出现头痛，可为剧痛和呈持续性，应注意与高血压引起的脑部并发症相鉴别。

 案例分析

案例：口服降压药物的使用

患者张某,26 岁,G2P0,因"停经 31 周,血压升高 10 天"入院,患者于 10 天前出现头痛、头晕、血压升高,最高至 160/100mmHg。入院后查体:体温 36.6℃,心率 90 次/分,监测血压(130～165)/(75～115)mmHg,双下肢水肿,宫高 26cm,腹围 88cm;辅助检查:血常规正常,尿常规尿蛋白(＋＋),凝血功能、电解质及肝肾功能均正常,眼底检查正常。诊断为重度子痫前期。请问患者应选择哪种降压药物? 血压目标值是多少?

分析:患者入院前血压已达到 160/100mmHg,入院后多次血压高于 140/90mmHg,最高血压 165/115mmHg,且有头痛、头晕等症状,应降压治疗。降压药物应首选口服降压药物 α、β 肾上腺素能受体拮抗剂拉贝洛尔或钙离子通道阻滞剂硝苯地平控释片。目前该患者无并发脏器功能损伤,收缩压应控制在 130～155mmHg,舒张压应控制在 80～105mmHg。

案例：严重高血压的紧急治疗

上一个案例中患者服用硝苯地平后血压控制在 130～150mmHg,舒张压 90～110mmHg。降压治疗 3 天后患者主诉头痛头晕症状加重,并出现视物模糊,双下肢出现明显水肿,测血压达到 175/112mmHg,实验室检查结果为:血红蛋白 105g/,血小板 $95×10^9$/L,复查血清肌酐(Cr)130μmol/L(正常 59～104μmol/L),尿素氮(UN)10.0mmol/L;AST:30U/L,ALT:38U/L,白蛋白 24g/L,尿蛋白(＋＋＋)查见病理管型,24 小时尿蛋白 3.5g;眼底检查小动脉痉挛,动脉/静脉比例 1：2,未见眼底出血。应如何治疗患者的高血压,治疗过程中应注意什么?

分析:患者已发展为严重的先兆子痫,除了使用硫酸镁预防子痫发生外,还需要降压治疗。抗高血压治疗的目的是预防脑部并发症,尽管降低母亲的血压很重要,但要逐步进行,因为母亲血压突然、急剧下降会导致子宫胎盘血液灌注严重减少,影响宫内胎儿。

患者可选择拉贝洛尔注射液,通过静脉给予,按每 10 分钟 20mg、40mg、80mg 给予,最大单次剂量 80mg,直至血压控制,每日最大总剂量 220mg。拉贝洛尔用药后 5 分钟起效,10～20 分钟达到高峰,维持时间从 45 分钟到 6 小时不等。待血压平稳下降后改为口服拉贝洛尔,100mg,每日 2～3 次,若疗效不佳可增至每次 200mg,每日 3～4 次。

因为该患者肌酐及尿素氮升高,提示肾功损害,因此该患者降压目标为收缩压控制在 130～139mmHg,舒张压应控制在 80～89mmHg。

（四）扩容疗法

子痫前期孕妇需要限制补液量以避免肺水肿,除非有严重的液体丢失(如呕吐、腹泻、分娩出血)使血液明显浓缩,血容量相对不足或高凝状态者,通常不推荐扩容治疗。扩容疗法可增加血管外液体量,导致一些严重并发症的发生如肺水肿、心功能衰竭等。子痫前期患者出现少尿如无肌酐升高不建议常规补液,持续性少尿不推荐使用多巴胺(dopamine)或呋塞米(furosemide)。

（五）利尿治疗

子痫前期患者不主张常规应用利尿剂,仅当患者出现全身性水肿、肺水肿、脑水肿、肾功能不全、急性心力衰竭时,可酌情使用呋塞米、甘露醇(mannitol)等利尿剂。主要使用药物有呋塞米(C级);呋塞米的作用部位在髓襻升支,特点为作用快速,有较强的排钠、钾作用,易引起电解质紊乱和缺氯性碱中毒,用法用量为 20~60mg 静脉缓慢推注。甘露醇(C级)经肾小球滤过后在肾小管内甚少被重吸收,起到渗透利尿作用,子痫或先兆子痫患者如肾功能不全或需要降低颅内压时,应用甘露醇可取得一定疗效,常用剂量为 250ml 20% 甘露醇在 15~20 分钟内快速静脉滴注,心力衰竭和肺水肿禁用。严重低蛋白血症有腹水者应补充白蛋白后再应用利尿剂效果较好。

第二节　妊娠期肝内胆汁淤积症

妊娠期肝内胆汁淤积症(intrahepatic cholestasis of pregnancy,ICP)是一种特发于妊娠中、晚期的妊娠期并发症,以皮肤瘙痒和胆汁酸增高为主要临床特征。其临床表现及生化异常可在产后迅速消失或恢复正常。ICP 是一种病因及发病机制仍不明确的良性疾病,但对围产儿却有严重的不良影响,可导致羊水粪染、早产、难以预测的突发的胎死宫内、新生儿窒息等,增加围产儿病率及死亡率,常导致剖宫产率上升。

一、病理生理学变化

目前,ICP 的发生可能与遗传、环境和雌激素有关。临床流行病学研究发现,ICP 发病与季节相关,冬季高于夏季。世界各地的 ICP 发病率也显著不同,具有明显的地区特异性。北欧的瑞典和芬兰、南美的智利和玻利维亚均是 ICP 高发地区。我国长江流域的发病率亦高。此外,母亲或姐妹有 ICP 病史的妇女,其本身发生 ICP 的风险也明显增高。这些现象表明环境和遗传因素可能在 ICP 的发病中起一定的作用。

ICP 多发生于妊娠晚期、多胎妊娠、既往服用口服避孕药者。这些易感人群均处于高雌激素水平状态。由于其体内的高雌激素可使肝细胞膜中的胆固醇与磷脂比例增高,细胞膜的流动性降低,影响其对胆汁酸的通透性,使胆汁流出障碍;雌激素作用于肝细胞表面的雌激素受体,影响肝细胞的蛋白质合成,促进胆汁回流增加,最终致使患者的胆汁酸升高。由于胆汁酸通过胎盘进入胎儿体内,胆汁酸的毒性使围产儿发病率和死亡率均明显升高。可致胎儿窘迫、胎膜早破、自发性早产、孕期羊水胎粪污染等,甚至可出现突发的不能预测的胎死宫内、新生儿颅内出血和神经系统后遗症等。ICP 患者脂溶性维生素 K 的吸收减少,易致患者的凝血功能异常,导致产后出血和糖脂功能代谢障碍。

二、临床表现及诊断

(一)临床表现

1. 皮肤瘙痒　多数患者首先出现的症状是妊娠中晚期的皮肤瘙痒。瘙痒的程度不一,常呈持续性,白天轻,夜间重,甚至可引起失眠。初起为手掌、脚掌或脐周瘙痒,可逐渐加剧并延伸至四肢、躯干和颜面部,持续至分娩。平均发病孕周为 30 周,大多数患者在分娩后 24~48 小时缓解,分娩后 1~2 周消退。

2. 黄疸　瘙痒发生后 2~4 周,部分患者可出现黄疸。多数为轻度黄疸,常于分娩后

1~2周自然消退。

3. 皮肤抓痕 患者无原发皮损,但可因瘙痒抓挠皮肤而出现条状抓痕。

4. 其他表现 极少数孕妇可伴有尿黄、恶心、呕吐、食欲缺乏、腹痛、腹泻、轻微脂肪痢等非特异性的消化道症状,极少数孕妇出现体重下降。

(二) 诊断

根据临床表现及实验室检查结果,ICP 的诊断并不困难,但在诊断前尚需排除其他可能导致肝功能异常、黄疸和皮肤瘙痒的疾病。

1. 临床表现 孕中晚期出现的皮肤瘙痒,少数人可有黄疸等不适。

2. 辅助检查

(1)血清胆汁酸(serum bile acid)测定:血清胆汁酸升高是 ICP 最重要的特异性实验室证据,在瘙痒症状出现或转氨酶升高前几周血清胆汁酸即已升高,其水平越高,病情越重。其于产后下降,5~8 周恢复正常。主要包括总胆汁酸。胆汁酸≥10μmol/L 可作为 ICP 的实验室诊断标准。

(2)肝功能测定:大多数 ICP 患者的天冬氨酸氨基转移酶(aspartate transarninase,AST)和丙氨酸氨基转移酶(alanine transaminase,ALT)均可轻到中度升高,升高波动在正常值的 2~10 倍,分娩后 10 天左右转为正常,不遗留肝脏损害。部分患者血清总胆红素也可轻至中度升高,平均 30~40μmol/L,以直接胆红素升高为主。

(3)肝脏超声检查:ICP 患者的肝脏无特征性改变,肝脏超声检查仅用于排除孕妇有无肝脏系统基础疾病。

(4)胎盘病理检查:ICP 产后胎盘可见母体面、胎儿面和羊膜均呈不同程度的黄色或灰色斑块;羊膜和绒毛膜有胆盐沉积;滋养细胞数量增多且细胞肿胀。

3. 严重程度判断 判断 ICP 的严重程度有助于临床监护和管理,常用的分度指包括瘙痒程度和时间、血清甘胆酸、总胆汁酸、肝酶、胆红素水平,但没有一项指标能够单独预测与不良围产儿结局间的确切关系,中华医学会妇产科学分会产科学组制订的《妊娠期肝内胆汁瘀积症诊疗指南》认为总胆汁酸水平与疾病程度的关系最为相关,并将 ICP 分为轻度和重度。①轻度:血清总胆汁酸 10~39μmol/L,无明显其他症状。②重度:血清总胆汁酸≥40μmol/L,伴有其他情况如<34 孕周发生 ICP;合并多胎妊娠;妊娠期高血压疾病;复发性ICP;曾因 ICP 致围产儿死亡。

4. 鉴别诊断 ICP 患者无上腹痛、发热等肝炎的一般表现。如患者出现呕吐、高血压或精神症状,应注意与妊娠期急性脂肪肝、子痫前期和重症肝炎相鉴别。

目前,ICP 的诊断共识是基于用其他原因不能解释的皮肤瘙痒和血清胆汁酸水平升高,应排除皮肤及其他肝脏疾病以后才可疑诊 ICP,需要完成以下排除性诊断的流程。

(1)血清总胆汁酸及肝功能检查,每周监测 1 次。

(2)排除皮肤疾病,ICP 的皮肤瘙痒以夜间为甚,影响睡眠;查体无皮疹等皮损表现,但可见皮肤抓痕。

(3)排除肝胆系统其他疾病。

(4)产后随访,一般产后第 10 天复查肝酶及血清总胆汁酸水平,若生化异常在产后 6 周仍持续存在,需要排除潜在的肝胆疾病。

三、治疗目的及原则

(一) 治疗目的

ICP 的治疗目标是缓解瘙痒症状,改善肝功能,降低血清总胆汁酸水平,最终达到延长孕周,改善妊娠结局的目的。

(二) 治疗原则

治疗的原则是及时发现和诊断 ICP,严密监测胎儿宫内安危,控制孕妇胆汁酸和肝酶水平,及时发现胎儿宫内窘迫并予以处理,减少母婴并发症的发生率,改善母婴结局及预后。

(三) 一般治疗

1. 一般处理 适当休息,低脂饮食。局部皮肤涂抹能缓解瘙痒症状的含有薄荷醇的润肤霜或炉甘石洗剂。监测胎心、胎动,34 周后每周一次胎心电子监护。每 1～2 周复查肝功能、血胆汁酸,以监测病情。

2. 药物治疗 药物治疗要遵循安全、有效、经济和简便的原则。目前尚无能治愈 ICP 的药物,临床医师和药师应掌握药物使用的效益比和风险,监测治疗效果,观察药物不良反应,监测总胆汁酸、肝功能、总胆红素及凝血功能,及时调整用药。常用药物主要有:一线药物为熊去氧胆酸(ursodeoxycholic acid,UDCA),它对于改善 ICP 孕妇的生化指标有较好的作用,也能在较短时间内减轻 ICP 孕妇的瘙痒症状,但停药后瘙痒症状及生化指标会有反复,不过再继续使用又会缓解。S-腺苷蛋氨酸(S-adenosylmethionine,SAMe)可作为辅助治疗;地塞米松仅用于 34 周前早产患者以促胎肺成熟。建议对重症、进展性、难治性 ICP 患者考虑药物联合治疗。

3. 辅助治疗 对于肝酶升高的 ICP 患者,可同时使用护肝药物,但不宜同时联用多种抗炎护肝药物,以免加重肝脏负担及增加药物相互作用而引起的不良反应。产前可使用维生素 K 以减少产后出血和新生儿颅内出血的风险。

4. 产科处理 ICP 孕妇会发生临床上无任何先兆的胎心消失,因此选择最佳的分娩方式和时机,获得良好的围产结局是对 ICP 孕期管理的最终目的。关于 ICP 终止妊娠的时机,至今仍没有良好的循证医学证据。终止妊娠的时机及方法需要综合考虑孕周、病情严重程度及治疗后的病情变化来综合评估。

(1)终止妊娠的时机:足月后尽早终止妊娠可避免继续待产可能出现的死胎风险,目前多数学者建议 37～38 周引产,制订产程计划,产程初期常规行 OCT 检查,产时加强胎儿监护,避免产程过长。

(2)终止妊娠的方式:轻度 ICP,无产科其他剖宫产指征,孕周<40 周,可考虑阴道试产。对下列情况可考虑剖宫产:①重度 ICP;②既往死胎死产、新生儿窒息或死亡史;③胎盘功能严重下降或高度怀疑胎儿窘迫;④合并双胎或多胎、重度子痫前期等;⑤存在其他阴道分娩禁忌证者。

四、药物治疗及药学监护

(一) 缓解瘙痒症状治疗药物

1. 局部外用药 含薄荷类的局部外用药可暂时缓解瘙痒症状,在妊娠期可安全使用,如炉甘石洗剂(calamine lotion),具有清凉止痒、收敛保护的作用,涂抹在皮肤患处形成一层薄膜,能抑制细菌繁殖和抵抗外界的不良刺激。

2. 抗组胺类药物(antihistamine drug) 如患者不能耐受瘙痒症状,可适当使用抗组胺药物。抗组胺药物通过竞争性抑制组胺作用于组胺受体,对抗过敏反应所致的毛细血管扩张,降低毛细血管的通透性,缓解患者皮肤瘙痒症状。第一代抗组胺药物包括马来酸氯苯那敏(chlorpheniramine maleate)(B级)、赛庚啶(cyproheptadine)(B级)等对中枢有明显的抑制作用,第二代抗组胺药物如氯雷他定(clarityne)(B级)、西替利嗪(cetirizine)(B级)等对中枢没有明显的抑制作用,两者均可用于妊娠期患者。

(二)降低血清胆汁酸水平,改善肝功能

1. 治疗药物

(1)熊去氧胆酸(ursodeoxycholic acid,UDCA):UDCA 是 ICP 治疗的一线药物,作用机制尚不明确,可能是改变胆汁酸池的成分,替代肝细胞膜上对细胞毒性大的有疏水性的内源性胆汁酸,并抑制肠道对疏水性胆酸的重吸收,降低血胆酸水平,改善胎儿环境。与其他保肝降低血清胆汁酸的药物相比,UDCA 在缓解瘙痒、降低血清胆汁酸、延长孕周和改善母儿预后方面具有优势。动物试验证明 UDCA 在羊水和脐带血中的蓄积量很低,对胚胎和出生的幼仔无直接损害,目前,尚未发现 UDCA 造成人类胎儿毒副作用的围产儿远期不良影响的报道,妊娠中晚期使用安全性良好。

(2)S-腺苷蛋氨酸(S-adenosyl methionine,SAMe):SAMe 为 ICP 治疗的二线用药或联合治疗用药。SAMe 抗胆汁淤积的活性是通过依赖腺苷蛋氨酸合成膜磷脂(降低胆固醇与磷脂的比例)恢复细胞膜的流动性和合成参与内源解毒过程的含硫化合物起作用的。国内系统评价显示 SAMe 可改善某些妊娠结局,如降低剖宫产率、延长孕周等,但停药后存在反跳。SAMe 没有致突变作用,也不影响动物的生育能力,在整个孕期既不干扰动物胚胎的形成,也不影响胎仔的发育。

(3)降胆酸药物的联合治疗:目前尚无统一的联合治疗方案,中华医学会妇产科学分会产科学组的指南中推荐 UDCA 250mg,每日 3 次,口服,联合 SAMe 500mg,每日 2 次静脉滴注,能改善瘙痒症状及生化指标,认为可能存在协同作用,建议对重症、进展性、难治性 ICP 可考虑两者联合治疗。

(4)地塞米松(dexamethasone):地塞米松在改善症状和生化指标、改善母儿结局方面疗效不确切,主要应用在妊娠 34 周之前,估计在 7 日之内可能发生早产的 ICP 患者,或疾病严重需计划终止妊娠者,预防早产儿呼吸窘迫症的发生。孕期单疗程地塞米松促进胎儿肺成熟安全有效,多疗程对新生儿近远期有不良影响。

2. 药物用法用量与药动学参数(见表 2-3)

表 2-3 改善肝功能的用法用量和药动学参数

药物(妊娠安全分级)	用法用量	药动学参数			
		生物利用度	达峰时间	半衰期	血浆蛋白结合率
熊去氧胆酸(B级)	口服:15mg/(kg·d),分3次口服,最大剂量2.0g/d	—	口服后 1h 和 3h 分别出现两个血药浓度峰值	3.5~5.8d	—

续表

药物(妊娠安全分级)	用法用量	药动学参数			
		生物利用度	达峰时间	半衰期	血浆蛋白结合率
S-腺苷蛋氨酸(B级)	静脉滴注:1g,qd,最大剂量2g/d,疗程12～14d 口服:500mg,bid	—	0.75h		1.5h	低

3. 药物治疗监测

(1)疗效评估:口服降胆汁酸药物,7～10天为1个疗程。根据症状是否缓解及实验室检查结果综合评估,如治疗有效,则继续口服药物治疗直至总胆汁酸水平接近正常。

(2)药物不良反应监测:熊去氧胆酸的不良反应较小,偶见便秘、过敏、头痛、头晕、胰腺炎和心动过速。

 案例分析:

案例:ICP的治疗

患者女,29岁,因"停经34周,发现肝酶升高5个月,四肢瘙痒1个月"入院。患者平素月经规律。停经30+天(30多天),查尿妊娠试验阳性提示妊娠。有恶心、呕吐等早孕反应。早孕期间无阴道出血,无毒物、药物、射线接触史。孕12周建卡定期产前检查,建卡时发现ALT:140U/L,AST:85U/L,嘱患者产前检查时复查,未特殊处理。两个月前系统超声示胎儿左侧侧脑室内径0.9cm,右侧侧脑室内径0.7cm,1个月后查针对超声示左侧侧脑室宽0.86cm,右侧侧脑室宽约0.36cm,余检查未见明显异常。孕4+月(4个多月)至今感胎动。孕中晚期,无胸闷、气急,无头晕、眼花,无皮肤瘙痒,无多食、多饮、多尿,无双下肢水肿。1周前查ALT:356U/L,AST:244U/L,TBA:10.9μmol/L。现停经34周,据早孕期B超核实孕周为35+2周,孕期精神食欲佳,大小便正常,体重增加约17kg。患者平素健康情况良好。否认高血压、冠状动脉粥样硬化性心脏病、糖尿病。否认肝炎、结核或其他传染病史。自述"打破伤风针"时过敏(具体不详),否认食物、药物及其他过敏史。否认手术史。内科查体无特殊。专科查体:宫高:34cm,腹围:102cm,胎方位:头位,胎心:146次/分。骨盆外测量:坐骨结节间径8.5cm。无宫缩。肛查未查。辅助检查:B超示胎位:LOP,BPD:8.3cm,HC:26.5cm,FL:6.4cm,AC:29.6cm;胎盘:附着子宫后壁;厚度:3.3cm;成熟度:1级,羊水:6.7cm,胎儿脐带:胎儿颈部见脐带绕颈一周。脐动脉血流S/D=2.0,有胎心胎动,胎儿心率:147次/分,心律齐。入院考虑诊断:妊娠期肝内胆汁淤积症G1P0 35周宫内孕头位单活胎待产。分析患者入院后治疗原则及治疗措施?

分析:ICP的治疗原则是及时发现和诊断ICP,严密监测胎儿宫内安危,控制孕妇胆汁酸和肝酶水平,及时发现胎儿宫内窘迫并予以处理,减少母婴并发症的发生率,改善母婴结局及预后。治疗措施包括进一步完善产科B超、肝胆胰脾B超、巨细胞病毒及EB病毒抗体等检查,监测胎心、胎动。观察患者皮肤瘙痒、黄疸、消化道症状,总胆汁酸,密切胎儿监护,予熊去氧胆酸、丁二磺酸腺苷蛋氨酸、肌酐、维生素C保肝治疗。

第三节　妊娠合并糖尿病

妊娠合并糖尿病,包括在原有糖尿病的基础上合并妊娠(也称为糖尿病合并妊娠),以及妊娠期糖尿病(gestational diabetes mellitus,GDM)。GDM是指妊娠前糖代谢正常,妊娠期才出现的糖尿病,1979年WHO将GDM列为糖尿病的一个独立类型。糖尿病孕妇中90%以上为GDM,糖尿病合并妊娠者不足10%。GDM发生率世界各国报道1%~14%,我国GDM发生率1%~5%,近年有明显增高趋势。妊娠期糖尿病可使孕产妇及胎儿的患病率和病死率增加,严重影响母婴健康,对母儿危害较大,须引起重视。

一、病理生理学变化

妊娠期由于雌、孕激素的作用,胰岛出现结构和功能上的变化,β细胞明显肥大和增生,胰岛素的分泌随孕周增加逐渐增多,形成高胰岛素血症,但同时由于胎盘分泌的皮质醇、雌激素、孕酮等多种对抗胰岛素的激素,导致周围组织对胰岛素反应的敏感性下降。此外,胎盘还能分泌胰岛素酶,加速胰岛素的降解,这些因素使孕妇体内胰岛素抵抗逐渐加重,表现为血糖升高,最终发生妊娠糖尿病。因此,经典的观点认为妊娠糖尿病主要与胰岛素抵抗有关。但目前越来越多的研究发现,除胰岛素抵抗外,胰岛β细胞缺陷以及遗传也有一定作用,近年对炎性因子和脂肪细胞因子的广泛研究表明,这些因子的参与促进了GDM的发生。

二、临床表现及诊断

(一) 临床表现

妊娠期有"三多"症状(多饮、多食、多尿)或外阴阴道假丝酵母菌感染反复发作,孕妇体重增长过多,本次妊娠并发羊水过多或巨大胎儿者,应警惕合并糖尿病的可能。但大多数妊娠期糖尿病患者无明显的临床表现。

(二) 诊断

随着2010年国际妊娠与糖尿病研究组织(International Association of Diabetes and Pregnancy Study Groups,IADPSG)及2011年美国糖尿病学会(American Diabetes Association,ADA)推出新GDM诊断标准,WHO在2013年也制订出妊娠期高血糖的诊断标准。同时,研究表明,妊娠期轻度高血糖的严格管理可显著改善母儿结局。国内依据新诊断标准提出适合我国的GDM诊断标准。

1. 糖尿病合并妊娠的诊断

(1)妊娠前已确诊为糖尿病患者。

(2)妊娠前未进行过血糖检查但存在糖尿病高危因素者,如肥胖、GDM史或大于胎龄儿分娩史、一级亲属患2型糖尿病、多囊卵巢综合征患者及妊娠早期空腹尿糖反复阳性。首次产前检查时达到以下任何一项标准应诊断为糖尿病合并妊娠。

1)空腹血糖(fasting plasma glucose,FPG)≥7.0mmol/L。

2)糖化血红蛋白(glycosylated hemoglobin,GHbA1c)≥6.5%,采用美国国家糖化血红蛋白标准化项目(National Glycohemoglobin Standardization Program,NGSP)或糖尿病控

制与并发症试验(diabetes control and complication trial,DCCT)标化的方法。但不推荐妊娠期常规用 HbA1c 进行糖尿病筛查。

3)伴有典型的高血糖或高血糖危象症状,同时随机血糖(random blood glucose)≥11.1mmol/L。如果没有明确的高血糖症状,随机血糖≥11.1mmol/L,需要次日复查上述1)或2)确诊。

2. 妊娠期糖尿病的诊断

(1)妊娠 24~28 周进行 GDM 的筛查诊断,适用于具有 GDM 高危因素的妊娠妇女或有条件的医疗机构之前未被诊断为糖尿病的孕妇,可直接行 75g 口服葡萄糖耐量试验(oral glucose tolerance test,OGTT)。具有高危因素的孕妇如首次 OGTT 正常,必要时在妊娠晚期重复 OGTT 检查,高危因素包括:孕妇年龄≥35 岁、妊娠前超重或肥胖、糖尿量异常史、多囊卵巢综合征、糖尿病家族史、不明原因的死胎死产史、流产史、巨大儿分娩史、胎儿畸形及羊水过多史、GDM 史、本次妊娠期发现胎儿大于孕周、羊水过多或反复外阴阴道假丝酵母菌感染患者。

(2)对于医疗资源缺乏的地区,可采用两步法进行诊断。可先测 FPG,如果 FPG＜4.4mmol/L,可暂不行 75g OGTT;如果 FPG≥5.1mmol/L,则可以诊断为 GDM;如果 FPG 测值在二者之间,则行第二步诊断性 75g OGTT。

(3)对于未定期孕前产前检查者,如果首次就诊时间在妊娠 28 周以后,建议初次就诊时行 75g OGTT 或 FPG 检查。

75g OGTT 的切点值均为:0 小时 5.1mmol/L,1 小时 10.0mmol/L,2 小时 8.5mmol/L,达到或超过以上任何一项指标即可诊断为 GDM。

OGTT 的具体方法:OGTT 前 1 日晚餐后禁食至少 8 小时至次日晨(最迟不超过上午 9 时),OGTT 试验前连续 3 日正常体力活动、正常饮食,即每日进食碳水化合物不少于 150g,检查前静坐、禁烟。检查时 5 分钟内口服含 75g 葡萄糖的液体 300ml,分别抽取服糖前、服糖后 1 小时、服糖后 2 小时的静脉血(从开始饮用糖水计算时间),放入含有氟化钠的试管中采用葡萄糖氧化酶法测定血浆葡萄糖水平。

三、治疗目的及原则

(一) 治疗目的

控制血糖至理想范围,减少母儿并发症的发生,改善妊娠结局。

(二) 治疗原则

1. 早筛查、早诊断　早期规范化筛查、诊断 GDM,在孕早、中期即行有效的临床管理干预,减少母亲并发症及围生儿患病率。

2. 控制血糖满意　进行有效的临床管理干预,控制血糖基本在正常范围,为母亲及胎儿建立一个良好环境,使母亲及其下一代不处于糖尿病的高危因素环境中,以改善他们的近远期预后。

3. 密切监测母胎情况,适时终止妊娠　加强母亲及胎儿情况的监护,根据血糖控制情况选择终止妊娠时机,改善 GDM 母儿预后,降低孕产妇的并发症及围生儿的患病率。

(三) 一般治疗

1. 健康教育　进行健康教育,提高对 GDM 的认识程度,解决患者的心理问题,建立良好的医患沟通模式。

2. 医学营养治疗　通过饮食治疗,本着个体化原则,使患者摄入适宜的能量及营养素,满足母体和胎儿的营养需要的同时,保证血糖平稳。

3. 运动疗法　适量的运动可降低妊娠期基础的胰岛素抵抗,提高胰岛素敏感性及反应性,促进葡萄糖的利用、降低血糖、降压、减肥、减轻高胰岛素血症、改善血脂等。

4. 药物治疗　糖尿病孕妇经饮食治疗3~5日后,测定孕妇24小时的血糖轮廓试验(末梢血糖)及尿酮体,如果空腹或餐前血糖≥5.3mmol/L,或餐后2小时血糖≥6.7mmol/L,或调整饮食后出现饥饿性酮症,增加热量摄入血糖又超过孕期标准者,应及时加用胰岛素等药物控制血糖。

5. 孕期血糖控制标准　血糖监测均采用葡萄糖氧化酶法或血糖测定干式法。血糖控制满意标准:三餐前血糖3.3~5.3mmol/L,三餐后2小时血糖4.4~6.7mmol/L,夜间血糖4.4~6.7mmol/L,上述一项未达到标准者为血糖控制不满意,同时检查糖化血红蛋白,应控制在6.0%以下,可作为GDM的评判及治疗指标。

6. 产科处理　GDM血糖控制正常、稳定者应在孕39周入院,没有并发症或过期妊娠者,可等待自然分娩,不必过多干预,一般不超过预产期终止妊娠。糖尿病本身不是剖宫产指征,无特殊情况可自然分娩,但对于血糖控制不稳定者必须加强监护,如合并其他的高危因素,可进行选择性剖宫产或放宽剖宫产指征。分娩时和产后加强血糖检测,保持良好的血糖控制。

7. 产后处理　糖尿病合并妊娠者在分娩后胰岛素的需要会明显减少,应注意血糖监测,适时减少胰岛素等药物的用量,避免低血糖。糖尿病的管理同一般糖尿病患者。妊娠期糖尿病使用胰岛素者多数在分娩后可以停用胰岛素。分娩后血糖正常者应在产后6~12周行75g葡萄糖耐量试验(OGTT),重新评估糖代谢情况,并进行终身随访。

四、药物治疗及药学监护

(一)胰岛素治疗

1. 治疗药物　胰岛素(insulin)是由胰岛B细胞受内源性或外源性物质如葡萄糖、乳糖、核糖、精氨酸、胰高血糖素等的刺激而分泌的一种蛋白质激素,是机体内唯一降低血糖的激素,同时促进糖原、脂肪、蛋白质合成。胰岛素是大分子蛋白,不会通过胎盘对胎儿造成不良影响,也不会对孕妇内源性胰岛素的分泌造成远期影响。因此,胰岛素是妊娠期控制糖代谢紊乱的最佳选择。

妊娠期胰岛素最佳使用方案为胰岛素强化治疗,即基础+餐时胰岛素或持续皮下胰岛素输注。餐前使用短效或超短效胰岛素控制餐后血糖,睡前中效或长效胰岛素控制空腹血糖。现可用于妊娠期的胰岛素包括超短效胰岛素如门冬胰岛素,短效胰岛素,中效胰岛素和长效胰岛素如地特胰岛素。

2. 药物用法用量及药动学参数　胰岛素初始使用应从小剂量开始,0.3~0.8U/(kg·d)。每天计划应用的胰岛素总量应分配到三餐前使用,分配原则是早餐前最多,中餐前最少,晚餐前用量居中。每次调整后观察2~3日判断疗效,每次以增减2~4U或不超过胰岛素每天用量的20%为宜,直至达到血糖控制目标。(见表2-4)

表 2-4　胰岛素药动学参数

药物分类	代表药物	起效时间	达峰时间	持续时间	备注
超短效胰岛素	门冬胰岛素(insulin aspart)	5～15min	30～90min	3～5h	餐前 0～15min 或餐后 15min 内注射
短效胰岛素	常规人胰岛素(regular human insulin,RI)	30～60min	2～3h	5～8h	餐前 30～45min 注射
中效胰岛素	低精蛋白锌人胰岛素(human lsophane insulin suspension,NPh)	2～4h	4～10h	10～16h	基础胰岛素,平台时间短,吸收曲线变异大,低血糖风险高
长效胰岛素	地特胰岛素(insulin detemir)	3～8h	—	5.7～23.2h	基础胰岛素,无峰值,FDA 批准用于妊娠期糖尿病

3. 药物治疗监测与评估

(1)疗效评估:妊娠期血糖控制满意标准为孕妇无明显饥饿感,空腹血糖控制在 3.3～5.3mmol/L,餐前 30 分钟 3.3～5.3mmol/L;餐后 2 小时 4.4～6.7mmol/L,夜间血糖4.4～6.7mmol/L。

(2)药物不良反应监测:胰岛素最常见及最严重的不良反应为低血糖(hypoglycemia)。对于非糖尿病患者,低血糖的诊断标准为血糖<2.8mmol/L,而接受药物治疗的糖尿病患者只要血糖水平≤3.9mmol/L 就属低血糖范畴。尚无妊娠期低血糖统一诊断标准,但在血糖低于 3.9mmol/L 时应建议患者进食,避免血糖进一步下降。

4. 用药注意事项　胰岛素使用中应注意:①妊娠前应用胰岛素控制血糖的患者,妊娠早期因早孕反应进食量减少,需要根据血糖监测情况必要时减少胰岛素用量;②随着妊娠进展,抗胰岛素激素分泌逐渐增多,妊娠中、晚期的胰岛素需要量常有不同程度增加,妊娠32～36 周胰岛素用量达到最高峰,妊娠 36 周后胰岛素用量稍下降,特别在夜间,妊娠晚期胰岛素需要量减少,不一定是胎盘功能减退,可能与胎儿对血葡萄糖利用增加有关,可在加强胎儿监护的情况下继续妊娠。

(二) 口服降糖药物

1. 治疗药物　目前,口服降糖药物二甲双胍(metformin)和格列本脲(glibenclamide)在 GDM 患者中应用的安全性和有效性不断得到证实,但我国尚缺乏相关研究,且这两种口服降糖药均未在我国获得妊娠期治疗 GDM 的注册适应证,因此,推荐胰岛素为妊娠期糖尿病的首选药物。对于拒绝使用胰岛素的孕妇,应用二甲双胍和格列本脲的潜在风险小于未控制孕妇高血糖本身对胎儿的危害,在患者知情同意的基础上,可谨慎用于部分 GDM 患者。其他口服降糖药物因缺乏在妊娠期使用安全性证据,不推荐在妊娠期使用。

二甲双胍是双胍类降糖药,降血糖的机制包括增加周围组织对胰岛素的敏感性,增加胰岛素介导的葡萄糖利用;增加非胰岛素依赖的组织对葡萄糖的利用,如脑、血细胞、肾髓质、肠道、皮肤等;抑制肝糖原异生作用,降低肝糖输出;抑制肠壁细胞摄取葡萄糖;抑制胆固醇的生物合成和贮存,降低血甘油三酯、总胆固醇水平。与胰岛素作用不同,二甲双胍对正常人无明显降血糖作用,单独应用时一般不引起低血糖。

格列本脲是促胰岛素分泌类降糖药,降糖机制包括刺激胰腺胰岛细胞分泌胰岛素,先决条件是胰岛细胞还有一定的合成和分泌胰岛素的功能;通过增加门静脉胰岛素水平或对肝脏直接作用,抑制肝糖原分解和糖原异生作用,使肝生成和输出葡萄糖减少;也可能增加胰外组织对胰岛素的敏感性和糖的利用(可能主要通过受体后作用),因此,总的作用是降低空腹血糖和餐后血糖。

2. 药物用法用量与药动学参数(见表2-5)

表 2-5　降糖药的用法用量和药动学参数

药物(妊娠安全分级)	用法用量	药动学参数			
		生物利用度	达峰时间(h)	半衰期(h)	血浆蛋白结合率
二甲双胍(B级)	口服:0.25g,bid～tid,根据疗效逐渐加量,一般1～1.5g/d,最大量2g/d	50%～60%	2	1.7～4.5	不与血浆蛋白结合,以原形随尿液排出
格列本脲(C级)	口服:一般用量为5～10mg/d,不超过15mg/d	—	2～5	10	95%

(三) 妊娠期糖尿病酮症酸中毒

妊娠合并糖尿病酮症酸中毒(diabetic ketoacidosis,DKA)是产科的急重症,一旦诊断明确应及时有效治疗,降低母儿死亡率。治疗包括祛除酮症酸中毒的诱因,输入小剂量的胰岛素,纠正低血容量、酸中毒、高血糖和电解质紊乱。

1. 补液　DKA失水量可达到体重10%以上。开始时输液速度较快,在1～2小时内输入0.9%氯化钠溶液1000～2000ml,前4小时输入所计算失水量1/3的液体,以便尽快补充血容量,改善周围循环和肾功能。当血糖下降到13.9mmol/L,根据血钠情况决定改为5%葡萄糖液或葡萄糖氯化钠液,并按2～4g葡萄糖加入1U短效胰岛素,鼓励患者多喝水,减少静脉补液量。

2. 小剂量胰岛素治疗　短效胰岛素加入生理盐水静脉滴注,剂量为0.1U/(kg·h)(另建输液通道),当血糖降至13.9mmol/L开始输入5%葡萄糖溶液,并按比例加入胰岛素,4～6小时复查血糖,调节输液中胰岛素的比例,酮体转阴后改为皮下注射胰岛素。

3. 纠正电解质及酸碱平衡　补碱指征为血 pH<7.1,HCO$_3^-$<5mmol/L,采用等渗碳酸氢钠(1.25%～1.4%)溶液,或将5%碳酸氢钠84ml加注射用水至300ml配成1.4%等渗溶液,一般仅给1～2次。补钾根据血钾和尿量:治疗前血钾低于正常,在开始胰岛素和补液治疗同时立即开始补钾;血钾正常、尿量>40ml/h,也立即开始补钾;血钾正常,尿量<30ml/h,暂缓补钾,待尿量增加后补钾;血钾高于正常,暂缓补钾。

 案例分析:

案例:糖尿病合并妊娠病例

患者张某,女,31岁,身高165cm,体重75kg,BMI 27.55kg/m²,现孕24周,孕前无糖尿病病史,孕 24 周产前检查口服 75g 糖耐量试验筛查 GDM,空腹 6.5mmol/L,服糖后 1 小时 9.5mmol/L,2 小时 8.6mmol/L,患者是否可以诊断妊娠期糖尿病,应该如何处理?

分析:患者孕前无糖尿病史,根据 75g 糖耐量筛查试验结果诊断为 GDM,应通过调整饮食和规律运动来控制血糖,如果调整饮食不能保持空腹血糖及餐后达标,就需要使用胰岛素,首选门冬胰岛素控制餐后血糖,若空腹血糖持续升高,则加用中效胰岛素治疗。

第四节　妊娠剧吐

早孕反应(morning sickness and vomiting of pregnancy,NVP)是指孕妇在早孕时出现头晕、倦怠、食欲缺乏、轻度恶心、呕吐等症状。文献报道 3/4 的孕妇会出现不同程度的早孕反应,约 50% 的孕妇会出现恶心呕吐。早孕反应一般对生活与工作影响不大,不需特殊治疗,多在妊娠 12 周前后自然消失。

妊娠剧吐(hyperemesis gravidarum,HG)是指少数孕妇早孕反应严重,恶心、呕吐频繁,不能进食、脱水、电解质紊乱、酸碱平衡失调,甚至威胁孕妇生命,文献报道发生率 0.5%～2%。妊娠剧吐缺乏统一的定义,在作出该诊断前应该排除其他引起恶心、呕吐的疾病。加拿大妇产科医师学会将妊娠剧吐定义为持续存在的呕吐导致患者体重比孕前减轻 5% 以上,并且伴发电解质失衡及酮尿,发生率约 1%。妊娠剧吐是孕早期住院患者的首要疾病。

妊娠剧吐对孕妇及胎儿均有一定危害。妊娠剧吐可导致孕妇尿酮体阳性、体重减轻、水电解质紊乱、肝功能异常,严重者可能引起脾破裂、食管撕裂、气胸、Wernicke 脑病、肝肾衰竭等导致死亡。妊娠剧吐可引起胎儿生长受限、早产等。没有证据表明妊娠剧吐增加胎儿畸形率,但是妊娠剧吐对患者子代的远期影响尚不明确。妊娠剧吐的结局通常预后良好,也有个别患者因延误治疗死于酸中毒、肝肾衰竭。

一、病因及病理生理学变化

早孕反应、妊娠剧吐至今病因不明,目前有心理因素、进化性适应及内分泌因素等三个假说。妊娠剧吐常见的危险因素包括:多胎妊娠、怀女胎的孕妇及妊娠滋养细胞疾病患者、妊娠剧吐患者的姐妹及女儿更易出现妊娠剧吐。妊娠剧吐具复发性,且随孕次增加更严重。患运动病及偏头痛的孕妇更易发生妊娠剧吐。

频繁呕吐导致脱水及血容量不足、电解质紊乱及体重下降,由于长期不能进食发生负氮平衡以致血浆尿素氮及尿酸升高,机体动用脂肪组织供给热量,导致脂肪代谢中间产物增多,出现代谢性酸中毒,严重者肝肾功能损害。

二、临床表现及诊断

(一) 临床表现

1. 症状

(1)停经及早孕反应:通常在停经 40 天左右出现严重的早孕反应,恶心、呕吐逐渐加重直至呕吐频繁,影响进食。

(2)脱水及电解质紊乱:严重呕吐引起脱水及电解质紊乱、酸碱失衡,患者口干,尿少,消瘦、神疲力乏、皮肤黏膜干燥、眼球下陷。

（3）黄疸、意识模糊甚至昏睡：肝功能损害引起黄疸，严重肝肾功能损害可导致意识模糊及昏睡。

2. 体征

（1）脉搏增快、体温轻度升高，血压下降。

（2）病程长者由于维生素 C 和维生素 K 缺乏，血管脆性和出血倾向增加，可发生鼻出血、骨膜下出血、严重者视网膜出血。

（3）子宫均匀长大，大小与孕周相符合。

（二）诊断

结合病史、体征及辅助检查容易做出诊断，但需要排除临床表现类似的疾病，例如葡萄胎、消化道疾病和神经系统疾病。诊断要点主要有以下几方面。

1. 生育年龄妇女，常见年轻初孕妇，尤其是神经紧张的孕妇。

2. 症状为停经及逐渐加重的恶心呕吐和不能进食，严重者伴有脱水表现。

3. 妇科检查发现均匀增大的子宫，质软，大小与孕周相符合。

4. 辅助检查：超声见胚胎影像；尿酮体阳性，血钾、钠、氯和二氧化碳结合力下降，严重者血尿素氮、尿酸、肌酐、谷丙转氨酶和胆红素升高。

三、治疗目的及原则

（一）治疗目的

解除精神顾虑、给予心理支持；指导饮食、避免脱水；防止电解质紊乱及酸中毒。

（二）治疗原则

妊娠剧吐的处理应该包括以下方面：与患者及家属充分沟通交流，树立其信心；采取非药物措施治疗妊娠剧吐；如果非药物措施不能奏效，则采取药物治疗，药物治疗包括：镇吐药，必要时肠内或肠外营养，静脉补液。严重妊娠剧吐需要终止妊娠，终止妊娠的指征如下：持续黄疸；持续蛋白尿；持续发热，体温达 38℃ 以上；心动过速（大于 120 次/分）；多发性神经炎及神经性体征；Wernicke-Korsakoff 综合征。

（三）一般治疗

1. 注意休息，保持心情愉快，避免各种不良刺激。

2. 少食多餐，避免辛辣及油腻食物，避免铁剂。

3. 指压或者针灸内关穴。有研究表明适当刺激内关穴可以缓解恶心呕吐。

4. 服用多种维生素制剂。有研究表明确定妊娠后即服用多种维生素制剂可减少早孕反应及妊娠剧吐的发生。

四、药物治疗及药学监护

（一）镇吐剂

1. 治疗药物

（1）维生素类（vitamins）：维生素 B_6（vitamin B_6）是治疗 NVP 的一线用药，能明显降低恶心程度并减少呕吐次数。服用维生素 B_6 在前 3 天效果最好，效果随时间而递减。维生素 B_6 在红细胞内转化为磷酸吡哆醛，作为辅酶对蛋白质、碳水化合物、脂类的各种代谢功能起作用。维生素 B_6 还参与色胺酸转化成烟酸或 5-羟色胺。维生素 B_1 并不具有镇吐的特性，但是对于呕吐达 3 周的孕妇,应补充维生素 B_1。《孕期及哺乳期用药指南》推荐维生素 B_1 作为治疗长期妊娠剧吐的辅助性疗法。

(2)抗组胺剂:多西拉敏(doxylamine)是一种抗组胺剂,和维生素 B_6 组成复合制剂用于治疗 NVP。1967 年,FDA 批准该药用于治疗 NVP,1983 年因被投诉有致畸性而在美国撤市,在加拿大仍在使用。2013 年,FDA 基于循证医学研究证据,重新批准其用于 NVP。但该药尚未在中国上市。

(3)多巴胺受体拮抗剂(dopamine receptor antagonists):甲氧氯普胺(metoclopramide)不仅通过中枢(在催吐化学感受区阻断多巴胺,和降低向催吐中枢传送肠胃冲动的内脏神经的敏感性)发挥作用,还在外周通过刺激上消化道运动和增加食管下括约肌基底的活动,达到治疗恶心、呕吐的目的。甲氧氯普胺能够抑制在怀孕期间可能导致恶心和呕吐的生理上的变化,如降低下食管括约肌张力、减少蠕动时间和增加小肠运输时间,还可通过皮下泵连续给药治疗 NVP。

(4)5-羟色胺拮抗剂(hydroxytryptamine antagonist):昂丹司琼(ondansetron)是一种选择性血清素拮抗剂,用于治疗化疗引起的恶心和呕吐。昂丹司琼与位于胃肠道内层上的迷走神经的 5-羟色胺受体结合,并阻断其向位于大脑的呕吐中心发出信号,起到防止恶心和呕吐的作用。由于缺乏 5-羟色胺拮抗剂用于妊娠期对胎儿的安全性研究,昂丹司琼仅限用于在其他镇吐剂无效时使用。

2. 药物用法用量与药动学参数(见表 2-6)

表 2-6 镇吐剂的用法用量和药动学参数

药物类别	药物(妊娠安全分级)	用法用量	药动学参数			
			生物利用度	达峰时间	半衰期	血浆蛋白结合率
维生素类	维生素 B_6(A 级)	口服:10～20mg/d,最大剂量 80mg/d	—	—	15～20d	不结合
	维生素 B_1(A 级)	静脉注射:100～500mg 三天,然后每日维持 2～3mg(静脉注射维生素 B_1 前不应静脉注射葡萄糖,葡萄糖代谢消耗维生素 B_1,症状可能恶化)	—	—	0.35h	—
抗组胺类	多西拉敏(B 级)	中国尚未上市	—	—	—	—
多巴胺受体拮抗剂	甲氧氯普胺(B 级)	口服:5～10mg,tid	—	—	4～6h	13%～22%
5-HT$_3$ 受体拮抗剂	昂丹司琼(B 级)	静脉注射:4mg	—	—	3h	75%

3. 药物治疗监测

(1)疗效评估:HG 患者呕吐次数减少,电解质正常。

(2)药物不良反应监测:镇吐剂不良反应较少,应注意各类镇吐剂在妊娠期使用的安全性。

(二) 其他治疗

HG 患者由于进食量少且反复呕吐,除并发酮症及酸中毒外,常伴有脱水及电解质紊乱,表现为低血钾、低血钠、低血氯及二氧化碳结合力降低等,故应予补液、纠正酮症和维生素缺乏。

1. 补液　每日补充液体总量应为 2500～3000ml。可给予 10%葡萄糖注射液 500～1000ml,5%葡萄糖盐水 1000ml,林格液 1000ml,加入 2g 维生素 C 静脉滴注。

2. 纠正电解质紊乱　补液同时应积极纠正电解质紊乱,补钾常用剂量是每日 3g,一般用100g/L 氯化钾 10～20ml,加入 500ml 液体中缓慢点滴或用门冬酸钾镁 40～60ml 静脉滴注,根据病情调整补钾量。

3. 纠正酸中毒　严重酸中毒者,根据二氧化碳结合力,可选择乳酸钠或碳酸氢钠静脉滴注。但补充碱性液体时,由于机体有较强的酸碱平衡调节能力,而且随着补液量的增加,酸中毒程度也可缓解,故补充碱性液体量宜少。

 案例分析:

案例:妊娠剧吐的治疗

患者张某,28 岁,G1P0,因"停经 13 周,恶心呕吐 6 周,加重 1 周"入院,患者既往月经规律,停经 30 天查尿 hCG(＋),停经 40 天出现恶心,伴间断性呕吐,呕吐物为胃内容物,晨起较重,午后症状部分缓解,可进水,能少量进食,无伴上腹疼痛,无腹泻,未治疗持续不缓解,近 1 周明显加重,伴阵发性心悸、轻度腹胀、伴乏力,无阴道出血,无嗜睡,急诊收治入院。入院后查体:体温 36.8℃,血压 110/70mmHg,脉搏 100 次/分,发育正常,营养中等,痛苦面容,自由体位,神志清楚,查体合作,无明显脱水貌,子宫无压痛,肠鸣音活跃。辅助检查:尿酮体(＋),电解质血钾 3.1mmol/L,血钠 135mmol/L,血尿淀粉酶正常,肝肾功能正常,乙型病毒性肝炎五项正常,B 超提示宫内孕,可见胎心搏动,心电图显示 ST-T 波轻度下移。入院后根据相关检查诊断为妊娠剧吐,应如何治疗?

分析:暂禁食,给予肠外营养,每日静脉补液 3000～3500ml,补充钾、钙,加入维生素 B_6、维生素 C,纠正低钾、低钙,纠正脱水,维持每日尿量≥1000ml,恶心、呕吐缓解后进流食。治疗后患者电解质正常,尿酮体转阴,恶心明显缓解、无呕吐,逐渐恢复饮食,病情未反复,妊娠过程顺利,孕足月自然分娩。

参 考 文 献

1. Mary Anne Koda-Kimble,Lloyd Yee Young,Wayne A,et al. 临床药物治疗学. 第 8 版. 王秀兰、张淑文译. 北京:人民卫生出版社,2007.

2. 苟文丽. 妇产科学. 第 8 版. 北京:人民卫生出版社,2013.

3. 曹泽毅. 中华妇产科学. 第 3 版. 北京:人民卫生出版社,2013.

4. 中华医学会产科学组. 妊娠期高血压疾病诊治指南(2012 版). 中华妇产科杂志,2012,8(10):234-239.

5. 中华医学会妇产科学分会产科学组. 妊娠期肝内胆汁郁积症诊疗指南. 中华妇产科杂志,2011,5(46):391-395.

6. 中华医学会妇产科学分会产科学组. 妊娠合并糖尿病诊治指南. 中华围产医学杂志,2014,17(8):

537-43.

7. 中华医学会内分泌学分会. 成人 2 型糖尿病胰岛素临床应用的中国专家共识. 中华内分泌代谢杂志，2013,29(1):1-6.

8. IanBlumer,EranHadar,David R. Hadden,et al. Diabetes and Pregnancy:An Endocrine Society Clinical Practice Guideline. J ClinEndocrinolMetab,2013,98:4227-4249.

9. 赫里什托夫·舍费尔. 孕期与哺乳期用药指南. 第 2 版. 山丹译. 北京:科学出版社,2010.

（刘兴会　张伶俐）

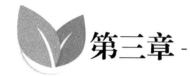

第三章

妊娠时限异常

第一节 自然流产

妊娠不足 28 周、胎儿体重不足 1000g 而终止者,称为流产(abortion)。发生在妊娠 12 周前者,称为早期流产,而发生在妊娠 12 周或之后者,称为晚期流产。流产分为自然流产 (spontaneous abortion)和人工流产(artificial abortion)。自然流产按流产发展的不同阶段分为:先兆流产、难免流产、不全流产、完全流产,以及三种特殊情况:稽留流产、复发性流产、流产合并感染。

一、病因及病理变化

(一) 病因

病因包括胚胎因素、母体因素、父亲因素和环境因素。

1. 胚胎因素　胚胎或胎儿染色体异常是早期流产最常见的原因,占 50%～60%,而中期妊娠流产中约占 1/3,晚期妊娠胎儿丢失中仅占 5%。染色体异常包括数目异常和结构异常。

2. 母体因素

(1)全身性疾病:孕妇患全身性疾病,如严重感染、高热、严重贫血或心力衰竭、血栓性疾病、慢性消耗性疾病、慢性肝肾疾病或高血压等,有可能导致流产。

(2)生殖器官异常:子宫异常、子宫肌瘤、子宫腺肌瘤、宫腔粘连等均可影响胚胎着床发育而导致流产。宫颈重度裂伤、宫颈部分或全部切除后、宫颈内口松弛等所致的宫颈功能不全,可引发胎膜早破而发生晚期自然流产。

(3)内分泌异常:女性内分泌功能异常(如黄体功能不全、高泌乳素血症、多囊卵巢综合征等)、甲状腺功能减退、糖尿病血糖控制不良等,均可导致流产。

(4)强烈应激与不良习惯:妊娠期无论严重的躯体或心理的不良刺激均可导致流产。孕妇过度吸烟、酗酒,过度饮用咖啡、吗啡(海洛因),均可导致流产。

(5)免疫功能异常:包括自身免疫功能异常和同种免疫功能异常。前者主要发生在抗心磷脂抗体、抗 β_2 糖蛋白抗体、狼疮抗凝血因子阳性的患者,也可同时存在有风湿免疫性疾病,少数发生在抗核抗体阳性、抗甲状腺抗体阳性的孕妇。后者主要发生在封闭性因子缺乏或自然杀伤细胞数量或活性异常的患者。

3. **父亲因素**　精子的染色体异常可以导致自然流产。

4. **环境因素**　过多接触放射线和化学物质均可能引起流产。

(二) 病理变化

1. 孕 8 周前的早期流产,胚胎多先死亡,随后发生底蜕膜出血并胚胎绒毛分离,已分离的胚胎组织可引起子宫收缩,妊娠物多能完全排出。此时胎盘绒毛发育不成熟,与子宫蜕膜联系尚不牢固,胚胎绒毛易与底蜕膜分离,出血不多。

2. 妊娠 8～12 周时胎盘绒毛发育茂盛,与底蜕膜联系较牢固,流产的妊娠物往往不易完整排出,部分妊娠物滞留在宫腔内,影响子宫收缩,导致出血量较多。

3. 妊娠 12 周以后的晚期流产,胎盘已完全形成,流产时先出现腹痛,然后排出胎儿、胎盘。

二、临床表现及诊断

(一) 临床表现及分类

主要表现为停经后阴道出血和腹痛。

早期流产的临床过程表现为先出现阴道出血,后出现腹痛。晚期流产的临床过程表现为先出现腹痛(阵发性子宫收缩),后出现阴道出血。

1. **先兆流产**(threatened abortion)　妊娠 28 周前先出现少量阴道出血,常为暗红色或血性白带,无妊娠物排出。妇科检查宫颈口未开,子宫大小与停经周数相符。

2. **难免流产**(inevitable abortion)　在先兆流产的基础上发生的流产不可避免,阴道出血量增多,阵发性下腹痛加剧或出现阴道流液。妇科检查宫颈口已扩张妊娠物堵塞宫颈口内,子宫大小与停经周数基本相符或略小。

3. **不全流产**(incomplete abortion)　难免流产继续发展,部分妊娠物排出宫腔还有部分残留子宫腔内或嵌顿子宫颈口处可导致大量出血。妇科检查宫颈口已扩张,宫颈口有妊娠物堵塞及持续性血液流出,子宫小于停经周数。

4. **完全流产**(complete abortion)　难免流产继续发展,妊娠物已全部排出,阴道出血逐渐停止,腹痛逐渐消失。妇科检查宫颈口已关闭,子宫接近正常大小。

5. **稽留流产**(missed abortion)　胚胎或胎儿已死亡滞留宫腔内未能及时自然排出。妇科检查宫颈口未开,子宫较停经周数小。

6. **复发流产**(recurrent spontaneous abortion)　同一性伴侣连续发生 3 次及 3 次以上的自然流产。

7. **流产合并感染**(septic abortion)　多见于阴道出血时间较长的流产患者,也常发生在不全流产或不洁流产时引起宫腔感染。严重时引起盆腔腹膜炎、败血症及感染性休克。

(二) 诊断

1. **病史**　注意询问患者有无停经史和反复流产史,有无早孕反应、阴道出血,应询问阴道出血量及持续时间,有无阴道排液及妊娠物排出。询问有无腹痛,腹痛部位、性质、程度。了解有无发热、阴道分泌物性状及有无臭味。

2. **体格检查**　测量体温、脉搏、呼吸、血压,有无贫血及感染征象。消毒外阴后行妇科检查,注意宫颈口是否扩张,羊膜囊是否膨出,有无妊娠物堵塞子宫颈口内;子宫大小与停经周数是否相符,有无压痛;双附件有无压痛、增厚或包块。

3. 辅助检查

(1)感染指标的检查:血常规、C 反应蛋白(C reactive protein,CRP)、降钙素原的测定等。

(2)B 超检查。

(3)妊娠试验。

(4)孕激素、胎盘泌乳素(human placental lactogen,HPL)的连续测定便于判断妊娠预后。

(5)习惯性流产患者可行免疫系统的检查以及夫妻双方的染色体检查。

各型流产的鉴别诊断见表 3-1。

表 3-1　各型流产的鉴别诊断

类型	病史			妇科检查	
	出血量	下腹痛	组织排出	宫颈口	子宫大小
先兆流产	少	无或轻	无	闭合	与妊娠周数相符
难免流产	中→多	加剧	无	扩张	相符或略小
不全流产	少→多	减轻	部分排出	扩张或有组织物堵塞	小于妊娠周数
完全流产	少→多	无	全部排出	闭合	正常或略大

三、治疗目的及原则

(一) 治疗目的

降低流产的发生,减少妊娠的丢失。

(二) 治疗原则

1. 根据自然流产的不同类型进行相应处理。

(1)先兆流产:卧床休息,稳定情绪。根据病因予以保胎治疗。

(2)难免流产:一旦确诊,应及早排出胚胎及胎盘组织,可用催产素促进子宫收缩同时预防感染。

(3)不全流产:一旦确诊,立即行刮宫术或钳夹术清除宫腔内残留组织,应在输液、输血抗休克的同时给予抗生素预防感染。

(4)完全流产:如无感染,可不予特殊处理。

(5)稽留流产:监测凝血功能情况,提高子宫对催产素的敏感性;口服炔雌醇或肌内注射苯甲酸雌二醇。子宫<12 孕周可行清宫;子宫>12 孕周可使用米非司酮加米索前列醇促使胎儿、胎盘排出。同时加强抗感染治疗。

(6)复发流产:祛除病因,保胎治疗。

(7)流产合并感染:迅速控制感染,尽快清除宫内残留物。应选用广谱抗生素。

2. 针对病因治疗

(1)补充体内激素水平以维持妊娠的继续。使用的药物包括:黄体酮、人绒毛膜促性腺激素、雌激素等。

(2)免疫性治疗:胚胎是通过免疫机制的识别而被接纳并存活,如果母胎间的免疫调节机制出现异常,母体不能产生抑制细胞毒性淋巴细胞的抑制因子,则可导致胚泡死亡,造成流产。免疫治疗包括:①主动免疫治疗,采用配偶或异体淋巴细胞来诱发对妊娠起保护作用的阻断性抗体;②被动免疫治疗,通过静脉输入含有阻断性抗体的免疫球蛋白。免疫抑制剂一般采用肾上腺皮质激素、阿司匹林。

(3)甲状腺功能减退者可以予以相应的补充,如口服甲状腺片。

(4)抗感染:对于孕妇选择妊娠分级为 A 或 B 级抗生素,对于已流产者可根据药敏选择相应的抗生素。

(三) 一般治疗

1. 卧床休息,严禁性生活,保持情绪稳定。

2. 饮食　保证充足的蛋白质和热量,营养均衡。

四、药物治疗及药学监护

药物治疗应根据自然流产的不同类型进行相应处理,常用药物有保胎药,抗感染药物,一般对症处理药物(镇静药物)。

(一) 治疗药物

早期妊娠的保胎药物有支持黄体功能的激素、内分泌调节药物、维生素类、抗凝剂、糖皮质激素、免疫球蛋白及镇静药等。

1. 治疗黄体功能不全药物　支持黄体功能的激素主要有黄体酮(progesterone)、人绒毛膜促性腺激素(human chorionic gonadotropin,hCG)和地屈孕酮(dydrogesterone),用于黄体功能不全所致的先兆流产、复发性流产。

2. 内分泌调节药物　通过调节内分泌功能,治疗因甲状腺功能减退、高泌乳素血症、多囊卵巢综合征等异常引起的流产,临床中常用的药物有左甲状腺素片(levothyroxine sodium)、溴隐亭(bromocriptine)和戊酸雌二醇(estradiol valerate)。

3. 抗凝剂　抗凝剂主要用于血栓前状态、抗磷脂抗体综合征等所引起的复发性流产患者,目前临床应用较多的是肝素(heparin)、低分子肝素(low molecular heparin)和阿司匹林(aspirin)。

4. 免疫调节剂　糖皮质激素药物主要用于免疫机制异常所致复发性流产。静脉注射免疫球蛋白可用于治疗同种免疫异常型流产患者。

5. 其他　维生素 E 有利于孕卵发育,孕期可适量补充;叶酸为核酸合成过程所必需,补充叶酸缺乏可减少早产、胎儿生长受限、神经管畸形的发生。

(二) 常用药物用法用量与药动学参数(见表 3-2)

表 3-2　药物用法用量与药动学参数

分类	代表药物 (妊娠安全分级)	用法用量	药动学参数			
			生物利 用度	达峰 时间	半衰期	血浆蛋 白结合率
支持黄 体功能 激素	黄体酮 (D 级)	肌内注射 先兆流产:一般 10~20mg,用 至疼痛及出血停止;习惯性流 产史者:自妊娠开始,每次 10~20mg,每周 2~3 次	—	6~8h	—	50%~54%

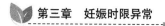

续表

分类	代表药物(妊娠安全分级)	用法用量	药动学参数			
			生物利用度	达峰时间	半衰期	血浆蛋白结合率
支持黄体功能激素	hCG(C级)	剂量根据患者反应调整,一般隔日注射1000～2000IU/d,肌内注射,至孕7～10周	—	12h	双相:11h和23h	—
	地屈孕酮(C级)	口服 先兆流产:起始剂量40mg,随后每8小时服10mg,至症状消失;习惯性流产:每日2次,每次10mg,至怀孕20周	—	0.5h	5～7h	—
内分泌调节药物	左甲状腺素(A级)	根据病情,小剂量口服	—	—	6～7d	80%
抗凝剂	低分子肝素(B级)	5000U/d,每日2次,皮下注射;用药从早孕期开始,一般是在血β-hCG诊断妊娠即开始用药,治疗过程监测,如果胎儿生长发育良好,与孕周相符,凝血纤溶指标检测项目恢复正常,即可停药,停药后必须每月复查凝血纤溶指标,有异常时重新用药。必要时治疗可维持整个孕期,一般在终止妊娠前24小时停止使用	—	—	1～2h	80%
	阿司匹林(C级)	75mg/d,口服,用药过程检测凝血指标	—	1～2h	15～20min	65%～90%
免疫调节剂	泼尼松(C级)	5mg,bid,从受精周期第1天开始,妊娠试验阳性时,改为10mg,bid,维持至10周,或至检验结果正常后(即自身抗体检测阴性)可逐渐停药;持续小剂量应用,5mg,qd,至检验结果正常后即可停药	—	—	1h	—
	免疫球蛋白(C级)	常用剂量为400～500mg/(kg·d),连续1～3d,每周1次,持续至孕12～14周	100%	—	16～24d	—

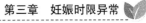

续表

分类	代表药物 (妊娠安全分级)	用法用量	药动学参数			
			生物利 用度	达峰 时间	半衰期	血浆蛋 白结合率
其他	维生素 E (A 级)	100mg/d,口服,维持整个孕期	—	—	—	—
	叶酸 (A 级)	0.4mg/d,口服,常于孕前一个月开始服用直至妊娠 3个月	—	1h	0.7h	—

(三) 药物治疗监测

1. 疗效评估(见表 3-3)

表 3-3　药物疗效评估

分类	代表药物	疗效评估
支持黄体功能激素	黄体酮 hCG 地屈孕酮	治疗 2 周,阴道出血停止,B 超检查胚胎发育正常,表明治疗有效,若临床症状加重,B 超检查胚胎发育不良,β-hCG 持续不升或下降,表明流产不可避免
内分泌调节药物	左甲状腺素	同黄体酮
抗凝剂	低分子肝素 阿司匹林	治疗过程监测,如果胎儿生长发育良好,与孕周相符,凝血纤溶指标检测项目恢复正常,表明药物治疗有效可停药,停药后必须每月复查凝血纤溶指标,有异常时重新用药
免疫调节剂	强的松 免疫球蛋白	监测自身抗体检测,如抗体转阴,表明有效,可逐渐停药
其他	维生素 E 叶酸	尚无特殊的监测指标

2. 药物不良反应监测(见表 3-4)

表 3-4　药物不良反应监测

药物	药物不良反应监测
黄体酮	长期连续应用可出现月经减少或闭经、肝功能异常、水肿、体重增加
hCG	用于促排卵时,诱发卵巢囊肿或轻到中度的卵巢肿大;严重者出现卵巢过度刺激综合征;用于促排卵时可增加多胎率或新生儿发育不成熟、早产等
地屈孕酮	超敏反应、水肿、孕激素依赖性肿瘤大小的增加(脑膜瘤)

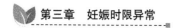

续表

药物	药物不良反应监测
左甲状腺	心动过速、心悸、心律不齐、心绞痛
维生素E	不良反应少见,长期过量可引起恶心、呕吐、眩晕、头痛、视力模糊、腹泻、乳腺肿大
叶酸	不良反应较少,罕见过敏反应
低分子肝素	腹膜后及颅内出血,严重者可致命;血小板减少症(血小板计数异常降低)
阿司匹林	罕见的胃肠道炎症、胃十二指肠溃疡,胃肠道出血和穿孔;溶血和溶血性贫血;肾损伤和急性肾衰竭;罕见的严重反应包括过敏性休克
泼尼松	较大剂量易引起糖尿病、消化道溃疡和类库欣综合征,同时可诱发感染
免疫球蛋白	一般无不良反应,个别患者在输注时出现一过性头痛、心悸、恶心等不良反应

(四)用药注意事项及用药教育

1. 根据自然流产的类型选择不同的药物治疗方案,对早期流产以外的患者投药前应进行全面检查,属于黄体功能不全再使用黄体酮、hCG、地屈孕酮。

2. 肾源性水肿、心源性水肿、高血压患者慎用黄体酮类药物;严重肝损伤患者禁用黄体酮。

3. 治疗异常出血之前,应确定出血的病因,少数使用地屈孕酮患者可出现突破性出血。使用地屈孕酮宜定期乳房检查(包括乳房 X 线摄片),已知或疑有孕激素依赖性肿瘤禁用地屈孕酮。

4. 曾经或现有卟啉症、抑郁症应用地屈孕酮治疗可导致复发或加重。

5. 使用甲状腺激素之前,应排除或对下列疾病进行治疗,如冠状动脉粥样硬化性心脏病、心绞痛、动脉硬化、高血压、垂体功能不足、肾上腺功能不足和自主性高功能性甲状腺腺瘤。

6. 巴比妥酸能诱导肝药酶,能够增加左甲状腺素的肝脏清除率。

7. 肝素与低分子肝素可引起血小板计数进行性降低,且与剂量无关,因此所有使用肝素者都应进行血小板计数监测。当血小板计数显著下降(低于原值的 30%~50%),应停用肝素和低分子肝素。

8. 肝素与非甾体类抗炎药,氯吡格雷和右旋糖酐 40 合用可增加出血倾向。

(五)抗感染

细菌性阴道炎是育龄妇女常见的感染,感染与流产的发生关系密切。抗感染治疗应根据细菌培养和药敏结果进行目标治疗,在药敏试验结果尚未得出以前,宜选择广谱类药物或联合用药,药物的选择应注意胎儿安全。

(六)镇静药物(见第二章妊娠期特有疾病)

 案例分析:

案例:流产药物的使用

患者罗某,因"停经 36 天,发现阴道出血伴下腹疼痛"入院,门诊以"宫内早孕,先兆流产"收住院。入院后查体：体温 36.6℃，心率 84 次/分，血压 122/78mmHg；辅助检查：血常规正常，尿常规尿蛋白(一)，肌酐、尿素、输血全套，电解质及肝肾功能均正常。患者要求保胎治疗，如何使用保胎药物？

分析：黄体功能不全是先兆流产原因之一，特别是妊娠早期胎盘未完全形成前，黄体功能不全可使子宫肌肉收缩性增强，引起先兆流产。黄体卵泡膜细胞能分泌合成孕激素，使肌纤维松弛，兴奋性降低，同时降低妊娠子宫对缩宫素的敏感性，从而减少子宫收缩，有利于受精卵在子宫腔内生长发育。人绒毛膜促性腺激素(hCG)作用于月经黄体与黄体细胞膜上的受体结合，产生生化反应，延长黄体寿命，使黄体增大成为妊娠黄体以维持妊娠。hCG 是胎盘滋养叶细胞产生的一种糖蛋白激素，可作用于黄体产生甾体激素，并有提高甲状腺功能，防止母体排斥孕囊及产物的作用。人绒毛膜促性腺激素配伍天然黄体酮针作为保胎药物是治疗黄体功能不全的主要方法之一，大剂量 hCG 可使妊娠早期血中性激素浓度迅速增高，可增强黄体功能，延长黄体寿命。具体用法用量：先兆流产：黄体酮：一般每日 20～50mg，待疼痛及出血停止后，减为每日 10～20mg；有习惯性流产史者，自妊娠开始，每次 5～20mg，每日 1 次或每周 2～3 次，直至妊娠第 4 个月。hCG：黄体功能不全：自排卵之日起，每次 1500U，隔日 1 次，剂量根据患者的反应进行调整。妊娠后，须维持原剂量直至妊娠7～10 周。先兆流产或习惯性流产：每次 3000～5000U，每 1～2 日 1 次，共 5～10 次。

第二节 早 产

早产(preterm birth)指妊娠满 28 周至不足 37 周(196～258 日)间分娩者。国内早产占分娩总数的 5%～15%。出生 1 岁以内死亡的婴儿约 2/3 为早产儿。

一、早产的分类及原因

(一) 自发性早产
自发性早产(spontaneous premature delivery)是最常见的类型，约占 45%。发生机制有孕酮降低、缩宫素作用、蜕膜活化。高危因素包括：早产史、妊娠间隔短于 18 个月或大于 5 年、早孕期有先兆流产、宫内感染、细菌性阴道病、牙周病、不良生活习惯、子宫过度膨胀、胎盘因素、孕期高强度劳动等。

(二) 未足月胎膜早破早产
未足月胎膜早破早产(preterm premature rupture of membranes，PPROM)的病因及高危因素：未足月胎膜早破史、体重指数<19.8kg/m²、营养不良、吸烟、宫颈功能不全、子宫畸形、宫内感染、细菌性阴道病、子宫过度膨胀、辅助生殖技术受孕等。

(三) 治疗性早产
治疗性早产(preterm birth for medical and obstetrical indications)是由于母体或胎儿的健康原因不允许继续妊娠，在未足 37 周时采取引产或剖宫产终止妊娠。常见指征：子痫前期、胎儿窘迫、胎儿生长受限、羊水过少或过多、胎盘早剥、妊娠合并症、前置胎盘出血、其他不明原因产前出血、血型不合溶血以及胎儿先天缺陷等。

二、临床表现及诊断

(一) 临床表现及分类

主要临床表现是子宫收缩,最初为不规则宫缩,常伴有少许阴道出血或血性分泌物,以后可发展为规则宫缩。

1. 先兆早产(threatened premature labor)　有规则或不规则的宫缩,伴有宫颈管的进行性缩短。

2. 早产临产

(1)出现规则宫缩(20 分钟≥4 次或 60 分钟≥8 次),伴有宫颈的进行性改变。

(2)宫颈扩张 1cm 以上。

(3)宫颈展平≥80%。

(二) 诊断

1. 病史　注意询问有无阴道出血,阴道出血量及持续时间,有无阴道排液及妊娠物排出。询问有无腹痛,腹痛部位、性质、程度。

2. 体格检查　测量体温、脉搏、呼吸、血压和有无宫缩。消毒外阴后行妇科检查,注意宫颈口是否扩张,羊膜囊是否膨出,有无阴道流液、阴道出血。

3. 辅助检查　早产应进行以下常规检查:血常规、B 超检查、阴道后穹隆分泌物胎儿连接蛋白(fFN)检测。

三、治疗目的及原则

(一) 治疗目的

预防早产的发生,在保证母亲安全的前提下,尽可能延长孕周以提高新生儿的存活率。

(二) 治疗原则

1. 凡具备以下条件者应采取保胎措施,可以继续妊娠。

(1)胎儿存活,无胎儿窘迫表现,估计出生后其生活能力低于正常。

(2)胎膜未破,宫颈口扩张<4cm。

(3)伴有内、外科合并症或产科并发症,但并不加重母亲病情,也不影响胎儿生存。

2. 选择适当的分娩时机

(1)对于不可避免的早产,应停用一切宫缩抑制剂。

(2)当延长妊娠的风险大于胎儿不成熟的风险时,如有明确的宫内感染,应选择及时终止妊娠。

(3)妊娠<34 周时根据个体情况决定是否终止妊娠。

3. 选择适当的分娩方式

(1)应与孕妇及家属充分沟通。

(2)剖宫产:有剖宫产指征者可行剖宫产结束分娩,但应在估计早产儿有存活可能性的基础上实施。

(3)阴道分娩:密切监测胎心、慎用可能抑制胎儿呼吸的镇静剂。第二产程常规行会阴侧切术。

4. 药物治疗

(1)抑制宫缩:胎儿存活、无明显畸形、无明显绒毛膜羊膜炎及胎儿窘迫、无严重妊娠合并症及并发症、宫口开大 2cm 以下,以及早产预测阳性者,应设法延长孕周,防止早产。可以使用硫酸镁、β肾上腺素能受体激动剂如利托君、缩宫素受体拮抗剂如阿托西班、钙通道阻滞剂如硝苯地平、前列腺素合成酶抑制剂如吲哚美辛等。

(2)抗感染:早产的主要原因是感染,虽然抗生素并不能延长孕周及降低早产率,但是可以降低新生儿患病率和病死率,并减低产褥感染的发生。首先进行阴道分泌物或羊水细菌学检查,特别是 B 族链球菌的培养,根据阳性药敏试验选用对胎儿安全的抗生素。

(3)促胎肺成熟:早产不可避免时,应设法提高早产儿的存活率,降低新生儿呼吸窘迫综合征、脑室内出血、坏死性小肠结肠炎的风险。应使用糖皮质激素促进胎肺成熟,同时可以促进其他组织的发育。

5. 预防性宫颈环扎　仅适用子宫颈内口松弛者。

(三) 一般治疗

1. 卧床休息　采取左侧卧位,可减少宫缩频率,有利于提高子宫血流量,改善胎盘功能及增加胎儿氧供及营养。

2. 饮食　保证充足的蛋白质和热量,营养均衡。

3. 监测孕妇　监测体温脉搏及实验室检查。

四、药物治疗及药学监护

预防和治疗早产的药物包括抑制宫缩药物和促胎肺成熟药物(糖皮质激素)以及抗感染药物。

(一) 抑制宫缩药物

1. 治疗药物　宫缩抑制剂可使孕龄延长 3～7 天,为胎肺成熟赢得时机。

(1)硫酸镁(magnesium sulfate):钙离子拮抗剂,阻止钙离子内流,使细胞内钙离子浓度下降,从而抑制神经肌肉兴奋,松弛平滑肌,用于早产的治疗。

(2)β_2肾上腺素能受体激动剂(βadrenergic receptor agonists):代表药物为利托君(ritodrine),其能与子宫平滑肌细胞膜上的 β_2 肾上腺素能受体结合,使细胞内环磷酸腺苷(cyclic adenosine monophosphate,c-AMP)水平升高,抑制肌球蛋白轻链激酶活化,从而抑制平滑肌收缩。

(3)前列腺素合成酶抑制剂(prostaglandin synthetase inhibitor):代表药物为吲哚美辛(indometacin),是非选择性环氧合酶抑制剂,通过抑制环氧合酶,减少花生四烯酸转化为前列腺素,从而抑制子宫收缩。

(4)钙离子通道阻滞剂(calcium channel blockers):代表药物硝苯地平(nifedipine),其作用机制是抑制钙离子通过平滑肌细胞膜上的钙通道重吸收,从而抑制子宫平滑肌兴奋性收缩。

(5)缩宫素受体拮抗剂(oxytocin-receptor antagonist):代表药物阿托西班(atosiban),作用机制是竞争性结合子宫平滑肌及蜕膜的缩宫素受体,使缩宫素兴奋子宫平滑肌的作用削弱。

2. 常用药物的用法用量与药动学参数(见表 3-5)

表 3-5　药物的用法用量与药动学参数

分类	代表药物 （妊娠安全分级）	用法用量	药动学参数			
			生物 利用度	达峰 时间	半衰 期	血浆蛋白 结合率
硫酸镁	硫酸镁 （B级）	监测下给药,首次负荷量为 4g;用 25% 葡萄糖注射液 20ml 稀释后 5 分钟内缓慢静脉注射,以后用 25% 硫酸镁注射液 60ml,加于 5% 葡萄糖注射液 1000ml 中静脉滴注,速度为每小时 2g,直到宫缩停止后 2 小时,以后口服 β 肾上腺受体激动药维持。	—	—	43.2h	—
β₂ 肾上腺素能受体激动剂	利托君 （B级）	将 100mg 溶于 500ml 葡萄糖溶液中,先以 0.05mg/min 的速率静脉滴注,然后每 10～15min 提高滴注速度 0.05mg/min,直到 0.35mg/min,持续滴注至宫缩停止,之后继续维持 12h,逐渐减量后改为口服。	30%	30～60min	1.7～2.6h	—
前列腺素合成酶抑制剂	吲哚美辛（B/D级）	起始剂量为 50～100mg 经阴道或直肠给药,也可口服,然后每 6 小时给 25mg,可维持 48h。	90%	1～4h	4～10h	99%
钙离子通道阻滞剂	硝苯地平 （C级）	起始剂量为 20mg,口服,然后每次 10～20mg,每天 3～4 次,根据宫缩情况调整,可持续 48h	65%	1h	4～6h	90%
缩宫素受体拮抗剂	阿托西班	首次单剂量静脉推注 6.75mg,之后以 300μg/min 的速率连续滴注 3h,随后再以 100μg/min 的速率连续输注 45h,治疗时间不应超过 48h,一个疗程剂量不要超过 330mg。可根据病情需要重复治疗 1 次	—	1h	1.4～2h	46%

3. 药物的治疗监测

（1）疗效评估:评估宫缩情况及孕龄是否延长。

（2）不良反应监测

1）硫酸镁:孕妇使用硫酸镁后可出现发热、颜面潮红、头痛、恶心、呕吐、肌无力、低血压、反射减弱、呼吸抑制、肺水肿、心脏停搏。胎儿无应激试验(NST)无反应增加,胎心率变异性减少,基线下降,呼吸运动减少,新生儿可出现呼吸抑制,肠蠕动降低,腹胀等(持续 3～4

天）。用药期间监测患者呼吸、尿量、膝腱反射(9～10mg/dl 时膝反射消失)和镁离子的浓度(每 6～12 小时检查一次血清镁浓度，血清镁浓度在 15～17mg/dl 时可引起神经肌肉间传导阻断和呼吸停止，30～35mg/dl 时引起心脏停搏)。因此呼吸<16 次/分，尿量<17ml/h，膝腱反射消失时立即给予葡萄糖酸钙或氯化钙拮抗。

2)β₂ 肾上腺素能受体激动剂：利托君可引起心动过速、心肌梗死、高血糖、低血钾和肝毒性，严重者出现肺水肿，导致母体死亡。用药过程中检查孕妇的心率，若心率>120 次/分，应减滴数，若心率>140 次/分，应停药，若出现胸痛，应进行心电监护。长期用药者应监测血钾、血糖、肝功能和超声心动图。

3)前列腺素合成酶抑制剂：吲哚美辛可以引起新生儿坏死性小肠结肠炎、心室内出血、肾衰竭、胎儿动脉导管关闭。如果胎儿大于 34 孕周，接触吲哚美辛时间大于 48 小时，并且在给药后 24～48 小时内分娩，新生儿副作用的发生率增加。由于吲哚美辛可以使胎儿排尿减少从而引起羊水过少，所以应该监测羊水指数，当后者小于 5cm 时应停用吲哚美辛。

4)钙离子通道阻滞剂：硝苯地平不良反应少，可见低血压、踝关节水肿和头痛。用药期间监测孕妇的血压、心率。

5)缩宫素受体拮抗剂：阿托西班胎盘通透率相对较低，在胎儿血液循环中无明显堆积，少见恶心、食欲减退、头痛、呕吐以及长期注射后局部皮肤的硬结。

4. 用药注意事项

(1)由于硫酸镁血中有效浓度与中毒浓度接近，因此肾功能不全、肌无力、心肌病患者禁用。

(2)由于 β 受体激动剂的不良反应，合并心脏疾病、高血压、未控制的糖尿病和并发重度子痫前期，明显产前出血的孕妇慎用或禁用。

(3)对已用硫酸镁的患者，应谨慎使用钙通道阻滞剂，以防止血压急剧下降。

(4)宫缩抑制剂不能用于胎盘早剥、重度子痫前期等妊娠患者，禁用于胎儿严重畸形和染色体异常、宫内感染者、胎儿窘迫和胎盘功能障碍者，禁用于未足月胎膜早破，胎龄达 34 周可存活者以及早产进行性发展者。

(5)两种以上宫缩抑制剂联合使用可能增加不良反应的发生，应尽量避免联合使用。

(二) 促胎肺成熟的药物

1. 治疗药物 糖皮质激素不但能促进胎肺成熟，同时也能促进肝、肠、肾上腺、皮肤、肾、心脏等器官的成熟。

2. 常用药物及药动学参数(见表 3-6)

表 3-6 药物及药动学参数

分类	代表药物 （妊娠安全分级）	用法用量	药动学参数			
			生物 利用度	达峰 时间	半衰 期	血浆蛋白 结合率
糖皮 质激 素	地塞米松（dexametha-sone） （C/D 级）	肌内注射：5mg，q12h，共 4 次 妊娠期糖尿病患者：羊膜腔内注射 多胎妊娠：肌内注射，5mg，q8h，共 6 次	—	1h	3.17h	—

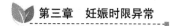

续表

分类	代表药物 （妊娠安全分级）	用法用量	药动学参数			
			生物 利用度	达峰 时间	半衰 期	血浆蛋白 结合率
糖皮质激素	倍他米松（betamethasone） （C/D级）	肌内注射：12mg,qd,共2次 多胎妊娠：肌内注射，12mg, q18h,共3次	—	1h	3.17h	—

3. 药物的治疗监测

(1)疗效评估：用药24～72小时后，新生儿呼吸窘迫综合征的发生率、脑室内出血的发生率、脑室周围白质软化风险和新生儿死亡率降低。

(2)不良反应监测：糖皮质激素可升高血糖，降低母亲和胎儿的免疫力，短暂抑制下丘脑、垂体轴。

4. 用药注意事项及用药教育

(1)糖皮质激素应用于妊娠未满34周而7日内有可能早产分娩者或孕周＞34周但有临床证据证实胎肺未成熟者。

(2)糖皮质激素抑制免疫应答，可导致感染的扩散，因此，已有宫内感染者不宜使用。

(3)妊娠期糖尿病患者可羊膜腔内注射地塞米松。

 案例分析：

案例：早产药物的使用

患者张某，因"停经8$^+$月（8个多月），下腹胀痛伴阴道见红3天"入院，患者于10天前无明显诱因出现下腹胀痛伴阴道少许见红，在当地医院检查，未住院治疗，在家卧床休息无好转。入院后查体：体温36.7℃，脉搏105次/分，血压113/60mmHg，宫高29cm，腹围97cm；辅助检查：血常规正常，尿常规尿蛋白（—），肌酐、尿素、输血全套，电解质及肝肾功能均正常。诊断为"宫内孕34^{+2}周单活胎先兆早产"。现如何用药处置早产？

分析：患者诊断为宫内孕34^{+2}周（34周2天）单活胎，先兆早产，而宫缩是各种原因所致早产的最终环节，因而抑制子宫收缩是早产治疗的重点。因此应予硫酸镁静脉滴注抑制宫缩，镁离子直接作用于子宫肌细胞，拮抗钙离子对子宫的收缩作用，从而抑制子宫收缩。具体用法用量：首次负荷量为4g；用25%葡萄糖注射液20ml稀释后5分钟内缓慢静脉注射，以后用25%硫酸镁注射液60ml，加于5%葡萄糖注射液1000ml中静脉滴注，速度为每小时2g，直到宫缩停止后2小时，以后口服β肾上腺受体激动药维持。

第三节　过期妊娠

过期妊娠（postterm pregnancy）平时月经周期规则，妊娠达到或超过42周（≥294日）尚未分娩者。其发生率占妊娠总数的3%～15%。过期妊娠是胎儿窘迫、胎粪吸入综合征、成熟障碍综合征、新生儿窒息、围生儿死亡及巨大儿、难产的重要原因。

一、病理生理变化

妊娠≥42周,如果胎盘功能正常,除重量略有增加外,胎盘外观和镜检均与足月妊娠胎盘相似,能维持胎儿继续生长,约 25% 成为巨大儿;如果胎盘功能减退,胎盘血流灌注不足、胎儿缺氧及营养缺乏表现为过熟综合征。

二、临床表现及诊断

(一) 临床表现

1. 胎儿

(1)正常大小;

(2)巨大儿;

(3)胎儿生长受限;

(4)胎儿过熟综合征。

2. 羊水量减少。

3. 胎儿窘迫。

4. 产程延长。

(二) 诊断

准确核实孕周,确定胎盘功能是否正常是关键。

1. 核实孕周

(1)病史:①以末次月经第 1 日计算;②根据排卵日推算;③根据性交日期推算预产期;④根据辅助生殖技术的日期推算预产期。

(2)根据妊娠初期血、尿人绒毛膜促性腺激素(human chorionic gonadotropin,hCG)。

(3)妊娠 20 周内的 B 超检查。

(4)临床表现:早孕反应出现的时间、胎动开始时间以及早孕期妇科检查发现的子宫大小。

2. 判断胎盘功能

(1)胎动计数。

(2)胎儿电子监护仪检测。

(3)B 超检查。

(4)尿 E_3、E/C 比值测定。

(5)羊膜镜检查。

三、治疗目的及原则

(一) 治疗目的

预防过期妊娠的发生,降低高危儿的风险。

(二) 治疗原则

1. 促宫颈成熟　在宫颈不成熟的情况下直接引产,阴道分娩失败率较高,反而增加剖宫产率。宫颈不成熟者在引产前先促宫颈成熟。

(1)药物促宫颈成熟:前列腺素 E_2 阴道制剂、小剂量的催产素。

(2)物理方法有采用宫颈扩张球囊。宫颈扩张球囊是一种硅胶双球囊设备,将双球囊(阴道球囊和宫颈球囊)分别置子宫颈内外口,通过缓慢温和的机械刺激作用产生渐进性扩张宫颈作用,另外球囊对宫颈的压力可引起局部子宫蜕膜分泌外周内源性前列腺素。宫颈扩张球囊在促宫颈成熟引产中具有观察方便、提高临床工作效率的优越性,产妇引产过程中体位自如、舒适,不良反应小,安全有效,引产成功率高。

2. 引产:宫颈已成熟而无胎儿窘迫、明显头盆不称等,可考虑引产,可以滴注催产素引产。

3. 剖宫产:①胎盘功能不良,胎儿贮备力差不能耐受宫缩者。②巨大儿。③合并胎位异常。④同时存在其他妊娠合并症及并发症。⑤产时胎儿窘迫,短时间内不能经阴道结束分娩者。⑥引产失败或产程进展缓慢,疑有头盆不称者。

4. 增加羊水量:静脉输液疗法治疗过期妊娠羊水过少,可通过增加母体血容量,使经过绒毛间隙进入胎儿的循环血量增加,渗透压下降,胎儿肾血流量增加、尿量增加,从而增加了羊水量。每日静脉补液量在 2000~3000ml(成分基本为葡萄糖、生理盐水及林格液),连续补液 2~3 天。

(三)一般治疗

1. 监测生命体征 测量产妇的血压、体温、脉搏及呼吸频率并记录,根据情况给予相应的处理。

2. 休息和饮食 鼓励患者少量多次进食,吃高热量易消化食物,并注意摄入足够水分,适当的活动注意休息,以保证充沛的精力和体力。

四、药物治疗及药学监护

促宫颈成熟药物可发动产程,使胎儿尽早脱离不良的宫内环境。

1. 治疗药物

(1)前列腺素 E_2(prostaglandins E_2,PGE_2):促宫颈成熟的主要机制,一是通过改变宫颈细胞外基质成分,软化宫颈,如激活胶原酶,使胶原纤维溶解和基质增加;二是影响宫颈和子宫平滑肌,使宫颈平滑肌松弛,宫颈扩张,宫体平滑肌收缩,牵拉宫颈;三是促进子宫平滑肌细胞间缝隙连接的形成。常用促宫颈成熟的药物有地诺前列酮。

(2)缩宫素(oxytocin):缩宫素引产的机制为与胞浆膜上缩宫素受体结合,通过其耦联的 G 蛋白介导 PLC,生成 IP3,增加细胞内钙释放,同时通过细胞膜除极,激活电压敏感性钙通道,增加胞浆中钙离子浓度。小剂量静脉滴注缩宫素为安全常用的引产方法。

2. 药物用法用量与药动学参数(见表 3-7)

表 3-7 药物及药动学参数

分类	代表药物 (妊娠安全分级)	用法用量	药动学参数			
			生物 利用度	达峰 时间	半衰 期	血浆蛋白 结合率
促宫颈成 熟药物	地诺前列酮阴 道栓(dinopros- tone) (C级)	取一枚栓剂置于阴道后穹隆深处, 并旋转90°,使栓剂横置于阴道后穹 隆,宜于保持原位。在阴道口外保 留 2~3cm 终止带以便于取出。在 药物置入后,嘱孕妇平卧 20~30min 以利栓剂吸水膨胀;2h 后复查,栓剂 仍在原位后孕妇可下地活动。	—	—	1~3min	—

续表

分类	代表药物 （妊娠安全分级）	用法用量	药动学参数			
			生物 利用度	达峰 时间	半衰 期	血浆蛋白 结合率
促宫颈成 熟药物	缩宫素 （X级）	从小剂量开始,通常用缩宫素 2.5U 加入 5% 葡萄糖溶液 500ml,开始滴 速为 8 滴/分钟,每分钟滴入的缩宫 素应控制在 2.5mU,在确定无过敏 后,剂量可逐渐增加	口服无效	—	1～6min	—

3. 药物治疗监测

(1)疗效评估:促宫颈成熟的总有效率,引产时间和剖宫产率。

(2)药物不良反应监测

1)地诺前列酮阴道给药期间及其后可有心脏分娩力描记的改变和非特异性胎儿窘迫。以及有子宫活动增加和子宫收缩过强伴或不伴胎儿窘迫。此时建议立即取出栓剂,其他不良反应有胃肠道反应(如恶心、呕吐和腹泻等)。

2)缩宫素的大剂量使用或对缩宫素高度敏感的产妇可造成子宫强烈收缩、子宫破裂及广泛性软组织撕裂或引起胎儿心率减慢、心律失常、窒息,甚至胎儿或产妇死亡。如果是静脉给药时间较长,可导致水潴留、惊厥、昏迷,甚至死亡。

4. 用药注意事项及用药教育

(1)在使用本品 PGE$_2$ 之前,应对宫颈的条件仔细加以评估。置入栓剂后,必须定时监测子宫收缩和胎儿情况,必须在有可以进行连续的胎心和宫缩监测的设备时才能使用。有任何母婴并发症和不良反应的迹象发生时,应将本品从阴道中取出。

(2)在破膜的患者中应该谨慎使用 PGE$_2$。

(3)既往有子宫张力过高、青光眼、哮喘病史的患者,应该慎用 PGE$_2$。

(4)在使用 PGE$_2$ 应该停止使用非甾体抗炎药。如果子宫收缩时间过长或子宫收缩过强,则有子宫张力过高和子宫破裂的可能性,应立即取出。

(5)有心脏病、急性肝肾疾病、严重贫血、青光眼、哮喘、癫痫者、有子宫手术史者和胎膜早破者禁用前列腺素制剂。

(6)在使用药物诱导分娩的孕妇中,年龄大于或等于 35 岁、合并有妊娠并发症的孕妇,如妊娠糖尿病、动脉性高血压和甲状腺功能减退症、孕周超过 40 周的女性弥散性血管内凝血的风险会增加。因此,应该慎用地诺前列酮栓和催产素,同时产后应该仔细观察弥散性血管内凝血的早期征兆(如纤维蛋白溶解)。

(7)已经接受静脉注射催产药物的患者,仅在特殊情况下并谨慎使用地诺前列酮,因为前列腺素可增强催产药物的药效。若两种药物同时使用或连续使用,应仔细监测患者子宫收缩,防止子宫收缩过度。不建议使用催产药物的患者同时使用地诺前列酮。

 案例分析:

案例:过期妊娠药物的使用

患者侯某，因宫内孕 41^{+4} 周，单活胎，ROA。入院后查体：体温 36.5℃，脉搏 75 次/分，血压 108/64mmHg，心率 75 次/分，宫高 36cm，腹围 100cm；辅助检查：血常规：血红蛋白 104g/L↓，肝功能：急诊白蛋白 32.0g/L↓，急诊总胆汁酸 22.4μmol/L↑，电解质及肝肾功能均正常。诊断为：宫内孕 41^{+5} 周，单活胎，ROA；妊娠期肝内胆汁淤积症？因患者及家属强烈要求阴道试产，并签署阴道试产同意书，现如何使用催产药物？

分析：缩宫素间接刺激子宫平滑肌收缩，模拟正常分娩的子宫收缩作用，导致子宫颈扩张，子宫对缩宫素的反应在妊娠过程中逐渐增加，足月时达高峰。刺激乳腺的平滑肌收缩，有助于乳汁自乳房排出，但并不增加乳腺的乳汁分泌量。具体用法用量：通常用缩宫素 2.5U 加入 5‰葡萄糖溶液 500ml，开始滴速为 8 滴/分钟，每分钟滴入的缩宫素控制在 2.5mU，确定无过敏后，剂量可逐渐增加。缩宫素血浆半衰期为 5 分钟，用药后 20～40 分钟可达血浆稳态浓度，因此加量间隔为 40 分钟，每次增加浓度以 1～3mU/min 为宜，最大给药浓度不超过 7.5mU/min。如发现血压升高，应减慢滴速。

参 考 文 献

1. 苟文丽. 妇产科学. 第 8 版. 北京：人民卫生出版社，2013.
2. 曹泽毅. 中华妇产科学. 第 3 版. 北京：人民卫生出版社，2013.
3. Mary Anne Koda-Kimble, Lloyd Yee Young, Wayne A, et al. 临床药物治疗学. 第 8 版. 王秀兰，张淑文译. 北京：人民卫生出版社，2007.

（丁依玲　李焕德）

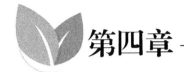

第四章

妊娠合并内科疾病

第一节 妊娠合并心血管疾病

妊娠合并心脏病(pregnant women with heart disease)是产科严重合并症,我国文献报道其发生率约为1%,是引起孕产妇死亡的重要原因之一,占我国孕产妇死因的10%左右,居直接死亡原因第二位或第三位,间接死因第一位。从国外情况看,妊娠合并心脏病的数量和病情复杂程度都在逐年上升,是发达国家孕产妇死亡的首要原因。最近发表的欧洲心脏病学会的系列研究,搜集了来自28个国家60家医院2007～2011年的资料,1321例妊娠合并心脏病中先天性心脏病占66%,其次为心脏瓣膜病(25%);心脏病孕产妇死亡率(1%)远远高于非心脏病孕产妇(0.007%);妊娠合并心脏病者最严重的并发症是心力衰竭,多见于心肌病或并发肺动脉高压者,死亡率高达4.8%,远远高于未并发心力衰竭者(0.5%)。

一、病理生理学变化

心脏病孕妇在妊娠期、分娩期和产褥期均可能因心脏负荷过重而发生心力衰竭等严重并发症。在妊娠期,随着母儿代谢增加,从妊娠6周起血容量逐渐增加,到32～34周达高峰,一直持续到分娩,血容量平均增加30%～50%,心脏前负荷大大增加;同时为适应血容量的增加,妊娠中晚期心率也平均增加10次/分。在分娩期,一方面,每次宫缩均有300～500ml血液进入体循环,屏气用力(运用腹压)时内脏血液回流也增加,故回心血量明显增加;而宫缩和用腹压时,外周阻力和肺循环阻力均增加;因此分娩时心脏的前后负荷均增加。而一旦胎儿娩出,胎盘循环中断,有约500ml血液回流,增加回心血量,但紧接着,胎儿娩出后腹压骤降,回心血量又会急剧减少。因此分娩期是血流动力学急剧变化的时期,对心脏病产妇威胁巨大。而产褥期,随着子宫复旧,子宫血窦内血液回到体循环,同时组织间液回流,回心血量增加,心脏前负荷增加。综上,妊娠32～34周、分娩期和产后72小时是心脏病孕产妇最危险的三个时期。

二、临床表现及诊断

(一) 临床表现

妊娠期的生理改变可引起孕妇出现一些与心脏病患者相似的临床表现,易误诊。如随着子宫增大、负荷增加,孕妇可以出现疲倦、轻度心悸、气短、过度通气、头晕等;由于容量负荷过重,心脏代偿性肥大,加之横膈抬高使心脏向左、上、前方移位,心尖搏动稍左移,心尖区第一心音亢进,肺动脉瓣区可闻及第二心音分裂;由于心肌收缩力增加,血流加速,90%以上的孕妇可出现收缩期杂音,但强度不超过 2/6 级;由于增大的子宫对下腔静脉的压迫使股静脉压力增高,出现四肢和外阴水肿、颈静脉扩张等。心电图可以出现一些改变:如电轴左偏(平均 15°)、左下导联轻度 ST 段和(或)T 波改变、Ⅲ导联小 Q、Ⅲ导联 P 波或 T 波倒置、V₂ 导联 R 波峰增高等;而且由于内分泌变化,心肌应激性增高,可出现室性期前收缩、房性期前收缩及短阵性心动过速。超声心动图可以出现:左/右心室内径增加、左/右心房轻度增大、左室收缩功能轻度增加、三尖瓣或肺动脉瓣轻度反流、少量的心包积液等。妊娠还可以使原有心脏病的某些体征发生改变,这些都增加诊断的难度。

(二) 诊断标准

应根据病史、症状、体征和辅助检查全面评估,做出诊断。①病史:心脏病病史或风湿热的病史等;②症状:进行性呼吸困难或端坐呼吸,夜间咳嗽、咯血、晕厥、胸痛等;③体征:发绀、杵状指、持续性颈静脉怒张、3/6 级以上粗糙响亮收缩期杂音、舒张期杂音、心脏肥大、持续性心律失常、持续性第二心音分裂、肺动脉高压等;④心电图:电轴右偏、高电压、传导阻滞等;⑤胸片:前后位及侧位,可发现心脏显著肥大;⑥超声心动图:可准确诊断绝大多数心脏疾病,无创评估心脏结构和功能;超声心动图中射血分数(ejection fractions,EF)的测定很重要,正常成人 60%左右(安静时 EF 55%~65%),<50%为异常,<35%时发生恶性心律失常、猝死等风险大大增加。

确诊为心脏病的孕妇,每月评估心功能,其分级标准与非孕期一致。Ⅰ级:一般体力活动不受限制;Ⅱ级:一般体力活动轻微受限制,休息时无症状,日常活动时心悸气短;Ⅲ级:一般体力活动明显受限制,轻微活动即有不适症状或既往有心力衰竭病史;Ⅳ级:不能进行任何体力活动,休息时仍有不适症状。

确诊为心脏病的孕妇,还要注意有无早期心力衰竭的表现:轻微活动即胸闷、心悸、气短;休息时心率>110 次/分、呼吸>20 次/分;夜间常因胸闷而端坐呼吸或到窗口呼吸新鲜空气;持续性肺底少量湿啰音且咳嗽后不消失。

妊娠合并心脏病可以出现心力衰竭、严重心律失常、血栓栓塞、感染性心内膜炎等并发症。心力衰竭是其主要死因,临床上的急症是急性左心力衰竭(急性肺水肿),表现为严重的呼吸困难、窒息感、烦躁、发绀、心源性哮喘、频繁咳嗽、咳粉红色泡沫痰、双肺湿啰音和哮鸣音等。

三、治疗目的及原则

(一) 治疗目的

加强评估和监护,积极防治心力衰竭等并发症,确保安全度过妊娠与分娩。

(二) 治疗原则

1. 减轻心脏负荷 利尿剂(diuretic),如呋塞米(furosemide)、氢氯噻嗪(hydrochlorothi-azide);血管扩张剂,如硝酸甘油(nitroglycerin);β-受体拮抗剂,如美托洛尔(metoprolol)等。

2. 增加心肌收缩力 去乙酰毛花苷丙(deslanoside)、地高辛(digoxin)等。

3. 纠正心律失常 维拉帕米(verapamil)、美西律(mexiletine)、利多卡因(lidocaine)等。

4. 镇静镇痛 吗啡(morphine)等。

5. 防治栓塞 肝素(heparin)、阿司匹林(aspirin)、华法林(warfarin)等。

6. 预防感染(感染性心内膜炎) 主要针对链球菌和葡萄球菌。

四、一般治疗及产科处理

(一) 妊娠前

有心脏病的育龄女性,建议孕前咨询以明确心脏病的类型和严重程度,以决定能否妊娠。心脏病变较轻、心功能Ⅰ～Ⅱ级、无心力衰竭史及其他并发症者,可以在严密监护下妊娠。不宜妊娠的情况有:发绀型先天性心脏病、心瓣膜严重狭窄和主肺动脉缩窄性疾病、Marfan综合征、肥厚梗阻型心肌病、肺动脉高压、活动性风湿热、感染性心瓣膜疾病、急性心肌炎、严重心律失常、心功能Ⅲ～Ⅳ级或有心力衰竭史、左心功能不全(EF≤35%)等。

(二) 妊娠期

从早孕开始建卡定期产前检查和定期心内科就诊。不宜妊娠者,12周前人工流产;限制体力活动,保证充分休息(多左侧卧位休息,每天睡眠10～12小时,避免仰卧位);合理饮食(高蛋白低盐低脂),适当控制体重;补充铁剂预防贫血,维持血红蛋白>110g/L;预防感染尤其是呼吸道感染;及时处理合并症及并发症(治疗高血压、纠正心律失常特别是心房颤动和心房扑动,检查甲状腺功能,防治甲状腺功能亢进和甲状腺功能减退),动态观察心脏功能、及早发现早期心力衰竭、防治心力衰竭;机械瓣膜置换术者,注意抗凝剂的选择和凝血功能(国际标准化比值INR)的监测。

(三) 分娩期

决定分娩方式:心功能Ⅰ～Ⅱ级、胎儿因素正常、产道条件较佳者可以在严密监护下阴道试产;心功能Ⅲ～Ⅳ级、胎儿较大或胎位异常、产道条件不佳者以择期剖宫产为宜。

阴道分娩者,产程处理要注意以下几点。①第一产程:产程中保持半躺或侧卧位、加强监护(宫缩间期密切观察生命体征)、镇静、镇痛(建议持续硬膜外麻醉分娩镇痛)、使用抗生素预防感染;②第二产程:避免屏气用力,会阴侧切并阴道助产缩短第二产程;③第三产程:胎儿娩出后腹部压沙袋防止腹压骤降,预防产后出血。

剖宫产者,首选硬膜外麻醉,其次为全麻;术前半小时或断脐后开始预防性应用抗生素;限制静脉输液量及速度;不宜再次妊娠者应同时行双侧输卵管结扎术;预防产后出血。

(四) 产褥期

产后(尤其72小时内)充分休息,严密监护;应用广谱抗生素预防感染,特别注意预防感染性心内膜炎;心功能Ⅲ级以上者不宜哺乳,给予退乳。

五、药物治疗及药学监护

(一) 防治心力衰竭,积极减轻心脏负荷和增加心肌收缩力

1. 治疗药物 妊娠合并心脏病患者需积极防治心力衰竭,需予利尿剂、血管扩张剂及强心剂等,减轻心脏前后负荷,减少心肌耗氧量,改善心功能。

(1)利尿剂:通过抑制肾小管特定部位钠或氯的重吸收,遏制心力衰竭时钠潴留,减少静脉回流和降低前负荷,利尿剂是控制心力衰竭患者液体潴留的药物,是标准治疗的必要组成部分,代表药物有呋塞米和氢氯噻嗪。

(2)血管扩张剂:硝酸酯类可扩张静脉,使静脉容量增加,右房压力降低,减轻肺淤血及

呼吸困难,还能选择性地舒张心外膜的冠状血管,合用可以缓解心绞痛或呼吸困难的症状。代表药物有硝酸甘油。

(3)强心苷类(cardiacglycosides):通过抑制心肌细胞膜 Na^+-K^+-ATP 酶,使细胞内 Na^+ 水平升高,促进 Na^+-Ca^{2+} 交换,提高细胞内 Ca^{2+} 水平,从而发挥正性肌力作用。代表药物有地高辛(digoxin)和去乙酰毛花苷丙(deslanoside)。

对于慢性心功能不全患者给予地高辛,轻度心力衰竭者给予小剂量噻嗪类利尿剂,如氢氯噻嗪间断治疗;中重度心力衰竭给予袢利尿剂,如呋塞米;顽固性心力衰竭联合应用利尿剂;急性心力衰竭时,需静脉联合强心苷类与利尿剂,如毛花苷丙和呋塞米静脉推注,必要时联用硝酸甘油缓解症状。

2. 药物用法用量与药动学参数(见表 4-1)

表 4-1　防治心力衰竭常用药物的用法用量和药动学参数

分类	代表药物 (妊娠安全分级)	用法用量	药动学参数			
			生物利用度	达峰时间(h)	半衰期(h)	血浆蛋白结合率
噻嗪类利尿剂	氢氯噻嗪(B级;如用于妊娠高血压患者为 D 级)	口服 宜从小剂量(每日 12.5~25mg)开始,以后依据病情再调整剂量	60%~80%	4	15	40%
袢利尿剂	呋塞米(C级;如用于妊娠高血压患者为 D 级)	口服:20mg,每天 2~3 次 静脉推注:开始剂量 20~40mg	—	口服 1~2;静脉 0.33~1	0.5~1	91%~97%
扩张血管剂	硝酸甘油(C级)	舌下含化:0.5mg 静脉滴注:初始剂量 10μg/min,每 5min 增加 5~10μg/min,至症状缓解	80%	—	0.016~0.067	60%
强心苷类	地高辛(C级)	口服:0.125~0.25mg,每日 1 次	片剂 60%~80%;酏剂为 70%~85%;胶囊剂为 90%以上	2~3	32~48	20%~25%
	去乙酰毛花苷丙(C级)	静脉注射:0.2~0.4mg 用 5%葡萄糖注射液稀释后缓慢注射	—	1~3	33~36	25%

3. 药物治疗监测

(1)疗效评估　患者心悸、胸闷、呼吸困难等症状改善。

(2)药物不良反应监测　①注意长期利尿剂治疗可引起低钾血症、低钠血症、代谢性碱中毒等并发症,需密切监测电解质等指标。②孕妇对强心苷类药物耐受性差,治疗剂量与中毒剂量接近,洋地黄过量会导致心律失常,加重心力衰竭症状,治疗血药浓度为 0.5～2ng/ml,用药前后需监测心电图、血压、心率等,如有条件可进行地高辛血药浓度监测。

4. 用药注意事项及用药教育

(1)服用呋塞米期间避免摄入味精,因两者有协同排钾的作用,易导致低钾、低钠血症;可多食含钾的食物或钾盐,以防止血钾过低。

(2)硝酸甘油适合舌下含服,避免口服。且服用期间应严密观察血压,避免低血压影响胎盘血流灌注,引起胎儿死亡。

(3)强心苷类用药期间,洋地黄含化时若同时静脉使用硫酸镁应极其谨慎,尤其是同时静脉注射钙盐时,可发生心脏传导改变或阻滞。

(二)纠正心律失常

1. 治疗药物　妊娠合并心脏病常见心律失常有房性心律失常,如房性期前收缩、阵发性心房扑动、阵发性心房颤动及室性心律失常,如室性期前期收缩等。维拉帕米是钙通道阻滞剂中负性频率及负性传导作用最强者,能减慢房室结的传导速度,降低窦房结自律性,从而减慢心率,常与地高辛合用控制慢性心房颤动和(或)心房扑动时的心室率及预防阵发性室上性心动过速的反复发作。因钠通道阻滞药利多卡因可减少动作电位 4 期去极斜率,提高兴奋阈值,降低自律性,可用于治疗室性心律失常。美西律可抑制心肌细胞钠内流,降低动作电位 0 相除极速度,缩短浦氏纤维的有效不应期,可用于室性心律失常,如室性期前收缩、室性心动过速等。

2. 药物用法用量与药动学参数(见表 4-2)

表 4-2　妊娠期心律失常常用药物的用法用量和药动学参数

分类	代表药物(妊娠安全分级)	用法用量	药动学参数			
			生物利用度	达峰时间(h)	半衰期(h)	血浆蛋白结合率
钙通道阻滞剂	维拉帕米(C级)	口服:每次 40～80mg,每天 3 次 静脉推注:5mg 稀释后缓慢静脉推注,转为窦性心律后立即停止静脉推注	20%～35%	1～2	单剂 2.8～7.4;多剂 4.5～12	87%～93%
钠通道阻滞药	利多卡因(B级)	静脉推注:50～100mg,有效后以 1～2mg/min 静脉维持	—	—	α相 0.5 β相 1～2	66%
	美西律(C级)	口服:150mg,每天 3 次	80%～90%	2～3	10～12	50%～60%

3. 药物治疗监测

(1)疗效评估:患者心悸、胸闷、气急等症状改善;心电图示心率恢复正常。

(2)药物不良反应监测:①需长期服用维拉帕米者,因本药能引起肝细胞损伤,需定期监测肝功能。②利多卡因的治疗血药浓度(1.5~5μg/ml)与中毒血药浓度(5μg/ml)相近,易产生中毒及蓄积,注意有无眼球震颤等中毒早期表现,有条件医院可进行血药浓度监测;此外,本药可透过胎盘屏障,并且与胎儿的蛋白结合率高于成人,可导致胎儿心动过缓或心动过速,故需加强胎心监护。③美西律治疗浓度范围窄,有效血药浓度为0.5~2μg/ml,超过2μg/ml不良反应明显增加,故按需进行血药浓度监测;其较常见不良反应为胃肠道不适,包括恶心、呕吐、便秘和腹泻,其次为中枢神经系统症状,包括头晕、震颤(最先出现手细颤)、眼球震颤等,若出现以上症状应警惕药物过量。

4. 用药注意事项及用药教育

(1)避免将维拉帕米与葡萄柚汁同服,后者能升高本药的血药浓度,增加不良反应的风险;静脉注射本品时不宜过快,否则会使心脏停搏,至少需2分钟,且需在持续心电监护和血压监测下,并备急救设备与药品下进行;严重心功能不全者、低血压者禁用,合用地高辛者减量。

(2)利多卡因静脉给药同时需监测心电图,并备有抢救设备,若心电图PR间期延长或QRS波增宽,出现心律失常或原有心律失常加重应立即停药;且用量不宜超过100mg,注射速度宜慢。

(3)因美西律的胃肠道反应较大,故建议患者与食物同服;与抑酸药如西咪替丁同服会增加本药的血药浓度,需严密监测。

(三)镇静镇痛

1. 治疗药物 为减轻或消除患者焦虑、紧张及恐惧等心理反应,可予中枢镇静剂吗啡进行治疗,吗啡可通过抑制中枢性交感神经,反射性降低外周静脉和小动脉张力,减轻心脏前负荷,同时可降低呼吸中枢及咳嗽中枢兴奋性,减慢呼吸和镇咳,松弛支气管平滑肌,改善通气功能,故吗啡亦是治疗肺水肿有效的药物。本药可迅速通过胎盘,致胎儿产生药物依赖,使新生儿出生后立即出现戒断症状,国内资料建议禁用于妊娠及临盆产妇。

2. 药物用法用量与药动学参数(见表4-3)

表4-3 镇痛药常用药物的用法用量和药动学参数

分类	代表药物 (妊娠安全分级)	用法用量	药动学参数			
			生物利 用度	达峰 时间	半衰期	血浆蛋白 结合率
镇静镇痛 药	吗啡(C级,长期 或大剂量用药 时为D级)	静脉注射:3~5mg,必 要时每隔15分钟重复 1次,共2~3次 皮下注射:5~10mg	—	—	普通片剂 1.7~3h 平均为2h	26%~36%

3. 药物治疗监测

(1)疗效评估:焦虑、紧张及恐惧等反应缓解,呼吸困难及气促等症状改善。

(2)药物不良反应监测:①常见恶心、呕吐、便秘、腹部不适及胆绞痛等,此外可致直立性低血压等。②可增强硫酸镁注射液静脉用药后的中枢抑制作用,两药合用时需加强观察。③本药可延迟美西律的吸收,并减弱利尿剂的作用。若因病情需要联用时需注意观察各药物的疗效。④与抗菌药物如头孢菌素、林可霉素、克林霉素及青霉素等联用时,可诱发假膜性肠炎,出现严重的水样腹泻。

4.用药注意事项及用药教育

(1)不得与碱性药物、氢氯噻嗪等配伍,可致沉淀和浑浊。

(2)如出现恶心、呕吐,可休息或使用镇吐药物缓解。

(四) 防治栓塞

1.治疗药物 妊娠时孕妇血液处于高凝状态,心房颤动导致血液流动缓慢易使左心房产生血栓,继发心功能不全引起静脉系统淤血,加上孕妇活动减少,均增加了患者发生栓塞性并发症的可能。

肝素通过与抗凝血酶-Ⅲ结合后,使后者构象发生改变,活性部位充分暴露,并迅速与因子Ⅱa、Ⅹa、Ⅸa、Ⅺa、Ⅻa、纤溶酶等结合,并抑制这些因子,达到抗凝作用。对于经超声波或CT检查明确有栓子者,或首次发生栓塞3个月内,可给予肝素静脉滴注,肺栓塞者可加大剂量。

华法林通过抑制维生素 K 在肝脏细胞内合成凝血因子Ⅱ、Ⅶ、Ⅸ及Ⅹ,从而发挥抗凝作用,但华法林易通过胎盘,可致胎儿宫内出血和骨骼发育异常等,在妊娠早期服用本药,可致"胎儿华法林综合征",也可导致胎儿心、胃肠道和(或)肝脏畸形等,在妊娠晚期应用,可引起母体及胎儿出血及死胎,因此妊娠早、晚期妇女禁用本药。但国内有心脏瓣膜置换术后孕期应用华法林抗凝治疗的文献报道,文献分析尽管孕早期应用华法林有致畸、妊娠丢失的危险,但整个孕期应用华法林却能保护孕产妇,减少瓣膜血栓栓塞导致的死亡,其利远大于弊。在整个孕期口服小剂量(<5mg/d)华法林并于产后 24~48 小时恢复抗凝治疗,简便易行,患者依从性好,胎儿畸形率低。近期的一篇荟萃分析结论认为华法林的胚胎毒性可能与剂量相关,不超过 5mg/d 剂量的华法林与其他剂量相比能降低死胎及胚胎病的发生率等,尽管小剂量能降低这个风险,但华法林所致的胚胎疾病不可轻视。

小剂量阿司匹林可抑制血小板血栓素 A_2 的生成从而抑制血小板聚集,对极易产生血栓的孕妇可预防性应用小剂量阿司匹林。

2.药物用法用量与药动学参数(见表 4-4)

表 4-4 妊娠期抗凝药常用药物的用法用量和药动学参数

分类	代表药物 (妊娠安全分级)	用法用量	药动学参数			
			生物利用度	达峰时间	半衰期	血浆蛋白结合率
抗凝血药	肝素(C级)	静脉持续滴注:每天 20 000~40 000U,肺栓塞者可加大剂量至 80 000U	—	—	1.5h	—
	华法林(X级)	避免冲击治疗。第1~3日,每日 3~4mg,3日后可给维持剂量每日 2.5~5mg(可参考凝血时间调整剂量使 INR 值达 2~3)	100%	36~48h	37h	98%~99%

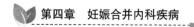

续表

分类	代表药物（妊娠安全分级）	用法用量	药动学参数			
			生物利用度	达峰时间	半衰期	血浆蛋白结合率
抑制血小板药	阿司匹林(C级，妊娠晚期足量给药为D级)	口服：50mg，bid，分娩前1周停药	—	普通制剂为1～2h；肠溶剂型为7.3h；肠溶微粒胶囊为6h	0.25～0.33h	—

3. 药物治疗监测

(1)疗效评估：呼吸困难、气促、胸痛等症状改善。

(2)药物不良反应监测：①出血是肝素和华法林的主要不良反应，最常表现为各种黏膜出血如鼻出血等，使用期间注意监测APTT及血小板计数。②因华法林的致畸作用，在用药的过程中，需做好胎儿畸形筛查及其他胎儿B超监护。③阿司匹林对胃黏膜有直接刺激作用，恶心、呕吐常见，严重可致溃疡、出血及穿孔；警惕阿司匹林哮喘等过敏反应，患者表现为呼吸困难，严重者可致死亡。

4. 用药注意事项及用药教育

(1)肝素为酸性药物，不能与碱性药物合用。

(2)华法林可引起致死性出血，出血多发生在用药的起始阶段和大剂量用药时导致较高的INR，用药期间应定期监测患者的INR(应控制在2～3)及凝血酶原时间(PT，应保持25～30秒)，凝血因子Ⅱ活性至少应为正常值的25％～40％，并密切观察是否有口腔黏膜、鼻腔黏膜或皮下出血。疗程中应定期检查血常规及肝肾功能，应随访大便潜血及尿潜血等。

(3)肝药酶诱导药如苯巴比妥、苯妥英钠、氯噻酮、螺内酯等能加速华法林的代谢，减弱其抗凝作用。而肝药酶抑制药如氯霉素、甲硝唑、西咪替丁等使华法林代谢降低，血药浓度升高。故避免与这些药物联用，若临床确实需要联用需严密监测INR并调整华法林的剂量。

(4)服用阿司匹林时可与食物同服以减少其对胃黏膜的刺激。

(五)预防感染

1. 治疗药物　妊娠合并心脏病的患者需预防感染性心内膜炎的发生，而链球菌和葡萄球菌是主要致病菌。青霉素(penicillin)对大多数革兰阳性球菌，如溶血性链球菌、葡萄球菌等具有高度抗菌活性，故可选用青霉素抗感染治疗；对青霉素过敏患者可选用红霉素(erythrocin)治疗，红霉素对多数革兰阳性球菌有较强的抗菌活性。

2. 药物用法用量与药动学参数(见表4-5)

3. 药物治疗监测

(1)疗效评估：发热、关节痛等症状改善。

(2)药物不良反应监测：青霉素用药后注意严重过敏反应的发生，如过敏性休克，观察患者有无血压骤降、心率加快、胸闷等不适。

表 4-5　妊娠合并风湿热常用药物的用法用量和药动学参数

分类	代表药物（妊娠安全分级）	用法用量	药动学参数			
			生物利用度	达峰时间	半衰期	血浆蛋白结合率
β-内酰胺类	青霉素（B级）	肌内注射：40～60万U，每日2次，疗程2～3周	—	0.5h	0.5h	45%～65%
大环内酯类	红霉素（B级）	口服：推荐剂量为每次250mg，每6小时1次；或每次500mg，每12小时1次，连用10天	30%～65%	2～3h	1.4～2h	70%～90%

4. 用药注意事项及用药教育　青霉素用药前需进行皮肤敏感试验，阳性患者应禁用。对于阴性患者在用药过程中需加强观察。

 案例分析

案例：妊娠合并先天性心脏病的治疗

患者，女性，25岁，因"停经6个多月，活动后气促发绀6年"于2013-2-20入院。患者2007年登楼梯到4楼出现轻微气促及口唇发绀，休息可缓解，就诊当地医院，超声心动图示先天性心脏病未予处理。几年来活动时偶有气促及发绀。体力有所下降。但无蹲踞及咯血、咳嗽、昏迷等。末次月经2012-8-10，2013-1-4于当地医院腹部B超示：①中期妊娠；②宫内可见不规则液性暗区；③胎盘位置较低。超声心动图示先天性心脏病，肺动脉口狭窄，室间隔缺损。患者14岁月经初潮，孕3产0。曾2次因胎儿停止发育于孕2个月行人工流产术史。入院查体：血压120/70mmHg，生命体征平稳，慢性病容，口唇轻度发绀，无颈静脉怒张，肝颈静脉返流征（—），心界左大，未触及震颤，心律齐，胸骨左缘第二肋间可闻及收缩期喷射性杂音。双肺呼吸音粗，腹部膨隆，子宫增大，宫底脐上两横指，杵状指，双下肢无水肿。入院后完善检查，D-二聚体为3.97mg/L。余未见明显异常。胸片：双肺血稍减少，双肺纹理紊乱，双肺门不大，结构清楚，心尖圆钝，符合先天性心脏病，肺血减少。心电图：右心室肥厚。血气分析：pH 7.458，血二氧化碳分压24.19kPa，血氧分压6.1kPa，碱剩余（BE）—1.5mmol/L，血氧饱和度80.8%。超声心动图：右心室扩大，右心室壁增厚达9.7mm。室壁运动正常；肺动脉瓣增厚，开放受限；室间隔膜部中断，断口20mm，双向分流；房间隔未见中断，未见动脉导管未闭；各瓣膜未见反流。诊断：先天性心脏病，肺动脉口狭窄，室间隔缺损。胎儿超声心动图：胎儿心脏结构未见复杂异常；胎儿循环阻力偏高；未见脐带绕颈。腹部B超：宫内单活胎；前位低置胎盘，功能Ⅰ级；胎儿心包少量积液；脐动脉S/D比值高（S/D=5：4）。入院诊断：先天性心脏病，肺动脉口狭窄，室间隔缺损，心功能Ⅱ级；宫内妊娠26⁺周，单活胎，低置胎盘。该患者治疗方案如何选择？

分析：该患者先天性心脏病，肺动脉口狭窄，室间隔缺损，心功能Ⅱ级；D-二聚体升高；孕26⁺周，胎儿存活；需积极给予抗凝治疗的同时促胎儿成熟等治疗。入院后即予卧床休息，限制床边活动，吸氧，急诊请外院心内科会诊后予抗凝治疗，先予低分子肝素抗凝2周后换用华法林 1.5mg/d 口服治疗,INR 波动于 1.5~2.0。补充氨基酸、脂肪乳等促进胎儿成熟,住院期间监测患者尿量 2000~2700ml/d,胎动每日测量 7~9 次。患者有两次疑似宫缩引起的腹痛,予地塞米松促胎肺成熟。孕 34 周停用华法林,予剖宫产,手术顺利,产后患者出现 15 分钟心前区不适,心率 98~103 次/分。血氧饱和度 74%~87%,予呋塞米 20mg 静脉注射后症状缓解,术后转 ICU,转入时患者无心悸、气促、胸闷,血压 118/70mmHg,血氧饱和度 78%,心率 72 次/分,神清,双肺清。双下肢无水肿,心界左大,未触及震颤,心律齐。胸骨左缘第二肋间可闻及收缩期喷射性杂音。患者病情稳定,于次日转回产科病房,继续予华法林 1.5mg 口服。产后第 4 天出院,建议至综合医院心内科进一步就诊。

案例:妊娠合并心力衰竭的治疗

患者李某,系"孕 40+4 周,胸闷憋气伴双下肢水肿 3 周,加重 2 周,腹痛、阴道排液 5 小时"入院,患者于 3 周前无明显诱因出现胸闷、憋气、心悸、不能平卧,干咳,无咳痰,伴双下肢水肿;近 2 周水肿加重,逐渐进展至腹壁,无头晕、头痛、视物不清,未诊治;6 小时前出现腹痛、阴道排液。既往体健,怀孕前体力活动不受限。入院后查体:体温 37.2℃,脉搏 128 次/分,呼吸 20 次/分,血压 138/80mmHg,查体示心尖搏动向左上移位,位于胸骨左缘锁骨中线第五肋间外 1cm,心界大,心律齐,胸骨左缘 Ⅱ~Ⅲ 肋间可闻及 Ⅱ 级收缩期吹风样杂音;腹部膨隆,无腹壁静脉曲张,下腹壁见凹陷性水肿,无压痛、反跳痛,肝脾未触及;双下肢水肿(++++)。血常规:白细胞计数 $18.55×10^9$/L,中性粒细胞 90.7%,血红蛋白 104g/L,血小板计数 $564×10^9$/L;凝血:纤维蛋白原 40.9g/L,D-二聚体 2.95;尿常规:尿蛋白+,比重 1.025;肝肾功能、电解质、血糖均正常,乳酸脱氢酶 326U/L,总蛋白 58g/L。胸部 X 线平片:双肺斑片状模糊影,心影明显向两侧扩大,双侧少量胸腔积液。床旁心脏超声:左心房增大,左心房压增高,左心室明显增大,左心室各壁运动幅度降低,二尖瓣中度反流,三尖瓣轻度反流,肺动脉高压(中度),肺动脉收缩压 53mmHg,左室射血分数 30%,心包少量积液。心电图示窦性心动过速,非特异性 T 波异常,临床诊断为:孕 41+4 周,孕 2 产 0,头位;妊娠合并心力衰竭,心功能 Ⅲ~Ⅳ 级,围生期心肌病可能;胎膜早破。该患者目前合并心力衰竭,血液高凝状态,该患者治疗方案如何选择?

分析:应给予强心剂、利尿剂及血管扩张剂减轻心脏前后负荷,减少心肌耗氧量,改善心功能,同时预防栓塞。入院后先予呋塞米 20mg 静脉推注,同时予血管扩张剂硝酸甘油 0.5mg 舌下含服,用药期间加强胎儿监护;患者病情危重经多科会诊后建议立即行剖宫产术终止妊娠,术中静脉注射去乙酰毛花苷注射液 0.4mg,呋塞米 20mg,同时静脉泵注硝酸甘油 1μg/(kg·min);术中动脉压维持于(138~102)/(70~52)mmHg,心率维持于 130~132 次/分,SpO_2 100%,中心静脉压 1~18cmH_2O,整个手术过程顺利。术后继续予强心、利尿、扩血管等抗心力衰竭治疗,同时予肝素 20 000U 静脉持续滴注,用药期间监测心电图、血压、心率、电解质及凝血功能等,经积极治疗后患者心力衰竭症状较入院前明显缓解,后转至综合医院心内科进一步治疗。

第二节　妊娠合并肝脏疾病

一、妊娠合并病毒性肝炎

病毒性肝炎(viral hepatitis)是一个严重的公共卫生问题,也是最常见的妊娠合并症之一。常见的病原体有甲型肝炎病毒(hepatitis A virus,HAV)、乙型肝炎病毒(hepatitis B virus,HBV)、丙型肝炎病毒(hepatitis C virus,HCV)、丁型肝炎病毒(hepatitis D virus,HDV)、戊型肝炎病毒(hepatitis E virus,HEV)等肝炎病毒,其他可能引起肝炎的病毒还包括巨细胞病毒、EB病毒、单纯疱疹病毒、水痘-疱疹病毒、人类微小病毒 B_{19} 及腺病毒等,这些病毒在一定条件下都可造成严重肝功能损害甚至肝功能衰竭。HBV 是病毒性肝炎最常见病原体,特别在我国,单独 HBV 感染或与其他肝炎病毒混合感染是病毒性肝炎的主要原因。我国不同文献报道的病毒性肝炎发病率有差异,总体来说,呈逐年下降趋势,但目前发病率仍高。文献报道,我国 2004～2012 年病毒性肝炎发病数 13 501 863 例,年均发病率为 113/10 万,5 种类型肝炎中,乙型病毒性肝炎发病数最多(82.1%),其次为丙型病毒性肝炎(8.1%);甲型病毒性肝炎、乙型病毒性肝炎发病率均呈不同程度的下降趋势,丙型病毒性肝炎、戊型病毒性肝炎的发病率呈逐年上升趋势。

妊娠期母体的新陈代谢率明显提高,胎儿的代谢也要依靠母体肝脏来完成,加之孕期生理性增加的大量激素需在肝内代谢和灭活,使肝脏负荷加重;分娩时的疲劳、出血、手术和麻醉等均加重了肝脏的负担,故妊娠和分娩易促使原有的肝病恶化且易发展为重症肝炎,重症肝炎是目前我国孕产妇死亡的重要原因之一。妊娠合并病毒性肝炎,新生儿可因母婴垂直传播而感染,尤其是乙型病毒性肝炎。肝功能异常尤其重症肝炎者,早产、胎膜早破、死胎、低体重儿、新生儿窒息、产后出血等的发生率明显高于正常孕妇。

(一)病理生理学变化

妊娠期肝脏的大小和组织结构不变,但向上向后移位。为了适应妊娠的需要,循环系统血液再分配使孕期的肝脏处于相对缺血状态。孕晚期行肝功能检查时部分生化指标发生一定的变化:如由于血液稀释及合成减少,血清白蛋白降低,可低至 28g/L;由于胎盘和骨碱性磷酸酶的释放,母体血清中碱性磷酸酶逐渐升高,可升高至非妊娠时的 1.5～3 倍;孕期生理性增加的大量雌激素影响脂肪的转运、胆汁的排泄和胆酸的分泌,血清胆红素可能会轻度升高,血清胆酸的水平较非孕期可能增加 2～3 倍;γ-谷氨酰转肽酶由于释放减少有所降低或正常;但转氨酶及凝血酶原时间并无变化。

(二)临床表现及诊断

1. 临床常见症状　大多数妊娠合并病毒性肝炎常为隐性感染,临床表现不明显,即使有也常常是一些非特异性症状,如不适、乏力、食欲下降等;急性期可以有流感样症状和消化道症状如头痛、全身酸痛、畏寒、发热、恶心、呕吐、腹部不适、上腹部疼痛等;个别病例出现黄疸、皮肤瘙痒,病情严重时可并发多器官功能衰竭,出现肝性脑病、凝血障碍、肾衰竭等。体征可有黄疸、肝区叩痛、肝脾大等。但孕期受增大的子宫影响,肝脾难以被触及;且孕期大量的雌孕激素在肝脏不能及时代谢,正常孕妇也可能出现蜘蛛痣和肝掌等。

2. 诊断标准　妊娠合并病毒性肝炎的临床表现复杂,切忌主观片面地只依靠某一项或某一次检查异常即作出诊断,应根据流行病学史、临床症状和体征、实验室(肝功检查)及影像学检查结果,并结合患者具体情况及动态变化进行综合分析,作好鉴别诊断(如妊娠剧吐引起的肝损害、妊娠期高血压疾病引起的肝损害、妊娠期肝内胆汁淤积症、妊娠期急性脂肪肝等);然后根据肝炎病毒学检测结果做出病原学诊断,最后确诊。

3. 临床分型　急性肝炎:急性无黄疸型、急性黄疸型;慢性肝炎:轻度、中度、重度;重型肝炎:急性重型肝炎、亚急性重型肝炎。

4.病原学分型

(1)甲型肝炎:急性肝炎患者血清抗-HAV IgM 阳性,可确诊为 HAV 近期感染。

(2)乙型肝炎:有以下任何一项阳性,可诊断为现症 HBV 感染。

1)血清乙型肝炎病毒表面抗原(hepatitis B surface antigen,HBsAg)阳性。

2)血清 HBV DNA 阳性。

3)血清抗-HBc IgM 阳性。

4)肝内乙型肝炎核心抗原(hepatitis B core antigen,HBcAg)和(或)HBsAg 阳性,或 HBV DNA 阳性。

(3)丙型肝炎:血清抗-HCV 阳性,或血清和(或)肝内 HCV RNA 阳性。

(4)丁型肝炎:仅在 HBV 感染者才能发生 HDV 感染,除 HBV 感染标志阳性外,血清抗-HDV IgM 和抗-HDV IgG 阳性,或血清和(或)肝内 HDV Ag 及 HDV RNA 阳性。

(5)戊型肝炎:抗-HEV 阳性,或血清和(或)粪便 HEV RNA 阳性。

5.组织病理学诊断 肝穿刺组织病理学检查在肝脏疾病的诊断、分类及预后判定上占有重要地位,是明确诊断、衡量炎症活动度和纤维化程度以及判定药物疗效的金标准。

凡临床诊断为急性、慢性、重型肝炎病例,经病原学或血清学特异方法确定为某一型的肝炎时即可确诊。两种或两种以上肝炎病毒同时感染者称为同时感染(co-infection)。在已有一种肝炎病毒感染基础上,又感染另一型肝炎病毒称为重叠感染(super-infection)。确诊的肝炎病例命名是以临床分型与病原学分型相结合,肝组织病理学检查结果附后。例如病毒性肝炎、甲型(或甲型和乙型同时感染)、急性黄疸型(或急性无黄疸型);病毒性肝炎、乙型(或乙型和丁型重叠感染)、慢性(中度),G2 S3(即炎症活动程度 2、纤维化程度 3)。

(三) 治疗目的及原则

1.治疗目的 加强评估和监护,积极防治肝衰竭等并发症,确保安全度过妊娠与分娩期。

2.治疗原则 妊娠期病毒性肝炎的治疗与非妊娠期相同,根据不同病原、不同临床类型及组织学损害区别对待。

(1)非重型肝炎

1)保肝降酶药物治疗:肝功能正常者一般不需药物治疗,当肝功能异常时应及时给予保肝药物治疗,如还原型谷胱甘肽、多烯磷脂酰胆碱、丁二磺酸腺苷蛋氨酸等。

2)抗病毒治疗:孕期抗病毒治疗需慎重,目前尚无统一的适应证。研究表明,高病毒载量 HBV 感染(HBV DNA≥10^6/ml)的孕妇在充分告知风险、权衡利弊、签署知情同意书的情况下,从妊娠 28 周开始口服抗病毒药物治疗可有效抑制 HBV 复制,降低 HBV 母婴传播的风险。可选药物有替比夫定、替诺福韦、拉米夫定等。

3)营养支持改善宫内环境,注意补充多种维生素和微量元素,根据病情,必要时补充人血白蛋白、新鲜冰冻血浆、冷沉淀等血制品。

(2)重型肝炎

1)保肝治疗:酌情选用护肝药物如还原型谷胱甘肽、多烯磷脂酰胆碱、丁二磺酸腺苷蛋氨酸、复方甘草酸苷等保肝降酶治疗和促肝细胞生长素、胰高血糖素等促进肝细胞再生。

2)加强支持对症治疗:维持水、电解质平衡,酌情输注人血白蛋白提高血白蛋白水平。

3)防治并发症:纠正凝血功能障碍,防治感染,防治肝性脑病和肾衰竭等。

（3）乙型肝炎产妇新生儿处理：出生后尽早注射乙型病毒性肝炎免疫球蛋白（hepatitis B immunoglobulin，HBIG），并接种乙型病毒性肝炎疫苗。

3. 一般治疗和产科处理

（1）非重型肝炎

1）妊娠时机：活动性肝炎期和肝硬化者不宜妊娠。急性肝炎，应于治愈至少半年后妊娠。慢性肝炎患者最好由传染科或肝病科专科医师评估，肝功一直正常者可以妊娠；肝功异常者经治疗后恢复正常且停药 6 个月以上者可以妊娠。

2）妊娠期：孕期注意休息，加强营养指导，进食低脂、高蛋白、高维生素饮食，补充复合维生素及微量元素，禁吸烟、饮酒、浓茶及咖啡，加强孕期保健，定期产前检查。定期（1～2 月）复查肝功，若出现肝功能损害，应充分休息，积极护肝治疗，需传染科或肝病科专科医师会诊，视情况决定是否终止妊娠。孕晚期注射 HBIG 无预防 HBV 母婴传播作用。

3）分娩期：过期妊娠增加 HBV 母婴传播风险，应避免过期妊娠。妊娠合并肝炎不是剖宫产指征，且剖宫产不能减少 HBV 母婴传播，但相对阴道分娩而言，剖宫产可减轻肝功能损害，因而对于一般情况较差、肝炎病情较重、特别是凝血功能欠佳的患者，可放宽剖宫产指征；肝硬化者建议 33～35 周剖宫产终止妊娠。分娩前应加强护肝治疗，改善肝功能；分娩前肌内注射维生素 K_1 数日，注意患者凝血功能，视情况适当给予新鲜冷冻血浆、冷沉淀等改善凝血功能；产程中加强监护，防止产程过长加重肝功能损害；做好防治产后出血的准备；产前备血，产时建立可靠的静脉通道，胎儿娩出后及时加强宫缩。

4）产褥期：应给予对肝脏损害小的抗生素防治感染。产后新生儿尽快洗去身上的血污和母亲分泌物等，及时注射 HBIG 和乙型病毒性肝炎疫苗（0、1、6 个月 3 针方案），要求在出生后 12 小时内、在不同的部位同时给予三角肌肌内注射 HBIG 和第 1 针乙型病毒性肝炎疫苗。新生儿采取正规预防措施后可以母乳喂养。

（2）重型肝炎：妊娠合并重型肝炎的救治仍是产科一大难题。应综合考虑救治措施，要点如下。

1）早期识别，及时转运：肝炎孕妇出现乏力、食欲缺乏、尿呈黄色、黄疸、恶心、呕吐、腹胀等重型肝炎倾向时，应在产前及时转运到有条件的医院诊治。

2）适时终止妊娠：重症肝炎患者病情常进展迅速，绝大多数不能等到重型肝炎病情明显好转才终止妊娠，应积极治疗待病情有所稳定后（主要是凝血功能、白蛋白、胆红素等稳定 24 小时）选择时机终止妊娠；如经治疗后病情仍然迅速进展，估计预后不良，及时终止妊娠抢救胎儿；出现严重产科并发症如胎儿窘迫、胎盘早剥等及时终止妊娠。

3）分娩方式的选择及子宫切除的问题：妊娠合并重型肝炎产妇采用剖宫产加子宫次全切除术其预后较好，可能原因如下。①减少出血：子宫切除直接祛除了主要出血灶，有效减少了出血；②减少产褥感染：子宫切除直接祛除了主要感染灶，有效地减少了产褥感染；③阴道分娩在产程中精力和体力消耗巨大，加之疼痛等方面的影响，加重肝损害；剖宫产加子宫次全切除手术时间可控，患者消耗少、疼痛轻，有利于病情的恢复。

（四）药物治疗及药学监护

1. 非重型肝炎

（1）保肝降酶

1）治疗药物：对于患有某些急性肝炎和慢性病毒性肝炎的妊娠期妇女来说，保肝降酶治疗常常是主要的临床手段,可减轻免疫反应损伤,协助转化有害代谢产物,改善肝脏循环,促进肝功能恢复等,常用的有还原型谷胱甘肽注射液(reduced glutathione),多烯磷脂酰胆碱(polyene phosphatidyl choline),腺苷蛋氨酸(ademetionine)。

2)药物用法用量与药动学参数(见表4-6)

表4-6 保肝药物的用法用量和药动学参数

代表药物（妊娠安全分级）	用法用量	药动学参数			
		生物利用度	达峰时间(h)	半衰期(h)	血浆蛋白结合率
还原型谷胱甘肽注射液(一)	静脉滴注:1.2g,qd	—	5	24	—
多烯磷脂酰胆碱(一)	口服:初始剂量0.6g,tid,维持剂量0.3g,tid 静脉滴注:0.25~0.5g,qd	—	6	—	—
腺苷蛋氨酸(一)	一日0.5~1g,分2次肌内注射或1次静脉滴注; 口服:一日1~2g	肌内注射95%;口服极低	肌内注射0.75;口服3~5	0.33~1.33	<5%

3)药物治疗监测:①疗效评估:注意监测生化指标,评估肝功能是否正常;②药物不良反应监测:保肝药物大多不良反应轻微,但需注意某些中草药及其制剂可能直接或通过代谢产物对肝脏造成损害。

4)用药注意事项及用药教育:①还原型谷胱甘肽不宜与磺胺类、四环素类药物联用;②多烯磷脂酰胆碱胶囊应于餐后用大量液体整粒送服,若为静脉滴注则只能用不含电解质的葡萄糖溶液稀释,不可与其他任何注射液混合;③腺苷蛋氨酸粉针剂须在临用前用所附溶剂溶解,不可与碱性液体、含钙离子的溶液及高渗溶液配伍,给药时需缓慢。肠溶片剂必须整片吞服,且建议在两餐之间服用。

(2)抗病毒

1)治疗药物:目前抗病毒药物主要包括干扰素和核苷(酸)类似物两大类。其中,干扰素不推荐用于妊娠期妇女。核苷(酸)类似物与干扰素相比具有口服用药方便、不良反应少、患者依从性好等优点。但此类药物不能抑制病毒前基因组DNA和mRNA合成,不影响病毒DNA转录和蛋白表达,而是通过抑制相关酶活性达到抑制病毒复制的目的,因此需要长期服用。

2)药物用法用量与药动学参数(见表4-7)

表4-7 抗病毒药物的用法用量和药动学参数

分类	代表药物（妊娠安全分级）	用法用量	药动学参数			
			生物利用度	达峰时间(h)	半衰期(h)	血浆蛋白结合率
核苷(酸)类似物	替比夫定(telbivudine)(B级)	口服:600mg,qd	—	1~4	40~49	3.3%

续表

分类	代表药物 （妊娠安全分级）	用法用量	药动学参数			
			生物利 用度	达峰时间 (h)	半衰 期(h)	血浆蛋白 结合率
核苷(酸) 类似物	替诺福韦(tenofo- vir)(B级)	口服：300mg，qd	25%	1.0 ± 0.4	17	<0.7%
	拉米夫定(lamivu- dine)(C级)	口服：100mg，qd	80%~ 85%	0.5~1	5~7	<36%

3）药物治疗监测

A. 疗效评估：通过检测 ALT、病毒拷贝数及血清抗原抗体评价治疗效果。对于乙型肝炎，核苷(酸)类似物治疗 48 周时 PCR 法检测不到 HBV DNA 称病毒学应答，较基线下降>$1\log_{10}$，但仍可检测到称部分病毒学应答，治疗 12 周后较基线下降不足 $1\log_{10}$ 称原发性无应答。对应答不充分及原发无应答的患者应考虑更换或加用抗病毒效应更强的药物。

B. 药物不良反应监测：核苷(酸)类似物可能导致的严重致死性不良反应包括乳酸性酸中毒、重度脂肪性肝肿大等。部分患者在长期治疗后可能出现病毒学突破，通过耐药基因分析证实确实存在病毒变异时要及时加用另一种无交叉耐药位点的药物。

4）用药注意事项及用药教育：①任何抗病毒药物治疗期间妊娠均须告知患者可能产生的各种风险，并请相关医师会诊，决定是否终止妊娠或继续抗病毒治疗；②接受抗病毒治疗过程中出现头晕或疲劳的患者不宜驾驶或操作机器。

（3）对症支持：注意补充维生素和微量元素，必要时予人血白蛋白、血浆、冷沉淀等血制品，改善宫内环境的同时起到保肝作用。

2. 重型肝炎

（1）保肝

1）治疗药物：促肝细胞生长素 40~120mg/d 或者胰高血糖素 1mg 胰岛素 8~10U 静脉滴注可促进肝细胞再生；人血白蛋白和新鲜血浆既可改善低蛋白血症和凝血功能，亦可对肝脏起保护作用；其他药物选择见非重型肝炎。

2）药物治疗监测：①疗效评估：监测生化指标，评估肝功能情况。②药物不良反应监测：注意促肝细胞生长素和人血白蛋白可能导致严重过敏反应。

（2）防治并发症

1）治疗药物：妊娠合并重型肝炎患者常会出现多种并发症，主要有凝血功能障碍、感染、肝性脑病、肝肾综合征等。①防治凝血功能障碍：适时补充凝血因子，输注新鲜血浆、冷沉淀、纤维蛋白原和凝血酶原复合物等。出现弥散性血管内凝血(disseminated or diffuse intravascular coagulation，DIC)时，可在凝血功能监测下，酌情应用低分子肝素治疗。②防治感染：重型肝炎患者易发生胆道、腹腔、肺部等部位的细菌感染，因此应有计划地逐步升级使用强有力的广谱抗生素。使用广谱抗生素两周以上可经验性使用抗真菌药物，并予丙种球蛋白增强机体抵抗力。③防治肝性脑病：因蛋白代谢异常易出现高血氨，可予乳果糖口服液、门冬氨酸鸟氨酸或乙酰谷酰胺等降低血氨含量。④防治肾衰竭：尽量避免使用对肾脏有损害的药物，必要时予以利尿药促进排尿，如渗透性利尿药甘露醇、袢利尿药呋塞米等。

2)药物用法用量与药动学参数(见表4-8)

表4-8　降血氨药物及利尿药的用法用量和药动学参数

分类	代表药物 (妊娠安全分级)	用法用量	药动学参数			
			生物利用度	达峰时间(h)	半衰期(h)	血浆蛋白结合率
降血氨药物	乳果糖口服液(lactulose)(B级)	口服:起始剂量20～33.4g,tid	—	—	—	—
	门冬氨酸鸟氨酸(ornithine aspartate)(—)	静脉滴注:第1日第1个6小时用20g,第2个6小时内分2次给药,每次10g	82%	0.5～1	0.3～0.4	—
利尿药	20%甘露醇(—)	静脉滴注:125～250ml	—	0.5～1	1.67	—
	呋塞米(C级)	静脉滴注:20～80mg,时隔2～4h可重复使用	—	静脉0.33～1	0.5～1	91%～97%

3)药物治疗监测:①疗效评估:注意监测患者生命体征及肝肾功能;②药物不良反应监测:注意长期应用抗菌药物可能引发的真菌感染,如腹泻、口腔溃疡等;使用利尿剂需特别注意可能导致的严重水电解质紊乱情况。

4)用药注意事项及用药教育:①接受抗菌药物治疗期间需特别注意口腔护理、会阴擦洗等护理工作,保持环境卫生,全面预防感染;②应用甘露醇前需评估患者心肺功能,否则可能因突然血容量增多引发充血性心力衰竭,使用过程中应随访血压、肾功能、电解质和尿量;③少尿或无尿患者应用呋塞米最大剂量后24小时仍无效应停止用药。

 案例分析:

案例:妊娠期合并重型肝炎的治疗

患者张某,24岁,妊娠35周,因皮肤黄染及血压升高2天入院,既往有乙型病毒性肝炎病史9年,孕期未定期产前检查。入院时体温36.5℃,心率108次/分,血压150/90mmHg,神志清醒,全身皮肤黏膜黄染,心肺无特殊,腹部膨隆,双下肢轻度水肿。血常规:白细胞$18.48×10^9/L$,N 93%,血小板$152×10^9/L$。肝肾功能:谷丙转氨酶260U/L,谷草转氨酶282U/L,碱性磷酸酶497U/L,总胆汁酸103.9mol/L,尿素氮11.50mmol/L,尿酸610mol/L,血淀粉酶306U/L,血氨68.3mol/L,白蛋白19.3g/L,肌酐204μmol/L。尿常规:尿蛋白(＋),尿隐血(＋＋),尿胆红素(＋＋＋),尿胆原(＋),尿酮体(＋＋)。凝血功能:TT 55.2秒,PT 61.1秒,INR 5.26。结合临床表现与实验室检查结果诊断为妊娠合并重型肝炎。在终止妊娠前,应给予该患者哪些对症支持治疗?

分析:该患者为重型肝炎,肝肾功能和凝血功能均出现明显异常,因此入院后即刻予以胰高血糖素1mg胰岛素10U促进肝细胞再生,新鲜血浆、凝血酶原复合物和维生素K_1改善凝血功能,人血白蛋白 20g 纠正低蛋白血症,乙酰谷酰胺 1.0g 降血氨,并注意维持水电解质平衡等。待患者机体一般状况稳定,凝血功能稍好后马上终止妊娠。

3. 乙型肝炎患者产后处理　乙型肝炎患者分娩后应尽快为其新生儿接种乙型病毒性肝炎疫苗及乙型病毒性肝炎免疫球蛋白,采取正规预防措施后新生儿保护率可达到较理想的结果。

《乙型肝炎病毒母婴传播预防临床指南》推荐的具体免疫预防方案见表 4-9,但早产儿接种乙型病毒性肝炎疫苗的时机和方法目前尚存在争议。考虑早产儿免疫功能尚未健全,对疫苗应答率较低,且疫苗中的汞对神经系统可能有毒性作用,《乙型肝炎病毒感染女性生育管理专家共识》建议对于体重 2000g 以下的早产儿暂不予乙型病毒性肝炎疫苗接种,但要注射 HBIG 100～200IU;待体重达到 2000g 以上或出生后 1～2 个月再酌情进行乙型病毒性肝炎疫苗接种。选择适当时间(7～12 月龄)随访 HBsAg 阳性孕妇新生儿的乙型肝炎血清学标志物,明确免疫预防是否成功,有无 HBV 感染,以及是否需要加强免疫。

表 4-9　新生儿乙型肝炎免疫预防方案

类别	疫苗种类	剂量	容积	接种方案	随访
足月新生儿					
孕妇 HBsAg(-)	酵母	5μg 或 10μg	0.5ml	3 针方案:即 0、1、6 个月各注射 1 次	无须随访
	ChO	10μg	1ml		
孕妇 HBsAg(+)	酵母	10μg	1ml	注射 HBIG 100～200U;行 3 针方案:即 0、1、6 个月各注射 1 次	7～12 月龄随访
	ChO	20μg	1ml		
早产新生儿且出生体质量<2000g					
孕妇 HBsAg(-)	酵母	5μg	0.5ml	4 针方案:即出生体质量≥2000g 时,1～2、2～3、6～7 个月各注射 1 次	可不随访或最后 1 针后 1～6 个月
	ChO	10μg	1ml		
孕妇 HBsAg(+)	酵母	10μg	1ml	出生 12 小时内注射 HBIG 100～200U,3～4 周后重复 1 次;疫苗行 4 针方案:即出生 24 小时内,3～4 周、2～3 个月、6～7 个月注射 1 次	最后 1 针后 1～6 个月
	ChO	20μg	1ml		

注:HBIG:乙型病毒性肝炎免疫球蛋白;ChO:中国仓鼠卵母细胞

二、妊娠期急性脂肪肝

妊娠期急性脂肪肝(acute fatty liver of pregnancy,AFLP)是发生于妊娠晚期少见而致命的严重并发症,发病率为 1/16000～1/7000。本病在 1980 年前,孕产妇和围产儿病死率高达 75%和 85%,近年由于对早期诊断的重视和多学科联合治疗的进展,孕产妇病死率降至 0～18%,围产儿病死率也降到了 7%～23%。

由于本病患病初期仅有恶心、乏力、全身不适等非特异性症状,易被患者本人及产科医师所忽视;然而本病病情变化迅速,病情凶险,多在 1～2 周内病情恶化,迅速发展为急性肝功能衰竭、凝血功能障碍、急性肾衰竭等,甚至昏迷或死亡。因此,产科医师和药师必须熟悉本病的临床特点,做到早期诊断、及时终止妊娠并积极给予对症支持综合治疗,以降低 AFLP 的母儿死亡率。

(一) 病理生理学变化

AFLP 主要病理改变为肝细胞微滴性脂肪浸润,但其发病原因迄今尚未完全清楚,可能是线粒体脂肪酸氧化途径中酶缺陷、妊娠期内某些激素水平增加、某些药物毒物的影响或细菌、病毒感染等导致脂肪代谢功能障碍而诱发 AFLP。研究表明,长链 3-羟酰基辅酶 A 脱氢酶(long chain 3-hydroxyl acyl coenzyme A dehydrogenase,LCHAD)为线粒体内调节长链脂肪酸氧化的复合酶之一,*LCHAD* 基因突变导致胎儿 LCHAD 缺乏,大量胎儿或胎盘产生的中、长链脂肪酸不能氧化,堆积在母体内,对肝脏产生毒性作用,引起肝细胞损伤及脂肪变性;另外,孕妇体内雌孕激素的增加抑制了线粒体脂肪酸氧化,游离脂肪酸和代谢产物的毒性作用可能导致 AFLP 的发生。

(二) 临床表现及诊断

1. 临床表现　AFLP 可在孕晚期任何时间发病,最常发生于孕 32～38 周,据统计平均发病的妊娠周数为 35.2 周,但也有报道妊娠 23 周或产后短期发生者。初产妇、男性胎儿、多胎妊娠和子痫前期是其发病的高危因素。

AFLP 临床表现多样性,早期诊断较困难。早期症状为非特异性,如疲乏、厌食、恶心呕吐(70%)、上腹部不适或腹痛(50%～80%)等消化道症状,极易误诊为急性胃肠炎。随着病情发展,多在 1～2 周后出现进行性黄疸,常无瘙痒,有些患者伴有水肿、高血压等子痫前期症状。如继续妊娠则病情进展迅速,出现多系统、多器官功能不全表现:肝功能障碍、肾衰竭、持续性低血糖、消化道出血、胰腺炎、凝血功能障碍或 DIC、肝性脑病、昏迷等,患者可在短期内死亡。

体格检查发现右侧中上腹触痛,肝脏缩小或不可触及;巩膜或皮肤黄染;伴全身出血倾向时可见皮肤淤点、淤斑、牙龈出血等。多数患者在产后 1～4 周症状好转。

辅助检查有以下几方面。①血常规:白细胞计数升高($>15 \times 10^9$/L),血小板计数减少。②凝血功能检查:纤维蛋白原水平下降、凝血酶原时间(prothrombin time,PT)和活化部分凝血活酶时间(activated partial thromboplastin time,APTT)延长、抗凝血酶Ⅲ降低等。③生化指标:血清总胆红素中度或重度升高,以直接胆红素为主;血清转氨酶轻度或中度升高,一般 100～500U/L,很少达 1000U/L;若未及时诊治可很快呈现酶胆分离现象;血清碱性磷酸酶可比正常值升高 10 倍;血尿酸、肌酐、尿素氮均升高,尤其是尿酸的增高程度与肾功能损害程度不成比例;肝性脑病时血氨显著升高;肝糖原分解障碍导致持续性低血糖,常可降至正常值的 1/3～1/2,血糖降低是 AFLP 区别于其他妊娠期肝脏疾病的一个重要特征。④尿常规分析:尿蛋白阳性,尿胆红素阴性,但尿胆红素阳性时不能排除诊断。⑤各种肝炎病毒标志物多为阴性。⑥影像学检查:B 超显示肝区内弥散密集光点,雪花状,回声强弱不均,典型者呈“亮肝”;CT 及 MRI 显示肝实质大片密度减低区;但超声、CT 及 MRI 检查没有阳性发现也不能排除 AFLP。⑦病理检查:肝脏病理表现为弥漫性微滴性肝细胞脂肪变性,炎症、坏死不明显,肝小叶完整;正常肝脏脂肪含量约占 5%,而 AFLP 患者肝脏脂肪含量可达 13%～19%,有的甚至更高。

2. 诊断标准　肝脏活检是诊断 AFLP 的金标准,但由于肝脏穿刺活检易诱发凝血功能障碍,且耗时长,在临床应用上受到限制,大多数患者的诊断及鉴别诊断主要根据病史、临床表现、体格检查和实验室检查进行。文献报道的 Swansea 标准具有较大的应用前景,具有较高的阳性及阴性预测值,可以做到早期诊断。Swansea 诊断标准如下:呕吐;腹痛;多尿或烦渴;脑病;胆红素升高($>14\mu mol/L$);低血糖($<4mmol/L$);尿酸升高($>340\mu mol/L$);白细胞数量增高($>11\times10^9/L$);超声下可见腹水或“亮肝”;ALT 或 AST 升高($>42U/L$);血氨升高($>47\mu mol/L$);肾损害(肌酐$>150\mu mol/L$);凝血异常(PT 或 APTT 延长或纤维蛋白原降低);肝活检提示微囊泡脂肪变。在无其他疾病可以解释的情况下,符合上述 6 项或 6 项以上指标即可确诊。

(三) 治疗目的与原则

1. 治疗目的　多学科协作,及时积极诊治,改善母儿预后。

2. 治疗原则

(1)早期诊断:提高意识,加强监护,一旦孕妇孕晚期出现消化道症状,应及时进行血尿常规、凝血功能和生化检查,尽早诊断。

(2)及时终止妊娠:据报道,AFLP 患者发病至分娩在 1 周内存活率 100%,而 2 周以上者存活率大大降低,当在疾病晚期分娩时,在分娩当天或次日即死亡的孕产妇达 30%。因此,AFLP 一旦确诊或高度怀疑时,无论病情轻重、病程早晚、孕周大小均应尽快(24～48 小时内)终止妊娠,该病至今尚无产前得以康复的病例报道,而近年采用迅速终止妊娠的措施使孕妇和胎儿存活率明显增高。

(3)最大限度的支持治疗

1)密切观察病情变化,禁用镇静剂及镇痛剂。

2)维持水电解质平衡以稳定内环境:密切注意水电解质平衡,及时纠正酸中毒,补充足够的能量,持续静脉滴注 10%～50%葡萄糖液纠正低血糖以防止低血糖昏迷,输注白蛋白改善低蛋白血症。

3)保肝治疗:给予维生素 K_1、维生素 C、ATP、辅酶 A、肝细胞因子等护肝治疗。

4)短期适量使用肾上腺皮质激素以减轻肝细胞的损伤和保护肾小管上皮。

5)防治感染:使用对肝肾功能损害小的广谱抗生素预防和控制感染,如头孢曲松、亚胺培南等。

6)纠正凝血功能障碍:密切监测凝血功能,输注新鲜红细胞、新鲜冰冻血浆、冷沉淀、血小板、纤维蛋白原和凝血酶原复合物等,纠正凝血因子的消耗。

7)防治应激性溃疡:使用抑酸剂。

8)急性肾衰竭时使用利尿剂,必要时血液透析。

9)严密观察病情变化,必要时采用人工肝支持系统(血浆置换是最早且临床应用最广泛的人工肝支持系统),为肝细胞的再生赢得时间,如病情继续恶化,造成不可逆性肝损害时可考虑肝移植或肝细胞移植。

3. 一般治疗及产科处理

(1)产科处理:大多数学者认为分娩方式首选剖宫产(除非已临产且估计短时间内可以经阴道分娩者可考虑短期阴道试产),因为剖宫产耗时短,可以减少产妇体能消耗,减轻肝肾负担。AFLP 常有凝血功能障碍,剖宫产术需要警惕产后大出血,术中可以积极采取宫腔填塞、B-Lynch 缝合、子宫动脉结扎等止血措施;如果凝血功能障碍严重,建议放宽子宫切除的指征,因为患者承受不了再次开腹手术。术毕可以放置盆腔或腹腔引流管,一方面可以检测有无内出血,另一方面可以让创面渗出液充分的引流有利于病情恢复。术后应将患者转入重症监护室进一步治疗,必须意识到终止妊娠并不意味着病情好转,分娩后仍需积极防治凝血功能障碍、产后大出血、肝肾衰竭和代谢紊乱,警惕胰腺炎等并发症。

(2)一般治疗:在积极行产科处理的同时,应请相关科室会诊后协同治疗,必要时转入ICU。主要处理包括:①呼吸循环支持,维持水电解质平衡,纠正低血糖;②适量使用皮质激素利于减轻肝细胞的损伤,促进肝细胞合成蛋白质;③使用对肝肾毒性小的广谱抗生素预防和控制感染;④预防性保护胃肠道和胰腺功能:尽早使用抑酸剂预防应激性溃疡,胃肠减压减轻腹胀,预防肠道功能衰竭以及急性胰腺炎。

(四)药物治疗及药学监护

妊娠期急性脂肪肝的药物治疗主要包括对症支持处理、保肝治疗、防治肾衰竭、预防感染及纠正凝血功能障碍等。

1. 对症支持 调节水电解质平衡,及时纠正酸中毒,持续静脉滴注 10%~50%葡萄糖液纠正低血糖,输注白蛋白改善低蛋白血症。

2. 保肝治疗 保护肝细胞,改善肝脏循环,促进肝功能恢复。

3. 防治肾衰竭 短期适量使用肾上腺皮质激素以减轻肝细胞的损伤和保护肾小管上皮。尽量避免使用对肾脏有损害的药物,必要时予以利尿药促进排尿。

4. 防治感染 使用对肝肾功能损害小的广谱抗生素预防和控制感染。

5. 防治凝血功能障碍 适时补充凝血因子,输注新鲜血浆、冷沉淀、纤维蛋白原和凝血酶原复合物等。

具体药物选择及监护见"妊娠合并病毒性肝炎"相关部分。

 案例分析:

案例:妊娠合并急性脂肪肝的治疗

患者黄某,30 岁,妊娠 32 周,因恶心、呕吐且乏力、尿黄 7 天,意识不清 1 天转入我院。入院查体:意识淡漠,呼唤睁眼,查体不能合作,全身皮肤重度黄染,体温 37.0℃、脉搏 130次/分、呼吸 18 次/分、血压 115/78mmHg。产科 B 超:宫内妊娠,活胎,头位。血常规:血红蛋白 102g/L,白细胞 26.3×10^9/L,血小板 76×10^9/L;肝肾功能:总胆红素 194μmol/L,直接胆红素 93.2μmol/L,谷丙转氨酶 561U/L,谷草转氨酶 295U/L,尿素氮 32.6mmol/L,尿酸 618μmol/L;凝血功能:凝血酶原时间 45.3 秒,凝血活酶时间 72.1 秒。急性脂肪肝及继发性凝血功能障碍诊断明确。除尽快行剖宫产术终止妊娠外还应进行哪些处理？

分析：术前予保肝细胞膜、抗氧化、退黄疸、降血氨等保肝治疗，并予 20% 甘露醇脱水、呋塞米利尿以减轻脑水肿；输注新鲜冰冻血浆及人血白蛋白支持、改善凝血功能；静脉注射凝血酶原复合物改善凝血功能、预防出血等。

之后该患者在全身麻醉下行剖宫术终止妊娠。术后第 11 天监测患者凝血和肝肾功能无异常，复查 B 超示肝脏体积恢复，形态密度好转。患者无特殊不适，予以出院。

第三节 妊娠合并甲状腺疾病

一、妊娠合并甲状腺功能亢进症

甲状腺功能亢进症（hyperthyroidism），简称甲亢，是指由于血清游离四碘甲腺原氨酸（又称游离甲状腺素，free tetraiodothyronine，FT_4）和（或）游离三碘甲腺原氨酸（free triiodothyronine，FT_3）浓度增高，引起机体兴奋性增高和代谢亢进为主要表现的一组临床综合征。妊娠期甲亢最常见的原因是妊娠一过性甲亢（gestational transient hyperthyroidism，GTH）或称为妊娠甲状腺功能亢进综合征（syndrome of gestationalhyperthyroidism，SGH），其发病率为 1%～3%；而毒性弥漫性甲状腺肿（Graves disease，GD）则是自身免疫所致甲亢最常见的原因，是促甲状腺激素受体抗体（TSH receptor antibodies，TRAb）引起的自身免疫病，妊娠期发病率为 0.1%～1.0%，可以于孕期首发，也可以是既往甲亢病史者在孕期复发，其妊娠结局与是否治疗和严重程度有关；另有少数系甲状腺功能腺瘤、结节性甲状腺肿等所致。妊娠合并甲亢可导致流产、早产、胎儿畸形、胎儿生长受限、死产、妊娠期高血压疾病、胎盘早剥、心力衰竭和甲状腺危象等，一旦发生甲状腺危象，即使经过恰当处理，孕产妇死亡率仍高达 25%；新生儿尚可能发生甲状腺功能亢进或甲状腺功能减退。

（一）病理生理学变化

妊娠期甲状腺除了受下丘脑-垂体-甲状腺轴调控外，还受到胎盘激素的影响。一方面母胎对碘需求量增加，肾排碘能力增强，使母体处于相对碘缺乏状态；妊娠期甲状腺可出现生理性肿大，美国甲状腺协会（American Thyroid Association，ATA）指南指出，碘充足地区孕妇甲状腺体积较非孕时增大 10%，而缺碘地区增大 20%～40%。另一方面，妊娠期雌激素分泌增加，可刺激肝脏合成甲状腺激素结合球蛋白（thyroxine binding globulin，TBG）增加，引起血清甲状腺素水平升高。同时，胎盘可合成大量人绒毛膜促性腺激素（human chorionic gonadotrophin，hCG），在妊娠 8～10 周时达高峰；血清 hCG 与促甲状腺激素（thyroid stimulating hormone，TSH）有相同的 α 亚基，故早孕期高水平的 hCG 能刺激 TSH 受体，从而导致 FT4 升高和 TSH 下降。

（二）临床表现及诊断

1. 临床常见症状　大多数妊娠期甲亢患者，妊娠前有甲亢病史。而在妊娠期首次发生的甲亢，其临床表现不易与妊娠期高代谢综合征相鉴别。因妊娠期基础代谢率明显升高，可使母体出现皮温升高、多汗、怕热、易饿、食欲增加、甲状腺轻度增大、心率增快、脉压增大等，这些生理性改变类似于甲亢症状，临床上易与甲亢混淆。妊娠剧吐患者中有 2/3 出现甲状腺功能异常而没有甲状腺疾病。因此,妊娠期甲亢的诊断必须慎重。

妊娠期 GTH 即为 hCG 相关性甲亢,患者的甲亢表现常轻重不一,往往随血 hCG 的变化而消长。与 GD 相比,GTH 的症状一般不太严重,对母儿都无太大影响,多数能自行缓解。典型 GD 可出现:高甲状腺素代谢综合征(颜面潮红、心率快、易激动、失眠、体重减轻、低钾周期性麻痹等);甲状腺弥漫性肿大(可有压迫症状,闻及血管杂音);突眼(浸润性和单纯性);手震颤等。

关于实验室检查,由于妊娠期的生理变化,孕期甲状腺功能试验的检测值与非孕期有所不同。ATA 指南指出,整个妊娠期间妇女的 TSH 值会比非孕时的 TSH 参考值(0.4~4.0mIU/L)有所降低,其正常下限降低约 0.1~0.2mIU/L,正常上限降低约 1.0mIU/L。且不同种族、不同的检测方法以及不同公司的试剂均会使 TSH 的正常参考值有所不同,建议制订本地区本实验室的不同孕期特异性甲状腺指标参考范围。若无条件获得不同孕期 TSH 特异性参考值范围,可考虑使用 ATA 指南中标准:早孕期 0.1~2.5mIU/L,中孕期 0.2~3.0mIU/L,晚孕期 0.3~3.0mIU/L。

2. 诊断标准　诊断时应结合临床症状、体征和实验室检查。出现高代谢综合征,当 FT_3、FT_4 增高,TSH<0.1mIU/L 时,考虑妊娠合并甲亢,应鉴别 GTH 和 GD。

GTH 主要是由于妊娠时 hCG 升高所致,常表现为血清 FT_4 或 TT_4 升高、TSH 降低或无法检出,甲状腺自身抗体阴性,既往无甲状腺功能亢进病史,临床无甲状腺肿大、眼病等,常提示 GTH 的诊断。一般来讲,GTH 属于生理性,多在妊娠早期发生,至妊娠中期逐渐恢复正常。

如同时伴有浸润性突眼(为 GD 重要而较特异的体征之一)、弥漫性甲状腺肿伴局部血管杂音和震颤、血清 TRAb 阳性,可诊断为 GD。

(三) 治疗目的及原则

1. 治疗目的　在短期内控制症状,使甲状腺功能恢复至正常,同时尽量避免母儿并发症的发生。

2. 治疗原则　妊娠合并甲亢应由产科医师和内分泌科医师共同管理。

(1)GTH 的治疗:选用支持疗法,一般不推荐使用口服抗甲状腺药物(antithyroid drug,ATD)。

(2)妊娠期 GD 的治疗

1)ATD:兼顾药物的有效性和安全性,临床常用的药物是丙硫氧嘧啶(propylthiouracil,PTU)和甲巯咪唑(methimazole,MMI),PTU 通过胎盘量少但可造成肝细胞损害即潜在的肝毒性,而 MMI 有潜在的致畸性,故妊娠早期首选 PTU 治疗,妊娠 3 个月以后及哺乳期应改用 MMI。ATA 指南建议:在 ATD 治疗期间,应每 2~6 周监测 FT_4、TSH 和 TRAb 水平,根据检查结果调整药物剂量,FT_4 目标值维持于非妊娠期正常参考值上 1/3。

2)甲状腺手术:甲状腺切除术很少用于治疗妊娠期甲亢,如果病情需要,手术最佳时间应选择在妊娠中期。若出现以下情况可考虑手术治疗:对 ATD 过敏、不能耐受或出现严重不良反应(粒细胞数量减少、肝功能损害);药物治疗效果不佳者;甲状腺肿大致压迫症状(喘鸣、吞咽困难、呼吸困难等);高功能甲状腺腺瘤或毒性结节性甲状腺肿,高度怀疑有癌变者。

3)[131]I 治疗:由于放射性物质有致畸的可能,影响胎儿发育,故妊娠期和哺乳期甲亢妇女禁用。

（3）妊娠期甲亢危象的治疗

1）ATD 抑制甲状腺激素生物合成：首选 PTU。

2）碘剂抑制甲状腺激素释放：复方碘溶液。

3）降低周围组织对甲状腺激素的反应：β受体拮抗剂（如普萘洛尔）。

4）必要时肾上腺皮质激素治疗和透析。

5）对症支持维持内环境稳定，广谱抗生素预防感染。

6）病情稳定后 2～4 小时终止妊娠，以剖宫产为宜。

3. 一般治疗及产科处理

（1）妊娠前：甲亢妇女在妊娠前应先积极治疗，使甲状腺功能恢复正常。甲状腺功能亢进患者妊娠的时机为：①妊娠前甲亢患者，如正在接受 ATD 治疗，且实验室检查甲状腺功能达到正常范围，可改用 ATD 的最小有效剂量，维持血清 FT_4 达正常参考值的上限；②[131]I 治疗后达 6 个月以上，并在受孕前 3 个月维持甲状腺功能正常。

（2）妊娠期：加强营养，增加产前检查的次数，密切注意母亲血压、体重、宫高、腹围的变化，孕晚期加强 B 超和胎心电子监护，以便及时发现问题并处理。孕妇自身应注意避免感染、刺激和情绪波动，预防由此诱发的甲状腺功能亢进危象。甲亢孕妇易发生子痫前期，注意早期补钙、低盐饮食、营养指导，并加强监护。孕期可行心电图及超声心动图检查，排除甲状腺功能亢进性心脏病。由于 TRAb 可通过胎盘刺激胎儿甲状腺，故 TRAb 转阴对改善母婴预后尤为重要。接受过[131]I 治疗和甲状腺部分切除治疗后，即使激素水平正常，也可能出现高水平的 TRAb。因此，对妊娠期新诊断 GD 或既往有 GD 病史的患者，应在妊娠 20～24 周时检测 TRAb，一旦发现仍有高水平 TRAb，应密切监测胎儿情况。

（3）分娩期：产程中应给予患者心理安慰，补充能量，鼓励患者休息和进食，支持分娩镇痛，避免加重心脏负担，尽量缩短第二产程，必要时可阴道助产。若产妇有心功能不全或其他产科因素，可放宽剖宫产指征。还应注意预防感染、预防产后出血及甲状腺危象。

（4）产褥期：产后免疫抑制解除，甲状腺功能亢进症状可能会加重，应复查甲状腺功能，及时调整 ATD 用量。由于 PTU 可能会对母婴产生严重肝毒性，故哺乳期患者首选 MMI 治疗，且应当在哺乳后服用。孕期 TRAb 阳性者，在生后 3～4 天和 7～10 天时筛查新生儿甲状腺功能亢进。

（四）药物治疗及药学监护

1. 妊娠期 GD 的治疗

（1）治疗药物：ATD 可降低碘耦联单碘酪氨酸和二碘酪氨酸，从而抑制甲状腺激素（thyroidhormone，TH）的合成。应用 ATD 是妊娠期甲亢最主要的治疗手段，使用的药物主要包括 PTU 和 MMI。PTU 可抑制甲状腺内过氧化物酶，阻止甲状腺内酪氨酸碘化及碘化酪氨酸的缩合，从而抑制 TH 的合成。同时，在外周组织中抑制甲状腺素（thyroidhormones thyroxine，T_4）变为三碘甲腺原氨酸（triiodothyronine，T_3），使血清中活性较强的 T_3 含量较快降低。MMI 的药物作用机制与 PTU 类似，两者均可阻碍 T_3 和 T_4 的合成。

（2）药物用法用量与药动学参数（见表 4-10）

表 4-10 妊娠合并甲状腺功能亢进常用药物的用法用量和药动学参数

分类	代表药物（妊娠安全分级）	用法用量	药动学参数			
			生物利用度	达峰时间	半衰期	血浆蛋白结合率
硫脲类	PTU(D级)	口服：开始剂量依据病情轻重，一般为每次 100mg，tid；用药 4～12 周，病情控制后可减量 1/3，以后每 4～6 周递减 1/3～1/2；维持剂量 50～150mg/d	50%～80%	1h	1～2h	76.2%(60%～80%)
咪唑类	MMI(D级)	口服：一般开始用量每日 30mg，分 3 次服用；病情控制后，4～8 周开始减量，每 4 周减 1/3～1/2；维持剂量 5～15mg/d	70%～80%	—	3h	0%

（3）药物治疗监测

1）疗效评估：患者甲亢临床症状缓解，如安静时脉搏、脉压降低，怕热多汗，皮肤潮红，体温升高，突眼，手颤抖，腹泻症状缓解。实验室检查项目血清总 T_4（total T_4，TT_4）、血清总 T_3（total T_3，TT_3）、TBG、T_3、T_4 降低，TSH 升高。

2）药物不良反应监测：①PTU 可致粒细胞和血小板数量减少及肝功能损伤等，用药期间需监测血常规、凝血功能及肝功能等。②MMI 可致先天畸形，主要是皮肤发育不全及"甲巯咪唑致胚胎病"（包括鼻后孔和食管闭锁、颜面畸形）。另外孕妇较多见皮疹、皮肤瘙痒及白细胞数量减少等，用药期间需做好胎儿监护及 B 超随访，孕妇需监测血常规等。

（4）用药注意事项及用药教育

1）ATD 可通过胎盘屏障，为避免对胚胎的不良影响，使用小剂量的抗甲状腺药物使 FT_4 保持在正常上限为治疗目标。在治疗起始后 2～4 周检测 FT_4、TSH，治疗达到目标后每 4～6 周检测一次。应避免过度治疗，以免造成胎儿甲状腺肿及甲状腺功能减退。

2）ATD 可分泌到乳汁中，乳汁中的浓度相当于母亲血清中的浓度，若哺乳期妇女服用 ATD，会导致婴儿出现甲状腺功能减退的危险。因此，不建议哺乳期妇女服用 ATD。

3）PTU 可增强抗凝血药的抗凝作用，而 MMI 则通过干扰降低凝血因子的代谢从而影响抗凝药的疗效。因此，ATD 与抗凝药合用时，应密切监测凝血指标。

 案例分析

案例：抗甲状腺药物的使用

患者赵某，因"孕 36^{+4} 周，妊娠合并甲状腺功能亢进"入院，患者既往甲状腺功能亢进史，妊娠早期口服 PTU，中晚期改服 MMI。入院后体检：体温 37.6℃，心率 92 次/分，查血 TSH 0.08mIU/L，FT_3 3.14pmol/L，FT_4 13.04pmol/L；血常规正常；纤维蛋白原：4.4g/L，稍偏高；肝肾功能及电解质均正常。现无怕热、多汗、激动等甲状腺功能亢进临床特征表现，针对该患者现如何治疗？

分析：患者既往甲状腺功能亢进史，由于应用 PTU 的肝毒性可发生在治疗的任何时间，而 MMI 可致先天畸形，故患者在妊娠早期和中、晚期分别服用 PTU、MMI 的治疗方案可，MMI 可通过胎盘屏障，因此为避免对胚胎造成不良影响，使用小剂量的 ATD 使 FT₄ 保持在正常上限为治疗目标，现患者病情控制可，MMI 可降至维持剂量，推荐每日予 MMI 5mg。在应用 MMI 期间孕妇应定期监测血常规及胎儿监护。

2. 妊娠期甲亢危象的治疗

(1)治疗药物：首选 PTU 抑制 TH 的合成；使用碘剂如复方碘溶液同时抑制 TH 的合成与释放；应用 β 受体拮抗剂可降低周围组织对 TH 的反应，外周组织中 T_4 转换为 T_3 减少，从而减轻症状；糖皮质激素可抑制组织中 T_4 转换为 T_3、阻止 TH 释放、降低周围组织对 TH 的反应外，还可增强机体的应激能力。

(2)药物用法用量与药动学参数(见表 4-11)

表 4-11 妊娠期甲亢危象常用药物的用法用量和药动学参数

分类	代表药物 (妊娠安全分级)	用法用量	药动学参数			
			生物利用度	达峰时间	半衰期	血浆蛋白结合率
硫脲类	PTU(D 级)	口服：开始剂量依据病情轻重，一般为每次 100mg，tid；用药 4～12 周，病情控制后可减量 1/3，以后每 4～6 周递减 1/3～1/2；维持剂量 50～150mg/d	50%～80%	1h	1～2h	76.2%(60%～80%)
碘剂	复方碘溶液(碘及碘化钾)(D 级)	口服：首剂 30～60 滴，以后每 6～8 小时 5～10 滴	—	—	—	—
β 受体拮抗剂	普萘洛尔(C 级)	口服：30～50mg，每 6～8 小时一次；静脉注射：1mg 经稀释后缓慢静脉注射，视需要可间歇给 3～5 次	30%	1～1.5h	口服：3.5～6h 静脉注射：2～3h	93%
糖皮质激素	氢化可的松(D 级)	静脉滴注：100mg 加入 5%～10% 葡萄糖盐水中静脉滴注，每 6～8 小时 1 次	—	1h	1.67h	>90%

(3)药物治疗监测

1)疗效评估：患者甲亢危象临床症状缓解，如安静时脉搏、脉压降低，心率增加，皮肤潮红，体温升高，胃肠道不适症状缓解。实验室检查项目血清 FT₄、FT₃ 降低。

2)药物不良反应监测：①PTU 可致粒细胞和血小板减少及肝功能损伤等，用药期间需监测血常规、凝血功能及肝功能等。②使用复方碘溶液可发生过敏反应，表现为四肢、颜面、口唇、舌或咽部水肿,甚至引起窒息;也可出现发热、不适、皮肤红斑或风团。过敏反应可用药后立即出现,也可于几小时后出现。

(4)用药注意事项及用药教育

1)复方碘溶液用于甲亢症危象时,必须配合使用硫脲类药物,大量饮水和增加食盐摄入量,可加速碘的排泄。

2)甲亢患者使用普萘洛尔不可骤然停药,否则使甲状腺功能亢进症状加重。

 案例分析

案例:治疗妊娠期甲状腺功能亢进危象药物的使用

患者李某,因"孕28周,心悸、呼吸困难1天"入院,患者既往甲状腺功能亢进史,长期服用 ATD 治疗,发病前有上呼吸道感染症状。入院后检查,体温:39.3℃,心率:160次/分,血压:190/100mmHg,查血 TSH 0.05mIU/L,FT$_3$ 77.2pmol/L,FT$_4$ 13.9pmol/L,查血常规正常;心电图示:室上性心动过速;现有烦躁不安、恶心、呕吐等甲状腺危象的临床特征表现,综合患者病情,诊断为甲状腺危象,针对该患者现如何治疗?

分析:一旦发生甲状腺危象需积极抢救,既要控制甲状腺功能亢进的发展,又要确保胎儿的正常发育,安全度过妊娠及分娩。通常首选 PTU,首次剂量600mg 口服;该患者无心力衰竭及哮喘可加用普萘洛尔30mg 口服;服用 PTU 后1小时再加用复方碘溶液,首剂30～60滴,以后每6～8小时5～10滴;氢化可的松100mg 加入5%～10%葡萄糖盐水中静脉滴注,每6～8小时1次,氢化可的松除抑制 T$_4$ 转化为 T$_3$、阻滞 TH 释放、降低周围组织对 TH 的反应外,还可增强机体的应激能力。同时给予高流量吸氧、降温、防治感染等支持治疗。

二、妊娠合并甲状腺功能减退症

甲状腺功能减退症(hypothyroidism,简称甲减)是由于各种原因导致的甲状腺激素(thyroidhormone,TH)合成和分泌不足或 TH 抵抗(组织利用不足)而引起的全身性低代谢综合征,其病因以原发性(甲状腺本身的疾病所致)占绝大多数。随着重视度的增加,妊娠期甲减不再是既往观念中的少见疾病,越来越受到产科和内分泌科医师的关注。其患病率文献报道的差别很大,国外文献报道患病率0.20%～0.90%,国内文献报道患病率0.127%～1.33%,且呈逐年上升趋势,与近年各国指南的相继推出和对亚临床甲状腺功能减退症(subclinical hypothyroidism,SCH)的重视有关。妊娠期临床甲减可增加流产、畸形、早产、胎儿生长受限、死胎的风险,也增加妊娠期高血压疾病、糖尿病、贫血、胎盘早剥、产后出血等的发生率,并损害后代的神经智力发育。妊娠期母体的 TH 水平对于胎儿的神经系统发育有重要影响,妊娠早期 TH 水平降低可能导致子代智力和运动发育障碍。及时诊断和有效治疗妊娠期甲减,能够消除不良影响,明显改善母儿预后。

(一) 病理生理学变化

妊娠期临床甲减最常见的原因是甲状腺本身的疾病,即原发性甲状腺功能减退,以慢性自身免疫性甲状腺炎(以桥本甲状腺炎为主)最常见,还可发生于甲亢[131]I同位素治疗后或手术治疗后、良性甲状腺结节性疾病手术治疗后、甲状腺癌及头颈部恶性肿瘤的手术和(或)放射治疗后;罕见的原因是源自下丘脑垂体病变的继发性甲减。另外,一些影响甲状腺素吸收和转化,加速其清除的药物也可引起甲减。妊娠对甲状腺及其功能具有明显影响,孕期甲状腺腺体增大、血供增加、功能增强;妊娠对 TH 的生理需求量也增加(增加 50%)。这些生理变化可导致妊娠早期甲状腺功能正常的碘缺乏妇女在妊娠晚期发生甲减。

(二) 临床表现及诊断

1. **临床常见症状**　甲减可导致复杂的多系统临床综合征,其严重程度取决于甲状腺功能紊乱程度和持续时间,但大部分临床症状及体征常是非特异性的,且容易为妊娠所掩盖,故明确甲减和亚临床甲减通常需要实验室检查。

临床甲减主要症状包括乏力、懒言、嗜睡、畏寒、体温降低、皮肤干燥粗糙、腹胀、便秘、食欲缺乏但体重不降或反增、头发稀疏或脱落等;还可出现反应迟钝、表情淡漠、思维缓慢、注意力不集中、记忆力减退、精神抑郁等神经精神症状;严重者可出现黏液性水肿、眼睑肿胀下垂等。亚临床甲减多数无任何临床症状。

2. **诊断标准**　由于妊娠期甲减可对母婴产生不良影响,关于妊娠期甲减的诊治一直受到密切关注,相继有美国内分泌学会(The Endocrine Society,TES)、美国甲状腺学会(America Thyroid Association,ATA)、中华医学会内分泌学分会等专家组织撰写并发表了妊娠和产后甲状腺疾病诊治指南。目前国内外指南均建议采用本地区或本实验室所建立的方法特异性的妊娠期促甲状腺激素(TSH)和游离甲状腺素(FT$_4$)妊娠早、中、晚期特异参考值范围,选择 95% 可信区间,即以 2.5th 和 97.5th 为下限和上限来诊断妊娠期甲状腺功能异常。根据指南,妊娠期临床甲减诊断标准为:血清 TSH>妊娠期参考值上限(97.5th),且血清 FT$_4$<妊娠期参考值下限(2.5th);如果血清 TSH>10mU/L,无论 FT$_4$ 是否降低,都可以诊断为临床甲状腺功能减退。妊娠期亚临床甲减的诊断标准为:血清 TSH>妊娠期参考值上限(97.5th),而 FT$_4$ 在参考值范围之内(2.5th~97.5th)。如果当地实验室未建立 TSH 妊娠期特异参考值范围,推荐 2.5mIU/L 作为孕早期、3.0mIU/L 作为孕中期和孕晚期正常参考范围上限。

(三) 治疗原则

1. **治疗目的**　妊娠期甲减的治疗目的是及时足量补充外源性 TH,纠正母体 TH 不足,保证妊娠过程母体对胎儿 TH 供应,以改善围产结局。

2. **治疗原则**

(1)妊娠期临床甲减一旦确诊,立即开始规范化治疗,选择左甲状腺素片(L-thyroxine,L-T$_4$)治疗,不用三碘甲腺原氨酸(triiodothyronine,T$_3$)或甲状腺片(thyroid tablets)治疗。

(2)妊娠期亚临床甲减,如果甲状腺过氧化物酶抗体(thyroid peroxidase antibody,TPOAb)阴性,不推荐也不反对给予 L-T$_4$ 治疗;如果 TPOAb 阳性,推荐给予 L-T$_4$ 治疗。

(3)妊娠期低甲状腺素血症(FT$_4$ 水平低于妊娠期特异参考值的第 10 或者第 5 百分位点,TSH 正常),若 TPOAb 阴性,称为单纯性低甲状腺素血症,不推荐给予 L-T$_4$ 治疗。

(4)单纯 TPOAb 阳性者(不伴有血清 TSH 升高和 FT$_4$ 降低),不推荐也不反对给予 L-T$_4$ 治疗,妊娠期需要定期监测血清 TSH,每 4~6 周检测 1 次,26~32 周应至少检测 1 次,一旦 TSH 超过正常参考值范围,应该给予 L-T$_4$ 治疗。

3. **一般治疗及产科处理**

(1)妊娠前:建议对计划妊娠妇女开展甲状腺功能指标的筛查,已患临床甲状腺功能减退妇女计划妊娠,需要将 TSH 控制在＜2.5mIU/L 再妊娠。

(2)妊娠期:建议有条件的医院对早孕妇女开展甲状腺疾病筛查,筛查时机宜在妊娠 8 周以前,筛查指标包括:TSH、FT_4 和 TPOAb。如果孕早期筛查血 TSH＜2.5mIU/L,TPOAb 阴性,并且无甲状腺疾病史或碘缺乏史,则不需要进一步处理和观察。如果需要 L-T_4 治疗,应规范用药,并根据 TSH 水平及时调整剂量。

(3)产褥期:临床甲减继续 L-T_4 治疗,并于产后 6 周复查 TSH,根据结果调整剂量。服用 L-T_4 可以母乳喂养,早餐前半小时空腹服用,早餐后可以哺乳。

(四)药物治疗及药学监护

1. 妊娠期临床甲减

(1)治疗药物:妊娠期临床甲减可增加妊娠期并发症的发生,增加胎儿出现神经智力发育障碍的风险。补充 TH 可降低母婴发病风险。L-T_4 含有的合成左甲状腺素与甲状腺自然分泌的 TH 相同,它与内源性激素一样,在外周器官中被转化为 T_3,通过与 T_3 受体结合发挥其特定作用。

(2)药物用法用量与药动学参数(见表 4-12)

表 4-12 妊娠合并甲状腺功能减退常用药物的用法用量和药动学参数

分类	代表药物 (妊娠安全分级)	用法用量	药动学参数			
			生物利用度	达峰时间	半衰期	血浆蛋白结合率
甲状腺激素类药	L-T_4(A 级)	口服:起始剂量为 50～100μg/d,根据孕妇 TSH 监测值,调整给药剂量	40%～80%	—	144～168h	99%

(3)药物治疗监测

1)疗效评估:2011 年 ATA 指南提出不同孕期 TSH 正常参考值范围为妊娠早期 0.1～2.5mIU/L、妊娠中期 0.2～3.0mIU/L、妊娠晚期 0.3～3.0mIU/L。每 4 周测定 1 次甲状腺功能,根据结果调整剂量。

2)药物不良反应监测:少数患者由于对剂量不耐受或用药过量,特别是由于治疗开始时剂量增加过快,可能出现心动过速、心悸、心律不齐、心绞痛、头痛、肌肉无力、发热等症状。

(4)用药注意事项及用药教育

1)L-T_4 应于早餐前半小时,空腹将一日剂量一次性给予;应从低剂量开始,每 2～4 周逐渐加量,直至达到足剂量,定期检测甲状腺功能。

2)L-T_4 可降低抗糖尿病药物的降糖作用;能取代抗凝药与血浆蛋白的结合,使抗凝药的作用增强,易引起出血,因此,联用时需监测孕妇的血糖水平和凝血指标。

 案例分析

案例:妊娠期临床甲状腺功能减退症的治疗

患者周某,因"孕 37^{+1} 周入院待产"入院,患者既往有自身免疫甲状腺炎,一直服用 L～T_4,怀孕后在医师指导下合理调整 L-T_4,现每天服用 L-T_4 100μg,入院后查血 TSH

2.0mIU/L,FT₃ 4.3pmol/L,FT₄ 10.2pmol/L,诊断为妊娠合并甲状腺功能减退。现患者无黏液性水肿的临床症状,应如何治疗?

分析:患者怀孕后积极合理调整 L-T₄ 的给药剂量,定期检测 TSH 值,现血 TSH 2.0mIU/L,根据 ATA 指南提出不同孕期 TSH 正常参考值范围(妊娠早期 0.1～2.5mIU/L、妊娠中期 0.2～3.0mIU/L、妊娠晚期 0.3～3.0mIU/L)可知,该患者现病情控制良好。建议继续使用 L-T₄ 对症治疗,具体用法为口服 L-T₄ 100μg/d,每日 1 次。

2. 妊娠期亚临床甲减

(1)治疗药物:妊娠期亚临床甲减可增加妊娠期并发症的发生率,增加胎儿出现神经智力发育障碍的风险。与临床甲减相比,针对亚临床甲减的研究结论尚存争议。由于缺乏随机对照临床实验,尚无足够的证据显示对 TPOAb 阴性的亚临床甲减孕妇应予 L-T₄ 治疗,但应意识到与母体亚临床甲状腺功能减退增加的潜在风险。对于 TPOAb 阳性的亚临床甲减孕妇应给予 L-T₄ 治疗。妊娠早期给予 L-T₄ 干预,可减少流产和早产的发生,而 TPOAb 阴性者可不予治疗。

(2)药物用法用量与药动学参数和药物治疗监测:见妊娠合并临床甲减。

 案例分析

案例:妊娠期亚临床甲状腺功能减退症的治疗

患者李某,因"孕 10⁺² 周,因血糖控制欠佳"入院,患者孕后体检甲状腺功能示:TPOAb 阳性,TSH 偏高,FT₃ 和 FT₄ 正常在正常范围内,当时诊断为妊娠期亚临床甲状腺功能减退,并予口服 L-T₄ 50μg/d。诊断:妊娠合并亚临床甲状腺功能减退;妊娠期糖尿病。现患者使用胰岛素降糖,应如何治疗?

分析:患者系妊娠合并亚临床甲状腺功能减退,TPOAb 阳性,入院后查血示:TSH 2.3mIU/L,FT₃ 4.3pmol/L,FT₄ 10.2pmol/L,根据 ATA 指南提出不同孕期 TSH 正常参考值范围(妊娠早期 0.1～2.5mIU/L、妊娠中期 0.2～3.0mIU/L、妊娠晚期 0.3～3.0mIU/L)可知,该患者现 TSH 在正常范围内,建议定期检测 TSH 值,并根据监测结果调整 L-T₄ 的给药剂量,现可维持原给药方案。考虑 L-T₄ 可能会降低抗糖尿病药物的降糖作用,能取代抗凝药与血浆蛋白的结合,该患者患有妊娠期糖尿病,服用胰岛素降糖治疗,故在服药期间应经常监测孕妇的血糖水平和凝血指标。

第四节　妊娠合并血液和免疫系统疾病

一、妊娠合并类风湿关节炎

类风湿关节炎(rheumatoid arthritis,RA)是一种以对称性关节滑膜炎和关节外病变为特征的慢性自身免疫性疾病。RA 主要侵犯手、足的小关节,有时可累及心、肺、肾、神经、肌肉及血液系统等。其早期主要表现为对称性多发性关节炎,疾病呈进行性进展、自限性发作和缓解,最终出现关节畸形和伴有不同程度的关节功能障碍或丧失,是一种致残率较高的风湿免疫疾病。RA 在全球各个种族均有发病,无明显地域性差异,其患病率为 0.32%～0.36%。

RA 可发生于任何年龄,女性多见,男女比例为 1∶(2～4)。有关妊娠妇女合并 RA 发病率的报道极少,Chakravarty 等统计美国 2002 年 995 个医院 404 万次分娩中合并 RA 者 1425 名,其发生率约为 0.035%。妊娠合并 RA,增加孕妇发生妊娠期高血压疾病的风险,同时因关节病变使剖宫产率增加;对胎儿而言,早产、胎膜早破、胎儿生长受限、胎儿窘迫等风险亦增加。

(一)病理生理学变化

RA 是一种自身免疫性疾病,目前确切病因尚未完全明确,可能与感染、遗传、内分泌等因素有关。妊娠期妇女发生 RA 的危险性较非妊娠期妇女降低 2～5 倍,且回顾性研究表明 75% 的 RA 患者妊娠后关节炎症状可以减轻甚至消失。其机制可能与孕妇体内辅助性 T 淋巴细胞亚群 Th_2 免疫应答占优势,血中雌激素、孕激素和糖皮质激素水平升高有关。

RA 主要侵犯手、足的小关节,有时可累及心、肺、神经系统。其主要的病变首先是关节滑膜炎,急性期滑膜充血水肿,有浆液渗出至关节腔内,而使局部肿胀,并伴有淋巴滤泡形成;滑膜炎症可使纤维素渗出,吸收机化,造成相应关节面的纤维强直,进一步因骨质增生和钙盐沉积而发生骨性关节强直。RA 第二个基本病变是类风湿性血管炎,其血管内皮增生,使管腔狭窄或阻塞,血管壁变性、坏死,周围有慢性炎症细胞浸润,使关节腔或累及的结缔组织如神经系统病变加重。RA 的第三种基本病变是类风湿性结节的形成,常见于胸膜下、肺实质、心肌,偶见于皮下的血管周围。

(二)临床表现及诊断

1. 临床常见症状　类风湿关节炎临床表现多种多样,不仅侵犯关节并且可侵犯全身各个脏器,关节受侵程度与关节外表现的有无或严重程度可不一致。发病可急可缓,多数病例常于数周或数月内逐渐起病,首发症状多为对称性小关节肿胀、疼痛、晨僵,并伴有全身不适;少数病例急性起病,数日或数周内出现,多伴有发热等全身症状。

(1)关节表现

1)部位:关节受累多为双侧、对称性的,最常侵犯的为腕、近端指间关节、掌指关节、跖趾关节、膝、踝、肘,其次侵犯肩、髋关节等,很少侵犯远端指间关节。

2)晨僵:是最为突出和常见的一种临床表现,大多超过 1 小时,晨僵时间的长短和滑膜炎的严重程度相关,是反映疾病活动和诊断 RA 的重要指标。

3)关节疼痛:多表现为持续性钝痛和胀痛,严重时关节肿胀、局部皮温略高,一般不红,且持续时间较长,往往超过 6 周。

4)畸形:多数由于手部肌肉萎缩、肌群间力量失衡引起;也有部分是由于关节面受损导致。典型表现有天鹅颈样畸形、尺侧偏斜、纽扣花畸形等。

(2)关节外表现

①类风湿结节。常出现在受压部位,疾病活动时出现,可随疾病的缓解而消失,一定程度反映疾病活动程度的指标。②心包炎。③肾脏损伤。④多发性单神经炎。⑤眼。⑥继发性干燥综合征。⑦血管炎。⑧弥漫性肺间质纤维化。⑨胸膜炎、胸腔积液等。

(3)辅助检查

1)血清学检查:①类风湿因子(RF):RA 患者 RF 阳性率约为 70%,且 RF 不仅仅出现在 RA 患者中,因此不能仅以 RF 阳性与否对疾病进行诊断,应结合临床综合判断;②抗瓜氨酸化蛋白抗体(ACPA)、抗核周因子(anti-parinuclearfactor,APF)、抗 Sa 抗体、抗角蛋白抗体(anti-keratin antibody,AKA)等对疾病早期诊断具有一定意义;③其他自身抗体、补体及免疫复合物指标等可随病情变化而波动。

　　2)影像学检查是诊断和疗效评价的重要指标,但孕期慎用。

　　3)急性时相反应物指标:C反应蛋白(C-reactive protein,CRP)是反映炎症活动的指标,疾病加重时,CRP升高;血沉(erythrocyte sedimentation rate,ESR)在疾病活动时增快;RA活动时,70%患者血小板计数可持续升高,白细胞及嗜酸性粒细胞可轻度升高。

　　2. 诊断标准　1987年美国风湿病协会(American Rheumatism Association,ARA)重新修订了其RA诊断标准,此标准一直沿用到2009年。由于该标准不能早期发现RA高危人群,随着影像学和实验室检查技术的进步,2009年10月,在美国费城召开的第73届美国风湿病学年会上,美国风湿病学学会(American College of Rheumatology,ACR)和欧洲抗风湿病联盟(The European League Against Rheumatism,EULAR)推出了新的RA分类标准,并于2010年正式公布实行(表4-13)。

表4-13　ACR/EULAR 2010年修订的RA分类标准

1. 适用人群	
(1)至少有1个关节有明确的临床滑膜炎。	
(2)对该滑膜炎不能用其他疾病作更好的解释。	
2. RA分类标准(A～D评分之和≥6分,可将患者分类为明确的RA)	
A. 关节受累评分	
1个大关节	0
2～10个大关节	1
1～3个小关节(有或无大关节受累)	2
4～10个小关节(有或无大关节受累)	3
>10个关节(至少有1个小关节受累)	5
B. 血清学试验(至少1项试验阳性才能分类为RA)	
RF和ACPA均阴性	0
RF低水平阳性或ACPA低水平阳性	2
RF高水平阳性或ACPA高水平阳性	3
C. 急性期反应物(至少1项试验阳性才能分类为RA)	
CRP和ESR结果均正常	0
CRP结果升高或ESR结果升高	1
D. 症状持续时间(患者自述受累关节滑膜炎体征或症状如疼痛、肿胀、触痛持续时间)	
<6周	0
≥6周	1

　　注:RF指类风湿因子,ACPA指抗瓜氨酸化蛋白抗体;阴性指结果≤本实验室正常参考值上限(upper limit of normal,ULN),低水平阳性指结果>ULN但≤3倍ULN,高水平阳性指结果>3倍ULN;当RF只报告阳性或阴性时,阳性结果按低水平阳性评分。应当指出的是,表中所说的"关节受累",是指查体时发现的肿胀或触痛关节,影像学检查符合滑膜炎表现,但所指关节不包括远端指间关节、第一腕掌和第一跖趾关节,因为这些关节通常为骨关节炎的好发部位。"大关节"是指肩、肘、髋、膝、踝关节,"小关节"包括掌指关节、近端指间关节、2～5跖趾关节、拇指指间关节和腕关节

　　(三) 治疗目的及原则

　　1. 治疗目的:本病总的治疗目的是缓解关节炎引起的关节肿痛、晨僵等症状,防止和控

制关节破坏,阻止功能丧失,减低致残率并改善生活质量。对妊娠合并 RA 者,治疗目的是缓解关节症状,延缓病情进展,加强胎儿生长情况的监测,预防高血压及早产。

2. 治疗原则

(1)药物治疗:大部分 RA 妇女在妊娠后症状得到缓解和改善,无须特殊药物治疗,疾病呈持续性进展者需要药物治疗。

1)非甾体抗炎药(nonsteroidal anti-inflammatory drugs,NSAIDs):阿司匹林(aspirin)、吲哚美辛(indometacin)、双氯芬酸钠(diclofenac sodium)、布洛芬(ibuprofen)、萘普生(naproxen)、吡罗昔康(piroxicam)、萘丁美酮(nabumetone)、塞来昔布(celecoxib)等。要注意:该类药物在晚期妊娠时有动脉导管早闭及其他并发症的危险,在早中期妊娠时对胎儿结构缺陷的危险很少或尚不能确立。

2)糖皮质激素:对有严重的关节外症状者(如高热、大量心包积液、多个类风湿结节等)可小剂量使用泼尼松(prednison)或泼尼松龙(prednisolone),待症状改善后逐渐减量并停药。

3)慢作用抗风湿药(slow acting anti-rheumatic drμg,SAARD)或称病症缓解性抗风湿药(disease modifying anti-rheuumatic drug,DMARD):柳氮磺吡啶(salazosulfapyridine)、羟氯喹(hydroxychloroquine)、硫唑嘌呤(azathioprine)、环孢素(ciclosporin)等。单用一种抗风湿药物疗效不佳或进展性类风湿关节炎及难治性类风湿关节炎,可采用不同作用机制的抗风湿药物联合治疗。

4)生物制剂:如 TNF 抑制剂中依那西普(etanercept)、英利西单抗(infliximab)、阿达木单抗(adalimumab)等。

(2)免疫净化疗法:血浆置换、免疫吸附和白细胞净化等。

3. 一般治疗及产科处理

(1)一般治疗:加强宣教、物理治疗、适度锻炼和休息等,孕期每月复查血常规、CRP、ESR 等疾病活动性相关实验室指标,并加强母亲和胎儿监护。

(2)终止妊娠及分娩方式:除有产科指征及胎儿因素外,一般情况可以经阴道分娩。分娩时机视母儿具体情况而定。但疾病对骨盆关节造成影响者,可采用剖宫产终止妊娠。

(3)围生期处理:孕期小剂量口服阿司匹林及泼尼松,病情多可维持稳定。但由于产后疾病复发率高,药物应在产后继续使用,并根据疾病临床表现及实验室相关指标适时调整剂量,防止产后疾病复发或加重。

(四)药物治疗及药学监护

1. 治疗药物

(1)NSAIDs 通过抑制环氧化物酶阻止前列腺素合成而发挥抗炎作用,能够减轻肿胀疼痛,起效迅速,但不能阻止疾病进展,需加用 DMARDs。多数 NSAIDs 可影响胎儿循环,引起持续性肺动脉高压,孕期尤其是孕晚期不宜应用,常用药物为阿司匹林。小剂量阿司匹林对改善妊娠结局有一定帮助,但近分娩时避免使用,以防母亲和新生儿出血。

(2)糖皮质激素能够抑制炎症反应,具有消炎镇痛作用,可迅速改善关节肿痛和全身症状,但不能阻止病情的发展,需与 DMARDs 联合应用。糖皮质激素治疗 RA 应小剂量、短疗程应用,适用于伴有关节外表现的重症患者、不能耐受 NSAIDs 的患者以及经正规缓解病情抗风湿药治疗无效的患者,代表药物为泼尼松。

(3)DMARDs 能减缓或阻止关节的侵蚀和破坏,部分阻断病情的进展,但一般起效慢,镇痛效果差。孕期可使用药物包括羟氯喹、硫唑嘌呤、环孢素、柳氮磺吡啶等,禁用来氟米特和甲氨蝶呤。

　　(4)生物制剂(如 TNF 抑制剂等)干扰 RA 发病及病变进展的主要环节,较好地缓解病情,但由于缺少临床数据及长期随访资料,不推荐孕期使用。

　　2. 药物的用法用量和药动学参数(见表 4-14)

表 4-14　妊娠合并 RA 治疗药物的用法用量和药动学参数

分类	代表药物 (妊娠安全分级)	用法用量	药动学参数			
			生物利用度	达峰时间(h)	半衰期(h)	血浆蛋白结合率
NSAIDs	阿司匹林(C级,妊娠晚期足量使用为D级)	口服:初始量 325mg,tid;维持量 325～650mg,每日 4 次	—	普通制剂为1～2; 肠溶剂型为7.3;肠溶微粒胶囊为 6	0.25～0.33	—
糖皮质激素	泼尼松(C级,妊娠早期给药为D级)	口服:5～15mg/d	—	—	1	—
DMARDs	羟氯喹(C级)	口服:200～400mg/d	74%	2～4.5	768～960	50%
	硫唑嘌呤(D级)	口服:不超过2mg/kg/d	41%～47%	1	3	30%
	环孢素(C级)	口服:2.5～5mg/kg,分两次口服	30%	3.5	19	90%
	柳氮磺吡啶(B级,邻近分娩时为D级)	口服:0.5～2g/d,同时增加叶酸的摄入	—	—	—	—

　　3. 药物治疗监测

　　(1)疗效评估:晨僵、疲劳感、关节疼痛或压痛、关节或腱鞘肿胀等症状是否消失或缓解,红细胞沉降率是否下降至正常值等。

　　(2)药物不良反应监测

　　1)阿司匹林可致胃肠道溃疡或出血,肝、肾功能损害等不良反应,用药期间可每 2～4 周监测血肌酐、全血计数;维持治疗阶段可每 6～12 个月检测大便隐血。

　　2)泼尼松长期用药可致高血压、高血糖、骨质疏松等,需定期监测血压、血糖及骨密度等。

　　3)羟氯喹长期用药可致精神兴奋、情绪改变、肌力改变、视觉改变等;用药前和开始治疗后定期行眼科检查、膝和踝关节反射及肌力检查、全血细胞计数等。

　　4)硫唑嘌呤可致恶心、呕吐、脱发、皮疹、肝损害、骨髓抑制等;服药期间应定期查血常规和肝功能。

5)环孢素可致高血压、高脂血症、肝肾功能损伤、头痛、感染、胃肠道反应、牙龈增生、增加患恶性肿瘤风险等;监测肾功能、血脂、血压、血药浓度、血常规和电解质水平,长期用药定期检查肝功能。

6)柳氮磺吡啶可致恶心、腹痛、皮疹、白细胞数量减少、肝炎、光敏感性等;用药前行全血检查,以后每月检查 1 次,定期检查肝、肾功能。

4. 用药注意事项及用药教育

(1)阿司匹林治疗期间注意有无便血、黑便、体重增加、呼吸短促等情况,随访肝肾功能;服药期间不宜同服其他 NSAIDs;与降糖药或胰岛素合用可能致低血糖反应;饮酒前后不应服用阿司匹林;如治疗剂量无反应需监测血清水杨酸浓度。

(2)泼尼松治疗期间注意有无血压升高、血糖波动、视力改变、头痛、骨折或骨痛等情况;每日晨 7～8 时用药有助于减少药物不良反应发生;与 DMARDs 联用时注意防治感染;与降糖药联用可能需调整后者剂量;与 NSAIDs 联用可能加剧致溃疡作用。

(3)羟氯喹治疗期间注意有无视力改变、肌无力、皮疹、腹泻等情况;建议与食物或牛奶同服;不宜与抗酸药合用。

(4)硫唑嘌呤与环孢素合用可能减少后者吸收而降低其血药浓度;与泼尼松合用可改善毛细血管功能、减轻不良反应,但易致消化道出血;治疗期间及结束后 3 个月内避免接种活疫苗。

(5)环孢素治疗期间血压升高需减量,必要时联用降压药物,但为减少牙龈增生的发生率,不宜与硝苯地平合用;与糖皮质激素、硫唑嘌呤等合用可增加感染风险;避免使用减毒活疫苗;避免与葡萄柚汁同服。

(6)柳氮磺吡啶治疗期间出现血液不良反应、皮肤症状时应停药;每日固定时间、进餐时服用,肠溶片不可压碎或掰开服用;尿液可呈橘红色,应与血尿相区分;多饮水,保持高尿流量。

 案例分析:

案例:妊娠合并类风湿关节炎的治疗

患者汤某,22 岁,18 岁时诊断为类风湿关节炎,使用泼尼松片治疗后症状缓解,孕期自行停药,未见明显不适,孕 38^{+5} 周因"两膝肿胀明显,早晨手指僵硬、不能握拳,较前加剧半月余"入院。入院体温 37.2℃,心率 90 次/分,血压 125/75mmHg,血常规正常,电解质及肝肾功能均正常,查体见双膝关节水肿,有压痛,结合患者既往病史,目前类风湿关节炎诊断明确。治疗用药选择?

分析:患者孕前使用泼尼松缓解症状效果明显,目前孕 38^{+5} 周,考虑邻近分娩,为减少母儿出血风险,不首选阿司匹林治疗,可选用泼尼松治疗。建议用法用量为 5～15mg/d,每日晨 8 点左右服药。如决定终止妊娠,围生期可考虑改用甲泼尼龙静脉用药治疗。产后应积极内分泌科随访调整用药剂量。

二、妊娠合并缺铁性贫血

妊娠合并贫血是妊娠期常见的合并症,危害母儿健康。据 WHO 统计,全球妊娠妇女贫血平均患病率为 41.8%,非洲发生率最高(55.8%),其次为亚洲(41.6%),北美最低

（6.1％）。我国各地报道的妊娠期贫血发病率有差异，总体来说，呈逐年下降趋势，但目前发病率仍然高。苗东升等对1993～2000年中国南方10个县级市30 7829例孕妇的调查表明，早、中、晚孕期贫血患病率分别为36.73％、51.93％和60.40％；杨柳等报道沈阳地区2009年妊娠期贫血总的患病率为21.63％，其中早、中、晚孕期患病率分别为6.31％、20.71％、35.65％。妊娠合并贫血中95％为缺铁性贫血。

贫血对母儿可造成近期和远期影响，可使子痫前期、早产、胎膜早破、产褥感染等风险增加，严重贫血降低对失血的耐受性，易因产时产后大出血危及产妇生命；严重贫血尚可致胎儿生长受限、胎儿窘迫甚至死胎和死产等，增加围产儿患病率和死亡率。母体铁储存耗尽时，胎儿铁储存也减少，引起出生后新生儿贫血或铁缺乏，并对远期智力和免疫力造成影响。

（一）病理生理学变化

妊娠期贫血原因中，缺铁性贫血（iron deficiency anaemia，IDA）占绝大多数，因机体铁的供需失衡导致体内铁储存耗尽而发生。铁来源于每日饮食吸收和自身铁储备。妊娠中期和晚期对铁的需要量快速增加，每日的需要量可达7.5～10mg（非孕期1～2mg/d），但是食物中铁摄入远远不足，日常饮食平均含铁10～15mg/d，可以吸收5％～10％，虽然孕晚期吸收率可以增加到40％，但仍然不能满足需求。同时，女性自身铁储备不足（平均铁储备300～400mg），而妊娠前需要达到≥500mg的铁储备才可以避免妊娠期间的铁缺乏，月经正常的妇女中仅有20％能达到这样充足的铁水平。

缺铁性贫血按照病情的发展分为三个阶段：缺铁期、缺铁性红细胞生成期、缺铁性贫血期。随着贫血的加重，依次消耗储备铁、转运铁、红细胞内的铁。缺铁期体内储存铁下降、血清铁蛋白＜20μg/L、转铁蛋白饱和度和血红蛋白（hemoglobin，HGB）正常；缺铁性红细胞生成期：红细胞摄入铁降低、血清铁蛋白＜20μg/L、转铁蛋白饱和度＜15％、HGB正常；缺铁性贫血期：红细胞内HGB明显减少、血清铁蛋白＜20μg/L、转铁蛋白饱和度＜15％、HGB浓度＜110g/L，红细胞呈现小细胞低色素性，为缺铁性贫血的典型特征。

（二）临床表现及诊断

1. 临床表现　IDA的临床症状与贫血程度相关。轻者多无明显症状，重者可以出现疲倦、烦躁、注意力下降、乏力、头晕、心悸、气短、脸色苍白、皮肤干燥、脱发以及口舌炎等。

2. 诊断标准　实验室检查显示IDA患者的HGB、平均红细胞体积（mean corpuscular volume，MCV）、平均红细胞血红蛋白含量（mean corpuscular hemoglobin，MCH）和平均红细胞血红蛋白浓度（mean corpuscular hemoglobin concentration，MCHC）均降低，血涂片表现为低色素小细胞。血清铁蛋白是一种稳定的糖蛋白，不受近期铁摄入影响，能较精确反映铁储存量，是评估铁缺乏最有效和最容易获得的指标，血清铁蛋白＜20μg/L的贫血应考虑IDA。骨髓铁染色是评估铁储存量的金标准，但该方法为有创性检查，仅适用于难以诊断贫血原因的复杂病例。

小细胞低色素的贫血患者，铁剂治疗试验同时具有诊断和治疗意义，治疗2周后HGB升高，提示为IDA（通常口服铁剂2周后HGB预期增加10g/L，在治疗3～4周后HGB可增加约20g/L）。铁剂治疗无效者应进行鉴别诊断。

根据我国妊娠期铁缺乏和缺铁性贫血诊治指南：妊娠任何时期孕妇HGB浓度＜110g/L为妊娠合并贫血，血清铁蛋白浓度＜20μg/L诊断铁缺乏，妊娠期IDA是指妊娠期因铁缺乏所致的贫血。并根据HGB水平分为：轻度贫血100～109g/L，中度贫血70～99g/L，重度贫血 40～69g/L,极重度贫血<40g/L。

（三）治疗目的及原则

1. 治疗目的　祛除导致缺铁的原因,补充铁剂,提升 HGB 水平,减少母儿并发症。

2. 治疗原则　根据贫血程度选择口服铁、静脉注射铁和输血治疗。铁缺乏和轻、中度贫血,以口服铁剂为主;重度贫血,口服或注射铁剂,还可少量多次输注浓缩红细胞;极重度贫血,首选输注浓缩红细胞,待 HGB>70g/L,症状改善后可改为口服或注射铁剂。

3. 一般治疗和产科处理

(1)通过饮食指导可增加铁摄入和铁吸收,增加营养,进食富含铁的食物(血红素铁比非血红素铁更容易吸收)。

(2)根据贫血程度选择口服铁、静脉注射铁和输血治疗,HGB 恢复正常后,应继续口服铁剂 3～6 个月,或至产后 3 个月。

(3)HGB<95g/L 的孕妇在分娩期应备血,产时应采取积极措施,在胎儿娩出后应用缩宫素、前列腺素制剂等药物,最大限度地减少分娩过程中失血。

（四）药物治疗及药学监护

1. 治疗药物　补充铁剂是治疗缺铁性贫血的主要治疗方案,铁是红细胞中血红蛋白的组成元素,缺铁时,红细胞合成血红蛋白数量减少,致使红细胞体积变小,携氧能力下降,形成缺铁性贫血。铁剂可补充铁元素,纠正缺铁性贫血。以口服给药为主,如硫酸亚铁(ferrous sulfate)或琥珀酸亚铁(ferrous succinate),配伍服用维生素 C 促进铁吸收,但患者胃肠道不良反应较大。亦可服用多糖铁复合物(polysaccharide-iron complex)治疗,因其不含游离铁离子的,胃肠道不良反应较少,但价格相对较贵。对于重度缺铁性贫血患者或因严重胃肠道反应不能口服铁剂者,可予注射用药,常用的药物包括右旋糖酐铁(iron dextran)、山梨醇铁(iron sorbitex)及蔗糖铁(iron sucrose),前两者采用深部肌内注射,缺点是注射部位疼痛较明显,蔗糖铁采用静脉滴注,目前临床应用较多。

2. 药物用法用量与药动学参数(见表 4-15)

表 4-15　妊娠合并缺铁性贫血常用药物的用法用量和药动学参数

分类	代表药物 （妊娠安全分级）	用法用量	药动学参数			
			生物利 用度	达峰时 间(h)	半衰期 (h)	血浆蛋白 结合率
铁剂	硫酸亚铁	口服：0.3g tid 餐后服用	—	—	—	—
	琥珀酸亚铁片	口服：0.1～0.2g,tid	—	—	—	—
	多糖铁复合物	口服：150～300mg,qd	—	—	—	—
	蔗糖铁注射液	静脉滴注：本药只能以 0.9%氯化钠溶液作为溶媒,首次用之前需给予小剂量测试,成人用 1～1.5ml 相当于 20～50mg 的铁,治疗剂量依据血红蛋白的含量每周用药 2～3 次,每次 5～10ml(100～200mg 的铁)	—	0.17	6	—

3. 药物治疗监测

(1)疗效评估:患者头晕、心悸及疲乏等症状逐步缓解;并监测血常规评估疗效,通常治疗 2 周后 HGB 水平增加 10g/L,3～4 周后增加 20g/L。

(2)药物不良反应监测:①口服铁剂胃肠道反应较多见,如恶心、呕吐、上腹疼痛、便秘或排黑便。②静脉用蔗糖铁时需警惕过敏反应。

4. 用药注意事项及用药教育

(1)硫酸亚铁或琥珀酸亚铁片宜在饭后及饭时服用,以减轻胃部刺激,与维生素 C 同服,有利于吸收,避免与妨碍铁吸收的食物如浓茶或药物同服。但 2014 年中华医学会围产医学分会的《妊娠期铁缺乏和缺铁性贫血诊治指南》建议为避免食物抑制非血红素铁的吸收,建议进食前 1 小时口服铁剂,与维生素 C 共同服用,以增加吸收率。

(2)静脉用蔗糖铁需进行小剂量(20～50mg)的测试,给药后观察 15 分钟,若患者未出现任何不良反应,可继续给予剩下药液,备心肺复苏设备。

(3)口服铁剂期间,不宜同时注射铁剂,以免发生毒性反应。

 案例分析

案例:铁剂的使用

患者嵇某,29 岁,因"G1P0,孕 37^{+6} 周,B 超提示羊水偏少 1 天"入院,患者因门诊产前检查示羊水指数 72mm,NST 有反应,遂当日入院,入院后完善各项检查如血常规、尿常规及凝血功能等,血常规报告示:RBC 3.2×10^{12}/L,HGB 97g/L,平均红细胞比积 28.7%;余检查正常,铁代谢检查示血清铁蛋白<20μg/L,结合病史该患者诊断为:孕 37^{+6} 周第 1 胎 0 产,未临产,胎方位头位;羊水过少;妊娠合并轻度缺铁性贫血。如何纠正贫血?

分析:患者为妊娠合并轻度缺铁性贫血,除增加营养和使用含铁丰富的饮食外,还需积极补充铁剂,考虑患者为轻度贫血,予口服琥珀酸亚铁片 0.1g,每日 3 次治疗,同时服用维生素 C 0.1g,每日 3 次与铁剂同服,促进铁的吸收。并向患者进行用药宣教,建议饭后及饭时服用以减轻胃部刺激,同时服用维生素 C 以促进铁的吸收;建议患者用药期间内不宜饮用浓茶以免影响铁的吸收。

三、妊娠合并系统性红斑狼疮

系统性红斑狼疮(systemic lupus erythematosus,SLE)是一种导致多系统损害的慢性自身免疫性疾病,好发于育龄女性,妊娠可诱发和加重病情。我国妇女的发病率约为 113/10 万,国外 Spinillo 等报道妊娠合并 SLE 的发生率为 0.28%。SLE 与妊娠互为不利因素:妊娠是 SLE 恶化的原因之一,尤其是妊娠早期和分娩期,可加重肾脏损害、诱发狼疮活跃、引起血栓形成或血小板减少症等危及孕妇安全;而 SLE 易使其他妊娠并发症如子痫前期等发病风险增加,可引起胎盘功能不全致流产、早产、胎儿窘迫甚至死胎,尚可引起新生儿狼疮综合征。Smyth 等的系统评价分析了 37 项研究,涉及 1842 例患者和 2751 次妊娠,母体并发症包括狼疮活跃(25.6%)、肾炎(16.1%)、高血压(16.3%)、子痫前期(7.6%)、子痫(0.8%),胎儿并发症包括自然流产(16.0%)、胎儿生长受限(12.7%)、早产(39.4%)、死产(3.6%)、新生儿死亡(2.5%)。但随着对 SLE 诊治技术的提高和产科学的发展,SLE 不再是妊娠的禁忌证,狼疮静止期妊娠并加强母胎监护可以取得较好的预后。

（一）病理生理学变化

在基因与遗传、环境、雌激素水平等多种因素相互作用下，外来抗原导致 B 细胞活化，B 细胞通过交叉反应将抗原呈递给 T 细胞并使之活化，在活化 T 细胞刺激下，B 细胞产生大量不同类型的自身抗体，并与体内相应的自身抗原结合形成相应的免疫复合物，沉积在皮肤、关节、小血管、肾小球等部位，在补体的参与下，引起急慢性炎症及组织坏死（如狼疮肾炎），或抗体直接与组织细胞抗原作用，引起细胞破坏（如溶血性贫血、淋巴细胞减少症和血小板减少症），从而导致机体的多系统和器官损害。胎盘绒毛血管壁上也可以出现 IgA、IgM、C3 等沉积，免疫性损伤引起胎盘发育不良、功能受损。

（二）临床表现及诊断

1. 临床常见症状　SLE 的临床表现变化多端，容易误诊。依据累及的器官不同，表现复杂：可以有发热、疲乏等全身症状，也可以出现皮肤、关节、眼、肾脏、心血管、肺、消化系统、神经系统、血液系统等受累的症状和体征。

2. 诊断标准　SLE 的诊断标准中，以美国风湿病学会（American Rheumatism Association，ARA）1997 年修订的 SLE 诊断标准应用最广泛，但在临床应用中仍有不足。近年系统性狼疮国际协作组（Systemic Lupus International Collaborating Clinics，SLICC）重新制订了 SLE 的诊断标准，SLICC 诊断标准较 1997 年 ARA 诊断标准敏感度更高、误诊率更低，对临床和科研均更有利，SLICC 诊断标准如下：

SLICC 制订的 SLE 诊断标准

临床诊断标准

1. 急性皮肤狼疮，包括：

颧部红斑（不包括颧部盘状红斑）

大疱型皮疹

中毒性表皮坏死松解症

斑丘疹样皮疹

光敏感皮疹

排除皮肌炎或亚急性皮肤狼疮

2. 慢性皮肤狼疮，包括：

典型的盘状红斑

局灶性（颈部以上）

广泛性（颈部以上和以下）

增生型（疣状）皮疹

脂膜炎（深层脂膜炎型）

黏膜疹

肿胀型皮疹

冻疮样皮疹

盘状红斑/覆有扁平苔藓

3. 口腔溃疡

上颚

颊部

舌

或鼻溃疡

排除其他原因,如血管炎、白塞综合征、感染(疱疹病毒)、炎症性肠病、反应性关节炎以及酸性食物

4. 非瘢痕性脱发(广泛的发质变细或脆弱伴断发)

排除其他原因(如斑秃、药物、铁缺乏、雄激素性脱发)

5. 累及≥2个关节的滑膜炎,以肿胀或渗出为特征

(或)≥2个关节疼痛伴至少30分钟的晨僵

6. 浆膜炎

典型的胸膜疼痛>1天

或胸膜渗出

或胸膜摩擦音

典型的心包疼痛(卧位疼痛,前倾坐位时加重)>1天

(或)心包渗出

(或)心包摩擦音

(或)心电图证实心包炎

排除其他原因,如感染、尿毒症、Dressler 心包炎

7. 肾脏损害

尿蛋白与肌酐比值(或 24 小时尿蛋白)>500mg/24h 或红细胞管型

8. 神经系统损害

癫痫

精神病

多发性单神经炎

排除其他原因(如原发性血管炎)

脊髓炎

周围神经病变或脑神经病变

排除其他原因(如原发性血管炎、感染、糖尿病)

急性意识模糊

排除其他原因,包括毒性/代谢性因素、尿毒症、药物

9. 溶血性贫血

10. 白细胞数量减少(<4×10^9/L 至少一次)

排除其他原因(如 Felty's 综合征、药物和门脉高压)

(或)淋巴细胞数量减少(<1×10^9/L 至少一次)

排除其他原因(如皮质激素、药物和感染)

11. 血小板数量减少(<100×10^9/L 至少一次)

排除其他原因,如药物、门脉高压和血栓性血小板减少性紫癜

免疫学诊断标准

1. ANA 水平超过实验室参考值

2. 抗 ds-DNA 水平超过实验室参考值(或用 ELISA 法>2 倍参考值)

3. 抗 Sm 抗体阳性

4. 抗磷脂抗体阳性,符合以下任一项即可。

狼疮抗凝物阳性

快速血浆反应素试验假阳性

抗心磷脂抗体水平中或高滴度升高(IgA、IgG 或 IgM)

抗 β2 糖蛋白 I 抗体阳性(IgA、IgG 或 IgM)

5. 低补体

低 C3

低 C4

低 Ch50

6. 直接抗人球蛋白试验阳性

排除溶血性贫血

注:诊断标准是累积的,无须同时符合;患者必须满足至少四项诊断标准,其中包括至少一项临床诊断标准和至少一项免疫学诊断标准,或患者经肾活检证实为狼疮性肾炎伴 ANA 或抗 ds-DNA 抗体阳性。

(三)治疗目的及原则

1. 治疗目的　加强母儿监护,控制狼疮活跃,安全度过妊娠与分娩。

2. 治疗原则　活动期,给予强有力的药物控制;缓解期,给予药物维持性治疗。孕期根据具体情况选择下列药物治疗。

(1)糖皮质激素:根据情况应用泼尼松、氢化可的松、甲泼尼龙,这几种药物不通过胎盘,孕期应用较安全。凡妊娠前已停用肾上腺皮质激素者,为避免肾脏的并发症,妊娠后可根据 SLE 病情给予泼尼松 5~10mg/d 治疗;凡妊娠前仍在使用泼尼松治疗者,妊娠后泼尼松的治疗剂量可以增加;若病情有活动迹象,给予泼尼松 40mg/d,并根据病情变化调整剂量,最大用量可达 60mg/d。围分娩期强化激素治疗,停用泼尼松口服,应用氢化可的松 100~200mg/d 或甲泼尼龙 40mg/d 静脉滴注,治疗共 3 天,然后恢复产前维持剂量泼尼松。

(2)免疫抑制剂:羟氯喹可减少 SLE 复发,改善狼疮肾炎的预后,而且不增加胎儿畸形的发生率,可以与泼尼松联用;当免疫抑制治疗十分必要时,孕期尚可使用硫唑嘌呤。

(3)合并抗磷脂抗体综合征的治疗:可以使用阿司匹林、肝素等改善胎盘循环。

(4)控制血压:拉贝洛尔、硝苯地平、甲基多巴等。

3. 一般治疗及产科处理

(1)妊娠前:患 SLE 的育龄女性,建议孕前咨询以决定能否妊娠。SLE 经正规治疗,病情缓解半年以上,没有中枢神经系统、肾脏或其他重要脏器严重损害,口服泼尼松剂量<10~15mg/d,无糖皮质激素所致的严重副作用,停用细胞毒免疫抑制剂(环磷酰胺、甲氨蝶呤、雷公藤总苷等)至少半年,可以在严密监护下妊娠。伴有狼疮性肾炎者肾功能稳定(肌酐 Cr<140μmol/L、肾小球率过滤 GFR>50ml/min)、血压正常、24 小时尿蛋白定量<300mg,则可以考虑妊娠。

(2)妊娠期:一旦妊娠即为高危妊娠,从早孕开始建卡定期产前检查和定期风湿免疫科随访。整个孕期应密切监测 SLE 活动情况。避免疲劳和过多暴露于紫外线下。在风湿免疫科医师指导下坚持药物治疗,切忌擅自停用药物。长期应用泼尼松易导致骨质疏松并影响糖代谢,孕期应及早补钙并及早筛查妊娠期糖尿病。

(3)分娩期:根据母体病情及胎儿宫内状况决定终止妊娠的时机,SLE孕妇有以下情况考虑终止妊娠:病情严重,有心内膜炎、心肌炎、心功能衰竭、进展型肾小球肾炎、肾衰竭、肾病综合征时,不论孕周大小,应及时终止妊娠;各项辅助检查提示胎盘功能减退,而胎儿已成熟,应及时终止妊娠;即使母儿情况稳定,一般也不宜超过预产期。关于分娩方式,SLE不是剖宫产指征,若无其他产科指征,可以考虑阴道分娩。围分娩期强化激素治疗。

(4)产褥期:继续规律的药物治疗,如果产妇只服用泼尼松,可以母乳喂养;如果产妇需要应用硫唑嘌呤等,建议退乳。

(四)药物治疗及药学监护

1. 治疗药物

(1)糖皮质激素具有强大的抗炎作用和免疫抑制作用,是治疗妊娠合并SLE的主要药物,在紧急抢救时首选糖皮质激素治疗。代表药物为泼尼松,孕期应坚持使用,根据病情活动情况调整剂量;发生SLE恶化时可大剂量应用甲泼尼龙静脉滴注以控制病情;地塞米松和倍他米松易透过胎盘,除非以治疗胎儿为目的,应避免选用。

(2)免疫抑制剂通常作为糖皮质激素的辅助药物以减少SLE的复发或加重,但起效缓慢,较少用于急症。由于免疫抑制剂可能对胎儿有不利影响,应尽量避免使用,或充分权衡利弊后选用影响小的药物如羟氯喹、硫唑嘌呤,环磷酰胺仅用于其他药物无效且危及母亲生命时,来氟米特和甲氨蝶呤应禁止使用。

(3)孕前应用NSAIDs抑制环氧合酶活性是成功受孕的必要条件,但多数药物可影响胎儿循环,引起持续性肺动脉高压,故孕期不宜应用。孕期小剂量应用阿司匹林有利于血管舒张、抑制血小板积聚、改善胎盘循环,减少先兆子痫和流产等产科并发症的发生,改善妊娠结局,但邻近分娩期避免使用,有引起新生儿出血的危险。

(4)其他药物如低分子肝素具有疏通循环、改善胎儿预后的作用,可用于有反复流产及胎盘血管梗塞导致死胎史的患者,但需监护凝血功能;静脉注射免疫球蛋白(intravenous immunoglobulin,IVIg)能减少RO/SS-A和LA/SS-B抗体,降低新生儿红斑性狼疮和严重先天性心脏传导阻滞的发生率,有效改善妊娠结局。此外,当患者伴高血压时,可使用α、β肾上腺素能受体拮抗剂、钙离子通道阻滞剂等药物积极控制血压。

2. 药物的用法用量和药动学参数(见表4-16)

表4-16 妊娠合并SLE治疗药物的用法用量和药动学参数

分类	代表药物 (妊娠安全分级)	用法用量	药动学参数			
			生物利用度	达峰时间(h)	半衰期(h)	血浆蛋白结合率
糖皮质激素	泼尼松(C级,妊娠早期给药为D级)	口服:孕前已停药者,孕期可用5~10mg/d;孕前用5~15mg者,孕期可加倍,最大剂量不超过60mg/d	—	—	1	—

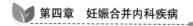

续表

分类	代表药物 （妊娠安全分级）	用法用量	药动学参数			
			生物利用度	达峰时间（h）	半衰期（h）	血浆蛋白结合率
NSAIDs	阿司匹林（C级，妊娠晚期足量使用为D级）	口服：25～75mg/d	—	普通制剂为1～2；肠溶剂型为7.3；肠溶微粒胶囊为6	0.25～0.33	—
免疫抑制剂	羟氯喹（C级）	口服：200～400mg/d	74%	2～4.5	768～960	50%
	硫唑嘌呤（D级）	口服：不超过2mg/(kg·d)	41%～47%	1	3	30%
α、β肾上腺素能受体拮抗剂	拉贝洛尔（C级）	口服：50～150mg，tid～qid 静脉滴注：50～100mg加入5%葡萄糖注射液250～500ml 静脉注射：紧急降压，初始剂量20mg，10分钟后如未有效降压则剂量加倍，最大单次剂量80mg，直至血压被控制，每天最大总剂量220mg	绝对生物利用度25%，长期用药增至70%	1～2	6～8	50%
钙离子通道阻滞剂	硝苯地平（C级）	口服：5～10mg，tid～qid，每天最大剂量60mg；控释片，30mg，q12h～qd	45%～56%	1～2	α相为2.5～3，β相为5	90%

3. 药物治疗监测

（1）疗效评估：为判断妊娠期SLE是否处于活动期或是否加重以决定是否继续妊娠以及调整用药，应在孕前及孕期随诊时进行孕期SLE活动度评估。评分内容包括临床症状如有无发热、红斑、关节受累，内脏器官功能如有无精神神经改变、肾功能、血细胞数值等，是否需调整诊疗药物剂量或品种以及实验室指标的变化等。

（2）药物不良反应监测

1）阿司匹林可致胃肠道溃疡或出血，肝、肾功能损害等不良反应。

2）泼尼松长期用药可致高血压、高血糖、骨质疏松等，需定期监测血压、血糖及骨密度等。

3）羟氯喹长期用药可致精神兴奋、情绪改变、肌力改变、视觉改变等；用药前和开始治疗后定期行眼科检查、膝和踝关节反射及肌力检查、全血细胞计数等。

4）硫唑嘌呤可致恶心、呕吐、脱发、皮疹、肝损害、骨髓抑制等；服药期间应定期查血常规和肝功能。

5)拉贝洛尔可引起头晕、胃肠道不适等情况,个别患者有体位性低血压出现。

6)硝苯地平可致心悸、头痛、低血压等,严重者可发生心肌梗死、充血性心力衰竭、肺水肿等。

4. 用药注意事项及用药教育

(1)阿司匹林治疗期间注意有无便血、黑便、体重增加、呼吸短促等情况;服药期间不宜同服其他 NSAIDs;与降糖药或胰岛素合用可能致低血糖反应;饮酒前后不应服用阿司匹林。

(2)泼尼松治疗期间注意有无血压升高、血糖波动、视力改变、头痛、骨折或骨痛等情况;每日晨 7～8 时用药有助于减少药物不良反应发生;与免疫抑制剂联用时注意防治感染;与降糖药联用可能需调整后者剂量;与 NSAIDs 联用可能加剧致溃疡作用。

(3)羟氯喹治疗期间注意有无视力改变、肌无力、皮疹、腹泻等情况;建议与食物或牛奶同服;不宜与抗酸药合用。

(4)硫唑嘌呤与环孢素合用可能减少后者吸收而降低其血药浓度;与泼尼松合用可改善毛细血管功能、减轻不良反应,但易致消化道出血;治疗期间及结束后 3 个月内避免接种活疫苗。

(5)降压药物治疗期间需注意防止低血压出现,使用拉贝洛尔静脉滴注时应取卧位、滴速不宜过快;硝苯地平片不宜与葡萄柚汁同服,非紧急降压时不可舌下含服该药,缓、控释剂型应整体吞服。

(6)已知多种药物可诱发或加重 SLE 病情,如肼屈嗪、普鲁卡因胺、甲基多巴、氯丙嗪、青霉素类、TNF-α 抑制剂等,当患者合并其他疾病需药物治疗时应慎重选择用药,并在治疗期间密切监护患者病情,及时停用可疑药物。

 案例分析:

案例:妊娠合并系统性红斑狼疮的治疗

患者王某,28 岁,患 SLE 5 年,长期口服泼尼松片 5mg/d,孕期未增量,无明显病情加重表现。孕 29 产前检查见尿蛋白(＋),主诉近期再次出现面部蝶形红斑,手指关节偶有疼痛,拟诊"妊娠合并 SLE"收入院,入院体温 37.0℃,心率 94 次/分,血压(125～135)/(80～88)mmHg,肝肾功能及血常规正常。治疗用药方案如何调整?

分析:患者目前再次面部红斑,指关节疼痛,考虑目前泼尼松剂量不足可能,建议适当调整剂量为 10mg/d,每日晨 8 点左右服药,观察症状有无缓解。

四、妊娠合并特发性血小板减少性紫癜

特发性血小板减少性紫癜(idiopathic thrombocytopenic purpura,ITP)又称免疫性血小板减少性紫癜,是以外周血中血小板减少、血小板生存时间短(仅为 48～230 分钟,正常人血小板可存活 8～12 天)、骨髓巨核细胞数正常或增多伴有成熟障碍、无明显脾脏肿大、可伴有皮肤黏膜出血等特征的自身免疫性疾病。ITP 在女性易患,妊娠又是发病相关因素之一,10%～20% 的 ITP 与妊娠相关,妊娠合并 ITP 的发生率为 0.1%～0.2%。

ITP 对妊娠的影响主要表现为出血倾向,妊娠期易发生自然流产、早产、胎盘早剥及胎死宫内等,分娩期易发生产道或腹部切口出血或血肿、产后出血甚至产妇颅内出血等,产褥

期则可能恶露时间延长甚至继发感染等。抗血小板抗体可通过胎盘,有引起胎儿或新生儿被动性免疫性血小板数量减少甚至增加新生儿颅内出血和其他内脏出血的危险。

(一)病理生理学变化

ITP 发病机制尚未完全明确,目前认为是体液免疫、细胞免疫、巨核细胞等的调控异常和人类白细胞抗原遗传多态性等多方面综合作用的结果。ITP 患者存在免疫功能紊乱,可以产生针对血小板及巨核细胞的自身抗体(如针对膜表面糖蛋白分子Ⅱb/Ⅲa、Ⅰb/Ⅸ、Ⅰa/Ⅱ、Ⅳ和Ⅴ的自身抗体),这些抗体结合于血小板及巨核细胞表面,通过其 Fc 段为单核巨噬细胞系统所识别,也可直接激活补体,导致血小板和巨核细胞的破坏与清除。而妊娠可能通过加强网状内皮系统的吞噬作用,加速致敏血小板的清除而加重 ITP。

(二)临床表现及诊断

1. 临床常见症状　ITP 有急性型和慢性型两种类型,妊娠合并 ITP 以慢性型多见,表现多为常规检查发现的无症状性血小板数量减少,部分患者可有皮肤黏膜出血点、青紫、淤斑等。一般在妊娠后的前 6 个月发病,妊娠 6 个月后病情多有加重。血小板数量减少可以是初发也可以是妊娠前曾患 ITP,妊娠后再发现或加重。

2. 诊断标准　美国血液学会(Amercian Society of Hematology,ASH)和英国血液学标准化委员会(British Committee for Standards in Haematology,BCSH)分别于 1996 年和 2003 年制订了 ITP 诊疗指南,2010 年又由北美、欧洲和澳大利亚的专家发表了一份关于 ITP 诊疗的国际共识,均认为妊娠合并 ITP 在临床上无特异性症状和体征,无确诊试验,诊断上主要是排除其他原因的血小板数量减少,即是一排他性诊断。

(1)首次诊断需要询问既往有无血小板数量减少及出血史。文献指出,ITP 诊断可能性较大者见于妊娠前有血小板数量减少病史或血小板数目少于 50×10^9/L,妊娠后再次出现血小板计数减少;或既往无血小板数量减少病史,在妊娠早期出现血小板数量减少,且呈进行性下降者。2010 年的国际共识认为常规检查血小板低于正常,不伴其他血细胞异常,并且能够排除与妊娠相关的血小板减少——妊娠期血小板减少症(gestational thrombocytopenia,GT)、妊娠并发症相关的血小板减少(如子痫前期、HELLP 综合征、妊娠期急性脂肪肝等所致血小板减少)、与自身免疫性疾病相关的血小板减少(如妊娠合并系统性红斑狼疮、妊娠合并抗磷脂综合征等所致血小板减少)及血栓性血小板减少性紫癜(thrombotic thrombocytopenic pupura,TTS)等即可诊断。

(2)实验室检查

1)血常规:多次外周血血小板计数$<100 \times 10^9$/L,妊娠合并 ITP 的血小板数目多有随孕周增加而呈逐渐下降的趋势。

2)骨髓象:表现为巨核细胞数目正常或增加,伴成熟障碍,红细胞、粒细胞两系数量以及形态均无异常。但目前国际上并不推荐将骨髓穿刺作为 ITP 的常规检查。

3)抗原特异性自身抗体:检测血小板相关免疫球蛋白(platelet associated IgG,PAIgG)、血小板膜抗原特异性自身抗体(monoclonal antibody immobi lization of platelet-antigen assay,MAIPA),但均缺乏特异性,指南和共识都不推荐作为常规检查。Kwon 等研究指出,妊娠期间首次出现于孕 28 周前的血小板计数少于 70×10^9/L 可作为 ITP 的独立预测指标。

（三）治疗目的及原则

1. 治疗目的　孕期治疗目的是防止发生自发性出血，保障母胎安全，平安分娩。

2. 治疗原则　治疗的指征取决于血小板计数和出血倾向：血小板＞30×10^9/L、不伴出血倾向且未邻近分娩的患者，一般不需要特殊治疗；当血小板＜10×10^9/L 或在$(10\sim30)\times10^9$/L 伴出血倾向时，应给予治疗。治疗目标为血小板计数达到预防严重出血的安全值即可，不苛求纠正血小板计数至正常。ASH、BCSH 指南和 2010 年国际共识均认为糖皮质激素和静脉注射用免疫球蛋白是一线治疗。

(1)糖皮质激素：2010 年国际共识认为短疗程、低剂量糖皮质激素对母婴来说相对安全，可选择药物包括：甲泼尼龙（甲强龙）、泼尼松（强的松）、泼尼松龙（强的松龙），用药过程中需密切监测糖皮质激素的副作用。

(2)静脉注射用丙种球蛋白（intravenous immunoglobulin，IVIg）：糖皮质激素疗效差或不能耐受糖皮质激素副作用的患者可静脉输注丙种球蛋白。ASH 指南建议对于血小板低于 10×10^9/L 的妊娠末期拟近期终止妊娠患者，或者血小板数目在$(20\sim30)\times10^9$/L 且合并出血症状的患者，可积极选用 IVIg；2010 国际共识指出在需要快速提升血小板时也可以应用 IVIg 治疗，使用中注意其潜在的副作用。

(3)其他药物：抗 D 免疫球蛋白（Anti-D）、免疫抑制剂（硫唑嘌呤）等。

(4)输注血小板：不主张预防性输注血小板。对于 PLT＜20×10^9/L 的患者应于剖宫产术前或临产前输注 $2\sim3$U 单采血小板悬液，再根据术前或产前血小板计数及术前及临产前出血程度，酌情于术中和产程中再输注血小板。

(5)脾切除：血小板低于 10×10^9/L 合并出血者，必要时可在妊娠中期行脾切除术，经腹腔镜脾切除术可能会更理想。

3. 一般治疗及产科处理

(1)孕前咨询及孕早期管理：在妊娠早期，如 ITP 病情稳定，血小板计数无进行性降低、无出血倾向者，在充分告知风险及严密监护下可维持妊娠；对妊娠前 ITP 病情严重或孕早期发现 ITP，需用糖皮质激素治疗或孕早期血小板即快速降低并有出血征象者，应考虑暂缓妊娠或孕早期终止妊娠。

(2)妊娠中晚期管理：在妊娠中晚期，如血小板水平稳定，一般不予终止妊娠，以积极支持治疗为主。改善病情，严密监测血生化指标，并注意胎儿生长发育，警惕妊娠并发症。对于血小板＜50×10^9/L 或有出血倾向者应用药物治疗。

(3)分娩管理：分娩前（经阴道分娩和剖宫产）将血小板计数尽可能提高至 50×10^9/L，如伴贫血需积极纠正，硬膜外麻醉的安全血小板计数阈值为 75×10^9/L。分娩方式主要取决于产科指征，但若血小板计数＜30×10^9/L 并有出血倾向，或有脾切除史者建议剖宫产。ITP 产妇最大危险是产后出血，产前可应用大剂量糖皮质激素，并需备新鲜红细胞和血小板，避免产程延长及复杂阴道助产。

(4)产后管理：孕期应用激素者，产后需继续应用，并根据疗效反应调整剂量。应重视产后随访，特别是妊娠前血小板计数不详，于妊娠期发现血小板减少者，若产后 $2\sim3$ 个月血小板仍未恢复正常，则支持 ITP 的诊断。

(5)新生儿管理：分娩后应立即检测新生儿脐血血小板，并动态观察新生儿血小板以及时处理。新生儿注意出血倾向，尤其注意当新生儿血小板低于 50×10^9/L 时，应及时行头颅影像学检查(超声、CT 或 MRI)排除颅内出血可能,以便及时采取治疗措施。对于出生时血小板数目低于 $20×10^9/L$ 以及有活动性出血的新生儿可给予 IVIg 和血小板输注治疗。

(四) 药物治疗及药学监护

1. 治疗药物

(1)糖皮质激素是治疗妊娠期 ITP 的首选药物,有效率可达 70%～80%,其作用机制为抑制血小板抗体的合成和抗原抗体反应,减少血小板的破坏;阻断巨噬细胞破坏已被抗体结合的血小板;降低血管壁通透性而减少出血,代表药物为泼尼松。

(2)IVIg 能增加抗血小板 IgG 的破坏和清除率,封闭巨噬细胞表面的 Fc 受体,减少血小板的破坏,可单独应用,或联合大剂量甲泼尼龙用于一线治疗失败的难治性患者。IVIg 安全性好,起效快,但疗效较短,有潜在感染风险且价格较高。

(3)其他药物,如 anti-D 可用于没有进行脾切除且 Rh(D)血型阳性的妊娠中晚期的患者,有限证据表明其对于母婴相对安全;考虑到可能会有致畸作用,不推荐使用大多数免疫抑制剂;利妥昔单抗和促血小板生成药物,尚无在妊娠期间安全应用的证据,故不推荐使用。

2. 药物的用法用量和药动学参数(见表 4-17)

表 4-17　妊娠合并 ITP 治疗药物的用法用量和药动学参数

分类	代表药物 (妊娠安全分级)	用法用量	药动学参数			
			生物利用度	达峰时间(h)	半衰期(h)	血浆蛋白结合率
糖皮质激素	泼尼松(C 级,妊娠早期给药为 D 级)	口服:1～2mg/(kg·d),血小板计数达到可接受水平时,每周减量 10%～20%至维持最小有效治疗量	—	—	1	—
免疫球蛋白	IVIg(C 级)	静脉滴注:400mg/(kg·d)×5d 或 1g/(kg·d)×2d,直接静脉滴注或以 5%葡萄糖溶液稀释 1～2 倍,开始以 1.0ml/min,持续 15 分钟后若无不良反应,可逐渐加快速度,最快滴注速度不得超过 3.0ml/min	—	—	384～576	—

3. 药物治疗监测

(1)疗效评估:用药期间需监测患者血小板计数是否达到安全值,凝血功能有无异常,有无皮肤黏膜出血、内脏出血等情况,并加强胎儿监护。

(2)药物不良反应监测

1)糖皮质激素可加重妊娠期糖尿病、骨质疏松、妊娠期高血压疾病的发生,与胎膜早破、胎盘早剥和精神疾病的增加也有相关性,需定期监测血压、血糖及骨密度等。

2)IVIg 可引起头痛、恶心、心悸、过敏等,有潜在感染的风险;输注过程中应观察患者的一般情况和生命体征,必要时减慢或暂停输注。

4. 用药注意事项及用药教育

（1）泼尼松治疗期间注意有无血压升高、血糖波动、视力改变、头痛、骨折或骨痛等情况；每日晨 7～8 时用药有助于减少药物不良反应发生；与免疫抑制剂联用时注意防治感染；与降糖药联用可能需调整后者剂量。

（2）IVIg 静脉滴注时不得与其他药物混合输入；严重血小板减少症患者禁用肌内注射；用药过程中发生不耐受现象如皮肤潮红、胸闷、呼吸困难等，应停止使用。

 案例分析：————————————————————————————————————

案例：妊娠合并特发性血小板减少性紫癜的治疗

患者，27 岁，体重 60kg，孕 34 周因鼻出血，皮肤紫癜 20 余天入院，主诉身体磕碰处容易出现紫癜，体温 37.1℃，心率 100 次/分，呼吸 20 次/分，血压 120/76mmHg，血常规示血红蛋白 84g/L，血小板 25×10^9/L。入院诊断"孕 34 周，G1P0，妊娠合并特发性血小板减少性紫癜，轻度贫血"。治疗方案如何选择？

分析：考虑患者目前妊娠期 ITP 诊断明确，可予泼尼松 1mg/（kg·d）即 60mg/d 口服治疗，予琥珀酸亚铁 100mg tid 口服联合维生素 C 0.1g tid 口服纠正贫血。治疗期间监测 PLT、HGB 数值、鼻出血及皮肤紫癜有无好转，如血小板升高不满意可加用 IVIgG 400mg/d 静脉滴注治疗，待血小板计数达到可接受水平时，泼尼松每周减量 10%～20% 至维持最小有效治疗量。用药期间加强母胎监护，注意有无药物不良反应。

参 考 文 献

1. 王吉耀. 内科学. 第 2 版. 北京：人民卫生出版社，2011.

2. 陈新谦，金有豫，汤光. 新编药物学. 第 17 版. 北京：人民卫生出版社，2011.

3. 中华医学会妇产科学分会产科学组. 乙型肝炎病毒母婴传播预防临床指南. 中华妇产科杂志，2013，48（2）：151-154.

4. 乙型肝炎病毒感染女性生育管理专家委员会. 乙型肝炎病毒感染女性生育管理专家共识. 中华实验和临床感染病杂志（电子版），2014，8（1）：104-107.

5. 中华医学会内分泌学分会，中华医学会围产医学分会. 妊娠和产后甲状腺疾病诊治指南. 中华围产医学杂志，2012，15（7）：385-403

6. Joseph T. DiPiro. Pharmacotherapy: A Pathophysiologic Approach. 8th Edition. New York: Mgraw-Hill Medical. 2011.

7. Garber JR，Cobin RH，Gharib H，et al. American Association of Clinical Endocrinologists and American Thyroid Association Taskforce on Hypothyroidism in Adults. Clinical practice guidelines forhypothyroidism in adults: cosponsored by the American Associationof Clinical Endocrinologists and the American Thyroid Association. Endocr Pract，2012，18（6）：988-1028.

8. AletahaD，NeogiT，Silman AJ，et al. 2010 Rheumatoid arthritisclassification criteria: an American College of Rheumatology/European League Against Rheumatism collaborative initiative. Arthritis Rheum，2010，62（9）：2569-2581.

9. 中华医学会风湿病学分会. 类风湿关节炎诊断及治疗指南. 中华风湿病学杂志，2010，14（4）：265-270.

10. WHO. Hemoglobin concentrations for the diagnosis of anemia and assessment of severity . Geneva: World Health Organization，2011.

11. 中华医学会围产医学分会. 妊娠期铁缺乏和缺铁性贫血诊治指南. 中华围产医学杂志，2014，17（7）：

498-501.

12. Pavord S1,Myers B,Robinson S,et al. UK guidelines on the management of iron deficiency in pregnancy. Br J Haematol,2012,156(5):588-600.

13. Neunert C,Lim W,Crowther M,et al. The American Sooiety of Hematology 2011 evidence-based practice guideline for immune thrombocytopenia. Blood. 2011,117(16):4190-4207.

14. 苗东升,靳蕾,叶荣,等. 中国南方10个县级市妇女妊娠合并贫血患病情况. 中国生育健康杂志,2006,16(3):142-146.

15. 杨柳,李静,董爽,等. 沈阳地区妊娠妇女贫血的流行病学调查. 中国妇幼保健,2012,27(34):5559-5560.

（张　力　曾　涛）

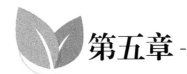

第五章

妊娠合并感染性疾病

第一节 淋 病

淋病(gonorrhea)是由淋病奈瑟菌(neisseria gonorrhea)引起的泌尿、生殖系统的化脓性炎症,也可造成眼、咽喉、直肠,甚至全身各脏器的损害。淋病奈瑟菌呈肾形的革兰阴性双球菌,常成双排列,离开人体不易生存,一般消毒剂易将其杀死。淋病多发生于性活跃的青年男女,近年来世界淋病有明显增加的趋势,是目前世界上最常见的性传播疾病。我国自1975年以后,患者逐年呈直线增多,其发病率居我国性传播疾病第二位,也是《中华人民共和国传染病防治法》中规定的需重点防治的乙类传染病。

一、病理生理学变化

基本病理生理改变为泌尿、生殖系统的化脓性炎症,也可造成眼、咽喉、直肠,甚至全身各脏器的损害。各脏器的改变为——尿道:尿道炎;尿道旁腺:淋菌性尿道旁腺炎,挤压尿道旁腺处有脓性分泌物从尿道外口流出;前庭大腺:淋菌性前庭大腺炎开口处红肿、向外突出,有明显压痛及脓性分泌物,严重者腺管口被脓性分泌物堵塞而不能排泄,形成前庭大腺脓肿;宫颈:淋菌性宫颈管内膜炎;肛周:阴道分泌物较多时可引流至肛周和会阴引起淋菌性肛周炎;盆腔器官:淋菌性盆腔炎、输卵管炎、卵巢炎、附件炎及宫体炎。可引起输卵管阻塞、积水及不孕。如与卵巢粘连,可导致输卵管、卵巢脓肿;胎膜:胎膜早破、羊膜腔感染导致早产等。

二、临床表现及诊断

(一) 临床表现及分类

淋病传播途径主要有两条。性接触感染:是主要的感染途径,约占成人淋病的99%～100%;间接接触感染:通过淋病分泌物污染的衣物、便盆、毛巾等感染,是幼女感染的主要方式。淋病潜伏期3～7日,常受侵犯部位为尿道旁腺、宫颈管等,以后潜伏在宫颈,即淋菌性宫颈管内膜炎。妊娠合并淋病多无临床症状。患淋病的孕妇分娩时,可经过产道而感染胎儿,特别是胎位呈臀先露时尤易被感染,可发生胎膜早破、羊膜腔感染、早产、产后败血症和子宫内膜炎等。

1. 急性淋病　不洁性交后3～7日即有症状。先出现泌尿系统症状,常首先表现为尿急、尿痛、尿频等急性尿道炎的症状,并伴有黄绿色脓性白带增多、外阴瘙痒或烧灼感。检查见外阴、引导口及尿道口充血、红肿,若有尿道旁腺炎,用手指从阴道前壁向上压迫尿道,可见有脓性分泌物自尿道旁腺开口处流出;若有急性前庭大腺炎,以双侧多见,前庭大腺开口处红肿、压痛明显并有脓性分泌物,可形成前庭大腺脓肿;若有急性宫颈炎时,可见宫颈充血、水肿,有脓性分泌物从宫颈口流出。

2. 慢性淋病　急性淋病未经治疗或治疗不彻底,可转为慢性。淋菌潜伏在宫颈腺体内,而致慢性淋菌性宫颈炎,亦可潜伏于尿道旁腺、前庭大腺深处。常表现为下腹坠痛、腰酸、背痛或白带增多,40%～60%的妇女无明显症状。宫颈涂片常常找不到病原,但培养呈阳性,具有传染性。

（二）诊断

1. 病史　患者有婚外性行为史,配偶有感染史,与淋病患者（尤其家中淋病患者）共用物品史,孕前有淋病史、阴道分泌物呈脓性者须高度怀疑此病。

2. 临床表现　淋病的主要症状有尿频、尿急、尿痛、尿道口流脓或宫颈口阴道口有脓性分泌物等。或有淋菌性结膜炎、直肠炎、咽炎等表现,或有播散性淋病症状。

3. 辅助检查　确诊主要依靠尿道或阴道脓性分泌物检查,做涂片及细菌培养。如在多核白细胞内找出典型肾形的革兰阴性双球菌 6 对以上,方可确诊,其敏感性在女性只有50%～60%。涂片可疑有淋菌或临床可疑淋病,而涂片阴性者,或经治疗,分泌物涂片已查不到淋菌,但仍疑有症状者,应取阴道或颈管分泌物做细菌培养,该方法为诊断的标准方法,阳性率可达 80%～90%。

三、治疗目的及原则

（一）治疗目的

治愈淋病,预防并发症的发生,防止变成慢性淋病,降低母胎围生期病死率,改善母婴预后。

（二）治疗原则

1. 尽早确诊,及时治疗　首先,患病后应尽早确立诊断,在确诊前不应随意治疗。其次,确诊后应立即治疗。

2. 明确临床类型　判断是否有合并症。明确临床分型对正确地指导治疗极其重要。

3. 明确有无耐药　明确是否对青霉素、四环素耐药等,有助于正确地指导治疗。

4. 明确是否合并衣原体或支原体感染　若合并衣原体或支原体感染时,应拟订联合药物治疗方案。

5. 正确、足量、规则、全面治疗　应选择对淋球菌最敏感的药物如头孢曲松或头孢克肟进行治疗。药量要充足,疗程要正规,用药方法要正确。

6. 严格考核疗效并追踪观察　应当严格掌握治愈标准,坚持疗效考核。只有达到治愈标准后,才能判断为痊愈,以防复发。治愈者应坚持定期复查。

7. 同时检查、治疗其性伴侣　患者夫妻或性伴侣双方应同时接受检查和治疗。

（三）一般治疗

1. 地点　可在家或住院治疗,如出现发热、宫内感染、胎膜早破、先兆早产应住院治疗。

2. 休息和饮食　应注意休息,未治愈前禁止性行为。有合并症者须维持水、电解质、碳水化合物的平衡,保证充足的蛋白质和热量。注意阴部局部卫生。

四、药物治疗及药学监护

（一）治疗药物

抗菌药物通过抑制细胞壁的合成而产生杀菌活性。由于耐青霉素菌株增多,目前首选药物以第三代头孢菌素为主,如头孢曲松(ceftriaxone)和头孢克肟(cefixime),如合并衣原体感染的孕妇应同时使用阿奇霉素(azithromycin)或阿莫西林(amoxicillin)进行治疗(具见衣原体感染的治疗)。

（二）药物用法用量与药动学参数(见表 5-1)

头孢曲松 125mg 单次肌内注射或头孢克肟 400mg 单次口服;对不能耐受头孢菌素类药物者,可选用大观霉素 2g,单次肌内注射。妊娠期禁用喹诺酮类和四环素类抗生素。

播散性淋病,头孢曲松 1g 肌内注射或静脉注射,24 小时 1 次,症状改善 24～48 小时后改为头孢克肟 400mg 口服,每日 2 次,连用 7 日。

淋菌产妇分娩的新生儿,应尽快使用 0.5% 红霉素眼膏预防淋球菌性眼炎,并预防用头孢曲松 25～50mg/kg(最大剂量不超过 125mg)单次肌内注射或静脉注射。应注意新生儿播散性淋病的发生,治疗不及时可致新生儿死亡。

表 5-1 淋病主要治疗药物的药动学参数

药物	妊娠安全分级	给药途径	药动学参数		
			生物利用度	达峰时间(h)	半衰期(h)
头孢曲松	B 级	肌内注射或静脉注射	肌内注射头孢曲松的生物利用度可达 100%。		5.8～8.7
头孢克肟	B 级	口服	40%～50%	2～6	3～4,最长可达 9
大观霉素	B 级	肌内注射		1	17

（三）药物治疗监测

1. 疗效评估 患者阴道脓性分泌物减少,瘙痒或灼热等症状减轻。

2. 药物不良反应监测 头孢菌素类药物应用时存在发生过敏反应的风险,因此首次应用时应密切监测,一旦发生严重过敏反应及时对症治疗。同时头孢菌素类药物亦有发生严重皮肤黏膜损害的药物不良反应(如 Stevens-Johnson 综合征和 Lyell 综合征)。

（四）用药注意事项及用药教育

1. 应用头孢菌素类药物前,需仔细询问患者既往青霉素类和头孢菌素类药物用药史和过敏史,并根据既往用药情况选择适宜的药物,必要时参照说明书要求进行皮肤试验。

2. 注意头孢曲松不可与含钙溶液配伍,如果新生儿(≤28 天)需要(或预期需要)使用含钙的静脉输液包括静脉输注营养液治疗时,有产生头孢曲松-钙沉淀物的风险,禁止使用头孢曲松。

 案例分析

案例:患者女,30 岁,孕 2 产 1。孕 20 周。自述剧烈外阴瘙痒,尿痛两天伴尿急、尿频。

无腰痛、腹痛、发热,无肉眼血尿。以往有过尿痛(无脓性分泌物),服用抗生素后很快好转。未做其他检查。阴道脓性分泌物检查,在多核白细胞内找出典型肾形的革兰阴性双球菌 6 对以上。该患者既往应用头孢菌素类药物时出现严重皮疹,应该如何选择抗菌药物进行治疗?

分析:该患者阴道脓性分泌物检查,在多核白细胞内找出典型肾形的革兰阴性双球菌 6 对以上,提示淋病诊断明确。该患者既往应用头孢菌素类药物时出现严重皮疹,考虑其无法耐受头孢菌素类药物,故可选用大观霉素 2g,单次肌内注射。

第二节　梅　毒

梅毒(syphilis)是由梅毒螺旋体(treponemapallidum)引起的慢性、系统性性传播疾病。梅毒是人类独有的疾病,显性和隐性梅毒患者是传染源,感染梅毒螺旋体的人的皮损分泌物、血液中含大量梅毒螺旋体。梅毒在全世界流行,据 WHO 估计,全球每年约有 1200 万新发病例,主要集中在南亚、东南亚和次撒哈拉非洲。妊娠期梅毒的准确发病率尚不清楚。美国达拉斯的 Parkland Memorial 医院中,孕妇梅毒血清约 2% 阳性,近年来梅毒在我国增长迅速,已成为报告病例数最多的性病。所报告的梅毒中,潜伏梅毒占多数,一、二期梅毒也较为常见,如果一、二期和早期潜伏梅毒的孕妇,传染给胎儿的概率相当高,因此先天梅毒报告病例数也在增加。

一、病理生理学变化

感染早期传染性最强,如果是显性梅毒,基本病理生理改变可见于发生性行为接触的任何部位的硬下疳,如生殖器、肛周、直肠、乳头、舌、咽、手指等部位的硬下疳。如果没有得到及时治疗约有 1/3 发展为晚期梅毒,可能引起神经梅毒及心血管梅毒等。

二、临床表现及诊断

(一) 临床表现及分类

1. 硬性下疳(一期梅毒)　在大小阴唇内侧或子宫颈部可见圆形或椭圆形硬结,表面糜烂,边缘稍隆起似软骨样硬度,直径 1~3cm,有浆液性分泌物,分泌物中含有大量梅毒螺旋体,传染性很强,常伴腹股沟淋巴结肿大。

2. 多种多样的皮疹(二期梅毒)　硬下疳发病 3 周后,全身发疹。外阴的丘疹常有一层鳞屑覆盖,丘疹顶部易被擦破,形成小圆形糜烂面。二期梅毒晚期,外阴及肛门周围出现扁平湿疣,呈扁平分叶状,表面湿润,有黏液分泌物,内含大量梅毒螺旋体。

3. 晚期梅毒(三期梅毒)　病变累及各系统的组织和器官,形成心血管系统、神经系统梅毒,及某些脏器梅毒瘤(亦称树胶肿)等。

4. 潜伏期梅毒　无临床症状,血清反应阳性,没有其他可以引起血清反应假阳性的疾病存在,脑脊液正常,这类患者称为潜伏梅毒。感染期限在 2 年以内的称为早期潜伏梅毒;病期在 2 年以上者称为晚期潜伏梅毒。潜伏梅毒如不治疗,一部分患者可发生晚期梅毒。

5. 对胎儿和新生儿的影响　未经治疗的一、二期梅毒几乎可以 100% 传给胎儿,引起流产、死胎、早产、死产,存活的胎儿,早期表现有皮肤大疱、皮疹、鼻炎或鼻塞、肝脾肿大、淋巴结肿大等;晚期先天梅毒多出现在 2 岁以后,表现为楔齿状、鞍鼻、间质性角膜炎、骨膜炎、神经性耳聋等;其病死率、致残率均明显增高。

(二)诊断

1. 病史　本病主要是通过性器官接触而传染的,患者有婚外性行为史,配偶有感染史,与梅毒患者共用物品史。

2. 临床表现　梅毒是通过性来传播的,主要分为两期,一期梅毒患者螺旋体会由淋巴系统进入血液循环,并大量繁殖、播散,侵犯皮肤、黏膜、骨、内脏、心血管及神经系统,进而出现多种症状。二期梅毒的主要表现可以概括为三个特点:类感冒症状、梅毒疹和全身淋巴结肿大。

3. 辅助检查

(1)病损(硬下疳或扁平湿疣)分泌物做抹片,用银染色法染色后镜检或用暗视野法检查活螺旋体,阳性者即可确诊。

(2)梅毒血清试验:非梅毒螺旋体试验,如快速血浆反应素试验和性病研究实验室试验,用于筛查和疗效判断,但缺乏特异性,确诊需做血清螺旋体抗原试验,目前常用的试验包括荧光螺旋体抗体吸附试验及梅毒螺旋体血凝反应试验。

三、治疗目的及原则

(一)治疗目的

杀灭梅毒螺旋体增殖和控制局部感染,阻断母婴传播。

(二)治疗原则

1. 早期明确诊断。

2. 及时治疗,苄星青霉素用药足量,疗程规则,青霉素过敏者选用红霉素类药物口服。

3. 治疗期间应避免性生活,同时性伴侣也应接受检查及治疗。

(三)一般治疗

1. 地点　对梅毒感染者仍可保持正常的工作和生活,无须院内治疗。

2. 休息和饮食　应注意休息,患梅毒后的饮食调养与其他感染性疾病一样,均要吃新鲜富含维生素的蔬菜、水果,少吃油腻的饮食,忌食辛辣食物,忌饮含酒精饮料,适当多饮水有利于体内毒素的排出。

四、药物治疗及药学监护

(一)治疗药物

青霉素(penicillin)是目前治疗梅毒的首选药物,主要机制是阻止梅毒螺旋体细胞壁的再生和修复,即阻断其繁殖,梅毒螺旋体的繁殖周期为 30～33 个小时,青霉素的有效浓度(0.03U/ml)必须维持 7～10 天,才能彻底杀灭体内的梅毒螺旋体。因此宜选择长效青霉素制剂以维持有效的药物浓度。长效的青霉素主要有苄星青霉素(benzathine benzylpenicillin)和普鲁卡因青霉素(procaine benzylpenicillin),如选择短效的青霉素 G 则需缩短给药间隔,还需根据梅毒分期采用相应的青霉素治疗方案,必要时增加疗程。

对于青霉素过敏者,首选脱敏和脱敏后青霉素治疗,具体方法请参见本套丛书抗感染药物分册相关内容。脱敏治疗失败时可选择头孢类抗生素治疗,如头孢曲松。四环素和多西环素禁用于孕妇,红霉素和阿奇霉素对孕妇和胎儿感染疗效差,因此也不推荐应用。

（二）药物用法用量

1. 早期梅毒包括一、二期及病期一年以内的潜伏梅毒　苄星青霉素 240 万 U,单次肌内注射,亦有建议一周后重复一次;普鲁卡因青霉素,80 万 U,每日 1 次,肌内注射,连用 15 日。

2. 晚期梅毒包括三期及晚期潜伏梅毒　苄星青霉素 240 万 U,单次肌内注射,每周一次,连用 3 次;普鲁卡因青霉素,80 万 U,每日 1 次,肌内注射,连用 20 日为 1 个疗程,也可考虑给第 2 个疗程。

3. 神经梅毒　青霉素 300～400 万 U,静脉滴注每 4 小时 1 次,连用 10～14 日,必要时,继以苄星青霉素 240 万 U,每周 1 次,肌内注射,共 3 次;或普鲁卡因青霉素 240 万 U,肌内注射,每日 1 次,加用丙磺舒 500mg,口服,每日 4 次,连用 10～14 日,必要时,继以苄星青霉素 240 万 U,每周 1 次,肌内注射,共 3 次。

4. 肌内注射苄星青霉素或普鲁卡因青霉素后,青霉素缓慢释放并被吸收。其中苄星青霉素血药浓度可维持 2～4 周。

（三）药物治疗监测

1. 疗效评估　早期梅毒患者的疗效评估为全身皮肤黏膜损害症状的好转。晚期梅毒除需关注皮肤黏膜损害外,还需关注全身多器官功能的损害情况。

2. 药物不良反应监测　应用青霉素类药物严重药物不良反应主要为过敏性休克,一旦发生必须就地抢救,予以保持气道畅通、吸氧及使用肾上腺素、糖皮质激素等治疗措施。

（四）用药注意事项及用药教育

用药前,需仔细询问患者既往青霉素类药物用药史和过敏史并进行青霉素皮肤试验。

 案例分析

案例:一孕妇,26 岁,孕 1 产 0,孕 37 周待产入院,体检未发现阳性体征,产前检查:宫高、腹围、胎心、胎位等均正常,辅助检查发现:RPR(＋),滴度 1∶2,TPPA(＋)。追问病史,患者从来不知道自己曾患有梅毒,亦从未有过不适主诉及生殖器、皮肤、黏膜等的异常表现。现任丈夫 RPR、TPPA 均为阴性,四年前曾与前男友有性生活史。对患者进行治疗药物选择时需要注意哪些问题?

分析:该患者梅毒诊断明确,首选药物为青霉素类,需询问患者既往青霉素药物用药史和过敏史情况,如果用药史不详,需进行青霉素皮试,如皮试阴性则可以选择苄星青霉素 240 万 U,肌内注射。如患者青霉素皮试阳性或既往存在青霉素过敏史,首先考虑脱敏治疗。

第三节　尖 锐 湿 疣

尖锐湿疣(verruca acuminata)是由于人乳头瘤病毒(human papilloma virus,HPV)引起的性传播疾病,主要是通过皮肤、黏膜直接接触病毒后发生传染,其中 2/3 的人是通过性接触传染。妊娠期的女性,因为内分泌及免疫功能发生改变,所以更容易感染尖锐湿疣,而且症状也比没有怀孕的女性更严重。尖锐湿疣可传染给胎儿:感染后的产妇在分娩时,胎儿经过带有病毒的产道会发生感染,使婴幼儿患上尖锐湿疣或口部乳头瘤病。

一、病理生理学变化

潜伏期为 1～8 个月,平均 3 个月,主要病理生理变化为大小阴唇、后联合、前庭、阴蒂、宫颈和肛周。偶可见于阴部及肛周以外的部位,如腋窝、脐窝、口腔、乳房和趾间等,损害初起为细小淡红色丘疹,以后逐渐增大增多,单个或群集分布,湿润柔软,表面凹凸不平,呈乳头样、鸡冠状或菜花样突起。红色或污灰色。根部常有蒂,且易发生糜烂渗液,触之易出血。直肠内尖锐湿疣可发生疼痛、便血、里急后重感。光镜下见表皮细胞排列整齐,鳞状上皮呈乳头状增生,棘层细胞增生,有时显空泡形成,细胞变大,胞浆变淡,核大呈嗜碱性。

二、临床表现及诊断

(一) 临床表现

1. 年龄与症状　患者多为年轻妇女,生殖器部位出现逐渐增大的乳头样、菜花样或鸡冠样赘生物,不痛。部分患者可有外阴瘙痒、灼痛和性交疼痛不适。

2. 病变部位　多发生在外阴,性交时易受损部位为阴唇后联合、小阴唇内侧、阴道前庭尿道口处。

3. 病灶特征　初为散在簇状增生粉色或白色小乳头状疣,柔软有细层指样突起。病灶增大后互相融合呈鸡冠状、菜花状或桑葚状。宫颈皮损触之易出血,肛周皮损呈散在性分布的赘生物。会阴部皮肤轻度糜烂,表面附有淡黄色污秽分泌物,伴有恶臭。皮损表面涂 5％醋酸溶液观察,醋酸白试验阳性。

4. 与妊娠的关系　妊娠期疣体迅速增大,分娩后病灶明显萎缩。

(二) 诊断

1. 病史　本病主要是通过性器官接触而传染的,患者和无症状的带病毒者是主要传染源。患者有婚外性行为史,配偶有感染史,与尖锐湿疣患者共用物品史。

2. 临床表现　典型皮损为生殖器或肛周等潮湿部位出现丘疹,乳头状、菜花状或鸡冠状肉质赘生物,表面粗糙角化。

3. 辅助检查　醋酸白实验;细胞学检查;组织病理检查;免疫学试验;核酸杂交试验;聚合酶链反应(PCR)。

三、治疗目的及原则

(一) 治疗目的

降低母婴传播率和并发症。

(二) 治疗原则

一般采用综合治疗,包括以下几点。

1. 保持局部清洁,防止继发感染,祛除诱因。

2. 提高机体免疫力。

3. 处理局部病灶　对于尖锐湿疣病灶,局部药物治疗可选用 80％～90％三氯醋酸涂擦病灶局部,可选择药物或者物理治疗,对于疣较大者,为避免影响分娩,也可酌情行病灶清除术,切除之病灶应送病理检查,以明确诊断同时排除恶变。但是妊娠期间受胎儿用药以及母体免疫力下降的限制,治疗效果多不理想,且容易复发。如对妊娠影响不大,也可等待妊娠结束后治疗。

4. 不需要停止妊娠,一般不影响分娩方式的选择,但病灶广泛的巨大病灶应选择剖宫产终止妊娠。

(三) 一般治疗

1. 地点　对 HPV 感染者仍可保持正常的工作和生活,无须住院治疗。

2. 休息和饮食　应注意休息,禁饮酒、吸烟,忌食海鲜、辛辣食品,平时多运动,增强体质,提高自身免疫力。

四、药物治疗及药学监护

对于妊娠期妇女,局部药物治疗可选用 80％～90％三氯醋酸涂擦病灶局部,每周 1 次,适用于小的尖形的疣体或丘疹型疣体,不太适合角化的或大的疣体。80％～90％三氯醋酸具有腐蚀性,烧灼过度可引起瘢痕,使用时应备好中和剂如碳酸氢钠。

妊娠期禁用足叶草碱,咪喹莫特乳膏和干扰素。

 案例分析

案例:一孕妇,42 岁,孕 6 产 0,孕 27 周门诊常规检查,自诉外阴瘙痒,刺痛 5 天。产前检查:宫高、腹围、胎心、胎位等均正常。妇科检查:见外阴及阴道有丘疹,乳头状、菜花状或鸡冠状肉质赘生物,表面粗糙角化。追问病史,10 天前与丈夫有性生活史。病理检查为尖锐湿疣。对患者治疗时应选择哪种药物? 怎么用?

分析:该患者妊娠状态,考虑到孕产妇和胎儿的安全,仅可选用 80％～90％三氯醋酸涂擦病灶局部,每周 1 次。

第四节　生殖器疱疹

生殖器疱疹(herpes progenitalis)是由单纯疱疹病毒(human herpesvirus, HSV)引起的性传播性疾病。本病主要是通过性器官接触而传染的,本病传染性极强,性接触传播占 70％～90％。单纯疱疹病毒Ⅰ型、Ⅱ型均可致人类感染,Ⅰ型占 10％,主要引起上半身皮肤、黏膜或器官疱疹,如唇疱疹、疱疹性脑炎等,但极少感染胎儿。Ⅱ型称生殖器型,占 90％,主要引起生殖器(阴唇、阴蒂、宫颈等)、肛门及腰以下的皮肤疱疹,以青年女性居多。孕妇患单纯疱疹病毒Ⅱ型感染,可以垂直传播给胎儿,引起流产或早产,新生儿死亡。

一、病理生理学变化

生殖器疱疹的主要病理生理改变为生殖道的疱疹。Ⅰ型称口型,主要引起上半身皮肤、黏膜或器官疱疹,如唇疱疹、疱疹性脑炎等,但极少感染胎儿。Ⅱ型称生殖器型主要引起生殖器(阴唇、阴蒂、宫颈等)、肛门及腰以下的皮肤疱疹,可以垂直传播给胎儿。

二、临床表现及诊断

（一）临床表现及分类

1. 初感染的急性型　主要通过性交传播。经 2～7 日潜伏期,突然发病,自觉外阴剧痛,甚至影响排尿和走路。检查见外阴多发性、左右对称的表浅溃疡,表皮形成疱疹,经 10 日进入恢复期,病灶干燥、结痂,痊愈后不留瘢痕或硬结,此时机体产生特异 IgM,此型病程约 4 周或更长,可能与免疫抑制状态、细胞免疫功能降低有关。

2. 再活化的诱发型　体内有潜伏的单纯疱疹病毒因妊娠再活化而诱发,孕妇于妊娠前经常出现外阴复发性疱疹,也有于妊娠初期出现疱疹的病例,均属于已感染单纯疱疹病毒并潜伏于体内,因妊娠再活化而诱发。常见外阴有 2～3 个溃疡或水疱,病程短,一周左右自然痊愈。

3. 对胎儿及新生儿的影响

(1)妊娠 20 周前感染者,流产率达 34％。

(2)妊娠 20 周后感染者,胎儿发生低体重儿多,也可发生早产。

(3)经产道感染的新生儿,病变常为全身扩散,新生儿病死率达 70％以上。多于出生后 4～7 日发病,表现为发热、出血倾向、吮乳能力差、黄疸、水疱疹、痉挛、肝肿大等,多于 10～14 日内死亡,幸存者多遗留有中枢神经系统后遗症。

（二）诊断

1. 病史　本病主要是通过性器官接触而传染的,患者和无症状的带病毒者是主要传染源。患者有婚外性行为史,配偶有感染史,与疱疹患者共用物品史。

2. 临床表现　患病部位先有烧灼感,后出现红斑;很快在红斑基础上发生成群的红色丘疹,伴有瘙痒;丘疹迅速变成小水疱,3～5 天后变为脓疱,破溃后形成大片的糜烂和溃疡,自觉疼痛,典型临床表现等。

3. 辅助检查

(1)水疱液中分离出单纯疱疹病毒。

(2)将水疱液、唾液接种在人胚胎成纤维细胞或兔肾细胞,培养 48 小时即可作出判断,并可用免疫荧光技术证实。

(3)在水疱底部刮片行 Giemsa 染色后,光镜下见棘突松解,有数个核的气球形细胞和嗜酸性核内包涵体。

(4)借助 PCR 技术扩增单纯疱疹病毒 DNA,诊断可靠。

(5)酶免法检测孕妇血清及新生儿脐血清中特异 IgG、IgM,若脐血中特异 IgM 阳性,提示宫内感染。

三、治疗目的及原则

（一）治疗目的

治疗局部病灶,提高免疫力,祛除诱因,减少母婴传播和并发症。

（二）治疗原则

抑制单纯疱疹病毒增殖和控制局部感染。

1. 保持局部清洁、干燥及水疱壁的完整、防止继发感染。

2. 提高机体免疫力。

3. 抗病毒治疗,如选用阿昔洛韦干扰其 DNA 聚合酶,抑制单纯疱疹病毒 DNA。该药也可制成软膏或霜剂局部涂布,对胎儿无明显毒性。

4. 不需要停止妊娠,如活动感染多选择剖宫产终止妊娠。

(三) 一般治疗

1. 地点 对单纯疱疹感染者仍可保持正常的工作和生活,无须院内治疗。

2. 休息和饮食 应注意休息,禁饮酒、吸烟,忌食海鲜、辛辣食品,平时多运动,增强体质,提高自身免疫力。

四、药物治疗及药学监护

(一) 治疗药物

应用抗病毒治疗对大多数有临床症状的患者有益,是处理生殖器疱疹的主要方法。在感染发作期有控制症状和体征作用,对复发性感染,通过抑制病毒有预防复发的作用。美国疾病预防控制中心(Centers for Disease Control and Prevention,CDC)研究表明孕妇使用阿昔洛韦(acyclovir)是安全的,妊娠早期应用阿昔洛韦,除短暂的中性粒细胞数量减少外,尚未发现对胎儿和新生儿的严重副作用。

阿昔洛韦在体内转化为三磷酸化合物,干扰病毒 DNA 聚合酶,抑制病毒 DNA 复制,对于疱疹类 DNA 病毒有效。

(二) 药物用法用量与药动学参数

原发性生殖器疱疹,阿昔洛韦口服 400mg,每日 3 次,连用 7~10 日或 200mg 口服,每日五次,连用 7~10 日。复发性生殖器疱疹,阿昔洛韦 400mg 口服,每日 3 次,可连用 5 日,或 800mg 口服,每日 2 次,连用 5 日。该药也可制成软膏或霜剂局部涂布,但局部用药较口服用药疗效差,且可诱导耐药,因此不推荐使用(表 5-2)。

表 5-2 阿昔洛韦的药动学参数

药物	妊娠安全分级	药动学参数			
		生物利用度	达峰时间(h)	半衰期(h)	血浆蛋白结合率
阿昔洛韦	B 级	10%～20%	1.7	2.5～3.3	9%～33%

(三) 药物治疗监测

1. 疗效评估 皮肤水疱、糜烂或溃疡症状好转,全身伴发的发热、头痛和乏力症状好转。

2. 药物不良反应监测 口服阿昔洛韦耐受性良好,除轻微的消化系统和皮肤系统不良反应外,可定期检测血常规以评估阿昔洛韦对白细胞的影响。

阿昔洛韦所致的肾功能损害等严重药物不良反应事件多源于静脉用药,且多与非适应证用药、药物剂量过大、浓度过高、给药速度过快、药物配伍不当等不合理用药因素有关。

(四) 用药注意事项及用药教育

1. 阿昔洛韦肾功能不全时需根据肌酐清除率调整剂量,如表 5-3 所示。

表 5-3 阿昔洛韦肾功能不全患者剂量调整方法

常用剂量	肌酐清除率[ml/(min·1.73m²)]	剂量调整
每次 200mg,每 4 小时 1 次	>10	每次 200mg,每 4 小时 1 次,每日 5 次
	0～10	每次 200mg,每 12 小时 1 次,每日 2 次
每次 400mg,12 小时 1 次	>10	每次 400mg,每 12 小时 1 次,每日 2 次
	0～10	每次 200mg,每 12 小时 1 次,每日 2 次
每次 800mg,每 4 小时 1 次	>25	每次 800mg,每 4 小时 1 次,每日 5 次
	10～25	每次 800mg,每 8 小时 1 次,每日 3 次
	0～10	每次 800mg,每 12 小时 1 次,每日 2 次

2. 对于需要血液透析的患者,血透期间血浆中阿昔洛韦的半衰期约为 5 小时,6 小时的血液透析使血药浓度下降 60%,因此患者的用药剂量应在每次透析后予以追加调整。

3. 对于需要腹腔透析的患者无须在给药期间调整剂量。

4. 阿昔洛韦与齐多夫定合用可引起肾毒性,表现为深度昏睡和疲劳。与丙磺舒竞争性抑制有机酸分泌,合用丙磺舒可使其排泄减慢,半衰期延长,造成体内药物蓄积。

 案例分析

案例:一孕妇,22 岁,孕 1 产 0,孕 31 周。门诊常规检查,自觉外阴剧痛,甚至影响排尿和走路 1 天。产前检查:宫高、腹围、胎心、胎位等均正常,妇科检查,见外阴多发性、左右对称的表浅溃疡,表皮形成疱疹。追问病史,5 天前与丈夫有性生活史。诊断为单纯疱疹病毒感染,对患者治疗时应选择哪种药物?怎么用?需要局部治疗吗?

分析:该患者单纯疱疹病毒感染诊断明确,首选用药为阿昔洛韦片,应用前需评估患者的肾功能情况,如肾功能正常,可以给予口服 400mg,每日 3 次,连用 7～10 日。考虑到患者存在表浅溃疡,局部可应用生理盐水进行清洗,可考虑外用 3% 阿昔洛韦软膏。

第五节 生殖道沙眼衣原体感染

生殖道沙眼衣原体感染(chlamydiatrachomatis infection)是指由沙眼衣原体(chlamydiatrachomatis,CT)引起的以泌尿生殖道部位炎症为主要表现的性传播疾病。美国每年约有 400 万新发生的 CT 感染病例。美国孕妇子宫颈 CT 的感染率为 2%～37%。国内一些医院近年来对各种性传播疾病高危妇女进行 CT 检测后,亦发现女性生殖道 CT 的发病率逐年上升。妊娠期发生 CT 感染,母儿并发症增加。

一、病理生理学变化

基本病理生理改变为生殖系统的炎症反应。

1. 子宫颈管炎 宫颈管是 CT 最常见的感染部位,只侵及宫颈管柱状上皮细胞,引起宫颈管局部充血、水肿,子宫颈管流出大量脓性分泌物。分泌物中可见多核白细胞。

2. 急性输卵管炎和盆腔炎　急性输卵管炎是女性生殖道 CT 感染的最严重并发症。CT 侵入输卵管后,引起一过性输卵管内膜纤毛细胞及分泌细胞的破坏,机体可自行修复。再次感染 CT 或潜存的 CT 复活感染周围细胞,输卵管内膜纤毛细胞及分泌细胞就会进一步遭到破坏。CT 侵入腹腔,引起脏器炎性反应,周围粘连。

二、临床表现及诊断

(一) 临床表现及分类

1. 妊娠早期 CT 感染　潜在 CT 感染对子宫内膜产生炎症反应、诱导局部细胞因子产生,抗 CT 的细胞因子干扰胚胎植入或者干扰母体免疫系统保护胚胎的调节机制从而引起流产。许多研究表明:中、晚孕期 CT 感染者早产、胎膜早破及低出生体重儿发生增加。

2. 母儿间 CT 的传播　由宫内感染、产道感染和产褥感染 3 条途径,主要经产道引起新生儿感染。孕妇 CT 感染时,50%～60%的新生儿受到感染,新生儿结膜最容易受到 CT 的侵犯,并播散到鼻咽部,直肠和阴道也可能被感染。其次,新生儿肺炎,新生儿 CT 肺炎者,易合并 CMV 感染。少数新生儿可并发中耳炎。其中,25%～50%的新生儿在出生后 2 周出现 CT 性结膜炎,10%～20%的新生儿在出生后 3～4 个月内发生 CT 性肺炎。

3. 产褥期 CT 的感染　孕妇患有 CT 感染时产褥期子宫内膜炎发生率高达 28.6%,产后子宫内膜炎经一般抗炎无效时,应考虑 CT 性子宫内膜炎的存在。产褥期泌尿系感染,经常规尿培养阴性者,应检查除外 CT 的感染。

(二) 诊断

1. 病史　妊娠期急性宫颈管炎者;丈夫或性伴侣患有 CT 感染者;CT 感染的高危人群:年龄<24 岁,尤其<20 岁有性生活史;患有其他 STD 感染,尤其伴淋球菌感染;多个性伴侣、首次性交年龄小;性伴侣患有 CT 感染;经济地位低、受教育少;性交后阴道出血者等。

2. 症状和体征

(1)约 2/3 的妇女无临床症状。

(2)沙眼衣原体感染所致子宫颈炎的临床特征主要有异常宫颈排液、宫颈充血、水肿及宫颈接触性出血等。

3. CT 检测的方法　CT 的确诊主要依靠宫颈分泌物的实验室检查。常用的检测方法有以下几种。

(1)细胞培养法　该方法是诊断 CT 的金标准。该方法特异性高达 100%,只能利用传代细胞或原代细胞培养。

(2)抗原检测法　包括直接荧光抗体法(DFA)及酶免疫分析(EIA)。

三、治疗目的及原则

(一) 治疗目的
治愈感染,减少孕期并发症发生,降低母婴间的垂直传播。

(二) 治疗原则
1. 早期发现,早期治疗,用药足量、足疗程,首选阿奇霉素或阿莫西林。
2. 性伴侣需同时治疗。
3. 母婴传播的新生儿应接受治疗,可用红霉素。

（三）一般治疗

1. 地点 妊娠合并生殖道沙眼衣原体感染患者可在家治疗，如出现并发症应住院治疗。

2. 休息和饮食 妊娠合并生殖道沙眼衣原体感染的饮食宜清淡，多饮水，多吃新鲜富含维生素的蔬菜、水果，少吃油腻的饮食。

四、药物治疗及药学监护

（一）治疗药物

抗感染治疗的目的是杀灭沙眼衣原体、消除症状、防止产生并发症、阻断进一步传播。由于沙眼衣原体具有独特的生物学性质，要求抗生素具有较好的细胞穿透性，可采用延长抗生素疗程或选择半衰期长的药物。大环内酯类能不可逆的结合到细菌核糖体50S亚基上，通过阻断转肽作用及mRNA位移，选择性抑制蛋白质合成。

（二）药物用法用量与药动学参数（见表5-4）

妊娠期生殖道沙眼衣原体感染首选阿奇霉素1g顿服或阿莫西林500mg口服，每日3次，连用7日，不推荐使用红霉素。孕妇禁用多西环素、喹诺酮类和四环素。应同时治疗性伴侣。治疗3～4周后复查。

对可能感染的新生儿应及时治疗。红霉素50mg/(kg·d)分4次口服，连用10～14日，可预防沙眼衣原体肺炎的发生。0.5%红霉素眼膏或1%四环素眼膏出生后立即滴眼对沙眼衣原体感染有一定预防作用。若有沙眼衣原体结膜炎可用1%硝酸银液滴眼治疗。

表5-4 治疗沙眼衣原体的药物的用法用量和药动学参数

药物	妊娠安全分级	用法用量	药动学参数		
			生物利用度	达峰时间(h)	半衰期(h)
阿奇霉素	B级	1g 顿服	38%	2.2～3.2	68
阿莫西林	B级	口服：500mg, tid；连用7日		1～2（速释剂型）3.1（缓释剂型）	1（速释剂型）1.5（缓释剂型）

（三）药物治疗监测

1. 疗效评估 由于沙眼衣原体感染多无症状或症状轻微，且无特征性临床表现，疗效评估依赖于沙眼衣原体培养。

2. 药物不良反应监测 对于阿奇霉素，严重不良反应需关注其引起的心脏电活动异常，这可能会导致致命的心律失常的潜在风险。已有QT间期异常延长、低钾或低镁血症、低于正常值的心率或服用过治疗心律失常的药物的患者应用阿奇霉素增加风险。

对于阿莫西林，严重药物不良反应主要为过敏性休克，尤多见于有青霉素或头孢菌素过敏史的患者。如发生过敏性休克，应就地抢救，予以保持气道畅通、吸氧及应用肾上腺素、糖皮质激素等治疗措施。

（四）用药注意事项及用药教育

1. 因抗酸剂可使阿奇霉素峰浓度降低，尽管对总生物利用度没有影响，仍建议对服用阿奇霉素又服用抗酸剂的患者，不应同一时间服用这些药物。

2. 如选择应用阿莫西林,用药前必须详细询问药物过敏史并做青霉素皮肤试验。

3. 为保证治疗效果,阿莫西林的用药应足疗程,需评估患者用药依从性,并对患者进行用药教育以保证治疗疗程。

 案例分析

案例:一孕妇,26 岁,孕 2 产 1,孕 10 周门诊常规检查,自觉阴道大量排液,外阴烧灼感 1 天。妇科检查,见宫颈排液、宫颈充血、水肿及宫颈接触性出血。追问病史,多个性伴侣。宫颈分泌物培养见沙眼衣原体。对患者治疗时应选择哪种药物? 怎么用?

分析:该患者宫颈分泌物培养可见沙眼衣原体,考虑生殖道沙眼衣原体诊断,考虑到妊娠期安全性的问题,不可选用喹诺酮类药物,可选择阿奇霉素 1g,单次顿服。

第六节　支原体感染

支原体感染(mycoplasma infection)是一种性接触传播疾病。妊娠期支原体感染可导致晚期流产、早产或死产等严重并发症。支原体是居于细菌和病毒之间无细胞壁,能独立生存的最小微生物。感染人类的支原体 12～14 种,其中以女性生殖道分离出人型支原体(mycoplasmahominis,Mh)及解脲支原体(Ueaplasmaurealyticum,UU)最为常见。人型支原体感染多引起阴道炎、宫颈炎和输卵管炎,而解脲支原体则引起非淋菌性尿道炎。支原体是女性生殖道的正常菌群之一,在健康体检人群中发现高达 60% 的妇女可检出 UU,妊娠期支原体阳性者应检测其他细菌、衣原体等,如不伴有其他微生物感染,则对妊娠结局无影响。在孕期,UU 的阳性率高达 80%,其处于正常携带状态时免疫系统呈保护抑制状态,若 UU 达到一定数量则会破坏免疫平衡,引起上行感染,通常在胎膜破裂之前引起蜕膜和绒毛膜的感染和炎症反应。

一、病理生理学变化

在半数病例中感染只局限在绒毛膜,但有时可以通过胎膜而感染羊水。感染部位的炎性细胞渗出,白细胞浸润,组织水肿,纤维组织增生,弹性减退或消失,致使脆性增加,坚韧度下降而引起胎膜早破及胎儿宫内感染。炎性反应使邻近羊膜上的溶酶体释放出磷脂酶 A2,促进胎膜上的花生四烯酸转化为前列腺素,诱发宫缩,使受损的胎膜坚韧性下降而更易破裂,导致胎膜早破、早产、死胎等。

二、临床表现及诊断

(一) 临床表现及分类

妊娠期支原体感染多无症状、症状轻微或症状不特异。

1. 泌尿生殖道感染　潜伏期为 1～3 周,典型的急性期症状与其他非淋病性生殖泌尿系统感染相似,表现为尿道刺痛,不同程度的尿急及尿频、尿痛,特别是当尿液较为浓缩的时候明显。尿道口轻度红肿,分泌物稀薄,量少,为浆液性或脓性。

2. 宫颈黏膜炎　表现为阴道分泌物增多,呈黏液脓性,性交后出血。

3. 并发症　孕妇受感染后可在妊娠 16～20 周侵袭羊膜损伤胎盘造成绒毛膜炎,导致晚期流产、早产或死产。新生儿特别是早产儿受 UU 感染后可发生支原体肺炎和慢性肺炎。Mh 感染可导致产妇产后盆腔炎及产后支原体血症及新生儿支原体血症。

（二）诊断

1. 病史　注意询问有无不洁性接触史,了解此次妊娠后有无泌尿生殖道感染的症状。

2. 症状　Mh 感染多引起阴道炎、宫颈炎和输卵管炎,而 UU 则引起非淋菌性尿道炎。

3. 辅助检查

（1）支原体培养：在孕妇阴道、宫颈管处用灭菌棉拭子取出分泌物进行支原体培养。常选用支原体肉汤（液体）培养基或支原体琼脂（固体）培养基,是最佳的确诊手段。

（2）支原体 DNA 片段检测：PCR 检测支原体 DNA,较培养法更敏感特异、快速,对临床诊断有参考价值。

三、治疗目的及原则

（一）治疗目的

减少孕期并发症发生,降低母婴间的垂直传播。

（二）治疗原则

妊娠期支原体阳性者,应检测其他细菌、衣原体等,如不伴其他微生物感染,则对妊娠结局无影响,不需要治疗。如果同时检出其他微生物应及时给予治疗,孕妇首选阿奇霉素,替代疗法为红霉素。

（三）一般治疗

1. 地点　妊娠合并生殖道支原体伴其他微生物感染患者可在家治疗,如出现并发症应住院治疗。

2. 休息和饮食　妊娠合并生殖道支原体感染感染的饮食宜清淡,多饮水,少吃辛辣刺激的饮食。

四、药物治疗及药学监护

（一）治疗药物

人型支原体和解脲支原体对多种抗生素均敏感。因此从妊娠期用药安全性的角度考虑,可选择大环内酯类的药物。大环内酯类能不可逆的结合到细菌核糖体 50S 亚基上,通过阻断转肽作用及 mRNA 位移,选择性抑制蛋白质合成。

（二）药物用法用量与药动学参数（见表 5-5）

孕妇首选阿奇霉素 1g 顿服,替代疗法为红霉素 0.5g 口服,每日 2 次,连用 14 日。若新生儿感染选用红霉素 25～40mg/(kg·d),分 4 次静脉滴注,或口服红霉素,连用 7～14 天。

表 5-5　成人治疗支原体感染的药物的用法用量和药动学参数

药物	妊娠安全分级	用法用量	药动学参数		
			生物利用度	达峰时间(h)	半衰期(h)
阿奇霉素	B级	1g 顿服	38%	2.2～3.2	68
红霉素	B级	口服：0.5g,bid,连用 14 天		4	1～1.5

（三）药物治疗监测

1. 疗效评估　支原体常为机会性感染,常与其他生殖泌尿道感染并存,疗效评估除感染相关的症状好转外,同时可复测支原体培养结果。

2. 药物不良反应监测　对于阿奇霉素,严重不良反应需关注其引起的心脏电活动异常,这可能会导致致命的心律失常的潜在风险。已有 QT 间期异常延长、低钾或低镁血症、低于正常值的心率或服用过治疗心律失常的药物的患者应用阿奇霉素增加风险。

（四）用药注意事项及用药教育

1. 因抗酸剂可使阿奇霉素峰浓度降低,尽管对总生物利用度没有影响,仍建议对服用阿奇霉素又服用抗酸剂的患者,不应同一时间服用这些药物。

2. 红霉素药物相互作用较多,与抗癫痫药物(如卡马西平、丙戊酸)、氨茶碱等存在药物相互作用,避免连用。

3. 新生儿如需静脉滴注红霉素时,配制溶液注意需以注射用水溶解后再稀释至生理盐水或其他电解质溶液中稀释,缓慢静脉滴注,注意红霉素浓度在 1%～5%。

案例分析

案例:一孕妇,29 岁,孕 4 产 0,孕 17 周门诊常规检查,尿道刺痛,不同程度的尿急及尿频、排尿刺痛 3 天。妇科检查,尿道口轻度红肿,分泌物稀薄,量少,为浆液性或脓性。阴道分泌物增多,呈黏液脓性。追问病史,10 天前曾到公共游泳池游泳。宫颈及尿道分泌物培养见解脲支原体与支原体。对患者治疗时应选择哪种药物? 怎么用?

分析:该患者宫颈分泌物培养可见解脲支原体与支原体,考虑生殖道支原体诊断,考虑到妊娠期安全性的问题,可选择阿奇霉素 1g,单次顿服。

第七节　获得性免疫缺陷综合征

获得性免疫缺陷综合征(acquired immunodeficiency syndrome,AIDS)又称艾滋病,是由(human immunodeficiency virus,HIV)感染引起的性传播疾病。HIV 感染引起 T 淋巴细胞损害,导致持续性免疫缺陷,多器官机会性感染及恶性肿瘤,最终导致死亡。艾滋病病毒可通过胎盘血液循环造成宫内感染,分娩过程中接触的产道分泌物、血液及产后的母乳喂养亦可感染新生儿。

一、病理生理学变化

HIV 感染后,最开始的数年至 10 余年可无任何临床表现。一旦发展为艾滋病,患者就可以发生全身多系统病理生理变化。全身疲劳无力、食欲减退、发热等;皮肤、黏膜出现白色念珠菌感染,出现单纯疱疹、带状疱疹、紫斑、血疱、淤血斑等;内脏器官:肺炎、胃肠炎、肝脾肿大、并发恶性肿瘤,还可侵犯神经系统和心血管系统等。HIV 感染的孕妇在妊娠期可通过胎盘传染给胎儿或分娩时经软产道及出生后经母乳喂养传染新生儿。

二、临床表现及诊断

(一) 临床表现

由于妊娠期孕妇的免疫功能降低,因此妊娠期感染艾滋病病毒后,病情发展较为迅速,症状较重。本病临床表现复杂多样,易与许多疾病相混淆。

1. 一般症状　持续发热、虚弱、盗汗,持续广泛性全身淋巴结肿大,特别是颈部、腋窝和腹股沟淋巴结肿大更明显。淋巴结直径在 1cm 以上,质地坚实,可活动,无疼痛。体重在 3 个月之内下降可达 10% 以上,最多可降低 40%,患者消瘦特别明显。

2. 呼吸道症状　长期咳嗽、胸痛、呼吸困难、严重时痰中带血。

3. 消化道症状　食欲下降、厌食、恶心、呕吐、腹泻、严重时可便血。通常用于治疗消化道感染的药物对这种腹泻无效。

4. 神经系统症状　头晕、头痛、反应迟钝、智力减退、精神异常、抽搐、偏瘫、痴呆等。

5. 皮肤和黏膜损害　单纯疱疹、带状疱疹、口腔和咽部黏膜炎症及溃烂。

6. 肿瘤　可出现多种恶性肿瘤,位于体表的卡波济肉瘤可见红色或紫红色的斑疹、丘疹和浸润性肿块。

(二) 诊断

1. 急性期　诊断标准:患者近期内有流行病学史和临床表现,结合实验室 HIV 抗体由阴性转为阳性即可诊断,或仅实验室检查 HIV 抗体由阴性转为阳性即可诊断。80% 左右 HIV 感染者感染后 6 周初筛试验可检出抗体,几乎 100% 感染者 12 周后可检出抗体,只有极少数患者在感染后 3 个月内或 6 个月后才检出。

2. 无症状期　诊断标准:有流行病学史,结合 HIV 抗体阳性即可诊断,或仅实验室检查 HIV 抗体阳性即可诊断。

3. 艾滋病期

(1)原因不明的持续不规则发热 38℃以上,>1 个月。

(2)慢性腹泻次数多于 3 次/日,>1 个月。

(3)6 个月之内体重下降 10% 以上。

(4)反复发作的口腔白色念珠菌感染。

(5)反复发作的单纯疱疹病毒感染或带状疱疹病毒感染。

(6)肺孢子虫肺炎(PCP)。

(7)反复发生的细菌性肺炎。

(8)活动性结核或非结核分枝杆菌病。

(9)深部真菌感染。

(10)中枢神经系统占位性病变。

(11)中青年人出现痴呆。

(12)活动性巨细胞病毒感染。

(13)弓形虫脑病。

(14)青霉菌感染。

(15)反复发生的败血症。

(16)皮肤黏膜或内脏的卡波济肉瘤、淋巴瘤。

三、治疗目的及原则

(一) 治疗目的

最大限度和持久地降低病毒载量;获得免疫功能重建和维持免疫功能;提高生活质量;降低 HIV 相关的发病率和死亡率。

(二) 治疗原则

目前在全世界范围内仍缺乏根治 HIV 感染的有效药物。本病的治疗强调综合治疗,包括:一般治疗、抗病毒治疗、恢复或改善免疫功能的治疗及机会性感染和恶性肿瘤的治疗。

1. 对已感染 HIV 的妇女进行"不供血,终止妊娠,固定性伴侣,避孕套避孕"的宣教。

2. 艾滋病患者和 HIV 抗体阳性者均不宜妊娠,一旦妊娠应早期终止;如继续妊娠,应告知胎儿的危险性。

3. 尽可能缩短破膜距分娩的时间;尽量避免使胎儿暴露于血液和体液危险增加的操作,如胎儿头皮电极、胎儿头皮 pH 测定。

4. 注意分娩时新生儿眼和脸的保护。

5. 抗病毒治疗 抗病毒治疗是艾滋病治疗的关键。随着采用高效抗逆转录病毒联合疗法的应用,大大提高了抗 HIV 的疗效,显著改善了患者的生活质量和预后。妊娠期应用核苷类反转录酶抑制剂齐多夫定可降低 HIV 的母婴传播率。

(三) 一般治疗

1. 地点 对 HIV 感染者或获得性免疫缺陷综合征患者均无需隔离治疗。对无症状 HIV 感染者,仍可保持正常的工作和生活。应根据具体病情进行抗病毒治疗,并密切监测病情的变化。对艾滋病前期或已发展为艾滋病的患者,应住院评估决定是否住院治疗。

2. 休息和饮食 对艾滋病前期或已发展为艾滋病的患者,应根据病情注意休息,给予高热量、多维生素饮食。

四、药物治疗及药学监护

(一) 治疗药物

目前尚无治愈方法,主要采取抗病毒药物治疗和一般支持对症处理。在抗病毒药物方面,妊娠期应用核苷类反转录酶抑制剂齐多夫定可降低 HIV 的母婴传播率。

(二) 药物用法用量与药动学参数

根据原卫生部 2011 年制订并下发的《预防艾滋病、梅毒和乙型病毒性肝炎母婴传播工作实施方案》,妊娠期合并 HIV 感染时药物可按照如下方案进行抗病毒治疗。

1. 预防性应用抗病毒药物 从妊娠 14 周或 14 周后发现艾滋病感染后尽早开始服用齐多夫定(zidovudine,AZT)300mg+拉米夫定(lamivudine,3TC)150mg +洛匹那韦/利托那韦(lopinavir,LPV/ritonavir)400/100mg,每天 2 次;或者 AZT300mg+3TC150mg,每天 2 次,依非韦伦(efavirenz,EFV)600mg,每天 1 次,直至分娩结束。分娩后,若选择人工喂养,产妇可在分娩结束后停止抗病毒药物的应用;若选择母乳喂养,产妇持续应用抗病毒药物至停止母乳喂养后 1 周。

2. 治疗性应用抗病毒药物　尽早开始服用 AZT 300mg ＋ 3TC 150mg,每天 2 次,EFV 600mg,每天 1 次;或者 CD4＋T 淋巴细胞计数＜250/mm³ 时,还可以选择尽早服用 AZT 300mg ＋3TC 150mg ＋奈韦拉平(nevirapine,NVP) 200mg,每天 2 次。

3. 抗病毒药物的药动学参数　抗病毒药物的药动学参数如表5-6 所示。

表 5-6　抗病毒药物药动学参数表

药物	妊娠安全分级	药动学参数		
		生物利用度	达峰时间(h)	半衰期(h)
齐多夫定	C 级	65％	0.5～1	1
拉米夫定	C 级	80％～88％	1～1.5	2.6±0.5
洛匹那韦/利托那韦	C 级	—	4(以洛匹那韦计)	5～6(以洛匹那韦计)
依非韦伦	D 级	—	3～5	40～55
奈韦拉平	B 级	大于 90％	1～4	45(单剂量)

(三) 药物治疗监测

1. 疗效评估　由于 HIV 感染目前尚无法治愈,应用抗病毒治疗对于预防性抗病毒治疗的患者来说,主要注意是否出现进展,是否出现艾滋病期的临床表现。

2. 药物不良反应监测　尽管抗病毒药物有较好的耐受性及安全性,但仍存在一些可能导致患者服药依从性差甚至治疗失败的不良反应,主要包括骨髓抑制、心血管系统的不良反应(如心肌梗死等)、中枢神经系统不良反应(如嗜睡、多梦、幻觉等)、肝肾毒性、高脂血症等。

(四) 用药注意事项及用药教育

1. 按时、按量、按要求服药才可以保证治疗的有效性,漏服和擅自减药、换药、停药都会导致治疗失败。

2. 强调患者主动配合治疗的意义,调动患者积极性。

3. 用药前和过程中对药物的不良反应进行充分的教育,避免患者因不适而对治疗失去信心。

 案例分析

案例:患者女性,34 岁,其于 29 岁时被确诊感染 HIV 病毒。33 岁时,患者首次怀孕,现妊娠 26 周,乙型病毒性肝炎病毒及丙型病毒性肝炎病毒检测阴性。患者无 AIDS(获得性免疫缺陷综合征)表现。胎儿发育正常,妊娠期该如何进行抗病毒治疗?

分析:该患者 29 岁时被确诊感染 HIV 病毒,无 AIDS 表现,属于无症状期,目前妊娠 26 周,需进行预防性抗病毒治疗,可选择的方案为:齐多夫定(AZT)300mg ＋拉米夫定(3TC)150mg ＋洛匹那韦/利托那韦(LPV/r)400/100mg,每天 2 次;或者 AZT300mg ＋3TC150mg,每天 2 次,依非韦伦(EFV)600mg,每天 1 次,直至分娩结束。

参 考 文 献

1. 苟文丽. 妇产科学. 第 8 版. 北京:人民卫生出版社,2013.

2. 曹泽毅. 中华妇产科学. 第 3 版. 北京:人民卫生出版社,2013.

3. 中国疾病预防控制中心性病控制中心,中华医学会皮肤性病学分会性病学组,中国医师协会皮肤科医师分会性病亚专业委员会. 梅毒、淋病、生殖器疱疹、生殖道沙眼衣原体感染诊疗指南. 中华皮肤科杂志，2014,47(5):364-372.

4. 国家药典委员会. 中华人民共和国药典临床用药须知. 2010 版. 北京：中国医药科技出版社,2011.

（张　夔　赵荣生）

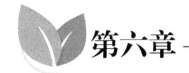

第六章

分娩及产褥期疾病

第一节 产后出血

产后出血(postpartum hemorrhage)胎儿娩出后24小时内出血量超过500ml,剖宫产时超过1000ml者称产后出血。产后出血是分娩期严重并发症,居我国目前孕产妇死亡原因的首位,其发生率占分娩总数的2%～3%。产后出血的预后随失血量、失血速度及产妇体质不同而异。若短时内大量失血可迅速发生失血性休克,严重者危及产妇生命,休克时间过长可引起脑垂体缺血坏死,继发严重的腺垂体功能减退——希恩综合征(Sheehan syndrome)。应重视产后出血的防治。

一、病理生理学变化

产后出血的病理生理改变与出血量有关,分娩时,胎儿娩出后出血量在500ml以内,多可以代偿,不会引起严重后果。但在15分钟内快速大量失血超过总血容量的20%左右(800～1000ml)时即可引起失血性休克。出血量超过2000ml,则很快会发展为DIC,甚至导致产妇死亡。

第一阶段为休克代偿期,属休克早期,此期微循环灌流特点可用"少灌少流,灌少于流,组织呈缺血缺氧状态"来概括。此期SI≤1.0,出血量在1000ml以内,全身交感神经兴奋,心率加快,外周血管收缩,循环血流量重新分配,通过减少皮肤和腹腔内脏及肾脏等许多器官的血供,优先供应心脑,维持动脉血压的稳定。第二阶段为失代偿期,又称休克期。微循环灌流特点是"灌而少流,组织呈淤血性缺氧状态"。此期SI>1.0,出血量在1000ml以上。交感神经持续兴奋,儿茶酚胺浓度进一步增高,但代谢性酸中毒使血管平滑肌对儿茶酚胺的反应性降低,微血管由收缩转向扩张。毛细血管网内红细胞和血小板聚集,血黏度增加。白细胞与血管内皮细胞黏附、脱落、再黏附并向血管外移动。黏附且激活的白细胞可释放氧自由基和溶酶体酶,导致内皮细胞和其他组织细胞的损伤。毛细血管内血液淤滞,加重缺氧。难治期又称微循环衰竭期,微循环变化特点是"不灌不流和微血栓"。SI≥1.5,失血量占全身总血量的30%～50%。此期产妇出现持续性低血压、中心静脉压下降等循环衰竭表现,临床表现为DIC和重要器官功能衰竭,难以扭转死亡结局。随着休克从失代偿期进入难治期,极易发生DIC。以广泛微血栓形成并相继出现止、凝血功能障碍为病理特征,经历高凝、消耗性低凝以及继发性纤溶、功能亢进三个阶段。

二、临床表现及诊断

(一)临床表现

胎儿娩出后阴道出血及出现失血性休克,严重贫血等相应症状,是产后出血的临床表现。

1. 阴道出血 胎儿娩出后立即发生阴道出血,鲜红色。因考虑软产道损伤,胎儿娩出后数分钟阴道出血,暗红色,应考虑胎盘因素,胎盘娩出后阴道出血较多,因考虑子宫收缩乏力或胎盘胎膜残留。胎儿娩出后阴道持续出血,且出血不凝,应考虑凝血功能障碍,失血表现明显,伴阴道疼痛而阴道出血不多,因考虑隐匿性软产道损伤。

剖宫产时主要表现为胎儿胎盘娩出后胎盘剥离面的广泛出血,宫腔不断被血充满或切口裂伤处不断出血。

2. 低血压症状 患者头晕、面色苍白,出现烦躁、皮肤湿冷、脉搏细数,脉压变消失,产妇已处于休克早期。

(二)诊断

主要根据临床表现,估计出血量,明确原因,及早处理,但需要注意的是估测出血量往往低于实际出血量。

1. 失血量的估计

(1)称重法:湿重－干重＝失血量×血液比重(1.05g/ml)。

(2)容积法:接血容器收集量杯测定。

(3)面积法:10cm×10cm＝10ml。

(4)根据休克程度估计 适用于外院转诊未知失血量者。休克指数＝脉率÷收缩压。

2. 失血原因的诊断

(1)子宫收缩乏力常为分娩过程中宫缩乏力的延续。由子宫缩乏力,患者常发生产程延长、胎盘剥离延缓、阴道出血过多等,出血多为间歇性阴道出血,血色暗红、有血凝块,宫缩差时出血量增多,宫缩改善时出血量减少。有时阴道出血量不多,但按压宫底有大量血液或血块自阴道涌出。若出血量多,出血速度快,产妇可迅速出现休克表现,如面色苍白、头晕心悸、出冷汗、脉搏细弱、血压下降等。检查宫底较高,子宫松软如袋状,甚至子宫轮廓不清,摸不到宫底,按摩推压宫底将积血压出。

根据分娩前已有宫缩乏力表现及上述症状与体征,不难作出诊断。但应注意目测估计阴道失血量远少于实际失血量,因此应做好收集血液工作以准确测量失血量,还应警惕存在隐性产后出血和宫缩乏力、产道裂伤或胎盘因素同为产后出血原因的可能。

(2)胎盘因素:胎盘娩出前阴道出血较多时首先考虑为胎盘因素所致。胎盘部分粘连或部分植入时,胎盘未粘连或植入部分可发生剥离而出血不止;胎盘剥离不全或剥离后滞留宫腔,常表现为胎盘娩出前阴道出血量多伴有子宫收缩乏力;胎盘嵌顿时在子宫下段可发现狭窄环。

根据胎盘尚未娩出或徒手剥离胎盘时胎盘与宫壁粘连面积大小、剥离难易程度以及通过仔细检查娩出的胎盘胎膜,容易作出诊断,但应注意与软产道裂伤性出血鉴别。胎盘因素所致出血在胎盘娩出、宫缩改善后常立即停止。

(3)软产道裂伤出血发生在胎儿娩出后,持续不断,血色鲜红能自凝。出血量与裂伤程度以及是否损伤血管相关。裂伤较深或伤及血管时，出血较多。检查子宫收缩良好，仔细检查软产道可明确裂伤及出血部位。

（4）凝血功能障碍在孕前或妊娠期已有易于出血倾向，胎盘剥离或软产道有裂伤时，由于凝血功能障碍，表现为全身不同部位的出血，最多见为子宫大量出血或少量持续不断出血，血液不凝，不易止血。根据病史、出血特点及血小板计数、凝血酶原时间、纤维蛋白原等有关凝血功能的实验室检查可作出诊断。

三、治疗目的及原则

治疗原则为针对原因迅速止血、补充血容量，纠正休克及防治感染。

（一）子宫收缩乏力性出血的处理

加强宫缩是最迅速有效的止血方法，具体方法如下。

1. 按摩子宫　助产者一手置子宫底部，拇指在前壁，其余 4 指在后壁，均匀有节律地按摩宫底；亦可一手握拳置于阴道前穹隆，顶住子宫前壁。另一手自腹壁按压子宫后壁使宫体前屈，双手相对紧压子宫并做按摩。按压时间以子宫恢复正常收缩，并能保持收缩状态为止。按摩时应注意无菌操作。

2. 应用宫缩剂　按摩子宫同时，肌内注射或静脉缓慢推注缩宫素，以维持子宫处于良好收缩状态。如果缩宫素使用效果不佳，可以考虑使用卡前列素氨丁三醇。

3. 宫腔填塞　应用无菌纱布条填塞宫腔．有明显局部止血作用。方法为术者一手在腹部固定宫底，另手持卵圆钳将无菌不脱脂棉纱布条进入宫腔内，自宫底由内向外填紧。24 小时取出纱布条。取出前应先肌内注射宫缩剂。宫腔填塞纱布条后应密切观察生命体征及宫底高度和大小，警惕因填塞不紧，宫腔内继续出血而阴道不出血的止血假象。与宫腔纱布填塞相比，球囊宫腔放置也是一种有效的止血方式，并且放置和取出更加方便。

4. 子宫压迫缝合术（uterine compression suture，UCS）是 20 世纪 90 年代后期兴起的治疗产后出血的一系列新方法，对子宫收缩乏力和胎盘剥离面出血的止血效果较好。处理经典的 B-Lynch 缝合术，还有很多改良的压迫缝合技术。

5. 结扎盆腔血管止血　主要用于子宫收缩乏力、前置胎盘及 DIC 等所致的严重产后出血而又迫切希望保留生育功能的产妇。可采用以下两种方法。①结扎子宫动脉上行支：消毒后用两把长鼠齿钳钳夹宫颈前后唇，轻轻向下牵引，在宫颈阴道上端用 2 号肠线缝扎双侧壁，深入组织，如无效应迅速开腹，结扎子宫动脉上行支。即在宫颈内口平面距宫颈侧壁 1cm 处，触之无输尿管始进针，缝扎宫颈侧壁，进入宫颈组织。②结扎髂内动脉：经上述处理无效，可分离出髂内动脉起始点，以 7 号丝线结扎。结扎后一般可见子宫收缩良好。此法可保留子宫，在剖宫产时易于实行。

6. 髂内动脉栓塞术　近年髂内动脉栓塞术治疗难以控制的产后出血受到重视。该法经股动脉穿刺，将介入导管直接导入髂内动脉或子宫动脉，有选择性地栓塞子宫的供血动脉。选用中效可溶解的物质作栓塞剂，常用明胶海绵颗粒，在栓塞后 2～3 周可被吸收，血管复通。若患者处于休克状态应先积极抗休克，待一般情况改善后才行栓塞术，且应行双侧髂内动脉栓塞以确保疗效。

7. 切除子宫　应用于难以控制并危及产妇生命的产后出血。在积极输血补充血容量同时施行子宫次全切除术，若合并中央性或部分性前置胎盘应施行子宫全切术。

（二）胎盘因素出血的处理

1. 若胎盘已剥离未排出，膀胱过度膨胀应导尿排空膀胱，用手按摩使子宫收缩，另一手轻轻牵拉脐带协助胎盘娩出。

2. 胎盘剥离不全或粘连伴阴道出血，应人工徒手剥离胎盘。

3. 胎盘植入的处理 徒手剥离胎盘时发现胎盘与宫壁关系紧密，界线不清，难以剥离，牵拉脐带，子宫壁与胎盘一起内陷，可能为胎盘植入，应立即停止剥离，考虑行子宫切除术，若出血不多，需保留子宫者，可保守治疗，目前用甲氨蝶呤治疗，效果甚佳。

4. 残留胎盘胎膜组织徒手取出困难时，可用大号刮匙清除。

5. 胎盘嵌顿在子宫狭窄环以上者。可在静脉全身麻醉下。待子宫狭窄环松解后用手取出胎盘。

（三）软产道裂伤出血的处理

及时准确地修补、缝合裂伤可有效地止血。

1. 宫颈裂伤 疑为宫颈裂伤时应在消毒下暴露宫颈，用两把卵圆钳并排钳夹宫颈前唇并向阴道口方向牵拉，顺时针方向逐步移动卵圆钳，直视下观察宫颈情况，若裂伤浅且无明显出血，可不予缝合并不作宫颈裂伤诊断，若裂伤深且出血多需用肠线或化学合成可吸收缝线缝合。缝时第一针应从裂口顶端稍上方开始，最后一针应距宫颈外侧端。以减少日后发生宫颈口狭窄的可能性。若裂伤累及子宫下段经阴道难以修补时，可开腹行裂伤修补术。

2. 阴道裂伤 缝合时应注意缝至裂伤底部，避免遗留死腔，更要避免缝线穿过直肠，缝合要达到组织对合好及止血的效果。

3. 会阴裂伤 按解剖部位缝合肌层及黏膜下层，最后缝合阴道黏膜及会阴皮肤。

（四）凝血功能障碍出血的处理

如患者所患的全身出血性疾病为妊娠禁忌证，在妊娠早期，应在内科医师协助下．尽早行人工流产术终止妊娠。于妊娠中、晚期发现者，应积极治疗，争取祛除病因，尽量减少产后出血的发生。对分娩期已有出血的产妇除积极止血外，还应注意对病因治疗，如血小板数量减少、再生障碍性贫血等患者应输新鲜血或成分输血等，如发生弥散性血管内凝血应尽力抢救，其处理见有关章节。

四、药物治疗及药学监护

（一）加强宫缩

1. 治疗药物 应用宫缩剂能够加强宫缩，从而达到迅速止血的目的。使用的药物主要包括垂体后叶制剂（posterior pituitary preparation）、前列腺素类似物（prostaglandin analogues）、麦角制剂（ergot preparation）。

（1）垂体后叶制剂包括垂体后叶素（hypophysin）、缩宫素（oxytocin）和卡贝缩宫素（carbetocin）等。垂体后叶素是由动物脑神经垂体中提取的水溶性成分，内含催产素及加压素，小剂量可增强子宫的节律性收缩，大剂量能引起强直性收缩，使子宫肌层内血管受压而起止血作用。所含加压素有抗利尿和升压作用，在子宫收缩的同时有升高血压的作用。缩宫素自动物脑神经垂体中提取或化学合成而得，为目前预防和治疗产后出血的一线药物，作用于子宫平滑肌相应受体，人工合成的本品不含加压素，无升压作用。卡贝缩宫素是一种合成的具有激动剂性质的长效催产素九肽类似物，用于选择性硬膜外或腰麻下剖腹产术后，在胎儿娩出后使用,可预防子宫收缩乏力和产后出血,减少治疗性宫缩剂的使用。

(2)前列腺素类似物包括米索前列醇(misoprostol)、卡前列甲酯(carboprost methylate)和卡前列素氨丁三醇(carboprost tromethamine)等。米索前列醇是前列腺素 E_1 类似物,具有抑制胃酸分泌作用和胃黏膜保护作用,对妊娠子宫有明显收缩作用,且口服有效。卡前列甲酯为 15-甲基 $PGF_{2\alpha}$ 甲酯,栓剂阴道给药可直接作用于子宫肌层,使子宫收缩,作用稳定而持久,同时有部分药物通过阴道黏膜吸收入循环系统。卡前列素氨丁三醇适用于常规处理方法无效的子宫收缩弛缓引起的产后出血现象。使用前的处理方法应包括静脉注射催产素、子宫按摩,以及肌内注射非禁忌使用的麦角类制剂。

(3)麦角制剂包括麦角新碱(ergometrine)和甲麦角新碱(methylergometrine)等,现已很少使用。

2. 药物用法用量与药动学参数(见表 6-1)

表 6-1　宫缩剂的用法用量和药动学参数

分类	代表药物	用法用量	药动学参数			
			生物利用度	达峰时间	半衰期	血浆蛋白结合率
垂体后叶制剂	缩宫素 (X级)	5～10U 静脉缓推或 10～20U 加于 500ml 液体稀释后,125ml/h 静脉滴注;胎盘排出后可肌内注射 5～10U	—	—	受各种因素影响差异较大,通常为 3～10min	—
	卡贝缩宫素	单剂量静脉注射 100μg,只有在硬膜外或腰麻下剖宫产术完成并婴儿娩出后,缓慢地在 1 分钟内一次性给予	—	—	分布半衰期 (5.5±1.6)min; 消除半衰期 (41±11.9)min	—
前列腺素类似物	卡前列甲酯	胎儿娩出后,将 1mg 本品放入阴道,贴附于阴道前壁下 1/3 处,约 2 分钟。	—	—	—	—
	卡前列素氨丁三醇	难治性产后出血,起始剂量为 250μg,做深部肌内注射,可以间隔 15～90 分钟多次注射,总剂量不得超过 2mg (8 次剂量)	—	0.25～1h	—	—

3. 药物治疗监测

(1)疗效评估:用药后应迅速起效,出血量减少,患者生命体征稳定,子宫收缩良好。

(2)药物不良反应监测

1)垂体后叶素可引起血压升高、尿量减少、尿急,如出现面色苍白、出汗、心悸、胸闷、腹痛、荨麻疹、支气管哮喘、过敏性休克等,应立即停药。

2)静脉注射卡贝缩宫素后常发生恶心、腹痛、瘙痒、面红、呕吐、热感、低血压、头痛和震颤。

3)前列腺素类似物常见恶心、呕吐、腹泻等胃肠道反应。用药前或同时给予镇吐剂或止泻剂,可使前列腺素类药物的胃肠道不良反应发生率大为降低。卡前列素氨丁三醇用于治疗产后出血时,约有 4% 患者报道有血压升高的副作用。

4. 用药注意事项及用药教育

(1)监控第一产程和第二产程出血量,当超过 300ml 或有产后出血高危因素(有产后出血史、分娩次数≥5 次、多胎妊娠、羊水过多、巨大儿、滞产等),即应尽早使用宫缩剂预防产后出血。

(2)垂体后叶素:静脉滴注时应注意药物浓度及滴速,一般为每分钟 20 滴,滴速过快或静脉推注均易引起腹痛或腹泻。

(3)缩宫素:禁用于子宫收缩乏力长期用药无效患者;骶管阻滞时使用该药,可发生严重高血压,甚至脑血管破裂。

(4)卡贝缩宫素:禁用于胎儿娩出前,单剂量注射后,即便患者没有产生足够的子宫收缩,也不能重复给药。

(5)卡前列素氨丁三醇:产后并发绒毛膜羊膜炎会导致子宫收缩乏力和出血,可能抑制子宫对该药的反应。

(6)药物联合应用:缩宫素及卡贝缩宫素与环丙烷制剂合用,可导致产妇出现低血压、窦性心动过缓和(或)房室结律失常,子宫对缩宫素的效应减弱;卡前列素氨丁三醇可能会加强其他宫缩剂的活性,故不推荐与其他宫缩剂合用。

(二)促凝血

1. 治疗药物　当排除子宫收缩乏力、胎盘因素、软产道损伤等原因引起的出血后,应考虑是否存在凝血功能障碍,除尽快输血、血浆、补充血小板外,还应补充纤维蛋白原或凝血酶原复合物、凝血因子等,尽可能避免 DIC 发生。

纤维蛋白原在凝血过程中,经凝血酶酶解变成纤维蛋白,在纤维蛋白稳定因子(FXⅢ)作用下,形成坚实纤维蛋白,发挥有效的止血作用。

凝血酶原复合物主要成分为人凝血因子Ⅱ、Ⅶ、Ⅸ、Ⅹ,输注后能显著提高血液中凝血因子Ⅱ、Ⅶ、Ⅸ、Ⅹ的浓度,从而发挥止血作用。

2. 药物用法用量　纤维蛋白原,一般首次用量为 1～2g,如需要可遵照医嘱继续给药。本品及灭菌注射用水应在使用前预温至 30～37℃,在同温度水浴下混合后,轻轻摇动使制品全部溶解(切忌剧烈振摇以免蛋白变性)。用带有滤网装置的输液器进行静脉滴注。滴注速度一般以每分钟 60 滴左右为宜。

凝血酶原复合物,使用剂量随因子缺乏程度而异,一般每千克体重输注 10～20IU,在出血量较大时可根据病情适当增加剂量。用前应先将本品及其溶解液预温至 20～25℃,注入预温的溶解液,轻轻转动直至本品完全溶解(注意勿使产生很多泡沫)。溶解后用带有滤网装置的输血器进行静脉滴注。滴注速度开始要缓慢,约 15 滴/分,15 分钟后稍加快滴注速度(40～60 滴/分),一般在 30～60 分钟滴完。

3. 药物治疗监测

(1)疗效评估:出血量减少,患者生命体征稳定。

(2)药物不良反应监测:纤维蛋白原一般无不良反应,仅少数患者可能产生过敏反应。

凝血酶原复合物快速滴注时可引起发热、皮肤潮红、头痛等副作用,减缓或停止滴注,上述症状即可消失。偶有报道因大量输注导致弥散性血管内凝血(DIC)，深静脉血栓(DVT)，肺栓塞(PE)等。有血栓形成史患者应权衡利弊，慎用本品。

4. 用药注意事项及用药教育

(1)凝血酶原复合物在滴注时，医师要随时注意使用情况，若发现弥散性血管内凝血或血栓的临床症状和体征，要立即终止使用，并用肝素拮抗。

(2)纤维蛋白原和凝血酶原复合物均应在开瓶后尽快使用，未用完部分不得保留再次使用。

(3)在缺乏纤维蛋白原或凝血酶原复合物时，可及时输注新鲜冰冻血浆及冷沉淀，新鲜冰冻血浆中几乎保存了血液中所有的凝血因子、血浆蛋白及纤维蛋白原。输注冷沉淀主要为纠正纤维蛋白原的缺乏。

(三) 抗感染

1. 治疗药物　产后出血除需针对出血原因进行相应治疗外，还应给予大剂量广谱抗生素，预防感染。预防用药时间为 24 小时，必要时延长至 48 小时。晚期产后出血常伴有子宫内膜炎、剖宫产术后子宫切口感染、盆腔感染等，根据出血原因，在清宫、纠正贫血或其他处理外，药物治疗时应在使用宫缩剂加强宫缩的同时，选用广谱高效抗生素，然后进行宫腔分泌物培养、发热时行血培养，依据药敏试验结果，调整抗生素种类和剂量。若确诊为绒毛膜癌，需进行化疗。

预防使用抗生素时应使用第一、二代头孢菌素或头孢曲松或头孢噻肟，可加用甲硝唑。对 β-内酰胺类抗生素过敏者，可选用克林霉素预防葡萄球菌、链球菌感染，可选用氨曲南预防革兰阴性杆菌感染。必要时可联合使用。

头孢菌素类是以冠头孢菌培养得到的天然头孢菌素 C 作为原料，经半合成改造其侧链而得到的一类抗生素。

对第一代头孢菌素敏感的菌主要有 β-溶血性链球菌和其他链球菌，包括肺炎链球菌(但肠球菌耐药)、葡萄球菌(包括产酶菌株)、流感嗜血杆菌、大肠埃希菌、克雷伯杆菌、奇异变形杆菌、沙门菌、志贺菌等。但对于革兰阴性菌的 β-内酰胺酶的抵抗力较弱。第一代头孢菌素对吲哚阳性变形杆菌、枸橼酸杆菌、产气杆菌、假单胞菌、沙雷杆菌、拟杆菌、粪链球菌(头孢硫脒除外)等微生物无效。临床常用的第一代头孢菌素有头孢唑啉、头孢硫脒等。

第二代头孢菌素对革兰阳性菌的抗菌效能与第一代相近或较低，但对革兰阴性菌作用较强。第二代头孢菌素的抗菌谱较第一代头孢菌素有所扩大，对奈瑟菌、部分吲哚阳性变形杆菌、部分枸橼酸杆菌、部分肠杆菌属有效，代表药物有头孢呋辛。

头孢曲松和头孢噻肟为第三代头孢菌素。头孢噻肟对革兰阳性菌的作用与第一代头孢菌素相近或较弱，对革兰阴性菌作用强。铜绿假单胞菌、阴沟肠杆菌、脆弱拟杆菌对本品较不敏感。头孢曲松抗菌谱与头孢噻肟近似，对革兰阳性菌有中等抗菌作用，对革兰阴性菌作用强。铜绿假单胞菌、肠杆菌属对本品敏感，但粪球菌和耐甲氧西林的葡萄球菌对本品耐药。

硝基咪唑类可有效地对抗厌氧菌感染，其结构中的硝基在无氧环境中还原成氨基而显示抗厌氧菌作用。甲硝唑对需氧菌或兼性需氧菌无效，主要抗菌谱包括拟杆菌属(包括脆弱拟杆菌)、梭形杆菌属、梭状芽孢杆菌属、部分真杆菌、消化球菌和消化链球菌等；替硝唑对微需氧菌、幽门螺杆菌也有一定的抗菌作用。

克林霉素抑制细菌蛋白质合成，对大多数革兰阳性菌和某些厌氧的革兰阴性菌有抗菌作用。主要用于厌氧菌引起的腹腔和妇科感染。

氨曲南是单酰胺环类β-内酰胺抗生素,抗菌谱主要包括大肠埃希菌在内的革兰阴性菌,体内分布广,能够进入子宫肌肉,在乳汁中浓度低。

2. 药物用法用量与药动学参数(见表6-2)

表6-2 部分抗生素的用法用量和药动学参数

分类	代表药物 (妊娠安全分级)	用法用量	药动学参数			
			生物 利用度	达峰 时间	半衰期	血浆蛋白 结合率
第一代头 孢菌素	头孢硫脒(未分级)	静脉注射:每日2~4g,分2~4次给药;严重者可增至每日8g	肌内注射为90.3%	(0.78±0.08)h	1h	23%
	头孢唑啉(B级)	静脉注射: 轻度感染:每次0.5g,每日2~3次; 中度或重症感染:1次0.5~1g,1日3~4次	—	1~2h	1.8h	85%
第二代头 孢菌素	头孢呋辛钠(B级)	静脉注射:每次0.75~1.5g,每日3次;对严重感染,可按每次1.5g,每日4次	—	肌内注射为45min	1.33h	31%~41%
第三代头 孢菌素	头孢曲松(B级)	静脉注射:一般感染每次1g,每日1次;严重感染每次1g,每日2次	—	肌内注射为2h	6~8h	80%~95%
	头孢噻肟(B级)	静脉注射:一般感染每次1g,每日2次;中等或较重感染1次1~2g,每日3次;极重感染每日不超过12g	—	肌内注射为0.5h	1h	30%~45%
硝基咪唑 类	甲硝唑(B级)	预防用药:每次0.25~0.5g,每日3次;厌氧菌感染:口服,1次0.2~0.4g,日3次;静脉滴注,1次0.5g,8小时1次	>80%	1~2h	8h	10%~20%
林可霉素 类	克林霉素(B级)	深部肌内注射或静脉滴注;中度感染0.6~1.2g/d,分2~3次;严重感染1.2~2.7g/d,分2~3次;每0.3g用100ml生理盐水或5%葡萄糖稀释,滴注时间30分钟	—	肌内注射3h	3h	92%~94%

续表

分类	代表药物（妊娠安全分级）	用法用量	药动学参数			
			生物利用度	达峰时间	半衰期	血浆蛋白结合率
其他β-内酰胺类	氨曲南（B级）	肌内注射、静脉注射、静脉滴注；一般感染，3～4g/天，分2～3次给予；严重感染，每次2g，每日3～4次，每日最大剂量8g	肌内注射89.5%	肌内注射1h	肌内注射1.8h；静脉注射1.6h	45%～60%

3. 药物治疗监测

（1）疗效评估：患者体温正常，白细胞计数正常。

（2）药物不良反应监测

1）头孢菌素类抗生素常见皮疹、红斑、药物热、支气管痉挛等过敏反应，偶见过敏性休克。胃肠道反应有恶心、呕吐、食欲减退、腹痛、腹泻、味觉障碍等症状。

2）头孢菌素类抗生素长期应用，可致菌群失调，继发白色念珠菌感染或假膜性肠炎；也可引起维生素B族和维生素K缺乏，具有潜在的致出血作用。凝血功能障碍的发生与药物的用量大小、疗程长短有关。

3）肾功能不全者慎用头孢菌素类抗生素，可按患者肌酐清除率制订给药方案；头孢呋辛、头孢噻肟等会造成肝功能异常，转氨酶和血胆红素升高。

4）甲硝唑消化道反应最为常见，包括恶心、呕吐、食欲缺乏、腹部绞痛；神经系统症状有眩晕、头痛，偶有肢体麻木、共济失调，大剂量可致抽搐。

4. 用药注意事项及用药教育

（1）头孢菌素类抗生素与氨基苷类合用，有协同抗菌作用，但同时能加重肾损害。

（2）头孢菌素类抗生素易影响乙醇代谢，产生"双硫仑"反应。

（3）肝肾功能异常患者，应用头孢菌素类抗生素时应适当调整用量。

（4）丙磺舒可抑制头孢噻肟在肾脏的排泄，提高其血药浓度或延长血浆半衰期，但并不影响头孢曲松的消除。

（5）头孢曲松与含钙剂或含钙产品合并用药可能导致致死性结局的不良事件，因此不能加入林格氏等含有钙的溶液中使用，禁用于正在或准备接受含钙的静脉注射用产品的新生儿。

（6）氨曲南与头孢西丁在体内外均有拮抗作用。

（7）克林霉素禁用于1个月以内的新生儿，故哺乳期妇女用药时应暂停哺乳；硝基咪唑类哺乳期妇女禁用。

 案例分析：

案例：宫缩药物预防产后出血

患者李某某，女，31岁，因"妊娠39周＋2天，妊娠期糖尿病，先兆临产"入院，患者为第一胎,头位,孕1产0,入院时患者血红蛋白121g/L,红细胞比容34.6%,患者第一产程11小时30分,第二产程36分,第三产程4分,总产程12小时10分,行会阴侧切术,至第二产程结束出血300ml,缩宫素20U加入0.9%氯化钠注射液500ml,静脉滴注,第三产程出血200ml,胎盘娩出后宫颈注射卡前列素氨丁三醇250μg。

分析:考虑患者总产程出血500ml,且有阴道助产,子宫收缩状态不佳,第二产程结束结束时给予缩宫素预防产后出血,但由于胎盘剥离后宫缩不佳出血200ml,故给予卡前列素氨丁三醇,至产后2小时,出血量少,子宫收缩良好。查血红蛋白82g/L,红细胞比容23.3%,患者神志清楚,医嘱口服补血药。

案例:产后出血时宫缩药物的应用及预防感染

患者佟某,女,27岁,因"妊娠38周+3天,胎膜早破"入院,患者为第一胎,头位,孕1产0,入院时患者阴道流液13小时,测pH>7,入院当日分娩,考虑胎儿巨大,行会阴侧切术,总产程6小时40分,分娩过程中出血约300ml。产后1小时50分查体,体温39.2℃,心率80次/分,血压118/77mmHg,贫血貌(轻度),子宫收缩欠佳,按压宫底,出血600ml,色鲜红,应如何处理?

分析:患者产后2小时内出血600ml,诊断为产后出血,出血量超过预警线,按摩子宫、吸氧,给予缩宫素20U加入0.9%氯化钠注射液500ml,静脉滴注;宫体肌内注射卡前列素氨丁三醇250μg,宫体肌肉丰富,有助于卡前列素氨丁三醇迅速起效,注射后按压注射部位,能迅速感受到子宫收缩加强;患者胎膜早破时间长,体温升高,提示有感染可能,故给予抗生素,由于患者入院时自述口服阿莫西林过敏,给予盐酸克林霉素1.5g加入0.9%氯化钠注射液500ml,静脉滴注。两小时后查体,子宫收缩好,阴道出血少,患者意识清晰,精神好。血检报告血红蛋白105g/L,红细胞比容30.1%,凝血四项正常。克林霉素能够覆盖大多数革兰阳性菌和某些厌氧的革兰阴性菌,适用于对β-内酰胺类抗生素过敏的妇产科患者,由于可进入乳汁,且新生儿禁用,故嘱患者暂不哺乳。

案例:产后出血时宫缩药物的应用及预防感染

患者张某,女,26岁,因"妊娠40+3周,先兆临产"入院,患者为第一胎,头位,孕1产0,入院时体温36.3℃,血红蛋白123g/L,白细胞8.51×10⁹/L,患者第一产程14小时,第二产程1小时3分,第三产程2分钟,总产程15小时5分钟,分娩过程中采用分娩镇痛,镇痛方式为硬膜外麻醉,宫颈3点钟处3cm裂伤,出血1200ml,第一产程进行至12小时,体温38℃,查白细胞10.6×10⁹/L,中性粒细胞绝对值9.42×10⁹/L,如何处理?

分析:患者第一产程时间长,期间体温升高,白细胞数量增多,中性粒细胞数量增多,提示宫内感染,宫内感染多由沿生殖道上行的革兰阳性球菌、大肠埃希菌和厌氧菌进入创面感染造成,应给予广谱抗生素予以控制,入院时头孢呋辛皮试为阴性,采用头孢呋辛1.5g加入0.9%氯化钠注射液250ml,静脉滴注。分娩过程中宫颈裂伤,宫缩欠佳,出血量大,超过处理线,应予以二级急救处理,裂伤处予以缝合,并给予宫缩剂,于第二产程结束时给予缩宫素20U加入0.9%氯化钠注射液500ml,静脉滴注,第三产程结束时卡贝缩宫素100μg静脉入壶。产后15分钟,阴道出血300ml,产后1小时,出血量明显减少,查血红蛋白88g/L,白细胞13.18×10⁹/L,中性粒细胞绝对值10.83×10⁹/L,输红细胞悬液2U,产后4小时,查体,血压119/68mmHg,宫底脐下二指,收缩好,质硬,无压痛,血红蛋白97g/L,红细胞比容27.3%,凝血四项正常,D-二聚体24.42。抗生素治疗感染,继续使用头孢呋辛1.5g加入

0.9%氯化钠注射液 250ml,q12h 静脉滴注,为覆盖上行厌氧菌,加用甲硝唑 0.5g。产后第 5 天,查白细胞 $8.93×10^9$/L,中性粒细胞绝对值 $6.17×10^9$/L,体温 36.5℃,停用抗生素。

案例:晚期产后出血时宫缩剂及抗生素的应用

患者刘某,女,22 岁,足月顺产一男活婴,产后阴道出血量少,无特殊不适,产后 12 天,因"无明显诱因阴道出血量增多,伴血块,于外院清理宫腔积血约 1000ml"入院。查体:体温 38.2℃,下腹无触痛。血检:血红蛋白 96g/L,白细胞 $15.97×10^9$/L,中性粒细胞百分比 91.5%,血小板 $470×10^9$/L,hCG 41.5mIU/ml。超声见无回声伴光片及强光点,56mm×15mm。

分析:初步诊断患者为胎膜残留所致晚期产后出血,超声引导下探宫腔深约 9cm,负压吸宫,吸出黏稠凝血块及膜样组织约 50g,出血约 10ml。检查时子宫软,宫口松弛,子宫复旧不全。术后立即给予缩宫素 20U 溶入 0.9%氯化钠注射液 500ml 静脉滴注,阴道放置卡前列甲酯栓 1mg,并在随后的三天内给予缩宫素 10U,q12h,肌内注射。缩宫素静脉滴注能够立即起效,卡前列甲酯栓用于预防和治疗宫缩弛缓所引起的出血,放置时应注意无菌操作,并将其贴附于阴道前壁下 1/3 处时,用手指按压 2 分钟,以免脱落而影响药效。由于患者短时间内清理宫腔两次,伴有感染,应为需氧菌与厌氧菌的混合感染,选用克林霉素 0.75g+氨曲南 1g,q12h,分别静脉滴注。术后第三日,子宫收缩良好,体温 36.8℃,血红蛋白 88g/L,白细胞 $4.99×10^9$/L,中性粒细胞百分比 48.9%,宫腔分泌物一般细菌培养回报,未见细菌生长,随即停用缩宫素及抗生素。

第二节 产褥感染

产褥感染(puerperal infection)指分娩及产褥期生殖道受病原体感染,引起局部或全身的炎症变化。发病率为 6%,是产妇死亡的四大原因之一。产褥病率(puerperal morbidity)与产褥感染的含义不同,它是指分娩 24 小时以后的 10 日内,用口表每日测量体温 4 次,有两次≥38℃。虽然造成产褥病率的原因以产褥感染为主,但也包括生殖道以外的乳腺炎、上呼吸道感染、泌尿系统感染等。

一、病理生理学变化

1. 急性外阴、阴道、宫颈炎分娩时会阴部损伤或手术导致感染。

2. 急性子宫内膜炎、子宫肌炎病原体经胎盘剥离面侵入,扩散到子宫蜕膜层称子宫内膜炎,侵及子宫肌层称子宫肌炎,两者常伴发。

3. 急性盆腔结缔组织炎、急性输卵管炎病原体沿宫旁淋巴和血行达宫旁组织,出现急性炎性反应而形成炎性包块,同时波及输卵管系膜、管壁。

4. 急性盆腔腹膜炎及弥漫性腹膜炎,炎症继续发展,扩散至于浆膜,继而发展成弥漫性腹膜炎。

5. 血栓静脉炎盆腔内栓塞静脉炎常侵及子宫静脉、卵巢静脉、髂内静脉、髂总静脉及阴道静脉,厌氧性细菌为常见病原体,这类细菌分泌肝素酶分解肝素,促成凝血。病变单侧居多,产后 1～2 周多见。

6. 脓毒血症及败血症感染血栓脱落进入血循环可引起脓毒血症,若细菌大量进入血循环并繁殖形成败血症。

二、临床表现及诊断

(一)临床表现

1. 急性外阴、阴道、宫颈炎表现为局部灼热、疼痛、下坠。局部伤口红肿、发硬、伤口裂开,脓液流出。阴道裂伤及挫伤感染表现为黏膜充血、溃疡、脓性分泌物增多。日后导致阴道壁粘连甚至闭锁。宫颈裂伤感染向深部蔓延。可达宫旁组织,引起盆腔结缔组织炎。

2. 急性子宫内膜炎表现为发热、恶露增多有臭味、下腹疼痛及压痛、白细胞增高。

3. 急性盆腔结缔组织炎、急性输卵管炎表现为寒战、高热、下腹痛,严重者侵及整个盆腔形成"冰冻骨盆"。淋病奈氏菌沿生殖道黏膜上行感染,达输卵管与盆腹腔,形成脓肿后,高热不退。

4. 急性盆腔腹膜炎及弥漫性腹膜炎炎症继续发展,出现全身中毒症状,如高热、恶心、呕吐、腹胀,检查时下腹部有明显压痛、反跳痛。也可在直肠子宫陷凹形成局限性脓肿,可出现里急后重与排尿困难。急性期治疗不彻底可发展成慢性盆腔炎而导致不孕。

5. 血栓静脉炎盆腔内栓塞静脉炎表现为寒战、高热并反复发作。持续 3 周,局部检查不易与盆腔结缔组织炎鉴别。下肢血栓静脉炎,表现为下肢水肿,皮肤发白,习称"股白肿"。病变轻时无明显阳性体征,彩色超声多普勒检查可协助诊断。下肢血栓静脉炎多继发于盆腔静脉炎。

6. 脓毒血症及败血症表现为持续高热、寒战、全身明显中毒症状,可危及生命。

(二)诊断

1. 详细询问病史,全身及局部体检排除引起产褥病率的其他疾病与伤口感染等。并进行血、尿常规及其他辅助化验检查,检测血清急性期反应物质中的 C 反应蛋白,有助于早期诊断感染。

2. 确定病原体 病原体的鉴定对产褥感染诊断与治疗非常重要。方法有:病原体的培养、分泌物涂片检查、病原体抗原和特异抗体检测。

3. 确定病变部位 通过全身检查,双合诊或三合诊,辅助检查如 B 超、彩色超声多普勒、CT、磁共振等检测手段,能够对感染形成的炎性包块、脓肿及静脉血栓做出定位和定性诊断。

三、治疗目的及原则

1. 支持疗法加强营养,增强全身抵抗力,纠正水、电解质失衡,病情严重或贫血者,多次少量输血或血浆。

2. 清除宫腔残留物,脓肿切开引流,半卧位以利于引流。

3. 抗生素的应用应按药敏试验选用广谱高效抗生素,注意需氧菌、厌氧菌及耐药菌株问题。在药物敏感试验报告出具之前,要结合病史临床表现,经验性选用抗生素;药物敏感结果出具后,如果经验性抗生素效果不佳可以改用抗生素。中毒症状严重者,短期选用肾上腺皮质激素,提高机体应激能力。

4. 对血栓静脉炎,在应用大量抗生素的同时,可加用肝素,即 150U/(kg·d)肝素加于

5％葡萄糖液 500ml 中静脉滴注,每 6 小时 1 次,体温下降后改为每日 2 次,连用 4～7 日,并口服双香豆素、双嘧达莫等。也可用活血化瘀的中药溶栓类药物治疗。

四、药物治疗及药学监护

(一) 抗生素治疗

1. 治疗药物

产褥感染时的致病菌通常包括链球菌属、大肠埃希菌、克雷伯菌属、变形杆菌、葡萄球菌等需氧菌,消化链球菌、消化球菌、脆弱拟杆菌、产气荚膜杆菌等厌氧菌。大多为需氧菌和厌氧菌混合感染,未能确定病原体时,应根据临床表现及临床经验,选用广谱高效抗生素。之后依据细菌培养和药敏试验结果,调整抗生素种类和剂量。

一般选用广谱青霉素类、第一、二、三代头孢菌素和氨基糖苷类抗生素合用,也可并用甲硝唑或克林霉素。克林霉素与氨基糖苷类抗生素合用效果好,但应考虑二者在乳汁中均有分泌,出生 1 个月内新生儿禁用克林霉素,氨基糖苷类会对新生儿造成耳毒性损害,用药时需停止哺乳。头孢哌酮/舒巴坦、氨苄西林/舒巴坦和哌拉西林/他唑巴坦抗菌谱广,亦可以选用。此三者对于厌氧菌均有一定抗菌活性,头孢哌酮/舒巴坦对于革兰阳性需氧菌活性稍弱,氨苄西林/舒巴坦对于革兰阴性需氧菌中等活性,而哌拉西林/他唑巴坦对肠球菌和大部分革兰阴性需氧菌效果都很好。当有严重感染时,应避免使用头孢哌酮/舒巴坦和氨苄西林/舒巴坦。亚胺培南/西司他丁对于绝大部分革兰阳性和革兰阴性的需氧菌和厌氧菌,对铜绿假单胞菌、金黄色葡萄球菌、粪肠球菌和脆弱拟杆菌亦有强大的杀灭作用,用于盆腔脓肿或其他抗生素无效的严重感染。

使用抗生素的原则是:①产褥感染大多为需氧菌和厌氧菌的混合感染,应能覆盖常见需氧和厌氧菌的抗菌药物,病原检查获阳性结果后依据药敏试验结果调整用药;②当感染较轻时,可首先选择广谱高效抗生素进行单一药物治疗,必要时再考虑联合用药;③应有足够的剂量和疗程,经阴道产轻度感染可选择口服抗生素,中重度感染应选择静脉给药,持续到临床治愈后 3 天再停药,当有盆腔感染时,总疗程应达到 14 天甚至更长;④注意用药对于乳儿的影响,必要时需暂停哺乳。

2. 药物用法用量与药动学参数(见表 6-3)

表 6-3　部分抗生素的用法用量和药动学参数

分类	代表药物 (妊娠安全分级)	用法用量	药动学参数			
			生物利 用度	达峰 时间	半衰期	血浆蛋白 结合率
氨基糖苷类	庆大霉素 (C级)	1 次 80mg,每日 2～3次,革兰阴性杆菌重症感染或铜绿假单胞菌所致感染 1 日量可达到 5mg/kg,静脉滴注 1 次量(80mg)用输液 100ml 稀释,滴注时间 30min	—	0.5h	1.8～2.5h	30％

续表

分类	代表药物 （妊娠安全分级）	用法用量	药动学参数			
			生物利用度	达峰时间	半衰期	血浆蛋白结合率
氨基糖苷类	阿米卡星 （D级）	每12h 7.5mg/kg,每日总量不超过1.5g,可用7～10日,给药途径以肌内注射为主,也可用100～200ml输液稀释后静脉滴注,滴注时间0.5～1h	—	—	1.8～2.5h	4%
糖肽类	万古霉素 （C级）	6小时7.5mg/kg,或12小时15mg/kg,严重感染可1日3～4g短期应用	—	—	6h	55%
	亚胺培南/西司他丁（C级）	亚胺培南剂量:一般感染每天1～2g,分3～4次,中度感染可每次1g,每天2次,不敏感菌可增至每天4g或每天50mg/kg体重,二者择较低剂量使用;每0.5g亚胺培南加入稀释液的量应为100ml;静脉滴注时间每0.5g不少于20～30min	—	0.33h	亚胺培南和西司他丁均为1h	亚胺培南20%;西司他丁40%
β-内酰胺/β-内酰胺酶抑制剂	头孢哌酮/舒巴坦（B级）	1.5～3.0g,每12h给药1次,严重感染时每日剂量可增加至12g	—	静脉注射5min,肌内注射0.25～2h	头孢哌酮1.7h;舒巴坦1h	—
	哌拉西林/他唑巴坦（B级）	4.5g/8h,滴注时间30min	—	0.5h	0.7～1.2h	30%

3. 药物治疗监测

(1)疗效评估:患者体温及白细胞计数降至正常范围。

(2)药物不良反应监测

1)几乎所有的广谱高效抗生素均有可能发生假膜性肠炎,可能表现为轻度至危及生命的严重、持续性腹泻。假膜性肠炎可能出现在抗菌治疗期间或抗菌治疗之后,应予以警惕。

2)长期应用β-内酰胺类抗生素可能造成患者出血表现,对于产妇尤其需要注意。

3)氨基糖苷类药物主要不良反应有耳毒性、肾毒性和神经肌肉阻滞。耳毒性中前庭功能失调多见于卡那霉素、链霉素、庆大霉素;耳蜗神经损害多见于卡那霉素、阿米卡星。肾毒性主要损害近端肾曲管,肾毒性的大小次序为卡那霉素＝西索米星＞庆大霉素＝阿米卡星＞妥布霉素＞链霉素。

4. 用药注意事项及用药教育

(1)使用抗生素前应详细询问患者过敏史,尤其是β-内酰胺类抗生素,在使用前应进行皮试。

(2)抗感染治疗的同时可配合使用宫缩剂,以促进子宫收缩,有利于感染性分泌物的排出。

(3)亚胺培南/西司他丁具有广谱抗菌活性,应该作为治疗多重耐药的革兰阴性菌的最后手段,只有怀疑多重耐药菌感染时才可考虑使用该药。

(4)亚胺培南/西司他丁、哌拉西林/他唑巴坦、万古霉素均与氨基糖苷类有协同抗菌作用,但能加重其肾毒性,用药时应分别输注。

(5)氨基糖苷类药物与强效利尿药或其他有耳毒性药物联用可加强耳毒性。与肌肉松弛药或其他具有此种作用的药物联用可致神经肌肉阻滞作用加强,新斯的明或其他抗胆碱酯酶药均可拮抗神经肌肉阻滞作用。

(6)氨基糖苷类药物与碱性药物(如碳酸氢钠、氨茶碱等)联合应用,抗菌效能可增强,但同时毒性也相应增强。

(7)头孢哌酮/舒巴坦、哌拉西林/他唑巴坦、万古霉素、亚胺培南/西司他丁、氨基糖苷类等在乳汁中均有分泌,尤其是氨基糖苷类药物,由于其对新生儿听神经的影响,用药时不建议继续哺乳。

(二)抗凝治疗

1. 治疗药物 产褥感染的同时可能并发产后血栓性静脉炎,在应用大量抗生素的同时,可考虑采用肝素等抗凝剂,以预防和控制血栓进一步发展。

常用的抗凝剂包括抗凝血药、纤维蛋白溶解药、抗血小板药。抗凝血药通过影响凝血因子而阻止血液凝固过程,包括肝素钠、低分子量肝素等;纤维蛋白溶解药可使纤维蛋白原转变为纤维蛋白溶酶,从而限制血栓增大和溶解血栓,又称作血栓溶解药,包括链激酶、尿激酶等;抗血小板药通过抑制血小板黏附、聚集及释放而起效,如阿司匹林。

2. 药物用法用量与药动学参数(见表6-4)

表6-4 抗凝剂的用法用量和药动学参数

分类	代表药物	用法用量	药动学参数			
			生物利用度	达峰时间(h)	半衰期(h)	血浆蛋白结合率
抗凝血药	肝素钠	1mg/(kg·d),加入5%葡萄糖注射液500ml静脉滴注,q6h,连用4~7日	—	—	—	
	低分子量肝素	皮下注射400IU/10kg,1日1~2次	皮下注射100%	皮下注射3	3.5	—
抗血小板药	阿司匹林	口服:每次75~150mg,qd	—	1~2	2~3	65%~90%

3. 药物治疗监测

(1)疗效评估:炎症消退,血栓发展得到控制。

(2)药物不良反应监测

1)抗凝血药最常见的不良反应是自发性出血,可能发生在各个部位。

2)肝素钠:①常见寒战、发热、荨麻疹等过敏反应;②可见短暂的血小板减少症(HIT),HIT是由于肝素-血小板4因子抗体复合物结合于血小板4因子受体所致,激活血小板聚集,造成小动脉栓塞,可致死,如出现HIT,应立即停用肝素。

4. 用药注意事项及用药教育

(1)由于抗凝血药易引起自发性出血,产褥期患者必须有明确指征方可使用,使用时应监测凝血酶原、血小板计数等凝血参数,一旦发现异常,立即停药。

(2)静脉注射鱼精蛋白能够中和过量的肝素钠,注射速度不超过20mg/min,通常1mg鱼精蛋白在体内能中和100U肝素钠。低分子量肝素同肝素钠。

(3)肝素钠不进入乳汁。

(4)不同的抗凝剂合用可增强抗凝作用,增加出血危险,如非必要不得合用。

(5)肝素用药注意事项　①与碳酸氢钠、乳酸钠等药物合用,可促进肝素的抗凝作用;②与透明质酸酶混合注射,既能减轻肌内注射疼痛,又可促进肝素吸收,但肝素可抑制透明质酸活性,应在临用前配制,药物混合后不宜久置;③肝素不能与碱性药物合用;④非甾体类抗炎药、双嘧达莫、右旋糖酐、肾上腺皮质激素、促肾上腺皮质激素可增加肝素钠的出血危险。

 案例分析:

案例:产褥期感染应用抗菌药物

患者王某,女,27岁,孕33周,因胎膜早破入院,分娩时胎盘部分缺损,手进宫腔取出残留胎盘,施会阴侧切缝合术,产后3日出院,出院时体温36.6℃,产后5日发现会阴侧切口针眼大小空洞,有触痛,可挤出脓液,产后7日空洞增大、脓液增多,再次入院。入院时体温39.8℃,血检白细胞19.24×10^9/L,中性粒细胞百分比90%。

分析:患者发热、会阴触痛,局部伤口裂开,有脓性分泌物流出,白细胞和中性粒细胞有升高,为产褥期感染。根据临床经验,病原菌以葡萄球菌和大肠埃希菌为主,除对患者实施清创引流、缝合,应选用广谱抗菌药。头孢曲松对革兰阳性菌有中度抗菌作用,对革兰阴性菌作用强,对葡萄球菌、链球菌、大肠埃希菌、梭状芽孢杆菌等均敏感,因此采用头孢曲松钠2.0g溶入0.9%氯化钠注射液100ml,q24h,静脉滴注,用药第7日,患者会阴创口恢复良好,体温36.5℃,血检白细胞7.85×10^9/L,中性粒细胞百分比64.2%,中性粒细胞绝对值5.03×10^9/L。需要注意的是,患者分娩的新生儿为早产儿,伴有严重黄疸,头孢曲松能从血浆白蛋白中置换出胆红素,且在乳汁中有少量分泌,因此在该患者应用头孢曲松治疗期间,应停止母乳喂养。

案例:产褥期感染应用抗菌药物

患者俞某某,女,33岁,孕40^{+2}周,因"产后5日,发热,子宫下段剖宫产术后切口疼痛、渗液2日"入院。查体:体温37.5℃,纵切口长约12cm,红肿,表面脓液渗出,淡黄色,稀薄,全层裂开,耻骨区无明显压痛。血检:白细胞15.02×10^9/L,中性粒细胞百分比80.8%,中性粒细胞绝对值12.14×10^9/L。

分析:根据患者临床表现,判断为剖宫产手术切口感染,可能病原微生物为金黄色葡萄球菌和革兰阴性杆菌,应选用第二代头孢菌素,选择药物头孢呋辛 1.5g 溶于 0.9%氯化钠注射液 250ml,q12h 静脉滴注;用药后患者体温逐渐下降,入院第三天切口渗出液及阴道分泌物细菌培养回报,均无细菌生长。继续用药至第 6 日,体温 36.5℃,血检白细胞 $10.35 \times 10^9/L$,中性粒细胞百分比 70.6%,中性粒细胞绝对值 $7.31 \times 10^9/L$,切口生长良好。

案例:产褥期感染应用抗菌药物

患者王某,女,32 岁,孕 41 周,羊水偏少,经缩宫素引产阴道分娩 1 女活婴,第三产程出血超过 200ml,人工剥离胎盘,产后第 3 日,一般状态良好,病理结果显示急性绒毛膜羊膜炎 Ⅰ期,出院。产后第 8 日,因"无明显诱因腹痛、发热"入院,查体:体温 38.9℃,耻骼区有明显压痛,无反跳痛,血检白细胞 $22.88 \times 10^9/L$,中性粒细胞百分比 92.1%,中性粒细胞绝对值 $21.08 \times 10^9/L$。

分析:经查患者会阴侧切口生长良好,初步诊断为产褥期盆腔感染,通常为需氧菌与厌氧菌的混合感染,选用克林霉素 0.75g＋氨曲南 2g,q12h 静脉滴注。入院三日后,宫腔分泌物药敏试验结果显示对氨曲南敏感,体温 37℃,下腹部压痛减轻,继续使用至第 7 日,体温 36.6℃,下腹部无压痛,血检白细胞 $8.93 \times 10^9/L$,中性粒细胞百分比 69.1%,中性粒细胞绝对值 $6.17 \times 10^9/L$。克林霉素对大多数革兰阳性菌和厌氧菌(包括脆弱拟杆菌、产气荚膜杆菌在内)感染有效,氨曲南对多数革兰阴性菌有效。通常认为,对于产褥期盆腔感染,克林霉素与氨基糖苷类合用效果最佳,但氨曲南肾损害较轻,与克林霉素合用能取得氨基糖苷类相似的效果。

第三节　产褥期抑郁症

产褥期抑郁症(postpartum depression)是指产妇在分娩后出现抑郁症状,是产褥期精神综合征中最常见的一种类型。通常在产后 2 周出现症状,表现为易激惹、恐怖、焦虑、沮丧和对自身及婴儿健康过度担忧,常失去生活自理及照料婴儿的能力,有时还会陷入错乱或嗜睡状态。

一、病理生理学变化

产褥期抑郁症病理生理变化可能与大脑内单胺类神经递质,尤其是去甲肾上腺素(NA)和 5-羟色胺(5-HT)的耗竭,使人体出现抑郁症状有关。

二、临床表现及诊断

(一) 临床表现

1. 情绪改变　心情压抑、沮丧、情绪淡漠,甚至焦虑、恐惧、易怒,夜间加重;有时表现为孤独,不愿见人或伤心,流泪。

2. 自我评级降低　自暴自弃,自罪感,对身边人充满敌意。

3. 创造性思维受损,主动性降低。

4. 对生活缺乏信心,觉得生活没有意义,出现厌食,睡眠障碍,易疲倦,性欲减退。

(二) 诊断

产褥期抑郁症至今尚无统一的诊断标准。美国精神病学会(1994)在《精神疾病的诊断与统计手册》一书中,制订了产褥期抑郁症的诊断标准。

在产后 2 周内出现下列 5 条或 5 条以上的症状,必须具备前两条。情绪抑郁;对全部或多数活动明显缺乏兴趣或愉悦;体重显著下降或增加;失眠或睡眠过度;精神运动性兴奋或阻滞;疲劳或乏力;遇事皆感毫无意义或自罪感;思维力减退或注意力下降;反复出现死亡想法;产后 4 周内发病。

三、治疗目的及原则

产褥期抑郁症通常需要治疗,包括心理治疗及药物治疗。

1. 心理治疗　通过心理咨询,以解除致病的心理因素(如婚姻关系不佳、想生男孩却生女孩、既往有精神障碍史等)。对产褥妇女多加关心和照顾,尽量调整好家庭中的各种关系,指导其养成好的睡眠习惯。

2. 药物治疗　应用抗抑郁症药,主要是选择性 5-羟色胺再摄取抑制剂、三环类抗抑郁药等。如帕罗西汀(imroxetine),舍曲林(semaline);氟西汀(thoxetine),可用于产褥期抑郁症。

四、药物治疗及药学监护

(一) 治疗药物

当产妇抑郁程度较重,且心理治疗无效时,需要选择抗抑郁症药物进行治疗。所选用的抗抑郁症药物应以不进入乳汁为佳。常用 5-羟色胺再摄取抑制剂和三环类抗抑郁药。

三环类抗抑郁药(TCAs)属于非选择性单胺摄取抑制剂,主要抑制 NA 和 5-羟色胺的再摄取,增加突触间隙这两种递质的浓度,从而发挥抗抑郁作用,常用药物有阿米替林。5-羟色胺再摄取抑制剂(selective seralonin re-uptake inhibitor,SSRI)选择性的抑制 5-羟色胺再摄取,对其他递质和受体的影响小,具有抗抑郁和抗焦虑双重作用,不损害精神运动功能,也很少引起镇静作用,常用药物有帕罗西汀和舍曲林等。

(二) 药物用法用量与药动学参数(见表 6-5)

表 6-5　抗抑郁症药物的用法用量和药动学参数

分类	代表药物	用法用量	药动学参数			
			生物利用度	达峰时间(h)	半衰期(h)	血浆蛋白结合率
5-羟色胺再摄取抑制剂(SSRI)	帕罗西汀	起始量和有效量为 20mg,每日 1 次,早餐时口服,2~3 周后,如疗效不好可根据患者具体情况,以 10mg 递增,最大剂量 50mg	64%	6.3	24	99%
	舍曲林	起始量 50mg,每日 1 次,与食物同服,可渐增至每日 100~200mg	>44%	4.5~8.4	26	95%

续表

分类	代表药物	用法用量	药动学参数			
			生物利用度	达峰时间(h)	半衰期(h)	血浆蛋白结合率
三环类抗抑郁药(TCAs)	阿米替林	起始量 25mg,日 2～3 次,可渐增至每日 150～250mg,日最高剂量不超过 300mg,维持量每日 50～150mg	31%～61%	—	9～46	95%

（三）药物治疗监测

1. 疗效评估　抑郁情绪得到改善,产后抑郁量表评分下降。

2. 药物不良反应监测

(1)TCAs 可拮抗 M 胆碱受体,引起口干、视力模糊、便秘、排尿困难等阿托品样副作用;还不同程度地阻断 α_1 肾上腺素能受体和组胺受体,引起过度镇静。由于易导致眼内压升高,青光眼患者禁用。

(2)SSRI 常见的不良反应包括胃肠道反应、CNS 功能紊乱以及性功能障碍。胃肠道反应及睡眠紊乱通常为暂时性的,治疗持续 1 周后即可减轻。锥体外系反应包括静坐不能、肌张力障碍以及帕金斯病症状可通过给予小剂量的 β 肾上腺素能受体拮抗剂、抗胆碱能药物或适当减少给药剂量来治疗。

(3)若联用两种或更多可增强 5-羟色胺传递功能的药物可能发生 5-羟色胺综合征,相关症状包括焦虑、发抖、出汗、震颤、反射亢进以及自主神经功能紊乱,恶性高热可导致死亡。轻度 5-羟色胺综合征在停药 24～48 小时后消失,严重的症状需要通过服用 5-羟色胺能拮抗剂如赛庚啶、二甲麦角新碱或普萘洛尔治疗,丹曲林能够有效治疗体温过高的症状。

（四）用药注意事项及用药教育

1. 绝大多数 TCAs 和 SSRI 类抗抑郁症药物如阿米替林、多塞平、氟西汀、帕罗西汀等在乳汁中均有分泌,但在随后的血药浓度监测中表明,舍曲林和帕罗西汀在婴儿血液中的药物浓度相对较低,而多塞平和氟西汀在婴儿血液中的药物浓度相对较高,应尽量避免使用这两种药物。

2. 只有中重度抑郁的产妇才建议口服抗抑郁症药物进行治疗,且应使用最低剂量,并在婴儿刚进入最长时间的睡眠前服药。

3. 在疗效不佳需要调整抗抑郁症药物的剂量时,应根据患者的临床表现及耐受性适度调整,调整剂量的间隔应不少于 1 周。

4. 为避免引起 5-羟色胺综合征,应避免联合应用 MAOI 或 SSRI 与色氨酸、甲基哌啶、三环类药物、右美沙芬、锂剂以及圣约翰草联用。曲唑酮或奈法唑酮和 SSRI 的联用以及 SSRI 药物之间的联用也应尽量避免。

5. SSRI 可通过细胞色素 P450 同工酶抑制其他药物代谢,受到影响的药物主要包括 TCAs、大环内酯类、钙通道阻滞剂、雌激素、茶碱、苯妥英钠、华法林、三唑苯二氮䓬以及西沙比利等。

6. 当服用 SSRI 类药物出现恶心等症状,应在餐时随食物同服。

7. SSRI 类药物能够促进机体活性,适用于活性缺乏的患者而不适用于情绪激动或入睡困难的患者,且应于早晨服用。

 案例分析:

案例:患者赵某某,女,28 岁,孕 39 周＋6 天,经阴道分娩男活婴 4100g,产钳术助娩,产后 19 天因"失眠、情绪抑郁、悲观、对新生儿喂养无兴趣"就医,按汉密尔顿抑郁量表(HAMD 量表)评分标准 22 分,为中度抑郁。

分析:经咨询,患者无既往精神病史,孕期平顺,因分娩过程不理想,而过度担心婴儿有潜在疾病。对患者进行心理辅导,讲解新生儿正常生理状态,指导家属对患者多加关心与爱护。合并药物治疗,采用帕罗西汀 20mg,日 1 次,由于患者存在失眠状况,应于早餐时服药,治疗 2 周后,按 HAMD 量表评分 19 分,患者自述无恶心等胃肠道反应,睡眠尚可,继续治疗 4 周后,HAMD 量表评分 7 分,患者情绪明显好转,不再过分担心婴儿状况。帕罗西汀平均乳汁/血浆(M/P)率为 0.39～1.11,相对新生儿剂量(RID)<3%,通常认为患者在服用该药期间可以继续哺乳,但对婴儿长期的神经发育是否有影响尚不可知。

参 考 文 献

1. Mary Anne Koda-Kimble,Lloyd Yee Young,Wayne A,et al. 临床药物治疗学. 第 8 版. 王秀兰,张淑文译. 北京:人民卫生出版社,2007.
2. 苟文丽. 妇产科学. 第 8 版. 北京:人民卫生出版社,2013.
3. 曹泽毅. 中华妇产科学. 第 3 版. 北京:人民卫生出版社,2013.
4. 中华医学会产科学组. 产后出血诊治指南(2014 版). 中华妇产科杂志,2014,58(10):349-352.

（应　豪　武文慧）

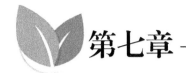

第七章

妇科炎性疾病

第一节 阴 道 炎

一、滴虫阴道炎

滴虫阴道炎(trichomonal vaginitis)是由阴道毛滴虫引起的常见阴道炎症,也是常见的性传播疾病之一,与不孕、胎膜早破、早产等不良围产结局的发生有关。还可增加宫颈癌的风险并加速人类免疫缺陷病毒的传播,因此越来越受到重视。WHO估计全世界每年有约1.8亿滴虫病患者,在与感染者无保护性性生活后,受感染者高达70%以上。

(一)病理生理学变化

滴虫阴道炎是由阴道毛滴虫引起,滴虫主要通过其表面的凝集素(AP65、AP51、AP33、AP23)及半胱氨酸蛋白酶黏附于阴道上皮细胞,进而经阿米巴样运动的机械损伤以及分泌的蛋白水解酶、蛋白溶解酶的细胞毒作用,共同摧毁上皮细胞,并诱导炎症介质的产生,最后导致上皮细胞溶解、脱落,局部炎症产生。细胞学表现为阴道壁组织水肿、充血,并有淋巴细胞、浆细胞和多量的白细胞、脓细胞浸润。局灶上皮内伴脓肿形成,极少在表层上皮内发现病原体。

(二)临床表现及诊断

1. 临床表现 滴虫阴道炎主要经性交直接传播和经公共浴池、浴盆、浴巾、游泳池、坐式便器等间接传播,其潜伏期为4~28天,10%~50%患者感染初期无症状,其中1/3将在6个月内出现症状,症状轻重主要取决于局部免疫因素、滴虫数量多少及毒力强弱。主要症状是阴道分泌物增多及外阴瘙痒,间或有灼热、疼痛、性交痛等,很少出现下腹部不适。瘙痒部位主要为阴道口及外阴。分泌物典型特点为稀薄脓性、黄绿色、泡沫状、有臭味。若合并尿路感染,可有尿频、尿痛,有时可见血尿。阴道毛滴虫能吞噬精子,并能阻碍乳酸生成,影响精子在阴道内存活,导致不孕。妇科检查可见阴道黏膜充血,严重者有散在出血点,甚至宫颈有出血斑点,形成"草莓样"宫颈,后穹隆有多量白带,呈灰黄色、黄白色稀薄液体或黄绿色脓性分泌物,常呈泡沫状。带虫者阴道黏膜无异常改变。

2. 诊断

(1)临床症状与体征

1)主要症状是阴道分泌物增多及外阴瘙痒,间或有灼热、疼痛、性交痛等。

2)分泌物典型特点为稀薄脓性、黄绿色、泡沫状、有臭味。

（2）辅助检查

1)最简便的办法是生理盐水悬滴法,若在分泌物中找到滴虫即可确诊。显微镜下可见到呈波状运动的滴虫及增多的白细胞被推移。

2)最敏感的检查方法是滴虫培养,但需要特殊培养基(石英培养基)且极少有实验室配备因而不具备可行性。

3)滴虫 DNA 核酸扩增试验具有较高的敏感性和特异性,但还未被广泛应用。

（三）治疗目的及原则

1. 治疗目的　消除患者的症状和体征,提高生活质量,阻止疾病的进展。

2. 治疗原则

（1）全身用药:主要药物为甲硝唑和替硝唑,因滴虫阴道炎可同时有尿道、尿道旁腺、前庭大腺滴虫感染,故治愈此病,需全身用药。

（2）局部用药:对全身用药不能耐受者,可采用局部用药方式,主要药物为甲硝唑。

（3）性伴侣的治疗:滴虫阴道炎的性伴侣必须接受治疗,治疗期间避免性交,直至完全治愈。

（4）妊娠期滴虫阴道炎治疗:妊娠期滴虫阴道炎可导致胎膜早破、早产及低出生体重儿。但甲硝唑能否改善以上并发症尚无定论。妊娠期治疗可减轻症状,减少传播,防止新生儿呼吸道和生殖道感染。

（5）随访:由于滴虫阴道炎患者再感染率很高,可考虑对患有滴虫阴道炎的性活跃女性在最初感染 3 个月后重新进行筛查。

3. 一般治疗　注意卫生,内裤、床单、毛巾、浴具等应煮沸消毒。滴虫阴道炎患者一般无须住院治疗。

（四）药物治疗及药学监护

1. 治疗药物　滴虫阴道炎是由于阴道毛滴虫感染引起,所以滴虫阴道炎的治疗应以杀灭毛滴虫为主,目前临床常用的治疗药物为甲硝唑(metronidazole)和替硝唑(tinidazole)。它们都属于硝基咪唑类合成抗菌药,它们的硝基可以被毛滴虫的细胞提取物还原,还原产生的自由硝基具有抗原虫活性,可有效杀灭阴道毛滴虫。

2. 药物用法用量与药动学参数(见表 7-1)

（1）全身用药:推荐方案为甲硝唑 2g,顿服;或替硝唑 2g,顿服。替代方案为甲硝唑 400mg,每日 2 次,口服,共 7 日。若对甲硝唑 2g,顿服治疗失败且排除再次感染者,可增加甲硝唑疗程及剂量,仍然有效。若为初次治疗失败者,可重复应用甲硝唑 400mg,每日 2 次,口服,共 7 日,或替硝唑 2g,顿服。若治疗仍失败,可给予甲硝唑 2g,顿服,连服 5 日或替硝唑 2g,顿服,连服 5 日。

（2）局部用药:对全身用药不能耐受者,可采用局部用药方式。局部用药方案对滴虫阴道炎的治愈率较全身用药方案低,大约可达到 50%。药物使用方法为甲硝唑 0.2g,每晚 1 次,阴道用,共 7 日。

（3）性伴侣用药:滴虫阴道炎主要经性行为传播,性伴侣应同时进行治疗,并且在治愈前避免无保护性性交。

（4）合并妊娠用药:对妊娠期滴虫阴道炎患者需要进行治疗,可以缓解临床症状、减少传播、防止新生儿呼吸道和生殖道感染。但是由于目前国内生产的甲硝唑、替硝唑药物说明书中多标注"孕妇禁用",而在美国 FDA 认证的妊娠期用药安全分级中,甲硝唑为 B 类药物,认为在孕中晚期使用甲硝唑是可接受的。因此对妊娠患者,治疗前最好取得患者及家属的知情同意,然后进行药物治疗。治疗方案为甲硝唑 2g,顿服,或甲硝唑 400mg,每日 2 次,口服,共 7 日。

(5)哺乳期用药:硝基咪唑类抗菌药可以通过乳汁影响乳儿,为减少药物对婴儿的影响,单次服用甲硝唑者 12～24 小时内避免哺乳;服用替硝唑者服药 3 天内避免哺乳。

(6)药物治疗后随访:治疗后无症状者不需随访。由于滴虫阴道炎患者再感染率很高,可考虑对患有滴虫阴道炎的性活跃女性在最初感染 3 个月后重新进行筛查。

表 7-1 抗滴虫药物的用法用量和药动学参数

分类	代表药物 (妊娠分级)	用法用量	药动学参数			
			生物利 用度	达峰 时间(h)	半衰期(h)	血浆蛋 白结合率
硝基咪唑类	甲硝唑(B级)	口服:2g,顿服或 400mg,bid	80%	1～2	1～2	<5%
		外用:0.5g,qd				
	替硝唑(C级)	口服:2g,顿服	—	2	11.6～13.3	12%
		外用:0.5g,qd				

3. 药物治疗监测

(1)疗效评估:用药后临床症状消失,连续 3 次月经后检查滴虫阴性。

(2)药物不良反应监测:药物使用过程中最常见的不良反应为胃肠道反应,包括食欲缺乏、口腔异味、恶心、呕吐等反应。此外,偶可见头痛、眩晕、皮疹、白细胞减少、感觉异常等不良反应。长期用药的患者,容易导致菌群失调引发二重感染。局部给药可能引起泌尿生殖系统反应,如排尿困难、外阴炎、尿色异常等。此外,硝基咪唑类药物可以和酒精作用产生反应,因此在甲硝唑用药期间及停药 24 小时内,替硝唑用药期间及停药 72 小时内禁止饮酒或酒精性饮料,避免出现不良反应。硝基咪唑类药物还可以进入乳汁影响乳儿,所以哺乳期间用药应停止哺乳,避免药物对乳儿产生副作用。

4. 用药注意事项及用药教育

(1)甲硝唑的代谢产物可使尿液呈深红色,可能对疾病的诊断会有干扰。

(2)硝基咪唑类药物可抑制乙醇代谢,用药期间应戒酒,以免饮酒后出现腹痛、呕吐、头痛等症状。

(3)患者应按疗程用药,不可因症状减轻或消失就停止用药。

(4)用药中如出现运动失调或其他中枢神经系统症状(如癫痫发作、手足麻木、皮肤异常感觉)时应停药。

(5)哺乳期妇女使用甲硝唑期间应暂停哺乳,疗程结束后 24～48 小时方可重新哺乳。

 案例分析:

案例:滴虫阴道炎的药物治疗

患者李某,女,36 岁,两天前出现外阴瘙痒,白带增多症状,来门诊就诊。查体:体温 36.6℃,心率 76 次/分,血压 120/80mmHg。妇科检查:阴道黏膜充血,白带呈黄绿泡沫状。

实验室检查:阴道 pH 值 5.8,胺实验阴性。显微镜检查可见毛滴虫和白细胞。临床诊断为滴虫阴道炎。该如何进行药物治疗及药物监护?

分析:引起滴虫阴道炎的病原体为阴道毛滴虫,患者的治疗可选择对滴虫敏感的硝基咪唑类药物甲硝唑全身用药方案。具体用法用量为甲硝唑 2g,顿服,或甲硝唑 400mg,口服,bid,共 7 日。同时提醒患者注意以下问题:用药期间及停药 24 小时内禁止饮酒;性伴侣也需同时进行治疗,痊愈前禁止无保护性性交;内裤、洗浴用毛巾等物品应煮沸 5~10 分钟来杀灭阴道毛滴虫以避免再次感染;治疗期间保持外阴清洁,勤洗外阴,勤换内裤。

二、外阴阴道假丝酵母菌病

外阴阴道假丝酵母菌病(vulvovaginal candidiasis,VVC)曾称外阴阴道念珠菌病,是女性最常见的阴道感染疾病之一,发病率仅次于细菌性阴道病,居阴道感染性疾病的第 2 位。有资料显示,约 75% 的妇女一生中至少患 1 次 VVC,40%~50% 的妇女会再次复发。而 5%~8% 的妇女 1 年内会发作 4 次或以上,称复发性 VVC。VVC 是女性常见病和多发病,属于内源性感染,具体发病机制尚不清楚,认为其与免疫机制相关,严重影响女性的工作和生活。

(一)病理生理学变化

80%~90% 病原体为白假丝酵母菌,10%~20% 为光滑假丝酵母菌、近平滑假丝酵母菌、热带假丝酵母菌等。白假丝酵母菌在阴道寄居以致形成炎症,要经过黏附、形成菌丝、释放侵袭性酶类等过程。假丝酵母菌通过菌体表面的糖蛋白与阴道宿主细胞的糖蛋白受体结合,黏附宿主细胞;然后菌体出芽形成芽管和假菌丝,菌丝可通过阴道鳞状上皮吸收营养,假丝酵母菌进而大量繁殖;假丝酵母菌生长过程中,分泌多种蛋白水解酶并可激活补体旁路途径,产生补体趋化因子和过敏毒素,导致局部血管扩张、通透性增强和炎性反应。细胞学涂片中鳞状细胞胞浆内可见棉絮状空晕,背景污秽。病理检查组织水肿、充血和炎细胞浸润。

(二)临床表现及诊断

1. 临床表现及分类　主要表现为外阴瘙痒、灼痛、性交痛以及尿痛,部分患者阴道分泌物增多。尿痛特点是排尿时尿液刺激水肿的外阴及前庭导致疼痛。分泌物由脱落上皮细胞和菌丝体、酵母菌和假菌丝组成,其特征为白色稠厚呈凝乳或豆腐渣样。妇科检查可见外阴红斑、水肿,常伴有抓痕,严重者可见皮肤皲裂、表皮脱落。阴道黏膜红肿、小阴唇内侧及阴道黏膜附有白色块状物,擦除后露出红肿黏膜面,急性期还可能见到糜烂及浅表溃疡。

临床分类:根据其流行情况、临床表现、微生物学、宿主情况,VVC 可分为单纯性外阴阴道假丝酵母虫病(uncomplicated VVC)和复杂性外阴阴道假丝酵母虫病(complicated VVC),见表 7-2。其中 VVC 的临床表现按 VVC 评分标准划分,评分≥7 分为重度 VVC,而<7 分为轻、中度 VVC,见表 7-3。10%~20% 的妇女表现为复杂性 VVC。

表 7-2　VVC 临床分类

	单纯性 VVC	复杂性 VVC
发生频率	散发或非经常发作	复发性
临床表现	轻到中度	重度
真菌种类	白假丝酵母菌	非白假丝酵母菌
宿主情况	免疫功能正常	免疫功能低下或应用免疫抑制剂或未控制糖尿病、妊娠

表 7-3 VVC临床评分标准

评分项目	0	1	2	3
瘙痒	无	偶有发作,可被忽略	能引起重视	持续发作,坐立不安
疼痛	无	轻	中	重
阴道黏膜充血、水肿	无	轻	中	重
外阴抓痕、皲裂糜烂	无	/	/	有
分泌物量	无	较正常稍多	量多,无溢出	量多,有溢出

2. 诊断

(1)临床症状与体征:患者白带明显增多、呈豆腐渣样或凝乳状,外阴瘙痒、尿后外阴有烧灼感,伴尿频尿痛、妇检外阴红肿。常见皮肤抓痕,甚至表皮破溃,呈明显急性炎症改变,分泌物呈乳状或白色干酪样。

(2)辅助检查

1)阴道分泌物悬滴法:若在分泌物中找到白假丝酵母菌的芽胞及菌丝即可确诊。

2)培养法:若有症状而多次悬滴法检查为阴性,或为顽固病例,为确诊是否为非白假丝酵母菌感染,可采用此法。

3)pH 测定:pH 测定具有重要鉴别意义,若 pH<4.5,可能为单纯假丝酵母菌感染,若 pH>4.5 可能存在混合感染,尤其是细菌性阴道病的混合感染。

(三)治疗目的及原则

1. 治疗目的 消除病因,缓解患者的症状和体征,提高患者的生活质量。

2. 治疗原则

(1)单纯性 VVC 的治疗:单纯性 VVC 是指正常非孕宿主散发的由白色念珠菌所致的轻度 VVC,可局部用药,也可全身用药,主要以局部短疗程抗真菌药物为主。全身用药与局部用药的疗效相似,治愈率为 80%~90%。具体药物为唑类药物(咪康唑、克霉唑)和制霉菌素,唑类药物的疗效高于制霉菌素。

(2)复杂性的 VVC 包括重度 VVC 和复发性 VVC,病原体多为非白色念珠菌,或宿主为妊娠期妇女、未控制的糖尿病患者、免疫功能低下者。对这类患者的治疗应强调病原体的培养和药物敏感试验,根据药物敏感试验的结果进行治疗。选择的药物基本同单纯性 VVC,无论局部用药或全身用药,均应适当延长治疗时间。

(3)妊娠合并 VVC:局部治疗为主,禁用口服唑类药物。可选用克霉唑栓剂、硝酸咪康唑栓剂、制霉菌素栓剂。

(4)随访:若症状持续存在或诊断后 2 个月内复发者,需再次复诊。

3. 一般治疗 假丝酵母菌性阴道炎患者一般无须住院治疗。

(四)药物治疗及药学监护

1. 治疗药物 因外阴阴道假丝酵母菌病主要是由于真菌如假丝酵母菌引起的阴道感染性疾病,药物的治疗也以抗真菌为主。临床常用唑类抗真菌药物来进行治疗,唑类药物属于麦角固醇生物合成抑制剂。其作用机制是通过降低细胞色素 P450 的活性,从而抑制真菌细胞膜类固醇-麦角固醇的生物合成,破坏真菌细胞膜并改变其通透性,使细胞内物质外泄;同时其还可抑制真菌的甘油三酯和磷脂的生物合成,抑制氧化酶和过氧化酶的活性,引起细胞内过氧化氢积聚导致细胞亚微结构变性和细胞坏死。

VVC 的药物治疗一般首选局部用药,疗程结束后治愈率为 80%～90%。在局部用药不能耐受或未婚患者及不愿采用局部用药者也可全身用药。局部用药临床常用的药物为咪康唑(miconazole)、克霉唑(clotrimazole)和制霉菌素(nystatin),前两者的疗效高于制霉菌素。全身用药常选择的药物为氟康唑(fluconazole)。

2. 药物用法用量与药动学参数(见表 7-4)

(1)单纯性 VVC 的治疗

1)局部用药:①咪康唑栓剂:每晚 200mg,外用,连用 7 日;或每晚 400mg,连用 3 日;或 1200mg,单次用药。②克霉唑栓剂:每晚 150mg,外用,连用 7 日;或每日早、晚各 150mg,连用 3 日;或 500mg,单次用药。③制霉菌素栓剂:每晚 10 万 U,外用,连用 10～14 日。

2)全身用药:氟康唑胶囊 150mg,顿服。

(2)重度 VVC 的治疗:在单纯性 VVC 治疗方法的基础上延长治疗时间,若为局部用药,延长至 7～14 日;若为口服氟康唑治疗,则在 72 小时后再用药 1 次,还可使用低浓度糖皮质激素减缓症状。

(3)复发性 VVC 的治疗:复方性 VVC 的药物治疗可分为两个阶段,即初始治疗和巩固治疗。

1)初始治疗用药:在单纯性 VVC 治疗方法的基础上延长治疗时间,若为局部用药,延长至 7～14 日;若为全身用药,可采用氟康唑 150mg,每 3 日 1 次,口服,共 3 次。

2)巩固治疗用药:氟康唑 150mg,每周 1 次,口服,连续用药 6 个月;或根据复发规律,在每月复发前给予局部用药方案。

(4)妊娠合并 VVC 的治疗:可选择局部用药方案进行治疗,以 7 日疗法为首选,禁用唑类口服药物进行治疗。

(5)药物治疗后随访:治疗后无症状者不需随访。若症状持续存在或 2 个月内复发,应对患者随诊。RVVC 患者治疗结束后的 7～14 日、1 个月、3 个月和 6 个月进行随访,建议其进行真菌培养。

表 7-4　外阴阴道假丝酵母菌病治疗药物的用法用量和药动学参数

分类	代表药物 (妊娠分级)	用法用量	药动学参数			
			生物利 用度	达峰 时间	半衰期	血浆蛋 白结合率
抗真菌药	氟康唑胶囊 (C 级)	口服:150mg,1～2 次/周	>90%	1～2h	27～37h	11%～12%
	咪康唑栓 (C 级)	外用:200～1200mg,qn	—	—	—	—
	克霉唑栓 (B 级)	外用:150mg,qd 或 bid;或 500mg,单次	—	—	—	—
	制霉菌素栓 (C 级)	外用:10 万 U,qn	—	—	—	—

3. 药物治疗监测

(1)疗效评估:治疗完成后临床症状消失,3次月经后阴道分泌物检查无芽生孢子或假菌丝即为治愈。

(2)药物不良反应监测:阴道使用唑类药物时的不良反应较小,常见的有外阴阴道刺激、瘙痒、烧灼感和骨盆痉挛痛等。这种不良反应和疾病本身的临床症状难以区分,因此在药物治疗时出现症状加重或治疗3天后临床症状无缓解,应及时停药。使用咪康唑可有头痛、过敏接触性皮炎、皮疹,严重者可出现血管神经性水肿等反应。克霉唑可引起性交不快、肿胀,性伴侣有刺激和烧灼感等。

口服氟康唑的副作用有头痛、恶心、腹痛、腹泻、消化不良、头晕、味觉异常、血管性水肿及剥脱性皮炎等过敏反应,偶可引起肝、肾功能异常及血液学参数的改变。

4. 用药注意事项及用药教育

(1)氟康唑可与多种药物产生相互作用,如与肝毒性药物合用时,可使肝毒性的发生率增高;与降糖药、抗凝血药物合用时可以增强两者的药理效应导致低血糖症、出血倾向等。所以在药物合用时应根据需要调整用药剂量或进行严密观察,谨慎使用。

(2)治疗使用外用药物为油性制剂时,油性成分可以减弱乳胶避孕工具如避孕套和阴道隔膜的避孕作用,应考虑其他方式进行避孕。

(3)患者应按疗程用药,不可在疗程结束前因症状减轻或消失就停止用药,造成再次感染。

(4)妊娠合并VVC的患者应避免使用氟康唑治疗,因为可能会导致出生缺陷。

(5)月经期间应暂停使用阴道局部用药。

 案例分析:

案例:复发性VVC的药物治疗

患者李某,女,42岁,因"外阴奇痒、灼痛、白带增多、尿频1天,1年内症状反复发作"来门诊就诊。妇科检查:外阴阴道黏膜有白色假膜,潮红,可见溃疡,白带增多,呈稠厚豆渣样。实验室检查:阴道pH值4.1,胺实验阴性。显微镜检查:可见芽胞和假菌丝,少量白细胞。临床诊断为复发性VVC。该如何对此患者进行药物治疗及药物监护?

分析:患者诊断为复发性VVC,为避免再次复发,应对患者进行两个阶段的治疗,即初始治疗和巩固治疗。初始治疗阶段可选用硝酸咪康唑栓,每晚200mg,阴道给药,每晚1次,连用14日。巩固治疗可选用氟康唑胶囊,口服给药,每次150mg,每周1次,连续用药6个月。在患者服药期间,提醒其注意以下事项:①硝酸咪康唑栓使用期间如出现症状加重(如瘙痒、烧灼感加重)或其他严重不适症状,可能为药物的不良反应,应及时停药并再次到医院就诊。②硝酸咪康唑栓为油性制剂,使用期间避免与乳胶制品的避孕套和阴道隔膜接触以免降低其作用。③氟康唑使用过程中如出现肝功异常应及时停药。禁止与特非那丁和西沙必利合用。④因温暖、潮湿的环境适合真菌的生长和繁殖,所以平日尽量避免穿紧身衣或不透气的内裤和牛仔裤。⑤提醒患者念珠菌的感染与在含高浓度氯的游泳池中游泳和频繁使用喷流式气泡浴缸有关。⑥在药物治疗疗程结束前,即便临床症状完全缓解或消失,也不可随意中断药物治疗。

三、细菌性阴道病

细菌性阴道病(bacterial vaginosis,BV)特指阴道内正常菌群失调,乳酸杆菌明显减少,多种致病菌大量繁殖并伴有阴道分泌物性质改变的一组综合征。是一种以加德纳菌、各种厌氧菌、动弯杆菌属等引起的阴道混合感染,局部炎症不明显。1984 年瑞典专门国际会议认为命名为炎症(细菌性阴道炎、非特异性阴道炎)不妥,而定为细菌性阴道病。称细菌性是因阴道内有大量不同的细菌,称阴道病是因临床及病理特征无炎症改变。

(一) 病理生理学变化

正常阴道内以产生过氧化氢的乳杆菌占优势。细菌性阴道病时,阴道内产生过氧化氢的乳杆菌减少而其他微生物大量繁殖,主要有加德纳菌、动弯杆菌、普雷沃菌、紫单胞菌、类杆菌、消化链球菌等厌氧菌以及人型支原体,其中以厌氧菌居多,这些微生物的数量可增加 100~1000 倍。随着这些微生物的繁殖,其代谢产物使阴道分泌物的生化成分发生相应改变,pH 升高,胺类物质(尸胺、腐胺、三甲胺)、有机酸以及一些酶类(黏多糖酶、唾液酸酶、磷脂酶、IgA 蛋白酶等)增加。胺类物质可使阴道分泌物增多并有臭味。酶和有机酸可破坏宿主的防御机制,如溶解宫颈黏液,促进微生物进入上生殖道,引起炎症。其病理改变不明显,黏膜可有轻度炎症改变或仅有少量白细胞浸润。碱性环境不利于乳杆菌的黏附和生长,而利于加德纳菌等厌氧菌的生长,从而引发细菌性阴道病。

(二) 临床表现及诊断

1. **临床表现**　多发生在性活跃期妇女。10%~40%患者无临床症状,有症状者主要表现为阴道分泌物增多,有鱼腥臭味,尤其性交后加重,可伴有轻度外阴瘙痒或烧灼感。分泌物呈鱼腥臭味是由于厌氧菌繁殖的同时可产生胺类物质(尸胺、腐胺、三甲胺)所致。检查见阴道黏膜无充血的炎症表现,分泌物特点为灰白色,均匀一致,稀薄,常黏附于阴道壁,但黏度很低,容易将分泌物从阴道壁拭去。细菌性阴道病除导致阴道炎症外,还可引起其他不良结局,如妊娠期细菌性阴道病可导致绒毛膜羊膜炎、胎膜早破、早产;非孕妇女可引起子宫内膜炎、盆腔炎、子宫切除术后阴道断端感染。

2. **诊断**

(1)临床症状与体征

1)阴道排液增多,有恶臭味,可伴有轻度外阴瘙痒或烧灼感,白带呈现灰白或灰黄色,稀薄、黏度很低,有时可见泡沫,系厌氧菌代谢所致,一半患者无症状。

2)检查阴道黏膜无明显充血的炎症表现,但白带增多,鱼腥臭味、白带均质性、稀薄,呈灰白或灰黄的,无滴虫、真菌或淋菌。

(2)辅助诊断

1)细菌性阴道病的 Amsel 临床诊断标准(下列 4 项中有 3 项阳性):①均质、稀薄、白色的阴道分泌物;②阴道 pH>4.5(pH 通常为 4.7~5.7,多为 5.0~5.5);③胺臭味试验(whiff test)阳性;④线索细胞(clue cell)阳性。

2)细菌性阴道病为正常菌群失调,与其他阴道炎相鉴别,见表 7-5。

表 7-5　细菌性阴道病与其他阴道炎的鉴别诊断

	细菌性阴道病	外阴阴道假丝酵母菌病	滴虫阴道炎
症状	分泌物增多,无或轻度瘙痒	重度瘙痒,烧灼感	分泌物增多,轻度瘙痒
分泌物特点	白色、匀质、腥臭味	白色、豆腐渣样	稀薄、脓性、泡沫状
阴道黏膜	正常	水肿、红斑	散在出血点
阴道 pH 值	>4.5	<4.5	>4.5
胺试验	阳性	阴性	可为阳性
显微镜检查	线索细胞,极少白细胞	芽胞及假丝菌、少量白细胞	阴道毛滴虫,多量白细胞

(三) 治疗目的及原则

1. 治疗目的　缓解或消除患者的症状和体征,阻止疾病向子宫内膜炎、盆腔炎性疾病等进展。

2. 治疗原则

(1)全身用药:应用抗生素抑制细菌的生长,进而恢复阴道的正常菌群。可选用甲硝唑、克林霉素。

(2)局部用药:局部用药与全身用药药效相似,治愈率在 80% 左右。可选用甲硝唑栓或克林霉素软膏。

(3)性伴侣的治疗:本病虽与多个性伴侣有关,但对性伴侣给予治疗并未改善治疗效果降低其复发。

(4)妊娠期细菌性阴道病的治疗:由于本病与不良妊娠结局有关,对任何有症状的孕妇及无症状的早产高危孕妇(有胎膜早破、早产史)均需进行细菌性阴道病的筛查及治疗。由于本病在妊娠期有合并上生殖道亚临床感染的可能,多选择口服药物,如甲硝唑或克林霉素。

(5)随访:治疗后临床症状消失且不复发的患者不需要常规随访。对妊娠合并细菌性阴道病的患者需随访治疗效果。细菌性阴道病多易复发,药物治疗后症状持续存在或症状好转后又出现者,应告诉患者复诊,接受治疗,选择与初次治疗不同的抗厌氧菌药物,也可使用阴道乳杆活菌制剂。

3. 一般治疗　细菌性阴道炎患者一般无须住院治疗。

(四) 药物治疗及药学监护

1. 治疗药物　导致细菌性阴道炎的致病菌有加德纳菌、厌氧菌及人型支原体,并以厌氧菌为主,在治疗药物选择时也以抗厌氧菌药物为主,主要有甲硝唑(metronidazole)、替硝唑(tinidazole)和克林霉素(clindamycin)。甲硝唑和替硝唑主要通过抑制细菌脱氧核糖核酸的合成,从而干扰细菌的生长、繁殖,进而导致细菌死亡。克林霉素则是作用于细菌核糖体 50S 亚基,抑制细菌蛋白质合成而起到治疗目的。甲硝唑对维持阴道正常状态的乳杆菌无影响,是较理想的首选治疗药物,在甲硝唑不能耐受时可选用替硝唑或克林霉素替代治疗。

2. 药物用法用量与药动学参数(见表 7-6)

(1)全身用药:首选甲硝唑 400mg,每日 2 次,口服,连服 7 日;替代药物:替硝唑 2g,每日 1 次,口服,连服 3 日或替硝唑 1g,每日 1 次,口服,连服 5 日;或克林霉素 300mg,每日 2 次,口服,连服 7 日。

(2)局部用药:甲硝唑栓 200mg,每晚 1 次,外用,连用 7 日或 2% 克林霉素软膏阴道涂抹,每次 5g,每晚 1 次,连用 7 日。

(3)性伴侣的治疗:性伴侣不需常规药物治疗。

(4)妊娠期细菌性阴道病用药:甲硝唑 400mg,每日 2 次,口服,连服 7 日方案或克林霉素 300mg,每日 2 次,口服,连服 7 日方案。而对无症状的细菌性阴道病孕妇是否需要药物治疗存有争议,有些医师建议治疗是因为细菌性阴道病和早产相关。我国 2011 年发布的细菌性阴道病诊治指南草案中指出应对所有妊娠期患有细菌性阴道病的患者进行药物治疗,治疗方案可选用甲硝唑 400mg,每日 2 次,口服,连服 7 日方案。美国疾病预防控制中心不推荐妊娠期合并细菌性阴道病患者克林霉素阴道使用,因为可能会增加早产率。

表 7-6　细菌性阴道病治疗药物的用法用量和药动学参数

分类	代表药物 (妊娠分级)	用法用量	药动学参数			
			生物利用度	达峰时间(h)	半衰期(h)	血浆蛋白结合率
硝基咪唑类	甲硝唑(B级)	口服:400mg,bid	80%	1~2	1~2	<5%
		外用:200mg,qn				
	替硝唑(C级)	口服:1~2g,qd	—	2	11.6~13.3	12%
林可霉素类	克林霉素(B级)	口服:300mg,bid	90%	0.75~2	2.4~3	85%~94%
		外用:5g,qn				

3. 药物治疗监测

(1)疗效评估:治疗完成后 1~2 周及 4~6 周(或月经后)进行疗效评估,治愈指标为阴道涂片中线索细胞少于 20%,加上以下三项评价指标中至少一项:①白带恢复正常;②阴道 pH<4.5;③胺试验阴性。

(2)药物不良反应监测:甲硝唑、替硝唑不良反应的监测同滴虫阴道炎。克林霉素严重的不良反应可引起全身性损害如过敏性休克、高热、寒战等,其中过敏性休克可占到严重病例的 15%,因克林霉素和林可霉素有交叉过敏现象,所以对克林霉素或林可霉素过敏的患者应禁止使用本品;呼吸系统损害可表现为喉头水肿、呼吸困难等;泌尿系统损害主要表现为血尿、急性肾功能损害;皮肤及附件损害主要表现为皮疹、剥脱性皮炎等;其他部位的损害有抽搐、肝功能异常、腹痛、恶心、呕吐、晕厥、白细胞数量减少、溶血、过敏性紫癜、听力下降等。用药期间须密切注意大便次数,如出现排便次数增多,应注意假膜性肠炎的可能,须及时停药并做适当处理。因本品可分泌至乳汁,所以哺乳期妇女使用本品期间需暂停哺乳。

4. 用药注意事项及用药教育

(1)克林霉素用药期间需注意大便次数,如果出现排便次数增多应注意假膜性肠炎的可能,需及时停药并做适当处理。

(2)中度以上肝损害患者应避免使用克林霉素,如确有指征使用时应减量。

(3)克林霉素与红霉素具拮抗作用,应避免联合使用。

（4）克林霉素可分泌至乳汁，对婴儿的危害不能排除，哺乳期妇女有指征用药时需停止哺乳。

 案例分析：

案例：细菌性阴道病的药物治疗

患者李某，女性，28 岁，停经 23 周。3 天前无诱因出现外阴轻度瘙痒、阴道分泌物呈灰白色并伴有鱼腥臭味，就诊于妇科门诊。查体：体温 36.6℃，心率 76 次/分，血压 130/90mmHg。妇科检查：外阴正常，分泌物呈均质、稀薄、灰白色。实验室检查：阴道 pH 值5.2，胺实验阳性。显微镜检查：可见线索细胞和极少量白细胞。临床诊断为妊娠期合并细菌性阴道病。该如何对此患者进行药物治疗及药物监护？

分析：患者为妊娠期合并细菌性阴道病且表现出临床症状的患者，为减少不良妊娠结局的发生，需要对患者进行治疗。依据我国 2011 年发布的细菌性阴道病诊治指南草案可对患者选择用甲硝唑进行治疗，但是要做到患者知情同意。具体用法为甲硝唑片 400mg，每日 2次，口服，连服 7 日。如果患者对甲硝唑不能耐受，可用克林霉素进行替代治疗，具体用法为克林霉素 300mg，每日 2 次，口服，连服 7 日。同时还应提醒患者注意以下事项：在患者用药过程中如果发现病症加重或其他严重的不良症状可能是药物不良反应，要及时停药并到医院就诊；甲硝唑用药期间及停药 24 小时内禁止饮酒，以免发生双硫仑样反应；因克林霉素可能会导致妊娠期妇女发生早产，妊娠期禁止使用克林霉素阴道制剂进行治疗。

四、萎缩性阴道炎

萎缩性阴道炎（atrophic vaginitis）常见于绝经后老年妇女，也可见于哺乳期、卵巢功能早衰或手术切除卵巢的妇女。

（一）病理生理学变化

因卵巢功能衰退，雌激素水平降低，阴道壁萎缩，黏膜变薄，上皮细胞内糖原含量减少，阴道内 pH 值增高，常接近中性，局部抵抗力降低，致病菌容易入侵繁殖引起炎症。大体上，萎缩性阴道炎的典型形态是黏膜表面可见大量斑点状出血；阴道可有血性或稀薄分泌物，阴道涂片上可见大量副基底层细胞和中性多形核白细胞浸润。阴道镜下可见阴道黏膜变薄、变脆、黏膜下毛细血管增生。由于黏膜上皮细胞内缺少雌激素诱导的糖原，用 Lugol's 溶液涂抹后成色反应不佳，仅呈泛泛的淡棕黄色。组织病理学上，萎缩性阴道炎以非糖原化的黏膜上皮为特征，上皮可能变薄，不超过 4～6 层细胞。但黏膜厚度可以正常。

（二）临床表现及诊断

1. 临床表现 主要症状为外阴灼热不适、瘙痒及阴道分泌物增多。阴道分泌物稀薄，呈淡黄色，感染严重者呈脓血性白带。由于阴道黏膜萎缩，可伴有性交痛。检查见阴道呈萎缩性改变，上皮皱襞消失，萎缩，菲薄。阴道黏膜充血，有散在小出血点或点状出血斑，有时见浅表溃疡。溃疡面可与对侧粘连，严重时造成狭窄甚至闭锁，炎症分泌物引流不畅形成阴道积脓或宫腔积脓。

2. 诊断

（1）根据绝经、卵巢手术史、盆腔放射治疗史或药物性闭经史及临床表现，诊断一般不难。

（2）辅助诊断：阴道分泌物检查：显微镜下见大量基底层细胞及白细胞而无滴虫及假丝酵母菌。对有血性白带者，应与子宫恶性肿瘤鉴别，需常规做宫颈刮片，必要时行分段诊刮术。对阴道壁肉芽组织及溃疡，需与阴道癌相鉴别，可行局部活组织检查。

（三）治疗目的及原则

1. 治疗目的　针对病因，给予小剂量雌激素，改变全身及阴道局部因雌激素缺乏所造成的症状；使萎缩的阴道鳞状上皮细胞增生、成熟，阴道内 pH 降低，酸度增高，改善局部环境，保持清洁，抑制细菌生长。

2. 治疗原则

（1）增加阴道抵抗力：针对病因给予雌激素制剂增加阴道抵抗力。

（2）抑制细菌生长：抑制细菌生长繁殖，增加阴道酸度，改善阴道环境。

3. 一般治疗　萎缩性阴道炎患者无须住院治疗。

（四）药物治疗及用药监护

1. 治疗药物　由于萎缩性阴道炎主要是由于绝经后妇女卵巢功能衰退，雌激素水平降低而引起的，所以对老年性阴道炎采用的药物治疗除了使用抗菌药物及改善阴道内环境的制剂等对症治疗之外，还应针对病因，补充雌激素来增强阴道抵抗力。雌激素能改善阴道上皮细胞变薄的状态，使阴道上皮细胞正常化，有助于恢复泌尿生殖系统的正常菌群和生理 pH 值，增强泌尿生殖道上皮细胞对感染和炎症的抵抗能力。使用各种雌激素（estrogen）、雌酮（eestrone）、雌二醇（estradiol）、雌三醇（estriol）和结合雌激素（combined with estrogen，CEE）都能减轻阴道萎缩的症状。常用的给药方式有两种，即全身给药或局部给药，全身给药可选择口服制剂或透皮贴剂，局部给药可选择阴道栓剂或乳膏剂。无论哪种给药方式，在雌激素治疗之前，应评估子宫内膜，排除内膜过度增长或腺癌，如果两者存在之一，就不能使用雌激素治疗。

2. 药物用法用量与药动学参数（见表 7-7）

表 7-7　萎缩性阴道炎治疗药物的用法用量和药动学参数

分类	代表药物（妊娠分级）	用法用量	药动学参数			
			生物利用度	达峰时间(h)	半衰期(h)	血浆蛋白结合率
雌激素	雌三醇（X级）	外用：起始剂量 0.5g/d，用 2~3 周，然后逐渐减至维持剂量（1mg 雌三醇/g）	—	—	—	—
	结合雌激素（X级）	口服：0.3~0.625mg，qd，有子宫者联合甲羟孕酮治疗，疗程 2~3 个月	—	4~10	10~24	—
		外用：0.5~2g/d，连用 21 天，然后停药 7 天（0.625mg 结合雌激素/g）				
抗菌药物	甲硝唑（B级）	外用：200mg，qd，连用 7~10 天	—	—	—	—

3. 药物治疗监测

(1)疗效评估:临床症状缓解。

(2)药物不良反应监测:雌激素局部用药后可伴有用药部位的瘙痒、阴道灼烧感和阴道分泌物异常等反应。还可引起短暂的乳房胀痛、头痛、恶心、呕吐及肝功异常等。这些不良反应通常都是短暂的。有研究显示长期应用雌激素类药物可使子宫内膜过度增长与子宫肥大,会轻微增加子宫内膜癌和乳腺癌发生的风险,而且有统计学意义。所以使用雌激素治疗的患者应尽可能地减少剂量和缩短使用时间,并根据症状和不良反应情况进行调整。定期检测血浆雌激素水平,在治疗前对雌激素使用的风险、收益做仔细的评估,并严格掌握其适应证、禁忌证、使用剂量,个体化给药,严密观察其耐受性和不良反应等。

4. 用药注意事项及用药教育

(1)首次进行激素治疗或重新开始前,应进行一次完整的个人和家族史调查,以避免雌激素治疗带来的风险。而且在患者治疗期间,每年都至少应该进行一次仔细的风险利益评估,只有受益大于风险时,才可以继续进行激素治疗。

(2)如临床治疗目的仅为了治疗外阴和阴道萎缩症状,应尽量考虑阴道局部用药。

(3)如临床治疗采用全身给药方式,对于有子宫的绝经后妇女进行雌激素治疗时,应该同时加用孕激素,以减少发生子宫内膜癌的风险。无子宫的妇女则不必加用孕激素。雌激素单独使用或与孕激素联合使用,需在权衡患者个体治疗目标和风险的情况下,使用最低有效剂量和最短疗程。

(4)有雌激素依赖性肿瘤史患者(如乳腺癌、子宫内膜癌)、高血压患者、血栓栓塞性疾病患者、严重肝肾功能不全患者,应禁止使用雌激素类药物。

(5)使用雌激素治疗时候,患者应戒烟,因为抽烟可增加心血管系统副作用发生的危险性,且危险性随着吸烟量和吸烟者年龄的增加而增加。

(6)患者使用雌激素治疗期间,不能自行增加或减少用药次数和剂量,也不能自行延长或缩短用药的时间和改变用法。

 案例分析:

案例:萎缩性阴道炎的药物治疗

患者李某,女性,58 岁,性交时阴道干燥、疼痛,平日尿频、尿急,就诊于妇科门诊。查体示:36.6℃,心率 76 次/分,血压 140/110mmHg。妇科检查:阴唇变平,阴道黏膜灰白,上皮皱襞消失,萎缩,菲薄。实验室检查:阴道 pH 值 6.8。显微镜检查:可见大量基底层细胞及白细胞,无滴虫及假丝酵母菌。临床诊断为萎缩性阴道炎,该如何对此患者进行药物治疗及药学监护?

分析:患者被诊断为萎缩性阴道炎,可以从三方面着手改善患者情况。首先与生殖道萎缩症状有关的治疗可以使用雌激素局部用药方案,可选用雌二醇乳膏(0.1mg 雌二醇/g)局部外用,起始剂量 2~4g/d,用 1~2 周,维持剂量:每次 1g,1~3 次/周。其次,抑制细菌生长,可局部使用抗生素,如甲硝唑制剂 200mg,放入阴道深部,每晚 1 次,连用 7~10 日。改善患者阴道内环境,可用 0.5%醋酸液冲洗阴道,然后使用保妇康栓。同时还应提醒患者注意以下事项:①在药物使用之前应仔细阅读药物说明书,正确使用及清洗上药器。②在患者用药过程中如果发现病症加重或其他严重的不良症状可能是药物不良反应,要及时停药并

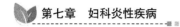

到医院就诊。③甲硝唑用药期间及停药24小时内禁止饮酒,以免发生"双硫仑"样反应。

五、婴幼儿外阴阴道炎

婴幼儿阴道炎(infantile vaginitis)常见于5岁以下幼女,多与外阴炎并存。

(一)病理生理学改变

婴幼儿阴道炎常见于5岁以下幼女,多与外阴炎并存。由于婴幼儿的解剖、生理特点,容易发生炎症。

1. 婴幼儿解剖特点为外阴发育差,不能遮盖尿道口及阴道前庭,细菌容易侵入。

2. 婴幼儿的阴道环境与成人不同,新生儿出生后2～3周,母体来源的雌激素水平下降,雌激素水平低,阴道上皮薄,糖原少,pH升至6～8,乳杆菌为非优势菌,抵抗力低,易受其他细菌感染。

3. 婴幼儿卫生习惯不良,外阴不洁、大便污染,外阴损伤或蛲虫感染,均可引起炎症。

4. 阴道误放异物,造成继发感染。常见病原体有大肠埃希菌及葡萄球菌、链球菌等。目前,淋病奈瑟菌、阴道毛滴虫、白假丝酵母菌也成为常见病原体。病原体常通过患病母亲或保育员的手、衣物、毛巾、盆浴等间接传播。

(二)临床表现及诊断

1. 临床表现　主要症状为阴道分泌物增多,呈脓性。临床上多由母亲发现婴幼儿内裤有脓性分泌物而就诊。大量分泌物刺激引起外阴瘙痒,患儿哭闹、烦躁不安或用手搔抓外阴。部分患儿伴有下泌尿道感染,出现尿急、尿频、尿痛。若有小阴唇粘连,排尿时尿流变细、分道或尿不成线。检查见外阴、阴蒂、尿道口、阴道口黏膜充血、水肿,有时可见脓性分泌物自阴道口流出。病变严重者,外阴表面可见溃疡,小阴唇可发生粘连,粘连的小阴唇有时遮盖阴道口及尿道口,粘连的上、下方各有一裂隙,尿自裂隙排出。在检查时还应做肛诊排除阴道异物及肿瘤。对有小阴唇粘连者,应注意与外生殖器畸形鉴别。

2. 诊断

(1)婴幼儿语言表达能力差,采集病史常需详细询问女孩母亲,同时询问母亲有无阴道炎病史,结合症状及查体所见,通常可作出初步诊断。

(2)用细棉拭子或吸管取阴道分泌物找阴道毛滴虫、白假丝酵母菌或涂片行革兰染色作病原学检查,以明确病原体,必要时做细菌培养。

(三)治疗原则

1. 治疗目的　消除病因,解除患者症状和体征。

2. 治疗原则

(1)若检查发现有特异性病原体,如蛲虫、滴虫、真菌或淋球菌等,则进行针对性治疗。

(2)阴道有异物者应及早取出。

(3)急性期后小阴唇粘连,可用小弯蚊式血管钳或小弯刀片做钝性及锐性分离。

3. 一般治疗　婴幼儿外阴阴道炎一般无须住院治疗。

(四)药物治疗及药学监护

婴幼儿外阴炎急性期局部可使用1:5000高锰酸钾溶液或1%硼酸溶液坐浴,然后涂抹抗生素软膏如金霉素软膏、红霉素软膏等。急性期后小阴唇粘连分离后,可局部涂抹40%紫草油,防止再次粘连,每日清洗及涂药,直到上皮恢复正常为止。同时保持外阴清洁和干燥,避免穿开裆裤。还应注意,婴幼儿外阴炎患者若检查发现有特异性病原体,如蛲虫、滴虫、真菌、淋球菌等,应针对病原体选择药物治疗,治疗药物见其他节针对特定病原体的药物治疗。

 案例分析:————————————————————————————————————

案例:婴幼儿外阴阴道炎的药物治疗

患者朱某,女性,2岁,发现阴道脓性分泌物4天,就诊于妇科门诊。同时询问患者母亲有滴虫阴道炎病史。查体示:36.8℃,心率90次/分,血压80/45mmHg。妇科检查:外阴、阴蒂、尿道口、阴道口黏膜充血、水肿,有脓性分泌物自阴道口流出。实验室检查:阴道pH值6.2。显微镜检查:可见呈波状运动的滴虫及增多的白细胞被推移。临床诊断为婴幼儿外阴阴道炎,该如何对此患者进行药物治疗及药学监护?

分析:患者被诊断为婴幼儿外阴阴道炎,病原体为阴道毛滴虫,患者的治疗可选择对滴虫敏感的硝基咪唑类药物甲硝唑全身用药方案。具体用法用量为甲硝唑15~25mg/kg,分3次口服,连服10日。同时提醒患者母亲注意以下问题:①大人与小孩内裤分开清洗,并且内裤应煮沸5~10分钟来杀灭阴道毛滴虫以避免再次感染;②治疗期间保持外阴清洁,勤洗外阴,勤换内裤。

第二节 宫颈炎症

一、急性子宫颈炎

急性子宫颈炎(acute cervicitis),习称急性宫颈炎,是指从子宫颈外口到子宫颈内口的宫颈黏膜、黏膜下组织发生急性感染。急性子宫颈炎既往少见,通常为盆腔炎症的一部分,主要发生于感染流产、产褥期感染、宫颈损伤和阴道异物合并感染,病原体为葡萄球菌、链球菌、肠球菌等一般化脓性细菌。近年来,随着性传播疾病的增加,急性子宫颈炎已成为常见病。

(一)病理生理学改变

急性子宫颈炎可由多种病原体引起,也可由物理因素、化学因素刺激或机械性子宫颈损伤、子宫颈异物伴发感染所致。组织病理学表现为宫颈上皮细胞和腺体细胞水肿、脂肪变性、凝固性坏死和液化性坏死。宫颈结构组织黏液变性和纤维素坏死,淋巴细胞、浆细胞和单核细胞浸润、上皮下储备细胞增生,血管内皮细胞增生、纤维母细胞增生。在结核等特殊感染或异物所致炎症中还可见到肉芽肿结节形成。慢性子宫颈炎急性发作表现为在慢性炎症的基础上,出现水肿和大量中性粒细胞浸润。

(二)临床表现及诊断

1. 临床表现 大部分患者无症状。有症状者主要表现为阴道分泌物增多,呈黏液脓性,阴道分泌物刺激可引起外阴瘙痒及灼热感。此外,可出现经间期出血、性交后出血等症状。若合并尿路感染,可出现尿频、尿急、尿痛。妇科检查见宫颈充血、水肿、黏膜外翻,有黏液脓性分泌物附着甚至从宫颈管流出,宫颈管黏膜质脆,容易诱发出血。若为淋病奈瑟菌感染,因尿道旁腺、前庭大腺受累,可见尿道口、阴道口黏膜充血、水肿以及多量脓性分泌物。

2. 诊断

(1)生育期年龄妇女出现阴道分泌物增多、性状异常等典型症状,和(或)伴有腰背痛、盆腔下坠感、泌尿系统刺激症状甚至体温升高等应考虑急性子宫颈炎,常有流产、分娩和妇科手术等病史。妇科检查见:宫颈充血肿大,脓性白带自宫颈流出。

(2)宫颈分泌物涂片 脓细胞和白细胞增高。

(3)宫颈分泌物培养 可查找到相应的病原体,以指导用药。

(三)治疗目的及原则

1. 治疗目的 消灭病原体,减轻患者的症状及体征。

2. 治疗原则

(1)根据不同情况采用经验性抗生素治疗。

(2)针对病原体的抗生素治疗,主要选择抗生素全身治疗,不用局部治疗,强调及时、足量、彻底治疗,如为淋病奈瑟菌或沙眼衣原体致病者,同时治疗性伴侣,治疗期间避免性接触。

(3)若为急性期多不主张用电灼等物理治疗,以免炎症扩散。

(4)由于淋病奈瑟菌感染者常伴有沙眼衣原体感染,建议淋菌性子宫颈炎治疗的同时,应用抗衣原体感染的药物。

(四)药物治疗及药学监护

1. 治疗药物 急性子宫颈炎的病原体有两种,一种是性传播疾病病原体,包括淋病奈瑟菌、沙眼衣原体,主要见于性传播疾病的高危人群;还有一种是内源性病原体,通常与引起细菌性阴道炎的病原体相同,还有一部分患者的病原体不清楚。所以对子宫颈炎的治疗,主要采用抗菌药物进行治疗,针对不同的病原体,选择治疗的药物也不同。对淋病奈瑟菌,常使用第三代头孢进行治疗,如头孢曲松(cefatriaxone),它通过抑制 D-丙酰胺-D-丙氨酸转肽酶,进而抑制细菌合成细胞壁而产生杀菌作用。对沙眼衣原体,可使用四环素类、大环内酯类抗菌药物进行治疗,如多西环素(deoxytetracycline)和阿奇霉素(azithromycin)。四环素类药物通过抑制核糖体蛋白质的合成而抑制细菌生长,大环内酯类药物则作用于敏感细菌的50S核糖体亚单位,阻断转肽作用和 mRNA 转位而抑制细菌蛋白质合成而起到治疗目的。

2. 药物用法用量与药动学参数(见表 7-8)

(1)抗菌药物的经验治疗:有性传播疾病高危因素的患者,尤其是年龄小于 25 岁、多性伴且无保护性性交的患者,未获得病原体检测结果前即可针对衣原体给予经验性治疗,方案为阿奇霉素 1g,单次顿服;或多西环素 100mg,每日 2 次,口服,连服 7 日。

(2)单纯急性淋病奈瑟菌性感染患者:宜大剂量、单次给药,常用的药物有第三代头孢菌素,如头孢曲松钠 250mg,单次肌内注射;或头孢克肟(cefixime)400mg,单次口服;或选择氨基糖苷类抗生素中的大观霉素(spectinomycin)4g,单次肌内注射。对于妊娠期用药,建议使用头孢菌素治疗。

(3)沙眼衣原体感染患者:美国 CDC 制订的性传播疾病治疗指南中,对沙眼衣原体感染患者推荐的治疗方案为阿奇霉素 1g,单次顿服或多西环素 100mg,每日 2 次,口服,连服 7 日。替代治疗方案有 4 种,分别为红霉素 500mg,每日 4 次,连服 7 日;琥乙红霉素 800mg,每日 4 次,连服 7 日;氧氟沙星 300mg,每日 2 次,连服 7 日;或左氧氟沙星 500mg,每日 1 次,连服 7 日。我国宫颈炎专家共识把莫西沙星也作为一种治疗药物列入,具体方案为莫西沙星 400mg,每日 1 次,连服 7 日。由于淋病奈瑟菌感染常伴有衣原体感染,所以,若为淋菌性子宫颈炎,治疗时除了选用抗淋病奈瑟菌药物外,同时还应使用抗衣原体感染的药物。对于沙眼衣原体感染的妊娠期女性,在药物选择时应注意药物对胎儿的影响,如不宜选用多西环素作为治疗药物。美国 CDC 性传播疾病治疗指南推荐的治疗妊娠期沙眼衣原体感染的药物是阿奇霉素 1g,单次顿服。替代药物有 3 种,分别是阿莫西林 500mg,每日 3 次,连服 7日;红霉素 500mg,每日 4 次,连服 7 日或 250mg,每日 4 次,连服 14 日;或琥乙红霉素800mg,每日 4 次,连服 7 日或 400mg,每日 4 次,连服 14 日。

(4)合并细菌性阴道病的患者:应同时选用针对细菌性阴道病的药物,否则子宫颈炎会持续存在。

(5)性伴侣的治疗:宫颈炎患者的性伴侣也需检查。如怀疑患者为衣原体、淋病奈瑟菌或毛滴虫感染,则其性伴也应进行治疗,治疗方法同患者。为避免重新感染,患者及其性伴侣在开始药物治疗 7 日内应禁止性生活。

(6)药物治疗后患者随访:淋病奈瑟菌和沙眼衣原体容易重复感染,故对宫颈炎患者治疗后建议进行随访。对治疗后症状好转的患者,建议其在治疗后 3～6 个月内重新进行筛查。治疗后症状持续存在的患者应重新进行治疗评估,并告知患者随诊。

表 7-8 急性宫颈炎治疗用药的用法用量和药动学参数

分类	代表药物（妊娠分级）	用法用量	药动学参数			
			生物利用度	达峰时间(h)	半衰期(h)	血浆蛋白结合率
抗淋病奈瑟菌	头孢曲松钠（B级）	250mg,单次肌内注射	—	2	6～9	95%
	头孢克肟（B级）	400mg,单次口服	45%～50%	2～4	3～4	70%
	大观霉素（D级）	4g,单次肌内注射	—	—	1～3	—
	多西环素（D级）	100mg,每日 2 次,口服,连服 7 日	93%	—	12～22	80%～93%
	阿奇霉素（B级）	1g,单次顿服	37%	2～3	35～48	—
	红霉素（B级）	500mg,每日 4 次,连服 7 日	30%～65%	2～3	1.4～2	—
	琥乙红霉素（B级）	800mg,每日 4 次,连服 7 日	—	0.5～2.5	—	70%～90%
抗沙眼衣原体	氧氟沙星（C级）	300mg,每日 2 次,连服 7 日	95%～100%	1	4.7～7	—
	左氧氟沙星（C级）	500mg,每日 1 次,连服 7 日	100%	1	6～8	30%～40%
	莫西沙星（C级）	400mg,每日 1 次,连服 7 日	90%	—	10.7～13.3	50%

3. 药物治疗监测

(1)疗效评估：临床症状消失,治疗后 3～6 个月淋病奈瑟菌和衣原体检查阴性。

(2)药物不良反应监测：急性子宫颈炎的治疗主要采用抗菌药物抗炎治疗,所以应针对所选择的抗菌药物种类监测不良反应。抗菌药物常见的不良反应有过敏反应,如皮疹、荨麻疹、哮喘、药物热等,严重的有血管神经性水肿和过敏性休克;胃肠道反应如恶心、呕吐、食欲缺乏等;二重感染如假膜性肠炎、念珠菌感染等,尤其以第二、三代头孢菌素为甚;局部刺激如注射部位疼痛、红肿和静脉炎等。

大环内酯类抗菌药物,偶有肝毒性,主要表现为胆汁淤积、肝酶升高等,一般停药后即可恢复。局部刺激作用明显,故一般不肌内注射给药,静脉滴注时可引起静脉炎,故滴注速度不宜过快,药物浓度宜稀。本类药物可抑制茶碱的正常代谢,两者联合使用,可使茶碱血药浓度异常升高而致中毒,甚至死亡,联合使用时宜注意监测患者反应。

头孢菌素类药物可致血管神经性水肿、过敏性休克等严重的过敏反应,与青霉素类抗菌药物类似,两类药物呈现不完全的交叉过敏现象;偶可致肝功异常、一过性血尿素氮或肌酐增高。头孢菌素对肠道菌群抑制作用强,使肠道菌群产生的维生素 K 量减少,致潜在的出血风险。服用头孢类抗生素的患者易与乙醇产生"双硫仑"样反应。

喹诺酮类药物可致关节损害和跟腱炎,影响软骨发育,因此妊娠期妇女、未成年人禁用;具有光敏作用,服药期间应避免长时间紫外线和日光照射;大剂量或长期使用可致肝损害;具心脏毒性,使 QT 间期延长;干扰糖代谢,糖尿病患者使用时应注意。

四环素类药物可沉积于牙齿和骨骼中,造成牙齿黄染,影响婴幼儿骨骼发育,且本类药物易透过胎盘进入乳汁,所以妊娠期妇女、哺乳期妇女和 8 岁以下儿童均应禁止使用。服药期间长时间暴露于太阳光照和紫外灯照射的患者易出现强度晒斑的光敏性反应,当服药患者出现红斑症状时应马上停止四环素类药物治疗。

4. 用药注意事项及用药教育

(1)患者需按疗程用药,不可因症状减轻或消失而中断药物,影响疗效。

(2)头孢曲松可以和含钙溶液生成头孢曲松钠-钙盐沉淀而导致严重不良反应,所以不宜将两者混合或同时使用;头孢曲松还可以和乙醇发生反应,所以用药期间及停药后 1 周内应避免饮酒,也应避免口服含乙醇的药物、饮料或静脉输入含乙醇的药物。

(3)头孢菌素类药物和青霉素类药物有交叉过敏现象,有青霉素过敏性休克或即刻反应史者不宜使用头孢菌素类药物。

(4)大观霉素不宜静脉给药,只能深部肌内注射,使用时应补充足够的水分,以降低对肾小管的损害。

(5)多西环素可以使口服避孕药的避孕效果变差,故应采取非激素类的避孕方式。

(6)多西环素和喹诺酮类药物应避免和含铝、钙、镁的抗酸药或含铁、锌的制剂一起服用,同时在使用这两类药物时应避免直接暴露于阳光或紫外线下,以避免光敏反应。一旦皮肤有红斑应立即停药。

 案例分析：

案例：急性子宫颈炎的药物治疗

患者吴某,女性,20 岁。因"阴道分泌物增多伴外阴灼热,性交后出血 5 日"来院就诊。

患者有不洁性生活史。妇科检查可见阴道黏膜充血水肿、阴道分泌物黏稠脓性、量多，宫颈充血、水肿、触痛。宫颈棉拭子试验阳性。宫颈分泌物涂片检查可见革兰阴性双球菌。临床诊断为急性子宫颈炎，如何对该患者用药治疗？药物治疗期间应注意哪些问题？

分析：患者为年轻女性，有不洁性生活史，宫颈分泌物涂片检查可见革兰阴性双球菌，考虑为淋病奈瑟菌感染。由于淋病奈瑟菌感染常伴有沙眼衣原体的感染，所以选择的抗感染药物抗菌谱应覆盖淋病奈瑟菌和沙眼衣原体。针对沙眼衣原体，可使用阿奇霉素1g，单次顿服。针对淋病奈瑟菌宜单次、大剂量给药，可使用三代头孢类药物如头孢曲松钠250mg，单次肌内注射。在药物治疗期间应注意以下问题：①其性伴也应行相应检查和治疗，治疗方法同患者。②为避免重新感染，患者及其性伴侣在药物开始治疗7天内应禁止性生活。③避免使用高浓度的酸性或碱性溶液冲洗阴道。

二、慢性子宫颈炎

慢性子宫颈炎（chronic cervicitis），习称慢性宫颈炎，多见于分娩、流产或手术损伤宫颈后，病原体侵入而引起感染。主要病原体为葡萄球菌、链球菌、大肠埃希菌及厌氧菌，其次为性传播疾病的病原体，如淋病奈瑟菌、沙眼衣原体。卫生不良或雌激素缺乏，局部抗感染能力差，也易引起感染。近年的研究显示：单纯性疱疹病毒2型（HSV-2）和人乳头瘤病毒16型（HPV-16）与宫颈糜烂的发生密切相关。急性子宫颈炎治疗不彻底可转为慢性子宫颈炎。

（一）病理生理学改变

1. 慢性子宫颈管黏膜炎　由于子宫颈管黏膜皱襞较多，感染后容易形成持续性子宫颈黏膜炎，表现为子宫颈管黏液及脓性分泌物，反复发作。慢性子宫颈管黏膜炎与生理性柱状上皮异位均呈现子宫颈糜烂样改变，但生理性柱状上皮异位即子宫颈外口处的子宫颈阴道部外观呈细颗粒状的红色区域，阴道镜下表现为宽大的转化区，其与慢性子宫颈炎症的定义即间质中出现慢性炎性细胞浸润并不一致。

2. 子宫颈息肉（cervical polyp）　慢性炎症长期刺激使宫颈管黏膜增生并向宫颈外口突出形成息肉，息肉为一个或多个不等，呈舌形。光镜下见息肉中心为结缔组织伴有充血、水肿及炎性细胞浸润。表面覆盖单层高柱状上皮，宫颈息肉极少癌变，癌变率<1%，但是复发。

3. 子宫颈腺囊肿（naboth cyst）　子宫颈腺囊肿绝大多数情况下是子宫颈的生理性变化。子宫颈转化区内鳞状上皮取代柱状上皮过程中，新生的鳞状上皮覆盖子宫颈腺管口或伸入腺管，将腺管口阻塞，导致腺体分泌物引流受阻，潴留形成囊肿。镜下见囊壁被覆单层扁平、立方或柱状上皮。检查时见宫颈表面突出多个白色小囊肿，内含无色黏液。若囊肿感染，则外观呈白色或暗黄色小囊泡。

4. 宫颈肥大（cervical hypertrophy）　由于慢性炎症的长期刺激，宫颈组织充血、水肿和间质增生，使宫颈呈不同程度肥大、硬度增加，但表面多光滑，有时可见到宫颈腺囊肿突起。

（二）临床表现及诊断

1. 临床表现　慢性子宫颈炎多无症状，少数患者可出现，主要症状是阴道分泌物增多，分泌物的量、性质、颜色及气味等依所感染病原体的种类、炎症范围及病变程度而有不同；当炎症沿宫骶韧带扩散至盆腔时，患者可出现腰骶部酸痛或坠胀。当炎症沿膀胱宫颈韧带扩散至膀胱三角区及膀胱周围结缔组织时，患者可出现尿急、尿频等泌尿道刺激症状。妇科检查发现宫颈呈不同程度的柱状上皮异位、肥大、裂伤、外翻、息肉、半透明状囊泡。

2. 诊断

（1）育龄妇女出现阴道分泌物增多、性状异常等典型症状和（或）伴有腰背痛、盆部下坠感等应考虑本病，常有流产、分娩和宫腔内操作手术史。妇科检查见慢性宫颈炎的病理改变即可诊断。

（2）辅助诊断：一般要通过宫颈细胞学检查，必须做阴道镜检查及活组织检查以明确诊断，排除宫颈癌。

（三）治疗目的及原则

1. 治疗目的　减缓病痛给患者造成的精神和身体上的不适，并且抑制病情向恶性病变的转化。

2. 治疗原则

（1）慢性宫颈炎是否需要治疗取决于患者的年龄、有无临床症状，病变类型、病变的严重程度和既往的治疗情况，以局部治疗为主，根据具体情况采用不同的治疗方法。

（2）治疗慢性宫颈炎之前均应排除宫颈上皮内瘤样病变和宫颈癌；在局部治疗前应先治疗急性发作的盆腔炎、阴道炎等；物理治疗及手术治疗均应在月经干净后 3～7 天进行。

3. 一般治疗　慢性宫颈炎可根据对患者病情的评估决定是否住院治疗。

（四）药物治疗及药学监护

对慢性宫颈炎患者，需了解有无沙眼衣原体及淋病奈瑟菌的感染，病原学检查阳性的患者应先选择针对病原微生物的抗菌药物治疗，药物选择原则及用法用量同急性子宫颈炎患者。不伴沙眼衣原体及淋病奈瑟菌感染的慢性子宫颈炎患者，临床常用的治疗方式为物理治疗和手术治疗，药物治疗仅适用于糜烂面积较小和炎症侵袭较浅的病例，如局部涂抹硝酸银等腐蚀剂及使用具有抗菌性质或缓解临床症状的药物栓剂等。中药也有一些配方，临床应用有一定的疗效。

第三节　盆腔炎性疾病

盆腔炎性疾病（pelvic inflammatory disease，PID）是指女性内生殖器包括子宫、输卵管、卵巢及其周围的结缔组织，盆腔腹膜炎症的总称，是妇女常见病之一。

一、急性盆腔炎性疾病

（一）病理生理学改变

盆腔炎性疾病的病原体有外源性及内源性两种来源。外源性主要为性传播疾病的病原体，常见的有淋病奈瑟菌、沙眼衣原体。内源性病原体则为来自寄居阴道内的菌群，包括需氧菌及厌氧菌，以需氧菌和厌氧菌混合感染多见。

1. 急性子宫内膜炎及急性子宫肌炎　子宫内膜充血、水肿，有炎性渗出物，严重者内膜坏死、脱落形成溃疡。镜下见大量白细胞浸润,炎症向深部侵入形成子宫肌炎。

2. 急性输卵管炎、输卵管积脓、输卵管卵巢脓肿 急性输卵管炎症因病原体传播途径不同而有不同的病理生理学改变。

(1)炎症经子宫内膜向上蔓延:首先引起输卵管黏膜炎,输卵管黏膜肿胀、间质水肿及充血、大量中性粒细胞浸润,严重者输卵管上皮发生退行性变或成片脱落,引起输卵管黏膜粘连,导致输卵管管腔及伞端闭锁,若有脓液聚集于管腔内则形成输卵管积脓。

(2)病原菌通过宫颈的淋巴扩散:通过宫旁结缔组织,首先侵及浆膜层发生输卵管周围炎,然后累及肌层,而输卵管黏膜层可不受累或受累极轻。轻者输卵管仅有轻度充血、肿胀、略增粗;严重者输卵管明显增粗、弯曲,纤维素性脓性分泌物增多,造成与周围组织粘连。

卵巢很少单独发炎,炎症可通过卵巢排卵的破孔侵入卵巢实质形成卵巢脓肿,脓肿壁与输卵管积脓粘连并穿通,形成输卵管卵巢脓肿。

3. 急性盆腔腹膜炎 盆腔内器官发生严重感染时,往往蔓延到盆腔腹膜,发炎的腹膜充血、水肿,并有含少量纤维素的渗出液,形成盆腔脏器粘连。当有大量脓性渗出液集聚于粘连的间隙内,可行成散在小脓肿或盆腔脓肿,脓肿可破入直肠而使症状突然减轻,也可破入腹腔引起弥漫性腹膜炎。

4. 急性盆腔结缔组织炎 病原体经淋巴管进入盆腔结缔组织而引起结缔组织充血、水肿及中性粒细胞浸润。

5. 败血症及脓毒血症(Fitz-Hugh-Curtis 综合征) 肝包膜炎症而无肝实质损害的肝周围炎。淋病奈瑟菌及衣原体感染均可引起。肝包膜上有脓性或纤维渗出物,早期在肝包膜与前腹壁腹膜之间形成松软粘连,晚期形成琴弦样粘连。

(二) 临床表现及诊断

1. 临床表现 可因炎症轻重及范围大小而有不同的临床表现。常见症状为下腹痛、阴道分泌物增多。若病情严重可出现发热甚至高热、寒战、头痛、食欲缺乏。月经期发病可出现经量增多、经期延长。若有腹膜炎,出现消化道症状如恶心、呕吐、腹胀、腹泻等。伴有泌尿系统感染可有尿急、尿频、尿痛症状。若有脓肿形成,可有下腹包块及局部压迫刺激症状;包块位于子宫前方出现膀胱刺激症状,如排尿困难、尿频,若引起膀胱肌炎还可有尿痛等;包块位于子宫后方可有直肠刺激症状;若在腹膜外可致腹泻、里急后重感和排便困难。若有输卵管炎的症状及体征,并同时有右上腹疼痛者,应怀疑有肝周围炎。

患者体征差异较大,轻者无明显异常发现或妇科检查仅发现宫颈举痛或宫体压痛或附件区压痛,严重病例呈急性病容,体温升高,心率加快,下腹部有压痛、反跳痛及肌紧张,甚至出现腹胀,肠鸣音减弱或消失。盆腔检查:阴道可见脓性臭味分泌物,宫颈充血、水肿。

2. 诊断 盆腔炎性疾病的诊断要点:有相关的急性感染病史、盆腔炎性疾病的典型症状;妇科检查见阴道充血、水肿、大量分泌物,宫体压痛,活动受限,双附件有压痛、可触及肿块或增厚;辅助检查证实有感染,阴道或宫颈分泌物培养发现病原体,疑盆腔脓肿者做后穹隆穿刺见到脓液可确诊;子宫内膜活检证实子宫内膜炎;腹腔镜检查可发现输卵管充血、水肿和盆腔脓性分泌物,可确诊为盆腔炎性疾病。表 7-9 为美国 CDC 提出的盆腔炎性疾病临床诊断标准。

表 7-9 盆腔炎性疾病临床诊断标准(2006 年美国疾病控制与预防中心)

基本标准	附加标准	特异标准
子宫压痛	口腔温度>38℃	子宫内膜活检证实有子宫内膜炎
附件区压痛	阴道分泌物生理盐水涂片查见白细胞宫颈或阴道异常黏液脓性分泌物	B超及 MRI 示输卵管增粗、输卵管积液,有或无盆腔积液或输卵管卵巢肿块
宫颈举痛	实验室检查证实有宫颈淋球菌及衣原体感染 红细胞沉降率加快 C 反应蛋白升高	盆腔炎有关的腹腔镜检查异常

(三)治疗目的及原则

1. 治疗目的 消除盆腔炎性疾病的症状和体征,恢复正常的盆腔解剖,避免盆腔炎性疾病后遗症的发生。

2. 治疗原则

(1)非药物治疗:教育患者如何减少传染性传播疾病的风险,包括使用避孕套及谨慎选择性伴侣。

(2)门诊治疗和住院治疗:症状比较轻,一般症状好并有随诊条件的患者可以在门诊接受抗感染治疗。若患者症状重,一般情况差,伴有发热、恶心、呕吐;患者患有盆腔腹膜炎或输卵管卵巢脓肿;不能耐受口服抗菌药物或门诊治疗失败的患者需住院治疗。

(3)性伴侣治疗:不良性行为是盆腔炎性疾病的高危因素,因此性伴侣的治疗对预防复发很重要。

3. 一般治疗

(1)根据对患者病情的评估决定是否住院治疗。

(2)卧床休息,半卧位有利于脓液积聚于直肠子宫陷凹而使炎症局限。补充营养和液体:给予高蛋白流质饮食,维持电解质和酸碱平衡。尽量避免不必要的妇科检查以免引起炎症扩散。对症处理:高热时物理降温,腹胀给予胃肠减压。

(四)药物治疗及药学监护

1. 治疗药物 急性盆腔炎性疾病主要是由于阴道和宫颈的细菌经生殖道黏膜或淋巴系统上行感染而引起,少数是由邻近脏器的炎症蔓延及血液传播所致。所以急性盆腔炎性疾病的药物治疗也主要是抗感染治疗,经过恰当的抗菌药物治疗后,绝大多数盆腔炎性疾病能彻底治愈。抗菌药物的应用应遵循经验、广谱、及时及个体化的原则。最好依据药敏试验选用合适的抗感染药物。但是通常在实验室检查结果出来之前即开始选择抗生素进行经验性治疗。常见的病原体主要有链球菌、葡萄球菌、大肠埃希菌、厌氧菌、淋球菌以及衣原体、支原体等。所以抗生素的应用也需覆盖需氧菌、厌氧菌及衣原体等。因为宫颈管筛查淋病奈瑟菌和沙眼衣原体并不能排除上生殖道淋病奈瑟菌和沙眼衣原体感染的可能,故所有治疗方案均应对这两种病原体感染有效。临床经常联合应用抗菌药物。抗感染治疗 2~3 日后,如果疗效肯定,即使选用药物与药敏结果不符也不必更换抗菌药物。如经验用药后疗效不显著或病情加重,需根据药敏结果及时改用相应的抗菌药物。

2. 药物用法用量与药动学参数(见表 7-10)

(1)非静脉药物治疗

1)非静脉给药 A 方案:头孢曲松 250mg,肌内注射,单次给药;头孢西丁 2g,肌内注射,单次给药。单次肌内给药后改为其他二代或三代头孢菌素类药物,口服给药,共 14 天。如果所选药物抗菌谱不覆盖厌氧菌,需加用硝基咪唑类药物,如甲硝唑,0.4g,口服,每日 2 次。如治疗非典型病原微生物,可加用多西环素 0.1g,口服,每日 2 次;或米诺环素 0.1g,口服,每日 2 次;或阿奇霉素 0.5g,口服,1 日 1 次,1～2 日后改为 0.25g/d,使用 5～7 日。

2)非静脉给药 B 方案:氧氟沙星 400mg,口服,每日 2 次;或左氧氟沙星 500mg/d,口服。为覆盖厌氧菌,可加用甲硝唑 400mg,口服,每日 2 次,共 14 天。

(2)静脉药物治疗

1)静脉给药 A 方案:①单药治疗:二代头孢菌素或三代头孢菌素类抗菌药物静脉滴注,根据具体药物的半衰期决定给药间隔,如头孢替坦 2g/12h,静脉滴注;或头孢西丁 2g/6h,静脉滴注;或头孢曲松 1g/24h,静脉滴注。②联合用药:如所选药物不覆盖厌氧菌,需加用硝基咪唑类药物,如甲硝唑 0.5g/12h,静脉滴注。为覆盖非典型病原微生物,可加用多西环素 0.1g/12h,口服,共 14 日;或米诺环素 0.1g/12h,口服,共 14 日;或阿奇霉素 0.5g/d,静脉滴注或口服,1～2 日后改为口服 0.25g/d,共 5～7 日。

2)静脉给药 B 方案:氧氟沙星 0.4g/12h,静脉滴注;或左氧氟沙星 0.5g/d,静脉滴注。为覆盖厌氧菌,可加用硝基咪唑类药物,如甲硝唑 0.5g/12h,静脉滴注。

3)静脉给药 C 方案:氨苄西林钠舒巴坦钠 3g/6h,静脉滴注;或阿莫西林克拉维酸钾 1.2g/(6～8)h,静脉滴注。为覆盖厌氧菌,可加用硝基咪唑类药物,如甲硝唑 0.5g/12h,静脉滴注。为覆盖非典型病原微生物,可加用多西环素 0.1g/12h,口服,共 14 日;或米诺环素 0.1g/12h,口服,共 14 日;或阿奇霉素 0.5g/d,静脉滴注或口服,1～2 天后改为口服 0.25g/d,5～7 日。

4)静脉给药 D 方案:林可霉素剂量 0.9g/8h,静脉滴注;加用庆大霉素,首次负荷剂量为 2mg/(kg·8h),静脉滴注或肌内注射,维持剂量 1.5mg/(kg·8h);两种药物均可采用每日 1 次给药。

(3)中药治疗:中药在 PID 的治疗中有一定的作用,主要为活血化瘀、清热解毒类药物,在抗生素治疗的基础上,用作盆腔炎性疾病的辅助治疗,临床常用的药物有盆炎净胶囊、桂枝茯苓胶囊等,中药的治疗可以减少慢性盆腔炎后遗症的发作。

(4)妊娠期 PID 的治疗:妊娠期 PID 可增加孕产妇早产、死胎、死亡的风险,所以可以对 PID 的妊娠期患者建议其住院接受静脉抗生素治疗,但是在药物选择上应注意禁止使用四环素类和喹诺酮类药物。

(5)性伴侣的治疗:对于盆腔炎性疾病患者出现症状前 60 日内接触过的性伴侣有可能感染淋病奈瑟菌及沙眼衣原体,应进行检查和相应治疗。在女性 PID 患者治疗期间,应避免无保护性性交。

(6)PID 治疗后的随访:对于抗生素治疗的患者,应在 72 小时内进行随诊,观察临床症状是否改善。如临床症状改善,如体温下降、腹部压痛、反跳痛、宫颈剧痛、子宫压痛、附件区压痛减轻,可继续按治疗方案进行治疗。若此期间症状无改善,则需进一步检查并调整治疗方案,必要时行腹腔镜或手术探查。对淋病奈瑟菌及沙眼衣原体感染者,可在治疗后 4～6 周复查病原体。

表7-10 急性盆腔炎性疾病治疗用药的用法用量和药动学参数

分类	代表药物（妊娠分级）	用法	用量	药动学参数			
				生物利用度	达峰时间(h)	半衰期(h)	血浆蛋白结合率
头孢菌素类	头孢曲松(B级)	肌内注射	250mg，单次给药	—	2	6～9	95%
		静脉滴注	1g，qd	—	—	—	—
头霉素类	头孢西丁(B级)	肌内注射	2g，单次给药	—	0.3～0.5	0.67～1	70%
		静脉滴注	2g，q6h	—	—	—	—
硝基咪唑类	甲硝唑(B级)	口服	0.4g，bid	80%	1～2	1～2	<5%
		静脉滴注	0.5g，q12h				
四环素类	多西环素(D级)	口服	0.1g，bid	93%	—	$t_{1/2\beta}$ 为12～22	80%～93%
喹诺酮类	氧氟沙星(C级)	口服	0.4g，bid	95%～100%	1	$t_{1/2\beta}$ 为4.7～7	—
		静脉滴注	0.5g，q12h				
其他β-内酰胺类	氨苄西林钠舒巴坦钠(B级)	静脉滴注	3g，q6h	—	—	$t_{1/2\beta}$ 为1	氨苄西林28%，舒巴坦38%
林可霉素类	林可霉素(B级)	静脉滴注	0.9g，q8h	—	—	4～6	77%～82%
氨基糖苷类	庆大霉素(C级)	肌内注射或静脉滴注	负荷剂量2mg/kg，维持剂量1.5mg/kg；q8h	—		2～3	—
大环内脂类	阿奇霉素(B级)	口服	0.25g，qd	37%	2～3	35～48	—
		静脉滴注	0.5g，qd				

3. 药物治疗监测

(1)疗效评估：临床症状及体征消失(体温降至正常，腹痛消失，腹部压痛、反跳痛消失；子宫举痛或子宫压痛或附件区压痛消失；血常规白细胞计数恢复正常)。治疗后4～6周复查病原微生物淋病奈瑟菌及沙眼衣原体阴性。

(2)药物不良反应监测：大环内酯类、头孢类、喹诺酮类、四环素类抗菌药物常见的不良反应监测同子宫颈炎。

青霉素类药物易出现过敏反应，包括皮疹、血管神经性水肿、过敏性休克等，其中以过敏性休克最为严重，可以在用药几分钟内发生，表现为呼吸困难、血压下降、发绀、昏迷、肢体强直、最后惊厥、严重者可在短时间内死亡。而且青霉素的过敏性休克与给药剂量和给药途径无关,对本类药物高度过敏者,微量也可引起休克,所以在此类药物使用前,应询问患者有无过敏史,有过敏史者改用其他药物。无青霉素过敏史者,成人 7 日内、小儿 3 日内未使用过青霉素的患者均应做青霉素皮试,皮试阴性方可使用。

氨基糖苷类药物多具耳毒性,妊娠期妇女使用本类药物可致新生儿听力受损,应禁用;有肾脏疾病的患者也应注意此类药物的肾毒性,应调整药物剂量;本类药物还具有神经肌肉阻滞作用,能引起心肌抑制、呼吸衰竭等,患有肌无力或接受过肌松药治疗的患者应禁用。本类药物的毒性反应和其血药浓度密切相关,因此在用药过程中宜进行血药浓度监测。

4. 用药教育及用药注意事项

(1)头孢西丁属于头霉素类抗菌药物,和头孢菌素一样和青霉素类药物存在着交叉过敏现象,所以,有青霉素过敏性休克史者不宜使用本品。

(2)中度以上肝功能损害的患者,林可霉素的半衰期延长,应避免使用,如必须使用应减量;0.6~1g 林可霉素至少用 100ml 液体稀释,滴注时间不少于 1 小时;林可霉素类药物具神经-肌肉阻断作用,庆大霉素也具有神经-肌肉阻断作用,两者联合使用时,滴注速度应慢,同时需严密监视患者情况,避免呼吸抑制或肌麻痹的发生。

(3)庆大霉素具有耳、肾毒性,肾功能减退的患者宜避免应用氨基糖苷类药物,有应用指征时需根据患者肾功能减退程度减少用量,同时监测血药浓度;药物配制浓度不宜过高,治疗过程中给予患者充足的水分,以减少肾小管损害。

(4)阿奇霉素应避免和含铝或镁的抗酸药物及食物同时服用,因可降低阿奇霉素血药浓度,必须联合使用时,阿奇霉素应在服用上述药物或食物前 1~2 小时给予。

 案例分析:

案例:急性盆腔炎性疾病的药物治疗

患者吴某,女性,25 岁,因"下腹部持续疼痛伴发热、呕吐 1 天"来院就诊。患者一个月前药物流产,2 周前行清宫术,既往有青霉素和头孢类药物过敏史。来院后查体:体温 38.6℃,心率 90 次/分,血压 130/90mmHg。腹部检查:下腹部压痛、肌紧张及反跳痛。盆腔检查:阴道可见脓性分泌物,宫颈充血、水肿,宫颈举痛,宫体稍大,有压痛,双附件区压痛。阴道分泌物显微镜下可见大量白细胞。实验室检查:血常规白细胞计数 14.6×10^9/L。衣原体(+),淋病奈瑟菌(-)。临床诊断为急性盆腔炎性疾病,该如何用药进行治疗? 药物治疗期间应注意哪些方面?

分析:患者被诊断为急性盆腔炎性疾病,一般情况差,白细胞计数高,需及时使用抗生素进行治疗。药物的选择应覆盖可能的病原体,包括淋病奈瑟菌、沙眼衣原体、支原体、需氧菌和厌氧菌等。患者既往有青霉素和头孢类药物过敏史,可以选择喹诺酮类药物联合硝基咪唑类进行治疗。具体用法为:左氧氟沙星氯化钠注射液 0.5g,qd,静脉滴注;甲硝唑氯化钠注射液 0.5g,bid,静脉滴注。患者药物治疗期间应注意:①左氧氟沙星具有光敏作用,在输注时应使用遮光纸或袋子进行避光,同时提醒患者药物拿回家存放期间也应避免日光或紫外线照射。②静脉用药在临床症状改善后,还应持续静脉治疗至少 24 小时,然后改为口服药物治疗,共持续治疗 14 天。

二、慢性盆腔炎性疾病

若盆腔炎性疾病未得到及时正确的诊断或治疗,可能会发生盆腔炎性疾病后遗症,即慢性盆腔炎性疾病。

(一) 病理生理改变

组织破坏、广泛粘连、增生及瘢痕形成,导致以下几种病理生理改变。

1. 输卵管阻塞、输卵管增粗。

2. 输卵管卵巢粘连形成输卵管卵巢肿块。

3. 若输卵管伞端闭锁、浆液性渗出物聚集形成输卵管积水或输卵管积脓或输卵管卵巢脓肿的脓液吸收、被浆液性渗出物代替形成输卵管积水或输卵管卵巢囊肿。

4. 盆腔结缔组织表现为主、骶韧带增生、变厚,若病变广泛,可使子宫固定。

(二) 临床表现及诊断

1. 临床表现

(1)不孕:输卵管粘连阻塞可导致不孕。盆腔炎性疾病后不孕发生率为 20%～30%。

(2)异位妊娠:盆腔炎性疾病后异位妊娠发生率是正常妇女的 8～10 倍。

(3)慢性盆腔痛:炎症形成的粘连、瘢痕以及盆腔充血,常引起下腹部坠胀、疼痛及腰骶部酸痛,常在劳累、性交后及月经前后加剧。文献报道约 20% 急性盆腔炎性疾病发作后遗留慢性盆腔痛。慢性盆腔痛常发生在盆腔炎性疾病急性发作后的 4～8 周。

(4)盆腔炎性疾病反复发作:由于盆腔炎性疾病造成的输卵管组织结构的破坏,局部防御功能减退,若患者仍处于同样的高危因素,可造成再次感染导致盆腔炎性疾病反复发作。有盆腔炎性疾病病史者,约 25% 会再次发作。

2. 诊断　诊断要点:有盆腔炎性疾病发作史和盆腔炎性疾病后遗症的症状和体征;妇科检查见子宫常呈后位、活动受限或粘连固定,输卵管炎时可在宫旁触及增粗的条索状物、有压痛;输卵管积水或囊肿时可扪及囊性肿物、欠活动、压痛。B超发现双侧附件增宽、增厚或有炎性包块或有盆腔积液;腹腔镜检查可直接观察盆腔改变、做活检,作出诊断的同时进行治疗(如分粘术)。

(三) 治疗目的及原则

1. 治疗目的　对症处理,减轻患者的痛苦。

2. 治疗原则　对慢性盆腔炎者可给予温热的良性刺激,促进盆腔血液循环,改善组织营养状态,提高新陈代谢,以利于炎症的吸收和消退。在治疗上无特殊治疗措施。抗生素治疗效果差,手术效果也不好,有时会引起更严重的粘连,因此主要是对症处理。

3. 一般治疗

(1)充分评估患者的病情,决定是否住院治疗。

(2)解除患者思想顾虑,增强治疗信心,增加营养,锻炼身体,注意劳逸结合,提高机体抵抗力。

(四) 药物治疗及药学监护

1. 治疗药物　慢性盆腔炎性疾病患者抗生素的治疗效果差,临床多采用中药治疗。中医认为盆腔炎性疾病的发生与湿热瘀结、气滞血瘀、寒湿凝滞、脾虚湿瘀有关,所以对于慢性盆腔炎性疾病的治疗也应针对病因,辨证论治。对于湿热瘀结患者多采用清热利湿、化瘀止痛的药物;气滞血瘀者多采用活血化瘀、理气止痛的药物;寒湿凝滞证者多采用祛寒除湿、活血化瘀的药物;脾虚湿瘀证者多采用益气健脾、化瘀散结的药物。给药方式常用的有口服给药、静脉给药、灌肠给药、外敷给药、肛门给药等。

2. 药物用法用量

(1)中草药汤剂:常用的方药有止带方加减、盆炎方加减、少腹逐瘀汤加减等,水煎服,一日 2 次,7 天 1 个疗程,一般 2~3 个疗程。

(2)中药注射剂:香丹注射液 20ml 或鱼腥草注射液 30ml,静脉滴注,一日 1 次,共 7 天。

(3)中药灌肠:复方毛冬青灌肠液 100ml,保留灌肠,一日 1 次,连用 10 天,月经期暂停。

(4)中药外敷:用双柏散或妇炎散适量,加温开水拌匀成糊状,表面涂以蜜糖,用布包好敷在腹部,每日 1~2 次,10 天为 1 个疗程,月经期暂停。

(5)中药栓剂:野菊花栓,外用,每晚 1 粒,连用 7 天。

(6)中成药:临床常用妇炎康片,口服,每次 6 片,每日 3 次;妇科千金片,口服,每次 6 片,每日 3 次;金刚藤胶囊,口服,每次 4 粒,每日 3 次。

3. 药物治疗监测

(1)疗效评估:临床症状及体征(腹痛,腹部压痛、反跳痛;子宫颈举痛或子宫压痛或附件区压痛)减轻或消失。

(2)药物不良反应监测:香丹注射液严重的药物不良反应有全身性损害如过敏样反应、过敏性休克、发绀、发热、寒战、晕厥、呼吸困难、胸闷、咳嗽、喘憋、喉头水肿等;它还可以引起心悸、头晕、头痛、皮疹及恶心、呕吐等。

鱼腥草注射液偶可致过敏性休克。

4. 用药教育及用药注意事项

(1)中药注射液药品稀释应严格按照说明书的要求配制,不得随意改变稀释液的种类、稀释浓度和稀释溶液用量;配药后应即配即用,不宜长时间放置;用药过程中应缓慢滴注,同时密切观察用药反应,特别是开始 30 分钟,如发现异常,应立即停药;不与其他药物混合使用。

(2)中药服用期间,不宜服用生冷、辛辣、刺激性食物。

(3)采用中药外敷、栓剂给药及中药灌肠治疗者,月经期应暂停用药。

 案例分析:————————————————————————————————————

案例:慢性盆腔炎性疾病的药物治疗

2014 年 7 月 9 日患者刘某,女,34 岁,主诉"下腹部持续性闷痛 1 个月,加重一周",来院就诊。查体:体温 36.6℃,心率 80 次/分,血压 110/70mmHg。专科检查:腹平软,未见腹壁静脉怒张,下腹部压痛明显,无反跳痛。无阴道出血。末次月经 2014-6-12,平素月经规律。无家族遗传病史及食物、药物过敏史。临床诊断为湿热瘀结型慢性盆腔炎,如何用药治疗?药物治疗期间注意哪些方面?

分析:患者诊断为湿热瘀结型慢性盆腔炎,症状较轻,可选用口服中成药,辅以中药栓剂外用治疗,具体可选用金刚藤胶囊,口服给药,每次 4 粒,每日 3 次;野菊花栓,外用,每晚 1 粒,连用 7 天。用药期间应注意以下问题:中成药成分复杂,如果患者同时服用有西药,为避

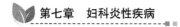

免和西药发生药物相互作用,中药和西药应分隔开一段时间再服用;中药服用期间,饮食应清淡,不宜服用生冷、辛辣、刺激性食物;野菊花栓应肛门给药,月经期暂停使用。

参 考 文 献

1. 苟文丽. 妇产科学. 第8版. 北京:人民卫生出版社,2013.

2. 曹泽毅. 中华妇产科学. 第3版. 北京:人民卫生出版社,2013.

3. 中华医学会妇产科学分会感染性疾病协作组.滴虫阴道炎诊治指南(2011版),中华妇产科杂志,2011,4(46):318.

4. 国家药典委员会. 中华人民共和国药典临床用药须知. 2010版. 北京:中国医药科技出版社,2011.

5. Margery L. S. Gass, Gloria A. Bachmann, Steven R. Goldstein, et al. Management of symptomatic vulvo-vaginal atrophy:2013 position statement of The North American Menopause Society. Menopause,2013,20(9):888-902.

6. Kimberly A. Workowski, Gail Bolan. Sexually Transmitted Diseases Treatment Guidelines,2014. The Centers for Disease Control and Prevention.

7. 刘朝晖,薛凤霞.黏液脓性宫颈炎的诊断和治疗. 中国实用妇科与产科杂志,2012,28(4):241-242.

8. 薛凤霞,耿女.《2010年美国CDC关子宫颈炎症的诊治规范》解读. 国际妇产科学杂志,2011,38(6):530.

9. 王小云,黄健玲. 妇科专病中医临床诊治. 第3版. 北京:人民卫生出版社,2013.

(邱晓红　冯　欣)

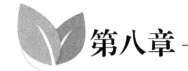

第八章

妇 科 肿 瘤

第一节 妇科肿瘤化疗药物总论

一、妇科抗肿瘤药物分类及常用药物简介

目前在国际上,临床常用的抗肿瘤药物有80余种,传统上,抗肿瘤药物皆根据其来源和作用机制进行分类。一般分为烷化剂、抗代谢物、抗生素、植物药、激素和其他(包括铂类、门冬酰胺酶、靶向治疗等)六大类。

(一)烷化剂

烷化剂是抗肿瘤药物中使用得最早,也是非常重要的一类药物。这类药物在体内能形成缺电子活泼中间体或其他具有活泼的亲电性基团的化合物,进而与生物大分子(如DNA、RNA或某些重要的酶类)中含有丰富电子的基团(如氨基、巯基、羟基、羧基、磷酸基等)发生共价结合,使其丧失活性或使DNA分子发生断裂,因而,烷化剂亦能产生很强的致畸、致癌、致突变作用。烷化剂属细胞周期非特异性药物,通过随后的细胞分裂发挥致死作用。

常用的烷化剂药物有:氮芥(chlormethine,hN_2)、苯丁酸氮芥(chlorambucil,CLB)、环磷酰胺(cyclophosphamide,CTX)、美法仑(melphalan,L-PAM)、异环磷酰胺(ifosfamide,IFO)、卡莫司汀(carmustine,BCNU)、洛莫司汀(lomustine,CCNU)、司莫司汀(semustine,me-CCNU)、尼莫司汀(nimustine,ACNU)、福莫司汀(fotemustine)、雌莫司汀(estramustine)、氮甲(formylmerphalan,N-F)、硝卡芥(nitrocaphane)、六甲蜜胺(altretamine,hMM)、塞替派(thiotepa,TSPA)、白消安(busulfan,BUS)等。

1. 环磷酰胺是氮芥与磷酰胺基结合的化合物,体外无活性。进入机体后,先在肝内经微粒体酶活化变成有活性的作用型磷酰胺氮芥而发挥作用,因此肝功能不全者疗效差。环磷酰胺可由脱氢酶转变为羧磷酰胺而失活,或以丙烯醛形式排出,导致泌尿道毒性。本药抗癌谱广,化疗指数高,与其他烷化剂和抗代谢药无交叉抗药性,是联合化疗的重要组成药物。环磷酰胺为目前广泛应用的烷化剂,是第一个所谓"潜伏化"广泛抗肿瘤药,可用于妇产科肿瘤的外阴癌、子宫内膜癌、卵巢癌、滋养叶细胞肿瘤。骨髓抑制、恶心、呕吐为常见毒性,其代谢产物可产生严重出血性膀胱炎,高剂量可产生心肌坏死,偶可发生肺纤维化,可引起生殖系统毒性,可见脱发、口腔炎、皮肤色素沉着等。

2. 异环磷酰胺为磷酰胺类衍生物,多年前已经合成,但直到20世纪80年代有了尿路保护剂美司钠后才进入临床。目前已在各国广泛应用。是环磷酰胺的同分异构体,仅是一个氯乙基的位置不同,也是一种"潜伏化"药物,需要在进入体内经肝脏活化后才有作用。体外实验及动物实验治疗指示,异环磷酰胺比环磷酰胺具有较高的治疗活性及较低的毒性。可用于妇产科肿瘤的宫颈癌、子宫肉瘤、卵巢癌、滋养叶细胞肿瘤。IFO 的主要毒副作用为骨髓抑制,泌尿道反应,还有一定的神经毒性如头晕、嗜睡、失眠、失定向力等,其他不良反应可见脱发、恶心、呕吐等。

3. 六甲蜜胺结构与烷化剂三乙撑蜜胺(triethylenemelamine,TEM)相似,对动物肿瘤瓦克癌肉瘤-256 有抑制作用,但药理研究表明其作用与 TEM 不同,为一种嘧啶类抗代谢药物,抑制二氢叶酸还原酶,抑制胸腺嘧啶和尿嘧啶掺入 DNA 和 RNA,为 S 期周期特异性药物。可用于妇产科肿瘤的卵巢癌。不良反应主要为胃肠道反应、骨髓抑制、神经系统毒性。

(二)抗代谢物

这是一类天然代谢物的结构类似物,但不具有正常代谢物的功能,从而抑制机体内一些活性物质(主要是核酸和蛋白质)的合成和利用,抑制细胞生长。抗代谢物的作用机制各不相同,但均系作用于细胞增殖周期中某一特定时相,故属细胞周期特异性抗癌药物。此类药物分为:

1. 二氢叶酸还原酶抑制剂 代表药物有甲氨蝶呤(methotrexate,MTX)、培美曲塞(pemetrexed)。甲氨蝶呤是最早应用于临床并取得成功的抗叶酸制剂,不仅对白血病有效,而且对实体瘤也有良好的疗效,为临床基本抗肿瘤药物之一。作用机制是通过阻止二氢叶酸转化为四氢叶酸,从而导致 DNA、RNA 及蛋白质的合成受阻。还原型叶酸(四氢叶酸、甲酰四氢叶酸)是四氢叶酸的类似物,进入体内以后可转为亚甲基四氢叶酸,它们可以从旁路越过 MTX 所阻断的代谢途径,使受 MTX 损伤的细胞得到解救,提高机体耐受性,称为还原型叶酸解救术。具体用法为在大剂量 MTX $8\sim12g/m^2$ 静脉点滴治疗后 24 小时用四氢叶酸钙 $9\sim15mg/m^2$,静脉注射或肌内注射每 6 小时 1 次连用 $10\sim12$ 次治疗。MTX 可用于妇产科肿瘤的外阴癌、滋养叶细胞肿瘤。常见的毒副作用为胃肠道毒性和骨髓抑制,大剂量可致肾毒性,可采用碱化尿液的方法进行预防,其他可见肝损伤、肺纤维化、脱发、皮疹等。

2. 嘧啶核苷酸合成抑制剂 代表药物有氟尿嘧啶(fluorouracil,5-FU)、替加氟(tegafur,FT-207)、卡培他滨(capecitabine)等。氟尿嘧啶是第一个根据一定设想而合成的抗代谢药,并在临床上是目前应用最广的抗嘧啶类药物,对消化道癌及其他实体瘤有良好疗效,在肿瘤内科治疗中占有重要地位。通过尿嘧啶转运系统进入细胞后,需经激活才能干扰核酸代谢,产生细胞毒作用。该药有较广的抗癌谱,可用于妇产科肿瘤的外阴癌、宫颈癌、滋养叶细胞肿瘤。其不良反应有骨髓抑制,消化道反应,少数可有神经毒性,亦可有色素沉着、脱发等。

3. 嘌呤核苷酸合成抑制剂 代表药物有巯嘌呤(mercaptopurine,6-MP)、硫鸟嘌呤(tioguanine,6-TG)等。

4. 核苷酸还原酶抑制剂 代表药物羟基脲(hydroxycarbamide,hU)。

5. DNA 多聚酶抑制剂 代表药物有阿糖胞苷(cytarabine,Ara-C)、吉西他滨(gemcitabine,GEM)等。吉西他滨的作用机制和阿糖胞苷相同,其主要代谢产物在胞内掺入 DNA,但不同的是吉西他滨还能抑制核苷酸还原酶,并且能减少细胞内代谢物的降解,具有自我增效作用。可用于妇产科肿瘤的宫颈癌、子宫肉瘤、卵巢癌。剂量限制性毒性是骨髓抑制,对中性粒细胞和血小板的抑制均较常见。可见消化道反应、肝肾功能异常、皮疹、发热、流感样症状。

(三) 抗肿瘤抗生素

抗肿瘤抗生素是由微生物产生的具有抗肿瘤活性的化学物质。现已发现的抗肿瘤抗生素有许多种,这些抗生素大多是直接作用于 DNA 或嵌入 DNA 干扰模版的功能,为细胞周期非特异性药物。常见的有博来霉素(bleomycin,BLM)、平阳霉素(bleomycin A5,PYM)、放线菌素 D(dactinomycin,Act-D)、丝裂霉素(mitomycin,MMC)、多柔比星(doxorubicin,ADM)、表柔比星(epirubicin,EPI)、柔红霉素(daunorubicin,DNR)、阿柔比星(aclarubicin,ACM)、米托蒽醌(mitoxantrone,MIT)等。

1. 多柔比星为由 *Streptomyces peucetium var. caesius* 的发酵液提出的一种糖苷抗生素,由于其抗瘤谱广,且对乏氧细胞也有效,故在肿瘤化学治疗中占有重要地位。作用机制主要是使药物与 DNA 形成牢固的复合物,从而破坏 DNA 的模板功能,继而抑制 DNA 和 RNA 的合成,为一细胞周期非特异性药物。代谢产物脱氧配基可能与心脏毒性有关。可用于妇产科肿瘤的子宫内膜癌、卵巢癌。主要毒副作用为心脏毒性和骨髓抑制、消化道反应和脱发等。

2. 表柔比星为多柔比星的同分异构体,4-位置上的羟基由顺位变为反位。作用机制同多柔比星。经 20 余年的临床应用,证明其疗效与多柔比星相同,而毒性与多柔比星相似,但程度较轻,尤其是心脏毒性和骨髓抑制毒性。可用于妇产科肿瘤的子宫内膜癌、子宫肉瘤。

3. 博来霉素为糖肽类抗肿瘤抗生素的代表化合物,是含有 13 种组分的复合物,国产的同类化合物平阳霉素是博来霉素的单一组分 A5。博来霉素的主要机制是与铁的复合物嵌入 DNA,引起 DNA 的单、双链断裂,但不导致 RNA 链断裂。为周期非特异性药物。可用于妇产科肿瘤的外阴癌、宫颈癌、卵巢癌、滋养叶细胞肿瘤。对骨髓及免疫功能影响较小,而对肺及皮肤毒性最大。其主要副作用是可能引起肺炎样病变和肺纤维化。其他可见发热、胃肠道反应、色素沉着、脱发、皮疹等。

4. 平阳霉素为从我国浙江平阳县土壤中的放线菌培养液中分离得到的抗肿瘤抗生素。经研究与国外的博来霉素成分相近。两者比较,博来霉素为多组分的复合物,主要成分是 A2,平阳霉素则为单一的 A5。实践证明本品对鳞癌有较好疗效,而肺毒性相对较低。可用于妇产科肿瘤的外阴癌、宫颈癌、卵巢癌、滋养叶细胞肿瘤。

5. 放线菌素 D 为由我国桂林土壤中分离出的放线菌的发酵液中得到的抗生素,又名更生霉素。与国外的放线菌素 D 结构相同。作用机制是抑制 RNA 的合成,作用于 mRNA 干扰细胞的转录过程。对无转移的绒癌初治时单用本药,治愈率达 90%～100%。可用于妇产科肿瘤的卵巢癌、滋养叶细胞肿瘤。有消化道反应、骨髓抑制,少数患者有脱发、皮炎、发热及肝功能损伤。

(四) 抗肿瘤植物药物

从植物中寻找抗肿瘤药物,在国内外已成为抗癌药物研究的重要组成部分。常用的有长春碱(vinblastine,VLB)、长春新碱(vincristine,VCR)、长春地辛(vindesine,VDS)、长春瑞滨(vinorelbine,NVB)、依托泊苷(etoposide,VP-16)、替尼泊苷(teniposide,VM-26)、羟喜树碱(hydroxycamptothecin,hCPT)、伊立替康(irinotecan,CPT-11)、拓扑替康(topotecan,TPT)、紫杉醇(paclitaxel,PTX)以及多西他赛(docetaxel,TXT)等。

1. 长春碱类　长春碱类抗肿瘤药物系从夹竹桃科植物长春花分离得到的具有抗癌活性的生物碱,主要有长春碱、长春新碱,在对其结构改造中,合成了长春地辛、长春瑞滨等。

长春新碱是由长春花中提出的有效成分。在化学结构上是长春碱的 cH_3 为 cHO 所取代。在临床上应用较广。长春新碱通过与微管蛋白二聚体结合,抑制微管聚合而阻碍细胞分裂。可用于妇产科肿瘤的外阴癌、宫颈癌、卵巢癌、滋养叶细胞肿瘤。神经毒性常见,主要引起外周神经症状,如手指、神经毒性等,与累积量有关。足趾麻木、腱反射迟钝或消失,外周神经炎。腹痛、便秘,麻痹性肠梗阻偶见。运动神经、感觉神经和脑神经也可受到破坏,并产生相应症状。而骨髓抑制和消化道反应较轻,可见脱发,偶见血压改变。

2. 喜树碱类化合物　喜树碱和羟喜树碱是从我国特有植物喜树中分离提取而得,在此基础上合成了伊立替康和拓扑替康。作用于 DNA 拓扑异构酶 I,而使 DNA 的复制、转录受阻。

(1)伊立替康:为半合成水溶性喜树碱衍生物,是 DNA 拓扑异构酶 I 抑制剂,为细胞周期 S 期特异性。与现有多种抗肿瘤药物无交叉耐药性。可用于妇产科肿瘤的宫颈癌、卵巢癌。主要不良反应为乙酰胆碱综合征,给予阿托品可缓解。延迟性腹泻常见,为剂量限制性毒性,大剂量洛哌丁胺治疗有效。一旦出现延迟性腹泻,立即口服洛哌丁胺,首剂 4mg,以后每 2 小时 2mg,直至末次水样便后继续服药 12 小时,一般用药不超过 48 小时。中性粒细胞数量减少也较常见。

(2)拓扑替康:为半合成的喜树碱的衍生物,为 DNA 拓扑异构酶 I 抑制剂,有较高的抗肿瘤活性,并可透过血脑屏障进入脑脊液中。可用于妇产科肿瘤的宫颈癌、卵巢癌。骨髓抑制是最主要的毒性反应。此外有恶心、呕吐、腹泻、便秘等胃肠道不良反应和神经毒性等。

3. 紫杉类

(1)紫杉醇:系从短叶紫杉树皮中提取的具有抗癌活性物质,为一种新型的抗微管药物。作用机制独特,它不抑制微管蛋白的聚合,反而促进微管聚合,抑制其解聚。紫杉醇可用于妇产科肿瘤的宫颈癌、子宫内膜癌、卵巢癌。常见的毒副作用为粒细胞数量减少、心动过缓及脱发。过敏反应是该药的主要毒性之一,临床表现为 I 型过敏反应。用紫杉醇前 12 小时和 6 小时,用地塞米松 20mg 口服,苯海拉明于紫杉醇给药前半小时给予,西咪替丁 300mg 或雷尼替丁 500mg 于紫杉醇给药前半小时静脉注射,均可预防或减轻过敏反应发生。其他可见骨髓抑制、神经毒性、心血管毒性、肝脏毒性、脱发等。

(2)多西他赛:其前体是从欧洲紫杉的针叶中提取,经半合成而得到此药。作用机制与紫杉醇相同,为 M 期周期特异性药物。可用于妇产科肿瘤的子宫肉瘤、卵巢癌。为了预防体液潴留综合征,在使用多西他赛前一日开始口服皮质类固醇激素,如地塞米松 8mg,每 12 小时 1 次,连用 3 日。主要不良反应为白细胞减少、贫血,可有轻度血小板数量减少。此外有皮肤毒性、体液潴留、过敏反应、胃肠道反应等。

4. 鬼臼生物碱　鬼臼毒素是喜马拉雅鬼臼和美鬼臼的根茎中的主要生物碱,由于毒性反应严重,不能用于临床,经结构改造,获得依托泊苷和替尼泊苷。

依托泊苷为鬼臼脂的半合成衍生物,在同类药物中毒性较低。可用于妇产科肿瘤的宫颈癌、卵巢癌、滋养叶细胞肿瘤,目前成为常用抗肿瘤药物之一。骨髓抑制较明显,消化道反应、脱发、滴速过速,可有低血压、喉痉挛等过敏反应。

(五) 抗肿瘤激素类

激素类抗肿瘤药物是通过改变机体内分泌的平衡,直接或间接通过垂体的反馈作用改变原来机体的激素平衡和肿瘤生长的内环境,对特定的肿瘤发挥抑制生长的作用。这类药物的不良反应不同于前述细胞毒药物。此类药物包括:

1. **雄激素** 代表药物丙酸睾酮(testosterone propionate)等。

2. **雌激素** 代表药物炔雌醇(ethinylestradiol)等。

3. **孕激素** 代表药物有甲羟孕酮(medroxyprogesterone,MPA)、甲地孕酮(megestrol,MA)等。甲羟孕酮对肿瘤患者的恶病质、疼痛有一定的治疗效果。治疗剂量 500mg,每天 1 次,改善晚期肿瘤患者的恶病质为每次 500mg,每天 1 次。不良反应与其他孕酮类药物相似,可能出现乳房痛、溢乳、闭经、子宫颈糜烂或子宫颈分泌改变以及男性乳房女性化。可见精神方面、胃肠道反应、皮肤黏膜反应,亦可能产生类似肾上腺皮质醇反应及高血钙反应,偶有阻塞性黄疸的报道。可用于妇产科肿瘤的子宫内膜癌。甲地孕酮为另一合成的黄体酮衍生物,作用机制和临床药理均与甲羟孕酮相似。可用于妇产科肿瘤的子宫内膜癌和卵巢癌。并可改善晚期肿瘤患者的食欲和恶病质。不良反应与甲羟孕酮相似。

4. **雌激素受体阻断剂** 代表药物他莫昔芬(tamoxifen,TAM)、来曲唑(letrozole)、阿拉曲唑(anastrozole)等。

5. **促性腺激素类** 代表药物有戈舍瑞林(goserelin)、亮丙瑞林(leuprorelin)等。

6. **肾上腺皮质激素** 代表药物有泼尼松(prednisone)、地塞米松(dexamethasone)等。

(六) 其他类

凡不属于上述各类的药物或抗肿瘤机制尚不明了的药物归在其中,包括门冬酰胺酶、铂类及靶向治疗等。代表药物有 L-门冬酰胺酶(L-asparaginase,ASP)、丙卡巴肼(procarbazine,PCB,PCZ)、达卡巴嗪(dacarbazine,DTIC)、顺铂(cisplatin,DDP)、卡铂(carboplatin,CBP)、奥沙利铂(oxaliplatin,L-OhP)、奈达铂(nedaplatin)、洛铂(lobaplatin)、利妥昔单抗(rituximab)、曲妥珠单抗(trastuzumab)、西妥昔单抗(cetuximab)、贝伐珠单抗(bevacizumab)、伊马替尼(imatinib)、厄洛替尼(erlotinib)、吉非替尼(gefitinib)等。

1. 顺铂是一种无机化合物,以铂原子为中心顺式围以氯和氨原子组成,是一种金属螯合物,具有抗癌谱广,对乏氧细胞有效的特点。顺铂能与 DNA 结合形成交叉键,从而破坏 DNA 的功能不能再复制,高浓度能抑制 RNA 和蛋白质的合成。顺铂为一种周期非特异性药物,与烷化剂、抗代谢类、植物类抗癌药物合并使用具有协同作用。顺铂广泛用于临床,可用于妇产科肿瘤的外阴癌、宫颈癌、子宫内膜癌、子宫肉瘤、滋养叶细胞肿瘤。该药的毒副作用为肾功能损伤,胃肠道最为多见,恶心及呕吐的发生率接近 100%。对造血功能可引起中等程度的抑制作用,还可引起高频失听,表现为耳鸣、耳痛、甚至全聋。还可引起过敏反应,其他可见心脏功能异常,肝脏功能异常少见。

2. 卡铂为第二代铂类化合物,其作用机制与顺铂相同。但对肾、耳、神经系统和消化道毒性明显较低。临床应用不必水化,也较少引起呕吐,但骨髓抑制较顺铂强,表现为血小板及白细胞数量减少,其他可见过敏反应,肝功能异常等,偶见味觉减退、脱发;目前常用曲线下面积(AUC)根据肌酐清除率计算卡铂总用量(Calvert 公式)。可用于妇产科肿瘤的子宫内膜癌、卵巢癌、滋养叶细胞肿瘤等。

3. 奥沙利铂为第三代铂类抗癌药,为二氨环己烷的铂类化合物,即以 1,2-二氨环己烷基团代替 DDP 的氨基即为奥沙利铂。作用机制与其他铂类药物相似,以 DNA 作为靶作用部位,铂原子与 DNA 形成交叉联结,拮抗其复制和转录。与顺铂之间无交叉耐药性。可用于妇产科肿瘤的卵巢癌。主要毒副作用为外周神经毒性,消化道反应较顺铂轻,有骨髓抑制,无肾脏毒性及脱发。

4. 达卡巴嗪为嘌呤生物合成的中间体,进入体内后由肝微粒体去甲基形成单甲基化合物,具有直接细胞毒作用。主要作用于 G_2 期。抑制嘌呤、RNA 和蛋白质的合成,也影响DNA 的合成。可用于妇产科肿瘤的外阴肉瘤、子宫肉瘤。其不良反应主要有消化道反应、骨髓抑制、局部反应、流感样症状,偶见肝肾功能损害。

5. 贝伐珠单抗为重组人源化的抗 VEGF 单抗,能够结合 VEGFR 并阻断其下游作用,从而发挥抑制血管生成等抗肿瘤活性。目前批准适应证为联合以 5-FU 为基础的化疗方案一线治疗转移性结直肠癌。最严重的不良反应为胃肠穿孔、伤口并发症、出血、高血压危象、肾病综合征、充血性心力衰竭、动脉血栓栓塞。两项Ⅲ期研究(GOG0218 和 ICON7)中已证实,与只接受化疗的患者相比,接受贝伐珠单抗联合化疗并以贝伐珠单抗维持治疗的晚期卵巢癌患者 PFS 有显著增长(14.1 个月与 10.3 个月,$P < 0.0001$),但获益一般且有关生存的数据尚不成熟。

二、抗肿瘤药物用法用量及药动学参数(见表 8-1)

表 8-1　抗肿瘤药物用法用量及药动学参数

分类	代表药物(妊娠安全分级)	用法用量(来自说明书,除贝伐珠单抗用法来自指南,具体针对各肿瘤的用法用量见各节下面的具体方案)	药动学参数			
			生物利用度	达峰时间	半衰期	血浆蛋白结合率
烷化剂	环磷酰胺(D)	单药静脉注射每次 500～1000mg/m²,加生理盐水 20～30ml,静脉冲入,每周 1 次,连用 2 次,休息 1～2 周重复。联合用药 500～600mg/m²	—	1h(口服)	4～6h	50%
烷化剂	异环磷酰胺(D)	单药治疗静脉注射:每次 1.2～2.5g/m²,连续 5 日为一个疗程;联合用药静脉注射:每次 1.2～2.0g/m²,连续 5 日为一个疗程;每一疗程间隙 3～4 周,500～600mg/m²	—	—	7h	—
烷化剂	六甲蜜胺(D)	口服,10～16mg/(kg·d),分四次服,21 天为一个疗程或 6～8mg/(kg·d),90 日为一个疗程。联合方案中,推荐总量为按体表面积 150～200mg/m²,连用 14 天,耐受好	—	2～3h	13h	—

续表

分类	代表药物(妊娠安全分级)	用法用量(来自说明书,除贝伐珠单抗用法来自指南,具体针对各肿瘤的用法用量见各节下面的具体方案)	药动学参数			
			生物利用度	达峰时间	半衰期	血浆蛋白结合率
抗代谢药	甲氨蝶呤(X)	用于绒毛膜上皮癌或恶性葡萄胎:每日10~20mg,亦可溶于5%或10%的葡萄糖注射液500ml中静脉滴注,每日1次,5~10次为1个疗程。总量80~100mg	—	0.5~1h(肌内注射)	$t_{1/2\alpha}$:1h $t_{1/2\beta}$初期:2~3h $t_{1/2\beta}$终末期:8~10h	50%(肌内注射)
抗代谢药	氟尿嘧啶(D)	单药静脉注射一般为每日10~20mg/kg,连用5~10日,每疗程5~7g(甚至10克)。若为静脉滴注,通常每日300~500mg/m²,连用3~5天,每次静脉滴注时间不得少于6~8小时;可用输液泵连续给药维持24小时	—	—	$t_{1/2\alpha}$:10~20min $t_{1/2\beta}$:20h	—
抗代谢药	吉西他滨(D)	静脉滴注:1000mg/m²,每周1次,连续3周,休息1周。四周重复1次	—	—	42~94min	—
抗肿瘤抗生素	放线菌素D(C)	静脉注射:一般成人每日300~400μg(6~8μg/kg),溶于0.9%氯化钠注射液20~40ml中,每日一次,10日为一疗程,间歇期两周,一疗程总量4~6mg。本品也可作腔内注射	—	—	36h	—
抗肿瘤抗生素	平阳霉素	静脉注射:用生理盐水或葡萄糖溶液等适合静脉用之注射液5~20ml溶解本品4~15mg/ml的浓度注射;肌内注射:用生理盐水5ml以下溶解本品4~15mg/ml的浓度注射;成人每次剂量为8mg,通常每周给药2~3次。根据患者情况可增加或减少至每日一次到每周一次。显示疗效的剂量一般为80~160mg。一个疗程的总剂量为240mg	—	—	—	—

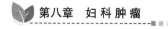

续表

分类	代表药物(妊娠安全分级)	用法用量(来自说明书,除贝伐珠单抗用法来自指南,具体针对各肿瘤的用法用量见各节下面的具体方案)	药动学参数			
			生物利用度	达峰时间	半衰期	血浆蛋白结合率
抗肿瘤抗生素	博来霉素(D)	肌内或皮下注射:通常成人取5ml注射用水、生理盐水或葡萄糖溶液溶解后博来霉素15~30mg,肌内或皮下注射。用于病变周边皮下注射时,以1mg/ml或以下浓度为宜;静脉注射:15~30mg溶于5~20ml注射用水或生理盐水中,缓慢静脉注入,出现严重发热反应时,一次静脉给药剂量应减少到5mg以下,可增加给药次数,如2次/天;注射频率通常2次/周,根据病情可增加为每天1次或减少为1次/周;总剂量:以肿瘤消失为治疗终止目标。总剂量300mg以下	—	—	58.6min	—
抗肿瘤抗生素	多柔比星(D)	静脉输注,2~3分钟,常用溶液为氯化钠注射液、5%葡萄糖注射液、或氯化钠葡萄糖注射液。单一用药时,每3周1次,以60~75mg/m² 给药,当与其他有重叠毒性的抗肿瘤制剂合用时,剂量须减少至每3周1次,以30~40mg/m² 给药。如剂量根据体重计算,则每3周1次,以1.2~2.4mg/kg单剂量给药。但仍有人认为连续三天分量给药(每天0.4~0.8mg/kg或20~25mg/m²)会产生更大的治疗效果,尽管药物毒性反应会严重些。每周给药的推荐剂量为20mg/m²	—	—	初始血浆半衰期:5~10分钟终末相半衰期20~48	75%

续表

分类	代表药物（妊娠安全分级）	用法用量（来自说明书，除贝伐珠单抗用法来自指南，具体针对各肿瘤的用法用量见各节下面的具体方案）	药动学参数			
			生物利用度	达峰时间	半衰期	血浆蛋白结合率
抗肿瘤抗生素	多柔比星脂质体(D)	每2～3周静脉内给药20mg/m²,给药间隔不宜少于10天。本品用250ml 5%葡萄糖注射液稀释,静脉滴注30分钟以上	—	—	第一相:5h 第二相:55h	—
抗肿瘤抗生素	表柔比星(D)	常规剂量:单独用药时,成人剂量一次 60～120mg/m²,每个疗程的总起始剂量可以一次单独给药或者连续2～3天分次给药。间隔21天重复使用	—	—	40h	—
植物来源	依托泊苷(D)	静脉滴注。将本品用氯化钠注射液稀释,浓度每毫升不超过0.25mg,静脉滴注时间不少于30min。实体瘤:每日60～100mg/m²,连续3～5天,每隔3～4周重复用药。小儿常用量:静脉滴注每日按体表面积100～150mg/m²,连用3～4日	—	—	7h(3～12h)	—
植物来源	紫杉醇(D)	对卵巢癌患者,推荐下列疗法: 1)对于未治疗过的严重的卵巢癌患者,推荐选择使用下列疗法,每三周1次。 a. 紫杉醇静脉注射175mg/m²,注射时间大于3小时,并给予顺铂75mg/m² b. 紫杉醇静脉注射135mg/m²,注射时间大于24小时,并给予顺铂75mg/m²。 2)患者已经经历了卵巢癌的化疗,紫杉醇也已经使用了几种剂量和方案,但最佳的剂量方案还不清楚时。推荐治疗方案为:紫杉醇静脉注射135mg/m²或者175mg/m²,每三周注射一次,时间大于3小时	—	—	52.7h(135mg/m²,24h);15.7(175mg/m²,24h) 13.1(135mg/m²,3h);20.2(175mg/m²,3h)	89%～98%

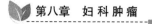

续表

分类	代表药物(妊娠安全分级)	用法用量(来自说明书,除贝伐珠单抗用法来自指南,具体针对各肿瘤的用法用量见各节下面的具体方案)	药动学参数			
			生物利用度	达峰时间	半衰期	血浆蛋白结合率
植物来源	多西他赛(D)	只能用于静脉滴注。剂量:推荐剂量为每三周75mg/m²滴注1小时	—	—	$t_{1/2\alpha}$:4min $t_{1/2\beta}$:36min $t_{1/2\gamma}$:11.1	超过95%
植物来源	长春新碱(D)	临用前加氯化钠注射液适量使溶解。 成人常用量:静脉注射,一次按体表面积1~1.4mg/m²,或按体重一次0.02~0.04mg/kg,一次量不超过2mg,每周1次,一疗程总量20mg; 小儿常用量:静脉注射,按体重一次0.05~0.075mg/kg,每周1次	—	—	$t_{1/2\alpha}$:小于5min $t_{1/2\beta}$:50~155min $t_{1/2\gamma}$:85h	75%
植物来源	托泊替康(D)	每日1次,每次1.5mg/m²,静脉输注30分钟,连续用药5日,每21日为一个疗程。对病情未进展的病例,由于治疗起效较慢,建议至少使用本品4个疗程。本品用于卵巢癌的3项临床试验中,治疗起效的中位时间为9~12周	—	—	$t_{1/2\beta}$:2.3~4.3h	6.6%~21.3%
植物来源	伊立替康(D)	本品推荐剂量为350mg/m²,静脉滴注30~90分钟,每3周1次	—	—	消除:6~12h	30%~68%
抗肿瘤激素类	甲羟孕酮(X)	子宫内膜癌及肾癌:每日0.2~0.4g。性激素疗法至少需要治疗8至10周才有反应。	—	(2.58±0.51)h	(14.0±2.12)h	—
抗肿瘤激素类	甲地孕酮(X)	一般剂量:每次160mg,口服,每日1次。高剂量:每次160mg,口服,每日2~4次	—	2	吸收半衰期:2.5h 消除半衰期:32.5h	—

续表

分类	代表药物(妊娠安全分级)	用法用量(来自说明书,除贝伐珠单抗用法来自指南,具体针对各肿瘤的用法用量见各节下面的具体方案)	药动学参数			
			生物利用度	达峰时间	半衰期	血浆蛋白结合率
其他类	顺铂(D)	300~500ml 生理盐水稀释,静脉滴注:一次按体表面积 20mg/m² ,每日 1 次,连用 5 日;或 30mg/m² ,每日 1 次,连用 3 日,间隔 3 周再重复,可重复 3~4 个疗程。亦可 80~100mg/m² ,同时进行水化疗法和利尿,每 3~4 周用药 1 次	—	—	2d 以上	—
其他类	卡铂(D)	仅供静脉使用。肾功能正常的成人初治患者,推荐剂量为 400mg/m² ,单剂静脉输注 15~60 分钟。两次用药间隔 4 周和(或)中性粒细胞计数≥2000/mm³ ;血小板计数≥100 000/mm³ 方可进行下一个疗程治疗。	—	—	$t_{1/2\alpha}$:1.6h $t_{1/2\beta}$:3h	—
其他类	奥沙利铂(D)	推荐剂量为 85mg/m²(静脉滴注)每 2 周重复一次,共 12 个周期(6 个月)	—	—	消除相:40h	75%(输液结束)95%(给药第五天)
其他类	达卡巴嗪(C)	静脉注射。2.5~6mg/kg 或 200~400mg/m² ,用生理盐水 10~15ml,溶解后用 5% 葡萄糖溶液 250~500ml 稀释后滴注。30min 以上滴完,每日 1 次,连用 5~10 日为 1 个疗程,一般间歇 3~6 周重复给药。单次大剂量:650~1450mg/m² ,每 4~6 周 1 次。静脉滴注。每次 200mg/m² ,每日 1 次,连用 5 日,每 3~4 周重复给药	—	—	双相:19min 和 5min	—

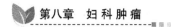
续表

分类	代表药物(妊娠安全分级)	用法用量(来自说明书,除贝伐珠单抗用法来自指南,具体针对各肿瘤的用法用量见各节下面的具体方案)	药动学参数			
			生物利用度	达峰时间	半衰期	血浆蛋白结合率
其他类	贝伐珠单抗	美国国家综合癌症网络(National Comprehensive Cancer Network,NCCN)卵巢癌指南(2014 年版)中:贝伐珠单抗联合 TP 方案化疗:d1 7.5mg/kg 静脉推注 30~90min,每 3 周 1 次,共 5~6 个周期,后序贯使用 12 个周期	—	—	—	—

三、抗肿瘤药物的毒副作用及防治

(一) 抗肿瘤药物的毒性

抗肿瘤药物对各个系统的毒性见表 8-2。WHO 对抗癌药物的毒副作用分级见表 8-3。

表 8-2　妇科抗肿瘤药物的主要毒性反应

靶器官	毒性	药物
骨髓	白细胞数量减少 血小板数量减少	除类固醇、BLM 外,所有药物均有不同程度的骨髓抑制
消化系统	恶心、呕吐	烷化剂、DDP、ADM、DTIC、MTX 等
	口腔黏膜溃疡	MTX、5-FU、ADM、BLM 等
	腹泻	MTX、5-FU、CPT-11 等
	便秘	VCR 等
肝	肝功能异常	MTX、CTX、DTIC、VP16 等
心脏	心肌炎、心力衰竭、心律失常	ADM、EPI、大剂量 CTX 等
肺	纤维化、急性过敏反应、非心源性肺水肿	BLM、平阳霉素、CTX、MTX、GEM 等
泌尿系统	膀胱炎	CTX、IFO 等
	肾功能异常	DDP、CBP、IFO、MTX、MMC 等
皮肤	皮炎	BLM、MTX、5-FU 等
	色素沉着	BLM、5-FU、CTX、ADM 等
	脱发	ADM、CTX、IFO、VP16、5-FU、BLM 等
神经系统	周围神经及脑神经	VCR、DDP、CBP、奥沙利铂、IFO、MTX 等
	嗜睡	VCR、IFO 等
其他	发热	BLM 等
	过敏反应	PTX、VP16、BLM、MTX、DDP、CBP 等
	卵巢功能损害	CTX、hN2、BUS 等

表 8-3　抗肿瘤药物毒副作用的分度标准（WHO）

项目	0 度	Ⅰ度	Ⅱ度	Ⅲ度	Ⅴ度
血液学					
血红蛋白(g/L)	>110	95～109	80～94	65～79	<65
白细胞(×10⁹/L)	>4.0	3.0～3.9	2.0～2.9	1.0～1.9	<1.0
粒细胞(×10⁹/L)	>2.0	1.5～1.9	1.0～1.4	0.5～0.9	<0.5
血小板(×10⁹/L)	>100	75～99	50～74	25～49	<25
出血	无	淤点	轻度失血	明显失血	严重失血
消化系统					
胆红素	<1.25×N	1.26～2.5×N	2.6～5×N	5.1～10×N	>10×N
SGOT/SGPT	<1.25×N	1.26～2.5×N	2.6～5×N	5.1～10×N	>10×N
AKP	<1.25×N	1.26～2.5×N	2.6～5×N	5.1～10×N	>10×N
口腔	正常	疼痛、红斑	红斑、溃疡	溃疡,一般饮食	不能进食/流食
恶心呕吐	无	恶心	短暂呕吐	呕吐需治疗	呕吐难控制
腹泻	无	短暂(<2 天)	能耐受(>2天)	不能耐受需治疗	血性腹泻
肾					
尿素氮	<1.25×N	1.26～2.5×N	2.6～5×N	5.1～10×N	>10×N
肌酐	<1.25×N	1.26～2.5×N	2.6～5×N	5.1～10×N	>10×N
蛋白尿	无	+ <1.0g/24h	++～+++ >1.0g/24h	+++～++++ ≥3g/24h	肾病综合征
血尿	无	镜下血尿	严重血尿	严重血尿+血块	尿道梗阻
肺	正常	症状轻微	活动后呼吸困难	休息时呼吸困难	需完全卧床
药物热	无	<38℃	38～40℃	>40℃	发热伴低血压
变态反应	无	水肿	支气管痉挛	支气管痉挛,无须注射治疗	过敏反应需注射治疗
皮肤	正常	红斑	干性脱皮	湿性皮炎、水疱、瘙痒	剥脱性皮炎,溃疡,坏死需手术
头发	正常	少量脱发	中等斑片脱发	完全脱发可恢复	不能恢复的脱发
感染	无	轻度感染	中度感染	重度感染	重度感染伴低血压
心脏					
节律	正常	窦性心动过速	单灶 PVC,休息时心率 110次/分	多灶性 PVC,房性心律失常	室性心律失常

189

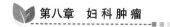

续表

项目	0度	Ⅰ度	Ⅱ度	Ⅲ度	Ⅴ度
心功能	正常	无症状,但有异常心脏体征	有暂时心功能不足症状,无须治疗	有心功能不足症状,治疗有效	有心功能不足症状,治疗无效
心包炎	无	无症状心包积液	有症状,不需抽水	心脏压塞需抽水	心脏压塞需手术
神经系统					
神志情况	清醒	短暂嗜睡	嗜睡时间不到清醒的50%	嗜睡时间多于清醒的50%	昏迷
周围神经	正常	感觉异常腱反射减弱	严重感觉异常和(或)轻度无力	不耐受的感觉异常/显著运动障碍	瘫痪
便秘	无	轻度	中度	重度,腹胀	腹胀、呕吐
疼痛	无	轻度	中度	重度	难治的

注:N指正常值上限;PVC房性期前收缩;便秘不包括麻醉药物引起的;指药物所致疼痛,不包括疾病引起的疼痛。根据患者对镇痛药的耐受情况,也可帮助判断疼痛程度

（二）常见毒副作用的处理

1. 胃肠道毒性

（1）恶心、呕吐：在化疗药物的诸多副作用中,恶心和呕吐是患者最恐惧的两个副作用。大多数接受化疗的患者有恶心和呕吐。不同的化疗药物引起的呕吐程度不同,因此,化疗前镇吐药的使用应根据不同的化疗方案而定。

防治：NCCN镇吐指南（2012年版）推荐,对于高度致吐静脉药物（>90%）,可使用5-HT$_3$受体拮抗剂、类固醇药物、NK-1受体拮抗剂三类药物联合镇吐治疗,在三药联合的基础上,可根据患者情况,于化疗第1～4天联合使用镇静剂劳拉西泮、H$_2$受体拮抗剂或质子泵抑制剂；对于中度致吐静脉药物（30%～90%）,在化疗第1天,推荐5-HT$_3$受体拮抗剂＋类固醇药物±NK-1受体拮抗剂,在化疗第2～3天,推荐5-HT$_3$受体拮抗剂或类固醇药物单药治疗；低度致吐静脉药物（10%～30%）,不推荐使用5-HT$_3$受体拮抗剂,推荐使用地塞米松或甲氧氯普胺或丙氯拉嗪,必要时联合劳拉西泮、H$_2$受体拮抗剂或质子泵抑制剂；极低致吐静脉药物（<10%）,无须常规预防用药；对于中-高度致吐口服药,推荐在化疗前和后每天使用5-HT$_3$受体拮抗剂,必要时联合劳拉西泮、H$_2$受体拮抗剂或质子泵抑制剂；在极低-低致吐口服药,推荐在化疗前和后使用甲氧氯普胺或丙氯拉嗪或氟哌啶醇,必要时联合劳拉西泮、H$_2$受体拮抗剂或质子泵抑制剂。

（2）口腔溃疡及胃肠道反应：大约40%正在接受初始化疗的患者在每个治疗周期中将发生口腔并发症。MTX、Act-D发生口腔溃疡较常见,5-FU次之。严重时溃疡可由口腔延及咽部、食管,甚至到肛门；有时也可波及尿道或阴道黏膜。胃肠黏膜病变轻者无症状,严重者如大剂量5-FU等可引起严重腹泻,甚至发生黏膜剥脱性肠炎,危及生命。

防治：口腔溃疡时,保持口腔清洁,生理盐水500～1000ml冲洗口腔,再以0.05%过氧化氢溶液漱口后,用青黛散、锡类散或口腔溃疡散涂患处。可用2%利多卡因溶液漱口以缓解疼痛。如果黏膜炎伴有口咽部念珠菌感染,可以加用制霉菌素、咪康唑等抗真菌药。化疗中出现腹泻每日超过4～5次(尤其大剂量5-FU化疗者),应立即停止化疗。口服双歧杆菌乳杆菌三联活菌片或其他益生菌制剂。进食低纤维素、高蛋白食物和补充足够液体;如症状未控或继续发展,则需注意假膜性肠炎的可能,应及早诊断和处理。

(3)肝脏损害:多数抗癌药物可导致不同程度的肝损害。一般发生于化疗后7～14天,多表现为一过性ALT升高为主。停药或给予保肝药物后多能恢复。大剂量甲氨蝶呤可能引起严重肝损害,甚至导致肝萎缩,关键在于及时发现积极治疗。

防治:既往有肝或者基础疾病患者使用抗肿瘤药物更易发生肝损伤,且发生暴发性肝炎的风险也较高,建议这些患者尽量避免使用有明确肝功能损害的抗肿瘤药物。如果无法避免则应适当减量。使用具有肝毒性的抗肿瘤药物,可预防性给予保肝药物。对于已经出现的肝损害,应积极保肝治疗,必要时联合治疗。

2. 骨髓抑制　骨髓抑制是最常见的化疗毒副作用,处理不当会直接影响化疗的效果,甚至会威胁患者的生命。多数化疗药物以抑制白细胞为主,伴血小板相应下降,也常有贫血发生。对骨髓抑制较明显的化疗药物有紫杉醇、多西他赛、长春地辛、依托泊苷、卡铂、米托蒽醌、柔红霉素、多柔比星、甲氨蝶呤、巯嘌呤和异环磷酰胺等。一般多先出现中性粒细胞数量减少,其次出现血小板数量减少。而少数药物如丝裂霉素和放线菌素D对血小板影响较明显。

防治:(1)当白细胞下降过早或过低时,需使用粒细胞集落刺激因子,用量为2～7μg/(kg·d),皮下注射,与化疗药物应用间隔24～48小时为宜,持续3～14天,或至中性粒细胞数量达5×10^9/L(WBC总数10×10^9/L)时停药。(2)红细胞生成素用于化疗相关的贫血有效,用法为150IU/(kg·d),皮下注射,每周2～3次。在血红蛋白<70g/L,或对于红细胞生成素治疗无效的贫血患者可考虑输血。(3)白介素-11 40μg/(kg·d),治疗化疗所致血小板减少虽有一定效果,但起效慢。当血小板数量减少严重或有出血倾向时,需及时输注血小板。

3. 泌尿系损害　导致肾脏损害的常用化疗药有DDP、MTX、CTX、IFO、MMC等,尤以大剂量DDP和MTX为甚。一般发生于用药24小时后,3～7天最明显。CTX、IFO可能引起出血性膀胱炎。防治方法主要有以下几种。

(1)水化:化疗前一天开始至化疗后2～3天,每日输液2000～3500ml,保证24小时尿量>2500ml,不足者增加补液量并用利尿剂。

(2)碱化:用大剂量MTX者,既要水化还要碱化尿液(输注或口服NaHCO$_3$,保持尿pH>6.5,测尿pH 2～3次/日)。

(3)利尿:输注顺铂后可给予利尿剂利尿。

(4)解救:为防治MTX的肾毒性给予四氢叶酸(CF)解救,CF的用量为MTX剂量的10%～15%,肌内注射,开始时间因方案而异。为预防CTX、IFO导致的出血性膀胱炎,可于应用CTX、IFO的同时及后4小时、8小时静脉给予美司钠。

4. 心脏毒性　导致心脏毒性的常用化疗药物为蒽环类,如多柔比星、表柔比星等,与累积剂量有关。大剂量的CTX、VLB、5-FU也可能损害心脏。

防治:①治疗的关键在于预防。每次化疗前精确计算多柔比星的累积剂量非常重要,在多柔比星的累积剂量达到 $450\sim550mg/m^2$ 时停药。通过改变化疗方案可减少阿霉素的心脏毒性,每周一次大剂量阿霉素与 3 周 1 次大剂量阿霉素比较,心脏毒性小。②右丙亚胺是选择性的阿霉素心脏毒性保护剂,可减少阿霉素引起的心脏毒性的发生率和严重程度,适用于接受阿霉素治疗累积量达 $300mg/m^2$。

5. 肺毒性　化疗药物引起的肺损伤临床分为三类:肺炎、肺纤维化;急性过敏反应;非心源性肺水肿。引起肺损伤的化疗药物有博来霉素、甲氨蝶呤、吉西他滨等。

防治:①尚无有效控制肺毒性的有效措施,重点在于预防。严格控制化疗剂量,如博来霉素总剂量不可超过 400mg。在化疗期间,密切监测症状体征、肺功能检查和胸部影像,以期早期发现肺损害并及时停药。对高龄、联合放疗、肾功能损害以及高浓度吸氧患者,适当限制化疗药物总量。可应用肺保护剂:如同时给予还原型谷胱甘肽、维生素 E 等。②糖皮质激素虽可减轻或消除肺毒性症状,但不宜剂量过大时间过长。

6. 神经毒性　分为周围性和中枢性两种类型。引起神经毒性的常用化疗药有顺铂、奥沙利铂、紫杉醇和长春碱类等,多表现为外周神经损伤;而异环磷酰胺的神经毒性主要表现为可逆性脑病变,发生率为 $5\%\sim20\%$。环磷酰胺、氟尿嘧啶、亚硝脲类等药物的神经毒性相应少见些。铂类的神经毒性可能和无机铂在背侧神经根的蓄积有关,而紫杉醇在超过 25% 的患者中可以引起类似于顺铂的神经毒性反应。

防治:①目前,尚无预防或逆转化疗所致神经毒性的手段。关键在于密切观察,以便在神经功能障碍出现之前及时调整治疗方案或药物剂量以减轻神经毒性。卡铂的非血液系统毒性较低,当联合使用紫杉醇时被用来代替顺铂。多西他赛的神经毒性轻于紫杉醇,有更少的手足针刺感及麻木。②目前,尚无有足够说服力的药物治疗化疗药物所引起神经毒性。氨磷汀是一种前体药物,在体内可转变为一种自由基清除剂,可能对化疗药物的神经毒性有拮抗作用。其他可能有效的药物有还原型谷胱甘肽、甲钴胺等。

7. 皮肤毒性　分为局部性和全身性两种类型。前者系药物外渗/外漏之故引起局部毒性,常用化疗药有蒽环类、放线菌素、依托泊苷、异环磷酰胺及长春碱类等。全身性包括脱发、皮疹、皮炎、瘙痒等。皮疹常见于 MTX,严重者可出现剥脱性皮炎。而手足综合征是以足底和掌面皮肤的一种表皮反应为特征,这种不良反应报道发生于 1/3 使用脂质体阿霉素治疗的患者,其他可引起类似症状的药物包括氟尿嘧啶、长春新碱等。

防治:①处理外渗损伤的最佳办法,是通过一条完全通畅的静脉通路或放置中心静脉管注入药物,以此来预防外渗损伤的发生。并且要加强巡视,密切观察,以早期发现外渗的征象和症状,以便及时处理。②局部用药:根据渗、漏药物种类不同而异。烷化剂、抗生素类药物漏出用 10％硫代硫酸钠 4ml＋双蒸馏水 6ml 渗、漏处局部注射;蒽环类还可用二甲砜涂患处,每 6 小时 1 次;长春碱类可用透明质酸酶 $300\sim1500U＋NS10\sim20ml$ 局部注射,或 NS＋地塞米松＋2％普鲁卡因局部注射。③对于手足综合征的治疗着重于缓解疼痛、抬高患肢以及预防二重感染。已于多种药膏用于治疗这些副作用。维生素 B_6 和局部使用二甲亚砜具有一定的治疗效果。对于严重患者,可能需要停药或者调整剂量。

8. 过敏性反应　紫杉醇最常见,很小剂量即可引起超敏反应;铂类药物也可以引起过敏,据报道顺铂过敏反应发生率是 $5\%\sim20\%$,而卡铂为 12%;BLM 可能引起高热、休克甚至死亡;VP16 快速推注可引起喉头水肿、虚脱等过敏反应。

防治:①用紫杉醇前先给予脱敏药物,可口服或静脉给予地塞米松,化疗前 30 分钟静脉注射苯海拉明 25～50mg,西咪替丁 300mg,心电监护并做好出现急性过敏反应的抢救准备;使用 BLM 前可给予解热镇痛药;避免 VP16 静脉推注引起反应,可加入生理盐水 300ml 静脉滴注 1 小时以上。②尽管预处理有效,但不能完全消除过敏反应,若治疗过程中发生过敏反应,应立即停止输注。治疗措施包括输液、抗组胺药、血管加压药、皮质醇和支气管扩张剂。

9. 卵巢功能损害　卵巢功能损害和早衰是化疗的一个重要长期副作用,有的学者把化疗药物分为三组。第一组:具有明显性腺毒性的药物,主要指烷化剂类;第二组:对性腺毒性很小的药物如甲氨蝶呤、5-氟尿嘧啶、6-巯基嘌呤等;第三组:对性腺是否具有毒性目前尚不肯定的药物,如顺铂、长春新碱等。

防治:现在可用于防护化疗导致年轻女性肿瘤患者卵巢功能损害的方法并不多,主要的方法有促性腺激素释放激素类似物的应用和卵巢组织冻存两大手段。

(三) 停药指征

抗肿瘤治疗用药过程中出现以下情况,应予停药或暂时停药观察。

1. 呕吐频繁,影响水、电解质平衡时。

2. 严重的口腔溃疡或其他黏膜反应。

3. 腹泻超过每日 5 次,或有血性腹泻时。

4. 白细胞计数低至$(2\sim3)\times10^9/L$,血小板低至$(60\sim80)\times10^9/L$ 时。

5. 发热,体温超过 38℃以上(由肿瘤本身引起的发热除外)者。

6. 出现重要脏器的毒性反应,如心肌损害、中毒性肝炎、中毒性肾炎等。

7. 出现严重并发症,如消化道出血、急性肾功能不全等。

(张伶俐　赵　霞)

第二节　外阴肿瘤

外阴肿瘤包括良性肿瘤与恶性肿瘤。前者少见,后者多见于 60 岁以上妇女。外阴良性肿瘤主要包括上皮来源的外阴乳头瘤、汗腺腺瘤及中胚叶来源的纤维瘤、平滑肌瘤等。外阴原发性恶性肿瘤约占女性生殖道恶性肿瘤的 3%～5%,多发于绝经期妇女,发生率随年龄增长而增加。外阴恶性肿瘤包括:外阴皮肤癌——鳞状细胞癌、基底细胞癌、汗腺癌、Paget 病;特殊腺癌——前庭大腺癌、尿道旁腺癌;黑色素瘤;肉瘤。其中以鳞状细胞癌最为常见,占 80%以上;恶性程度以黑色素瘤、肉瘤较高,腺癌和鳞癌次之,基底细胞癌恶性程度最低。

一、病理生理学变化

(一) 外阴上皮内瘤变(vulvar intraepithelial neoplasia,VIN)

病理特征为上皮层内细胞分化不良、核异型及核分裂现象增加。病变始于基底层,严重时向上扩展至占据上皮全层。随着对 VIN 病程认识的深入,认为 VIN Ⅰ 主要是人乳头瘤病毒(human papilloma virus,HPV)感染所致的湿疣或细胞反应性改变,并无恶性转化的潜能,2004 年国际外阴疾病研究协会对 VIN 定义分类进行了修正:不再对 VIN 进行分级,所有 VIN 仅指高级别病变(Ⅱ～Ⅲ),分为普通型 VIN 和分化型 VIN。

（二）浸润癌（infiltrating carcinoma）

1. **外阴鳞状细胞癌**（vulvar squamous cell carcinoma） 占外阴恶性肿瘤的 85%～90%。呈斑块状，质硬结节或浅表溃疡呈火山口样，或呈乳头状向外生长，镜下分为角化型、非角化型、基底细胞样型、疣状型和湿疣型 5 型。多数外阴鳞癌分化好，前庭和阴蒂的病灶倾向于分化差或未分化，常有淋巴管和周围神经侵犯。

2. **黑色素瘤**（melanoma） 占外阴恶性肿瘤的 2%～3%，外形呈斑块状、结节状或息肉状隆起，呈蓝黑、深棕或无色素，镜下分为表浅扩散型、斑状黑色素瘤、结节型和鳞状黏膜黑色素瘤 4 型。

3. **腺癌**（adenocarcinoma） 主要来自前庭大腺，尿道旁腺和汗腺。腺癌多为分叶状，小叶间为纤维结缔组织，镜下见腺上皮呈复层，核异型性明显。前庭大腺癌较外阴鳞状细胞癌更容易出现腹股沟和盆腔淋巴结转移。

4. **基底细胞癌**（basal cell carcinoma） 占外阴恶性肿瘤的 2%～3%，病灶多为单发，约 20% 可伴发其他肿瘤，外形上分为浅表斑型和侵蚀溃疡型。镜下可见间变的基底细胞形成多重类型结构，呈现浸润性生长。

5. **肉瘤**（sarcoma） 罕见，占外阴恶性肿瘤的 1%～2%，包括平滑肌肉瘤、脂肪肉瘤、淋巴肉瘤、横纹肌肉瘤、纤维肉瘤和神经鞘瘤等。好发部位为大阴唇、阴蒂和尿道周围，大部分为实体性肿块，镜下见到多种组织像。

二、临床表现及诊断

（一）临床表现及分类

主要为持久不愈的外阴瘙痒和各种形态（如结节状、菜花状、溃疡状等）的肿瘤组织，肿物合并感染或中晚期肿瘤可出现疼痛、体液渗出和出血。（见表 8-4）

表 8-4 外阴肿瘤临床分期（FIGO，2009 年）

分期类别	肿瘤累及范围
Ⅰ期	肿瘤局限于外阴
ⅠA期	肿瘤最大径线≤2cm，局限于外阴或会阴且间质浸润≤1.0mm*，无淋巴结转移
ⅠB期	肿瘤最大径线>2cm 或间质浸润>1.0mm*，局限于外阴或会阴，无淋巴结转移
Ⅱ期	任何大小的肿瘤侵犯至会阴邻近结构（下 1/3 尿道、下 1/3 阴道、肛门），无淋巴结转移
Ⅲ期	任何大小的肿瘤，有或无侵犯至会阴邻近结构（下 1/3 尿道、下 1/3 阴道、肛门），有腹股沟-股淋巴结转移
ⅢA期	(i)1 个淋巴结转移（≥5mm）；或(ii)1～2 个淋巴结转移（<5mm）
ⅢB期	(i)不少于 2 个淋巴结转移（≥5mm）；或(ii)不少于 3 个淋巴结转移（<5mm）
ⅢC期	阳性淋巴结伴囊外扩散
Ⅳ期	肿瘤侵犯其他区域（上 2/3 尿道、上 2/3 阴道）或远处转移
ⅣA期	肿瘤侵犯至下列任何部位：(i)上尿道和（或）阴道黏膜，膀胱黏膜，直肠黏膜，或固定于骨盆壁；(ii)腹股沟-股淋巴结出现固定或溃疡形成
ⅣB期	包括盆腔淋巴结的任何远处转移

* 浸润深度指从肿瘤邻近的最表浅真皮乳头的表皮-间质连接处至浸润最深点之间的距离

首次诊断时确定的分期，不能因手术后病理或术前放化疗而更改分期

(二) 诊断

1. 病史及体征 早期可为外阴结节或小溃疡,晚期可累及全外阴伴破溃、出血、感染。应注意病灶大小、部位、与邻近器官关系及双侧腹股沟淋巴结有无增大。

2. 组织学检查 包括宫颈刮片细胞学检查和活体组织病理检查。对一切外阴赘生物及可疑病灶,均需尽早开展活检,病灶取材应有足够的深度,避免误取坏死组织。可用1%甲苯胺蓝涂抹外阴病变皮肤,待干后用1%醋酸脱色,在蓝染部位做活检以避免取材不准发生误诊。亦可采取阴道镜下观察外阴皮肤,定位活检。

3. 辅助检查 B超、胸片、CT、MRI辅助检测盆腔淋巴结转移部位;膀胱镜、直肠镜检有助于判断有无局部或远处转移。

三、治疗目的及原则

(一) 治疗目的

VIN 的治疗目的在于消除病灶,缓解症状和预防恶性病变。

外阴肿瘤的手术治疗需在不影响预后的前提下,最大限度地缩小手术范围,尽可能保留女性外阴的解剖结构,改善手术后生活质量。

(二) 治疗原则

VIN 根据年龄、病变大小及分类、恶变风险、对外阴形态和功能影响等决定治疗方案,外阴浸润癌以手术治疗为主,强调个体化,多学科综合治疗。外阴肿瘤早期可进行局部治疗,中晚期多是以手术治疗为主,辅以放射治疗及化学药物综合治疗。

(三) 治疗方法

1. 局部治疗 适用于病灶局限、年轻的 VIN 患者,可采用①药物治疗:5%氟尿嘧啶软膏、局部免疫调节剂 5%咪喹莫特软膏等外阴病灶涂抹;②物理治疗:可用激光、冷冻、电灼及光动力学治疗。

2. 手术治疗 根据肿瘤部位、大小、浸润程度、累及脏器等,选择合适的手术方式。对局限的分化型病灶可采用外阴上皮局部表浅切除术,切缘超过肿物外缘 0.5～1cm 即可。ⅠA 期:单侧病灶行局部病灶扩大切除(手术切缘距离肿瘤边缘 1cm,深度至少 1cm,需达皮下),多病灶者行单侧外阴切除,通常不需切除腹股沟淋巴结。ⅠB～Ⅱ期:广泛外阴切除及腹股沟淋巴结切除。Ⅲ～Ⅳ期:先行腹股沟淋巴结切除,了解其状态后再处理原发外阴病灶。若手术切除原发肿瘤可达到切缘阴性、不损伤括约肌造成大小便失禁,手术值得进行。除广泛外阴切除、双侧腹股沟及盆腔淋巴结切除外,应分别根据膀胱、上尿道或直肠受累情况选做相应切除术。

3. 放射治疗 由于外阴正常组织对放射线耐受性差,放疗仅属辅助治疗。

4. 化学药物治疗 用于晚期癌或复发癌综合治疗,疗效一般,尚无循证医学认可的一线治疗方案,仅作为辅助治疗,与手术或放射治疗配合应用,尽可能保留器官功能,提高肿瘤清除率和患者生存率。常用化疗方案有单药顺铂与放疗同期进行,也可选择联合化疗,如FP 方案(5-氟尿嘧啶＋顺铂)、PMB 方案(顺铂＋博来霉素＋甲氨蝶呤)、FM 方案(5-氟尿嘧啶＋丝裂霉素)等,应根据具体情况决定疗程次数。

四、药物治疗及药学监护

（一）治疗药物

1. 铂类及其衍生物　代表药物有顺铂（cisplatin，DDP）、卡铂（carboplatin）、奥沙利铂（oxaliplatin）、奈达铂（nedaplatin）、洛铂（lobaplatin）等。其作用类似于烷化剂，可使 DNA 链间及链内交联，干扰肿瘤细胞 DNA 复制，还可与细胞核蛋白及胞浆蛋白结合，属细胞周期非特异性抗肿瘤药。

2. 抗代谢药

（1）氟尿嘧啶（5-fluorouracil，5-FU）进入体内后，转变为 5-氟-2-脱氧尿嘧啶核苷酸，抑制胸腺嘧啶核苷酸合成酶，导致 DNA 生物合成受阻。可阻止尿嘧啶和乳清酸掺入 RNA，抑制 RNA 的合成。属细胞周期特异性抗肿瘤药，主要抑制 S 期。

（2）甲氨蝶呤（methotrexate，MTX）为叶酸还原酶抑制剂，主要抑制二氢叶酸还原酶，导致 DNA 生物合成受到抑制。此外，对胸腺核苷酸合成酶具抑制作用，但抑制 RNA 与蛋白质合成的作用较弱，主要作用于 S 期，属细胞周期特异性抗肿瘤药。

3. 抗肿瘤抗生素　代表药物有博来霉素（bleomycin，BLM）、平阳霉素（pingyangmycin，PYM）、丝裂霉素（mitomycin，MMC）、阿霉素（adriamycin，ADM）等。此类药物与 DNA 结合，导致单链、双链 DNA 崩解，抑制 DNA 合成；还能轻度抑制 RNA 和蛋白质的合成。

4. 烷化剂　代表药物有环磷酰胺（cyclophosphamide，CTX）、异环磷酰胺（ifosfamide）等。环磷酰胺体外无活性，体内被肝脏或肿瘤内存在的过量磷酰胺酶或磷酸酶水解，变为活化型磷酰胺氮芥，抑制 DNA 合成，也可干扰 RNA 的功能，对细胞 S 期作用最明显。

5. 抗肿瘤植物成分药　代表药物如长春新碱（vincristine，VCR），系夹竹桃科植物长春花中提取的生物碱，主要抑制微管蛋白聚合，妨碍纺锤体微管形成，使肿瘤细胞的有丝分裂进程停止于中期。

6. 其他　如达卡巴嗪（dacarbazine，DTIC），为嘌呤类生物合成的前体，能干扰嘌呤、RNA 和蛋白质的生物合成，主要作用于细胞 G_2 期。

以上抗肿瘤药品给药途径可选择静脉滴注或动脉灌注。

（二）药物用法用量与药动学参数（见表 8-5）

表 8-5　外阴肿瘤治疗药物的用法用量和药动学参数

分类	代表药物（妊娠安全分级）	用法用量	药动学参数			
			生物利用度	达峰时间(h)	半衰期(h)	血浆蛋白结合率
铂类及其衍生物	顺铂（D级）	静脉滴注：一般剂量每次 20～30mg/m²，qd，连用 3～5 天。大剂量每次 80～120mg/m²，3～4 周 1 次	—	—	58～73	>90%
抗代谢药	氟尿嘧啶（X级）	静脉滴注：每日 300～500mg/m²，每次时间 6～8 小时，连用 3～5 天，可用输液泵连续给药维持 24 小时 腹腔内注射：每次 500～600mg/m²，每周 1 次	—	—	20	<85%

分类	代表药物 （妊娠安全分级）	用法用量	药动学参数			
			生物 利用度	达峰时 间(h)	半衰 期(h)	血浆蛋白 结合率
抗代谢药	甲氨蝶呤（X 级）	静脉给药：每日 15～30mg，共 5 天，数周及所有毒性反应消失后，再开始下一个疗程，通常 3～5 个疗程	—	—	2～10	约 50%
抗肿瘤抗生素	博来霉素（D 级）	静脉注射：每次 15～30mg，qd，缓慢注入。出现严重发热反应时，应减少到 5mg 以下，或增加给药次数。	—	—	1～2	—
	阿霉素（D 级）	静脉给药：每 3 周 1 次，每次 60～75mg/m²。	—	—	20～48	约 75%
烷化剂	环磷酰胺（D 级）	静脉给药：每次 500～1000mg/m²，每周 1 次，连用 2 次，休息 1～2 周重复	—	—	4～6	约 50%
植物成分药	长春新碱（D 级）	静脉注射：0.02～0.04mg/kg，每次量不超过 2mg，每周 1 次，一疗程总量 20mg	—	—	1～3	约 75%
其他类	达卡巴嗪（D 级）	静脉滴注：每日 1 次 200mg/m²，连用 5 天，每 3～4 周重复给药	—	—	5	约 60%

（三）常用化疗方案

1. 单药　DDP，30～40mg/m²，5～6 次为一个疗程，与放疗同期进行。

2. 联合用药　临床常见联合治疗方案，见表 8-6 和表 8-7。

表 8-6　外阴肿瘤常用化疗方案

方案	药物组成	剂量	途径	时间	疗程间隔
FP	5-FU	0.75～1g/m²	持续静脉灌注	d1～d5	3 周
	DDP	70～80mg/m²	静脉滴注	d1	
PMB	DDP	70～80mg/m²	静脉滴注	d1	3 周
	BLM	15mg	静脉滴注	d1,d8	
	MTX	300mg/m²	静脉滴注	d8	
FM	5-FU	0.75～1g/m²	持续静脉灌注	d1～d5	3 周
	MMC	15mg/m²	静脉滴注	d1	

表8-7 肉瘤常用化疗方案

方案	药物组成	剂量	途径	时间	疗程间隔
AD	ADM	$60mg/m^2$	静脉滴注	d1	3周
	DTIC	$250mg/m^2$	静脉滴注	d1~d5	
CVAD	VCR	$1.5mg/m^2$	静脉注射	d1,d8	3周
	CTX	$500mg/m^2$	静脉注射	d2	
	ADM	$50mg/m^2$	静脉滴注	d2	
	DTIC	$250mg/m^2$	静脉滴注	d1~d5	
MeCA	Me-CCNU	$150mg/m^2$	口服	d1	6周
	ADM	$60mg/m^2$	静脉滴注	d1	
CAD	CTX	$500mg/m^2$	静脉注射	d2	3周
	ADM	$45mg/m^2$	静脉滴注	d1	
	DTIC	$400mg/m^2$	静脉滴注	d1,d2	

(四) 药物治疗监测

1. 疗效评估 化学药物治疗主要用于：不能手术的晚期和复发病例；肿瘤体较大、分化差、估计有亚临床播散的病例；淋巴结包膜外浸润的病例。在提高患者疗效的同时，应减少手术及药物不良并发症，注重改善患者的生活质量。

2. 药物不良反应及应对措施（见表8-8）

表8-8 药物不良反应及应对措施

药品名称	不良反应	应对措施
顺铂	消化道反应：严重恶心、呕吐，为主要的限制性毒性。 肾毒性：血尿素氮及肌酐增高，肌酐清除率降低；反复高剂量治疗可致持久性肾损害。 神经毒性：听神经损害所致耳鸣、听力下降。末梢神经毒性表现为手、脚套样感觉减弱或丧失，出现肢端麻痹、躯干肌力下降等，难以恢复。 骨髓抑制：白细胞和(或)血小板下降	预防性使用镇吐药，如5-HT3受体拮抗剂及激素等。 肾功能不全者减量或停用
氟尿嘧啶	消化道反应：恶心、食欲减退或呕吐；口腔黏膜炎或溃疡，腹部不适或腹泻； 骨髓抑制：常见周围血白细胞数量减少，偶见血小板数量减少。 长期应用可致神经系统毒性	胃肠道出血、梗阻，脱水或酸碱、电解质失衡者慎用。别嘌醇可改善其所致骨髓抑制
甲氨蝶呤	胃肠道反应； 肾损害：大剂量应用可出现血尿、蛋白尿、少尿、氮质血症、尿毒症； 长期用药可引起骨髓抑制，皮肤瘙痒或皮疹； 免疫抑制：白细胞低下时可并发感染，可导致继发性肿瘤	全身极度衰竭、恶病质或并发感染，严重骨髓抑制，孕妇等，均禁用

药品名称	不良反应	应对措施
博来霉素	间质性肺炎、肺纤维化:发生率高达10.2%,捻发音可能是最初出现的体征;休克:较罕见;出血:可能由肿瘤病灶急速坏死引起	发现异常应立即停药,必要时给予皮质激素处理
阿霉素	骨髓抑制和口腔溃疡;心脏毒性:表现为窦性心动过速、房室传导阻滞,严重时充血性心力衰竭等	常规监测心电图,对有心功能损害及长期使用者应格外小心,可配合使用右丙亚胺
环磷酰胺	骨髓抑制:白细胞减少较血小板减少常见;泌尿道反应:大剂量可致出血性膀胱炎,表现为膀胱刺激症状、少尿、血尿及蛋白尿。其他反应:口腔炎、中毒性肝炎、无精子或精子减少及肺纤维化等	密切观察骨髓功能;嘱患者多饮水,大剂量应用应水化、利尿,同时给予美司钠
长春新碱	神经系统毒性:如手指神经毒性、足趾麻木、腱反射迟钝或消失。运动神经、感觉神经和脑神经也可受到破坏;骨髓抑制和消化道反应血、血栓性静脉炎,注射时漏至血管外可造成局部组织坏死。	出现外周神经症状应停药或减量。局部外漏应以1%普鲁卡因局封,温湿敷或冷敷
达卡巴嗪	胃肠道反应:恶心、呕吐或腹泻;骨髓抑制:白细胞和血小板下降,部分出现贫血;其他:注射部位有血管刺激;少数患者可有流感样症状;肝肾功能异常	预防性使用镇吐药;肝肾功能损害、合并感染者慎用

(五) 用药注意事项及用药教育

1. 顺铂

(1)为预防其肾脏毒性,特别是大剂量给药时应给予水化、利尿措施,补充电解质,并密切观察有无液体超负荷症状。水化方法:在化疗前一天开始至化疗后2～3天,每日输液2000～3500ml,保证24小时尿量>2500ml,不足者增加补液并用利尿剂。治疗过程中注意血钾、血镁变化。

(2)避免同时使用耳/肾毒性的药物,如氨基糖苷类、两性霉素B、头孢噻吩、呋塞米或依他尼酸等。

(3)下列情况禁用 妊娠及哺乳期妇女、骨髓功能减退、严重肾功能损害、水痘、带状疱疹、高尿酸血症等。

2. 氟尿嘧啶

(1)伴发水痘或带状疱疹者、妊娠初期、哺乳期妇女,均禁用。

(2)不宜饮酒或同用非甾体抗炎药;与甲氨蝶呤合用,应先予以甲氨蝶呤4～6小时后再使用本品;先给予亚叶酸钙,再用氟尿嘧啶可增加疗效。

(3)禁止鞘内注射。

3. 甲氨蝶呤

(1)未准备好解救药四氢叶酸钙(CF),未充分进行液体补充或碱化尿液,有肾病史或肾功能异常时,禁用大剂量甲氨蝶呤冲击疗法。

(2)不宜与乙醇、抗凝药物、保泰松、磺胺类、有机酸类、抗叶酸类药物同用。与氟尿嘧啶

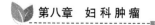

可产生协同作用。必须于门冬酰胺酶使用 10 天后用本品,或于本品使用 24 小时内给予门冬酰胺酶,可增加疗效、减少不良反应。

4. 博来霉素

(1)应定期密切观察患者动脉血氧分压,肺泡动脉血氧分压差,一氧化碳弥散功能指标以及胸部 X 线检查。

(2)因休克多出现在恶性淋巴瘤初次用药时,初次给药要从 5mg 或更少剂量开始,确认无急性反应后,逐渐增加到常用剂量。

(3)严重肺部疾病、心脏病、妊娠期或哺乳期妇女,对本品过敏者禁用。

(4)静脉注射可引起血管疼痛,应注意注射速度。肌内注射应避开神经,局部可引起硬结,应不断更换注射部位。

(5)与抗肿瘤药合用或同时进行放疗可能诱发间质肺炎或肺纤维化;60 岁上患者酌情减量。

5. 阿霉素

(1)严重器质性心脏病和心功能异常,孕妇及哺乳期妇女,严重骨髓抑制,全身性感染或严重肝功能不全,膀胱侵袭性肿瘤已穿透膀胱壁,泌尿道感染,膀胱炎症或导管插入困难,对蒽环类过敏者,均禁用。

(2)用药期间应严格检查血常规、肝功能及心电图。

(3)本品毒性大,与其他抗肿瘤药合用,应注意不良反应的叠加,必要时减量或停用。

6. 环磷酰胺

(1)严重骨髓抑制、感染、肝肾功能损害者,妊娠及哺乳期妇女,对本品过敏者,均禁用。

(2)使血清尿酸水平增高,与别嘌醇、秋水仙碱、丙磺舒等合用应调整抗痛风药的剂量。

(3)大剂量巴比妥类、皮质激素类药可影响其代谢,合用可增加环磷酰胺的急性毒性。

7. 长春新碱

(1)下列情况慎用　痛风、肝功能损害、神经肌肉疾病、尿酸盐性肾结石,近期有放射治疗或化疗的患者。

(2)一旦发生药液溅入眼内,立即用大量生理盐水冲洗,后用地塞米松眼膏保护。

(3)可阻止甲氨蝶呤从细胞内渗出,提高后者浓度,故常先注射本品,再用甲氨蝶呤。伊曲康唑、L-天冬酰胺酶等,可增加神经系统的副作用。

8. 达卡巴嗪

(1)下列情况禁用　水痘或带状疱疹患者、严重过敏史者、妊娠期妇女。

(2)用药期间停止接种活性病毒疫苗。

(3)对光、热极不稳定,需临时配制,尽量避光。

 案例分析

案例:患者蒋某,女,52 岁,因"发现外阴包块 1 年,疼痛 2 月"入院,患者月经 12,7/30,量中,无痛经。G4P3,顺产 3 次。患者于 1 年前发现外阴包块约 1cm,近两个月左侧小阴唇中部包块渐增大至 5cm,呈菜花样,表面破溃伴疼痛。外院活检提示中分化浸润性鳞状细胞癌,间质浸润深度>1mm。入院体检生命体征平稳,全身浅表淋巴结未触及肿大,双侧腹股沟淋巴结未触及肿大。妇科检查外阴发育正常,已婚已产型,左侧小阴唇中部菜花样肿物约

5.0cm×3.0cm×2.0cm,表面破溃、质脆、触之出血,尿道口及阴道下 1/3 受累。阴道通畅,宫颈光滑,子宫正常大小,前位,无压痛,双侧附件区未及异常。三合诊检查直肠黏膜光滑,血常规、血生化、胸片、TCT 均未见异常,盆腔及腹股沟区 CT 扫描未见增大淋巴结及周围组织受累情况。遂行广泛外阴切除＋部分尿道切除＋双侧腹股沟淋巴结清扫术,切除尿道1cm。术后病检示外阴中分化鳞状细胞癌,间质浸润深度＞2mm,各切缘均阴性,左侧腹股沟淋巴结见 3 枚癌转移,右侧腹股沟淋巴结见 2 枚癌转移。术后诊断外阴中分化鳞癌ⅢB期。术后伤口愈合可,未发生下肢水肿。术后补充盆腔及腹股沟区放疗,并予顺铂单药化疗,30mg/m²,每周 1 次,共 5 次,与放疗同期进行。结束治疗后已定期随访 2 年,未发现异常。

分析:根据患者病史,结合外阴病灶组织活检,证实为外阴鳞状细胞癌。查体见尿道及阴道下 1/3 受累,未及腹股沟肿大淋巴结,术前 CT 扫描亦未见增大淋巴结征象,依据外阴癌 2009 年 FIGO 分期,诊断为Ⅱ期,故行广泛外阴切除＋部分尿道切除＋双侧腹股沟淋巴结清扫术,由于术中双侧腹股沟深淋巴结未触及肿大,故未继续探查双侧盆腔淋巴结。术后因病理证实双侧腹股沟淋巴结转移,修改诊断为外阴中分化鳞癌ⅢB期,故术后补充同步放化疗以减少术后腹股沟、盆腔复发。

第三节 宫颈肿瘤

宫颈肿瘤包括良性肿瘤和恶性肿瘤。宫颈良性肿瘤以子宫肌瘤为常见。宫颈肿瘤是最常见的妇科恶性肿瘤,起源子宫颈上皮内瘤变,两者均为高危型 HPV 感染所致。HPV 是一种双链 DNA 病毒,目前已知有 30 种致癌型及超过 70 种非致癌型。HPV 16 及 18 型约占子宫颈癌 HPV 感染的 70%。高危型 HPV 编码早期蛋白(E6 和 E7)能刺激细胞增殖和转化,E6 蛋白结合于 $p53$ 基因,导致染色体不稳定、激活端粒酶、抑制细胞凋亡,从而导致细胞的永生。E7 蛋白结合于视网膜母细胞瘤蛋白(Rb),抑制 Rb 相关蛋白活化,激活细胞周期素 cyclin E 和 cyclin A,抑制细胞周期素激酶抑制剂的活性,同样导致细胞永生。HPV E6 和 E7 蛋白介导子宫颈上皮内的不典型增生及恶变。

一、病理生理学变化

(一) 宫颈上皮内瘤变(cervical intraepithelial neoplasia,CIN)

CIN 分为 3 级,反映 CIN 发生的连续病理过程。Ⅰ级即轻度异型,上皮下 1/3 层细胞核大、核染色稍深,核质比例略增大,核分裂象少,细胞极性正常。Ⅱ级即中度异型,上皮下 1/3~2/3 层细胞核明显增大、深染,核质比例略增大,核分裂象较多,细胞数目明显增多,细胞极性尚存。Ⅲ级包括重度异型和原位癌,病变占 2/3 层以上或全部上皮层,细胞核异常增大、染色较深,核形不规则,核分裂象多,细胞拥挤,排列紊乱,无极性。

(二) 浸润癌

1. **鳞状细胞癌** 占宫颈肿瘤的 75%~80%。微小浸润癌肉眼观察无明显异常,随病变发展,可形成外生型、内生型、溃疡型、颈管型。显微镜检微小浸润癌,可在原位癌基础上发现小滴状、锯齿状癌细胞团突破基底膜,浸润间质。浸润癌根据癌细胞分化程度,可分为Ⅰ级高分化鳞癌(角化性大细胞型),Ⅱ级中分化鳞癌(非角化性大细胞型),Ⅲ级低分化鳞癌

（小细胞型）。

2. 腺癌 占宫颈肿瘤的 20%～25%，来自宫颈管内，浸润管壁；或自宫颈管向外口突出生长，常可侵犯宫旁组织，病灶向颈管内生长时，颈管外观可正常，但因颈管膨大，形如桶状。显微镜检按组织学类型主要分为两种。

（1）黏液腺癌：最常见，镜下见腺体结构，腺上皮细胞呈多层增生，异型性明显，可见核分裂象，癌细胞呈乳突状侵入腺腔。

（2）恶性腺瘤：又称微偏腺癌，属高分化宫颈管黏液腺癌。癌性腺体多，大小不一，呈点状突起深入子宫颈间质层，腺上皮细胞无异型性，常伴有淋巴结转移。

3. 腺鳞癌 占宫颈肿瘤 3%～5%。由储备细胞同时向腺细胞和鳞状细胞分化发展而形成。

4. 其他 少见病理类型有神经内分泌癌、未分化癌、混合性上皮/间质肿瘤、黑色素瘤、淋巴瘤等。

二、临床表现及诊断

（一）临床表现及分类

CIN 无特殊症状，偶有阴道排液增多，伴或不伴臭味。也可在性生活或妇检后发生接触性出血。检查宫颈可光滑，或仅见局部红斑、白色上皮，或宫颈糜烂样改变，未见明显病灶。早期宫颈肿瘤常无明显症状和体征，颈管型患者因宫颈外观正常易漏诊。随病情发展可出现阴道出血：常为接触性出血，也可表现为不规则阴道出血或经期延长、经量增多。老年患者多为绝经后不规则阴道出血。阴道排液：多数患者有白色或血性、稀薄如水样或米泔水样、具腥臭味的阴道液体。晚期因癌组织坏死伴感染，可有大量米泔样或脓性恶臭白带晚期症状，如尿频、尿急、便秘、下肢肿痛，输尿管梗阻、肾盂积水及尿毒症、贫血、恶病质等全身衰竭症状（表 8-9）。

表 8-9 宫颈肿瘤临床分期（FIGO，2009 年）

分期类别	肿瘤累及范围
Ⅰ期	肿瘤局限在宫颈（扩展至宫体将被忽略）
ⅠA期	镜下浸润癌（所有肉眼可见的病灶，包括浅表浸润，均为ⅠB期）
	间质浸润深度<5mm，宽度≤7mm
ⅠA1期	间质浸润深度≤3mm，宽度≤7mm
ⅠA2期	3mm<间质浸润深度<5mm，宽度≤7mm
ⅠB期	肿瘤局限子宫颈，或者镜下病灶>ⅠA期
ⅠB1期	临床可见癌灶≤4cm
ⅠB2期	临床可见癌灶>4cm
Ⅱ期	肿瘤超越子宫，但未达骨盆壁或未达阴道下 1/3
ⅡA期	肿瘤侵犯阴道上 2/3，无明显宫旁浸润
ⅡA1期	临床可见癌灶≤4cm
ⅡA2期	临床可见癌灶>4cm
ⅡB期	有明显宫旁浸润，但未达到盆壁

续表

分期类别	肿瘤累及范围
Ⅲ期	肿瘤已扩展到骨盆壁,在进行直肠指诊时,在肿瘤和骨盆之间无间隙。肿瘤累及阴道下1/3,有肿瘤引起的肾盂积水或无功能肾的所有病例,除非已知由其他原因所引起
ⅢA期	肿瘤累及阴道下1/3,没有扩展到骨盆壁
ⅢB期	肿瘤扩展到骨盆壁,或引起肾盂积水或无功能肾
Ⅳ期	肿瘤超出了真骨盆范围,或侵犯膀胱和(或)直肠黏膜
ⅣA期	肿瘤侵犯邻近的盆腔脏器
ⅣB期	远处转移

首次诊断时确定的分期,不能因手术后病理或术前放化疗而更改分期

(二) 诊断

1. 宫颈细胞学检查　CIN 及早期宫颈肿瘤筛查的基本方法,可选用巴氏涂片法或液基细胞涂片法。筛查应在性生活开始 3 年后开始或 21 岁以后开始,并定期复查。

2. 高危型 HPV DNA 检测　相对于细胞学检查其敏感性较高,特异性较低。可与细胞学检查联合应用于宫颈肿瘤筛查,也可用于细胞学检查异常的分流,当细胞学为意义未明的不典型鳞状细胞(atypical squamous cell of undetermined significance,ASCUS)时进行高危型 HPV DNA 检测,阳性者行阴道镜检查,阴性者 12 个月后行细胞学检查。由于年轻妇女的 HPV 感染率较高,且大多为一过性感染,推荐 30 岁以后的女性开展筛查。在宫颈肿瘤高发或开展细胞学检查有困难的地区,也可在 25 岁以后开始使用,阴性者常规随访,阳性者再行细胞学等检查进行分流。

3. 阴道镜检查　若细胞学检查为 ASCUS 合并高危 HPV DNA 阳性,或低度鳞状上皮内病变(low-grade squamous intraepithelial lesions,LSIL)及以上者,应作阴道镜检查。

4. 宫颈活组织检查　临床确诊的方法,任何肉眼可见病灶,均应做单点或多点活检。若无明显病变,可选择宫颈转化区 3、6、9、12 点处活检,或在碘试验不染色区或涂抹醋酸后的醋酸白上皮区取材,或在阴道镜下取材以提高确诊率。若需了解宫颈管的病变情况,应行子宫颈管内膜刮取术(endocervical curettage,ECC)。

三、治疗目的及原则

(一) 治疗目的

宫颈肿瘤的治疗必须遵循个体化的原则,强化肿瘤治疗的整体化理念,增强对肿瘤的局部控制,减少其复发或转移,改善预后,延长无进展生存和总生存率。

(二) 治疗原则

宫颈癌的治疗必须遵循规范化的原则,应根据临床分期、病变范围、年龄、全身状况及并发症等制订治疗方案;对于早期宫颈肿瘤趋向保守治疗,强调综合治疗,注重患者生存质量。

(三) 治疗方法

宫颈肿瘤的治疗是以手术为主,辅以放疗和化疗的综合性治疗。

1. CIN 的治疗　约 60% CIN Ⅰ 级会自然消退,若细胞学检查为 LSIL 及以下者,可仅随访观察。若在随访过程中病变发展或持续存在 2 年,宜进行治疗。若细胞学检查为高度

鳞状上皮内病变(high-grade squamous intraepithelial lesions,hSIL)应予治疗,阴道镜检查满意者可采用冷冻和激光治疗等,不满意者或 ECC 阳性者,推荐宫颈锥切术。

20% CINⅡ级会发展为 CINⅢ级,5%发展为浸润癌。故所有 CINⅡ~Ⅲ级均需要治疗。阴道镜检查满意者 CINⅡ级可用物理治疗或宫颈锥切术,不满意者 CINⅡ级和所有 CINⅢ级通常采用宫颈锥切术。经宫颈锥切确诊、年龄较大、无生育要求、合并其他手术指征的妇科良性疾病的 CINⅢ级也可行全子宫切除术。

2. 宫颈肿瘤的治疗

(1)手术治疗:优点是年轻患者可保留卵巢及阴道功能,主要用于早期宫颈肿瘤(ⅠA~ⅡA 期)患者。ⅠA1 期无淋巴脉管间隙浸润者行筋膜外全子宫切除术,有淋巴脉管间隙浸润者按ⅠA2 期处理。ⅠA2 期行改良广泛性子宫切除术及盆腔淋巴结清扫术。ⅠB1 期和ⅡA1 期行广泛性子宫切除术及盆腔淋巴结清扫术和腹主动脉旁淋巴结取样,或同期放化疗后行全子宫切除术。也有采用新辅助化疗后行广泛性子宫切除术,化疗可使病灶缩小利于手术,减少手术并发症,但远期疗效有待进一步验证。尚未绝经、45 岁以下鳞癌患者可保留卵巢。对要求保留生育功能的年轻患者,ⅠA1 期可行宫颈锥切术;ⅠA2 期和肿瘤直径小于 2cm 的ⅠB1 期,可行广泛宫颈切除术及盆腔淋巴结清扫术。

(2)放射治疗:适用于部分ⅠB2 期、ⅡA2 期和ⅡB~ⅣA 期患者;全身状况不适宜手术的早期治疗;宫颈大块病灶的术前放疗;手术治疗后病理检查发现有高危因素的辅助治疗。放射治疗包括腔内照射及体外照射:腔内照射多采用后装治疗机,放射源为^{137}Cs、^{192}Ir 等,用以控制局部原发病灶。体外照射使用直线加速器、放射源为^{60}Co 等,用以治疗宫颈旁及盆腔淋巴结转移灶。早期病例以局部腔内照射为主,体外照射为辅;晚期则反之。

(3)化学药物治疗:主要用于晚期或复发转移患者的同期放化疗。常用药物为顺铂、卡铂、氟尿嘧啶和紫杉醇等。一般采用以铂类为基础的联合化疗,方案如 TP(紫杉醇+顺铂)、FP(5-氟尿嘧啶+顺铂)、BP(博来霉素+顺铂)、BVP(博来霉素+长春新碱+顺铂)等。注射方法采用静脉化疗,也可用动脉局部灌注化疗,根据具体情况制订疗程次数。

(4)新辅助化疗:目前的资料表明对于早期宫颈癌患者来讲,和单纯手术相比,新辅助化疗并不能提高患者的生存期,因此,NCCN 不推荐行新辅助化疗。而 FIGO 对新辅助化疗的态度不确定。在 2009 年的 FIGO 指南指出:采用新辅助化疗可以缩小肿瘤体积从而利于根治性切除,可能比单用手术治疗效果更好。新辅助化疗可以清除淋巴结和宫旁病灶,因此减少了术后辅助治疗的高危因素,然而在这种情况下,新辅助化疗是否足够尚不清楚。因此,将新辅助化疗作为临床治疗标准尚需大样本、多中心研究结果的支持。

50%宫颈癌患者治疗后在 1 年内复发,75%~80%患者在 2 年内复发。对患者的随访包括盆腔检查、细胞学检查、子宫颈鳞状细胞癌抗原等,前两年细胞学检查每 3~6 个月 1 次,3~5 年内细胞学检查可适当延长至 6~12 个月 1 次,以后每年 1 次。

四、药物治疗及药学监护

(一)治疗药物

1. 铂类及其衍生物　如顺铂(DDP)、卡铂(CBP)、奥沙利铂、奈达铂、洛铂等。

2. 抗代谢药　氟尿嘧啶(5-fluorouracil,5-FU)。

3. 抗肿瘤抗生素　如博来霉素(BLM)、平阳霉素(PYM)、丝裂霉素(MMC)等。

4. 烷化剂代表药物如环磷酰胺(CTX)、异环磷酰胺(ifosfamide,IFO)等。

5. 抗肿瘤植物成分药　代表药物如依托泊苷(etoposide)、托泊替康(topotecan)、伊立替康(irinotecan,CPT-11)、紫杉醇(paclitaxel,taxol)等。其中,紫杉醇的作用机制为抑制微管的解聚,导致微管束排列异常,使纺锤体失去正常功能,导致肿瘤细胞死亡。

常采用以铂类为基础的联合化疗,用药途径可选择静脉滴注或动脉灌注。

(二) 药物用法用量与药动学参数(见表 8-10)

表 8-10　宫颈肿瘤治疗药物的用法用量和药动学参数

分类	代表药物 (妊娠安全分级)	用法用量	药动学参数			
			生物利用度	达峰时间(h)	半衰期(h)	血浆蛋白结合率
植物成分药	紫杉醇(D级)	静脉滴注:135～175mg/m²,需用玻璃瓶或聚乙烯输液器,应用特制胶管及 0.22μm 微孔膜滤过,一般滴注 3 小时	>85%	1～3	13～20	>90%
	依托泊苷(D级)	静脉滴注:60～100mg/m²,每日 1 次,连续 5 天,每 3～4 周重复	>60%	2～3	3～12	97%
	伊立替康(D级)	推荐剂量为 350mg/m²,静脉滴注 30～90 分钟,每 3 周 1 次	>50%	1	6～12	30%～68%

(三) 常用化疗方案

1. 联合用药　如新辅助化疗法,对局部肿瘤直径≥4cm 的巨块型子宫颈肿瘤 3 个疗程以铂类为主的化疗后,给予根治性手术。临床常见联合治疗方案举例,见表 8-11 和表 8-12。

表 8-11　宫颈鳞癌常用化疗方案

方案	药物组成	剂量	途径	时间	疗程间隔
BP	BLM	15mg/m²	静脉滴注	d1,d2	7～10 天
	DDP	50～70mg/m²	静脉滴注	d1	
BVP	BLM	15mg/m²	静脉滴注	d1,d2	10 天
	VCR	1mg/m²	静脉注射	d1	
	DDP	50mg/m²	静脉滴注	d1	
BIP	BLM	15mg/m²	静脉滴注	d1～d3	3 周
	IFO	1.2g/m²	静脉滴注	d1～d3	
	(Mesna 按 IFO 总量的 1/5,于 0、4、8h 解毒)				
	DDP	20mg/m²	静脉滴注	d1～d3	
TP	taxol	135～175mg/m²	静脉滴注	d1	3 周
	DDP	60～75mg/m²	静脉滴注	d1	

表 8-12　宫颈腺癌常用化疗方案

方案	药物组成	剂量	途径	时间	疗程间隔
PF	DDP	$60\sim75mg/m^2$	静脉滴注	d1	3 周
	5-FU	$1g/m^2$	静脉滴注	d1~d5	
MEP	MMC	$10mg/m^2$	静脉滴注	d1	3 周
	VP-16	$100mg/d$	静脉滴注	d1,d3,d5	
	DDP	$50mg/m^2$	静脉滴注	d1	
CPP	CPT-11	$80mg/m^2$	静脉滴注	d1	3 周
	DDP	$60\sim75mg/m^2$	静脉滴注	d1	
TP	taxol	$135\sim175mg/m^2$	静脉滴注	d1	3 周
	DDP	$60\sim75mg/m^2$	静脉滴注	d1	

2. 同步放化疗　大量循证医学证据显示,以顺铂为基础的同步放化疗对比单纯放疗能显著提高无瘤生存率和总生存率,同时提高局部控制率。同步放化疗最常用药物有 DDP、5-FU、MMC、羟基脲。顺铂是单纯治疗宫颈肿瘤最有效的化疗药物,有效率大于 25%。同步放化疗中一般推荐铂类或以铂类为基础,其他还包括紫杉醇、拓扑替康、吉西他滨、长春瑞滨等。其中,紫杉醇联合顺铂(TP)方案已经取得了令人鼓舞的结果,不仅毒副作用可耐受,而且具有较高的缓解率。

3. 辅助治疗　晚期或复发宫颈癌化疗药物主要包括:DDP、IFO、BLM、taxol、脂质体多柔比星、拓扑替康、伊立替康(CPT-Ⅱ)等。晚期或复发宫颈癌常用化疗方案见表 8-13。

表 8-13　晚期复发宫颈癌常用化疗方案

方案	药物组成	剂量	途径	时间	疗程间隔
IP	IFO	$1.5\sim2g/m^2$	静脉滴注	d1~d4	3 周
	(Mesna 按 IFO 总量的 1/5,于 0、4、8h 解毒)				
	DDP	$60\sim75mg/m^2$	静脉滴注	d1	
TP	taxol	$135\sim175mg/m^2$	静脉滴注	d1	3 周
	DDP	$60\sim75mg/m^2$	静脉滴注	d1	
TP	topotecan	$0.75mg/m^2$	静脉滴注	d1~d3	3 周
	DDP	$50mg/m^2$	静脉滴注	d1	
T	topotecan	$1.5mg/m^2$	静脉滴注	d1~d5	3 周

(四) 药物治疗监测

1. 疗效评估　宫颈肿瘤以放疗和手术为主,辅以化疗和生物治疗等综合治疗。手术治疗主要适用于早期宫颈癌患者,可保留卵巢、阴道甚至生育功能。放疗可适用子宫颈癌各期患者,目前主张同步放化疗。化疗主要用于晚期或复发患者,近年来也用于新辅助化疗和同步放化疗。可选择以铂类或者以铂类为基础的联合化疗,联合用药缓解率为 30%~50%。缓解时间一般为 3~6 个月,中位存活时间 5~9 个月。

2. 药物不良反应及应对措施(见表 8-14)

表 8-14　药物不良反应及应对措施

药品名称	不良反应	应对措施
紫杉醇	过敏反应:表现为支气管痉挛性呼吸困难,荨麻疹和血管神经性水肿;骨髓抑制:中性粒细胞数量减少,贫血较常见;神经系统:周围神经病变如轻度麻木和感觉异常,个别出现癫痫大发作	治疗前应用地塞米松、苯海拉明和 H_2 受体拮抗剂进行预处理。孕妇禁用
依托泊苷	骨髓抑制:白细胞及血小板减少;消化道反应:食欲减退、恶心、呕吐、口腔炎;脱发亦常见	白细胞、血小板数量明显减少者,孕妇,均禁用。
伊立替康	胃肠道反应:迟发性腹泻、严重腹泻;血液学:中性粒细胞数量减少;急性胆碱能综合征:早发性腹泻及其他症状;其他:呼吸困难、肌肉收缩、严重乏力及感觉异常等	慢性肠炎、肠梗阻者,孕期和哺乳期妇女,均禁用。用药前应预防性使用镇吐药。可对症使用阿托品治疗

(五) 用药注意事项及用药教育

1. 紫杉醇

(1)未稀释的浓缩药液不得接触聚氯乙烯塑料器械或设备。给药期间应注意有无过敏反应及生命特征的变化。

(2)顺铂可使本品清除率降低,导致严重骨髓毒性。与酮康唑合用影响本品的代谢,毒性增强。

(3)药物过量尚无相应解毒药,应严格控制剂量。

(4)若皮肤接触本品,应立即用肥皂彻底清洗;一旦接触黏膜应用清水彻底清洗。静脉注射时一旦漏至血管外应立即停止注入,采用局部冷敷和以 1‰普鲁卡因局封。

2. 依托泊苷　不宜静脉推注,静脉滴注至少半小时,避免引起低血压、喉痉挛等反应。不得作胸腔、腹腔和鞘内注射。本品稀释后立即使用,若有沉淀禁用。

3. 伊立替康

(1)不能静脉推注,注意控制静脉滴注时间。

(2)关于迟发性腹泻,除抗腹泻治疗外,当腹泻合并严重的中性粒细胞减少症时,应用广谱抗生素预防性治疗。

(3)与神经肌肉阻滞剂之间的相互作用不可忽视,目前尚无已知的解毒剂,应严格控制剂量。

 案例分析:

案例:患者杨某,女,50 岁,因"接触性阴道出血半年"入院。患者半年前无诱因出现性行为后出血,量少于月经量,色淡红至鲜红,持续 1 天后干净。无阴道流液、无腰骶疼痛及下肢肿胀,无尿频尿急,无肛门坠胀感。已绝经 8 年,G4P1,顺产 1 次。体格检查:生命体征平稳,锁骨上及腹股沟淋巴结未及肿大。妇科检查见外阴已婚型,阴道畅,黏膜光滑,宫颈轻度糜烂样改变,5 点处见一直径约 3cm 质脆菜花样组织,触之出血。子宫正常大小,前位,无压痛,双侧宫旁组织未见增厚及变硬,双侧附件区未见异常。三合诊直肠前壁光滑,宫旁未及增厚。鳞状细胞癌相关抗原 3.9ng/ml(0~1.5ng/ml),HPV-DNA16、18 型阳性。血、尿常规、泌尿系彩超未见异常,盆腔彩超提示宫颈形态失常,切面内径 3.3cm×3.0cm,后壁 2.5cm×2.0cm 低回声区,边界欠清,其内见较丰富杂乱血流信号,动脉 RI 0.57,提示宫颈实质性占位(宫颈癌可能)。MRI 提示宫颈异常信号,宫颈后壁见 2.5cm×2.0cm 大小肿块,T1W 上呈等信号,T2W 上呈稍高信号,增强后明显强化,宫旁无侵犯,未及肿大淋巴结。阴道镜+活检提示宫颈鳞状细胞癌。

分析:术前诊断宫颈鳞癌ⅠB1 期,根据 2014 年 NCCN 指南,该患者可选择根治性子宫切除+双侧附件切除+盆腔淋巴结切除±腹主动脉旁淋巴结取样或盆腔放疗+近距离放疗±含顺铂的同期化疗。患者无手术禁忌,术前检查提示手术耐受性较好,且患者有强烈手术要求,故拟采取第一种治疗方式。术后剖视子宫见宫颈下唇处一约 2.5cm×2.0cm 菜花样肿物,侵及宫颈肌层外 1/2。术后病理结果示肿瘤大小 2.5cm×1.2cm,中分化鳞状细胞癌,浸润宫颈肌壁≥2/3,未达全层,淋巴管内见癌栓,送检阴道残端、左右宫旁、双侧圆、阔韧带、腹主动脉旁淋巴结(左侧 6 枚、右侧 7 枚)、盆腔淋巴结(左右各 23 枚)镜下均未见癌;老年性子宫内膜;双侧慢性输卵管炎,双侧卵巢白体形成。因病灶浸润深、淋巴管内见癌栓,术后辅助盆腔放疗(1 类证据),加顺铂单药化疗,30mg/m²,每周一次共 5 次(化疗为 2B 类证据),与放疗同期进行。该患者结束治疗后已定期随访 6 个月,盆腔检查、血鳞状细胞癌相关抗原、超声检查未发现异常。

(马 丁 杜 光)

第四节 子宫肿瘤

一、子宫肌瘤

子宫平滑肌瘤(uterine leiomyomas)是女性生殖道最常见的良性肿瘤,临床上常称其为子宫肌瘤(uterine myomas),好发于生育年龄的女性,多数无明显临床症状。子宫平滑肌瘤由来自子宫肌层的平滑肌组织和结缔组织构成,因其结构中含有大量的胶原组织,外观和纤维瘤相似,也常被称为子宫纤维瘤(uterine fibroids)。临床报道,20%~25%的女性患有子宫肌瘤,但随着人们健康意识的提高和超声检查的应用,子宫肌瘤的实际发病率可高达 70%~80%。

(一)发病机制和病理

子宫平滑肌瘤的病因至今尚未完全明确。同一个平滑肌瘤由单克隆平滑肌细胞增殖而成。40%~50%的子宫平滑肌瘤存在染色体核型缺陷,已发现 6 号、7 号、12 号和 14 号染色体缺陷和子宫肌瘤的发生发展相关。因多数患者处于生育年龄,而部分肌瘤在绝经后能自发萎缩,相反,肥胖、怀孕等体内雌、孕激素水平较高的情况下肌瘤可变大,故推断子宫平滑肌瘤的发生发展和雌、孕激素水平相关。研究表明,比起正常子宫肌层,子宫肌瘤组织内含有更多的雌激素受体,且雌二醇转化为雌酮的转化率较低,此外,肌瘤组织内细胞色素 P450 的芳香化酶含量也高于正常子宫肌层。多数研究认为雌激素对子宫肌瘤的发生发展有促进作用,而孕激素对子宫肌瘤的作用尚无定论。部分研究发现外源性孕激素可抑制子宫肌瘤生长,但同时也有研究得到相反的结果,如米非司酮作为孕激素拮抗剂,同样能抑制子宫肌瘤的生长。子宫平滑肌瘤的发病机制尚待进一步研究。

子宫平滑肌瘤由平滑肌组织和结缔组织构成,外观为白色、质韧的类圆形肿块,典型的子宫平滑肌瘤切面呈漩涡状。因肿瘤生长压迫周围子宫肌层,在肌瘤和正常子宫肌层之间形成一层由结缔组织构成的假包膜,因此肌瘤的边界较为清楚。相比正常子宫肌层,子宫肌瘤组织内动脉血流灌注相对不足,肌瘤的增大会加剧肌瘤组织的低灌注,从而导致肌瘤组织缺血,引起肌瘤变性(degeneration)。肌瘤变性可分为囊性变(cystic degeneration)、钙化(degeneration with calcification),玻璃样变(hyaline degeneration),又称透明变性、常于妊娠期或产褥期出现的红色样变(red degeneration)和概率很低(不到 0.1%)的肉瘤变(sarcomatous change)等。

(二) 临床表现及诊断

1. 分类　大部分子宫平滑肌瘤位于宫体,少部分位于宫颈,另有极少部分位于卵巢、输卵管和阔韧带、阴道、外阴等。按照子宫平滑肌瘤的发生部位和生长方向,可将其分为以下几类。

(1)浆膜下平滑肌瘤(subserosalleiomyomas):约占 20%。发生于靠近子宫浆膜面的子宫肌层,向宫体外生长。当肌瘤向外生长,与子宫肌层连有一蒂时,称为带蒂平滑肌瘤(pedunculated leiomomas)。浆膜下平滑肌瘤生长过程中可逐渐附着于邻近的盆腔结构,靠附着的结构获得血管供应,而逐渐与原来的子宫肌层脱离联系,称之为寄生平滑肌瘤(parasitic leiomyomas)。

(2)肌壁间平滑肌瘤(intramural leiomyomas):占 60%~70%。肌瘤位于子宫肌层。

(3)黏膜下平滑肌瘤(submucous leiomyomas):占 10%~15%。肌瘤靠近子宫内膜层生长,瘤体凸向宫腔。根据瘤体凸向宫腔的面积大小可将黏膜下平滑肌瘤分为:0 型,肌瘤带蒂,完全位于宫腔内;Ⅰ 型,>50%的肌瘤位于宫腔内;Ⅱ 型,<50%的肌瘤位于宫腔内。

2. 临床表现　多数子宫平滑肌瘤患者无明显临床症状,出现症状主要和肌瘤的数目、生长部位、大小、是否出现变性等相关,较典型的临床症状为出血、腹痛、下腹胀痛,或者不孕。

(1)出血:最常见的为月经过多或经期延长。引起月经过多的原因可能为增大的肌瘤使得子宫肌层和内膜的静脉扩张。此外,经期中,子宫局部调节血管活性相关的生长因子失调,也可能导致月经过多。阴道出血多可引起贫血。

(2)下腹不适:肌瘤大者可自觉下腹包块或有下腹坠胀感,部分患者可出现腰酸背痛。肌瘤增大压迫周围脏器可出现相应临床症状,如子宫前壁肌瘤压迫膀胱可引起尿急,后壁肌瘤压迫直肠可引起便秘及排便困难。

(3)不良妊娠:黏膜下肌瘤可影响受精卵着床,引起自然流产或不孕。

(4)其他:部分患者可出现白带增多,肌瘤红色变性可出现急性腹痛伴发热,带蒂肌瘤蒂扭转亦可引起急性腹痛。

妇科检查可触及增大的子宫,形态根据肌瘤的数目、大小及位置而不同。浆膜下肌瘤可在子宫旁触及可活动的肿块,当肌瘤出现红色样变时肿瘤可有触痛。

3. 诊断　根据临床症状和体征,结合辅助检查,子宫平滑肌瘤的诊断并不难。

(1)影像学检查:经腹部或经阴道 B 超是诊断子宫平滑肌瘤最实用的辅助检查手段,经阴道彩超比经腹彩超准确性高。典型的肌瘤声像是边界清楚的低回声实性结节,内部回声可呈栅栏状、漩涡状或不均质杂乱状,周边可有声晕环绕。根据位置不同,肿块可位于子宫肌层、凸出子宫浆膜面或位于宫腔,出现"宫腔分离征"。恶性肿瘤可侵犯周围结构。但无论是良恶性肿瘤,肿块中心均可出现坏死改变。当考虑肿瘤有恶性可能时,可行 CT 或者 MRI 检查进一步鉴别。

(2)宫腔镜检查:黏膜下平滑肌瘤和子宫内膜息肉难以鉴别时,可行宫腔镜检查和手术切除,取得病理诊断。

4. 鉴别诊断　子宫平滑肌瘤需与妊娠子宫、子宫腺肌症、卵巢来源盆腔包块(卵巢良恶性肿瘤)、子宫恶性肿瘤等相鉴别。

(1)妊娠子宫:根据停经史、尿 hCG 试验阳性、B 超发现宫内(外)妊娠组织(如孕囊)等可排除子宫肌瘤的诊断。

(2)子宫腺肌症:局限性子宫腺肌症可在宫旁触及质硬的不规则肿块,类似子宫肌瘤,但子宫腺肌症有继发性进行性加重的痛经史,彩超检查可鉴别,但两者可并存。

(3)卵巢来源盆腔包块:卵巢来源肿瘤可于宫旁触及与子宫分离的包块,但带蒂浆膜下肌瘤亦可触及类似盆腔包块。此外,卵巢恶性肿瘤血清肿瘤标记物可有相应提高。彩超检查可协助诊断,必要时可行盆腔 MRI 检查进一步鉴别。

(4)子宫恶性肿瘤:子宫恶性肿瘤多见于老年女性,可有不规则阴道出血、肿瘤短期内进行性增大等,肿瘤标记物(CA125)可有升高,分段诊刮术、彩超检查、盆腔 CT/MRI 检查等可协助诊断,必要时可行肿瘤组织活检进一步鉴别。

(5)其他:如盆腔炎性包块、子宫畸形等,可根据病史、体征,辅助 B 超、CT、MRI 检查等加以鉴别。

(三) 治疗目的及原则

1. 治疗目的　判断需要临床干预的患者,根据患者年龄、生育要求制订具体治疗方案,减少并发症的发生,降低复发率。

2. 治疗原则　子宫平滑肌瘤的治疗需根据患者是否出现临床症状和症状的严重程度来确定,还需结合患者的年龄和生育要求。多数患者肌瘤较小,无明显临床症状,可每隔3~6 个月定期随访。仅当患者出现临床症状并且影响正常生活时需进行治疗。子宫平滑肌瘤的治疗可分为非手术治疗和手术治疗。

(1)非手术治疗:①促性腺激素释放激素类似物(gonadotropin-releasinghormone agonists,GnRH-a):GnRH-a 治疗可使肌瘤体积变小 40%~60%,适用于有生育要求而肌瘤较大,需行手术治疗的患者,术前使用可缩小肌瘤体积,减少手术创伤,也可减轻贫血程度。围绝经期患者使用可使肌瘤缩小,从而避免手术。另外,有手术禁忌证或各种原因需要推迟手术的患者也可使用。使用 GnRH-a 抑制卵巢功能,出现雌激素水平低下,典型副作用为出现骨质疏松、潮热等类似绝经期的症状,因此不推荐长期使用。但有 50% 的患者在停药后数月出现肌瘤增大。②孕激素:尽管孕激素治疗子宫肌瘤存在争议,但有临床研究发现,孕激素受体调节剂醋酸乌利司他(ulipristal acetate)能和子宫肌层和内膜的孕激素受体相结合,缩小肌瘤体积,明显减少月经量,从而改善贫血症状。③其他药物:如达那唑、米非司酮、雷洛昔芬等。

(2)手术治疗:手术治疗指征有以下几项。①出血多,出现难以纠正的贫血;②慢性盆腔痛,如重度痛经、下腹胀痛,或子宫明显增大,引起下腹坠胀,影响正常生活;③浆膜下肌瘤蒂扭转、黏膜下肌瘤脱出子宫等引起急性腹痛；④肌瘤压迫输尿管，引起肾盂积水；⑤绝经前肌瘤在短时间内迅速增大，或绝经后肌瘤明显增大；⑥肌瘤为引起不孕或复发性流产的主要或唯一原因。

手术方式根据患者症状、年龄和生育要求选择。①全子宫切除术：多发肌瘤、无生育要求的患者可选择经腹或腹腔镜全子宫切除术；②肌瘤剔除术：根据肌瘤位置可选择经腹或经腹腔镜、经阴道手术（如黏膜下肌瘤脱垂），剔除子宫平滑肌瘤；③宫腔镜手术：黏膜下肌瘤可选择宫腔镜手术切除，既是诊断，也是治疗；④子宫动脉栓塞（uterine artery embolization）：较手术创伤小，但失败率较高，尤其是年龄大于 40 岁或曾有过肌瘤手术史的患者。并且，动脉栓塞术后 5 年可有 32% 的复发率。

3. 一般治疗

（1）加强营养，纠正贫血。

（2）对症处理，治疗痛经等。

二、子宫内膜癌

子宫内膜癌（carcinoma of endometrium）简称内膜癌，是指具有浸润肌层和远处扩散潜能的、原发于子宫内膜的上皮性肿瘤。

（一）流行病学

是女性生殖系统常见三大恶性肿瘤之一，约占女性生殖道恶性肿瘤的 25%～35%，占女性癌症的 7%，其发病率在乳腺癌、肺癌和大肠癌之后，位居第四。内膜癌发病高峰年龄为 50～70 岁，中位年龄为 62 岁。死亡率约为 20%。

目前的调查显示，内膜癌的发病率呈上升趋势，发病年龄倾向年轻化。其原因主要有以下几个方面：①经济生活的改善、人的寿命延长，更多的妇女到达了子宫内膜癌发病的"危险"年龄；②更多的医疗保健和检查以及妇女对异常情况（如绝经后出血）的警觉，使患者被发现和确认；③内外环境因素，最突出的是外源性雌激素的应用，不恰当的及缺乏医师监督的应用增加了患病危险。近年来由于用他莫昔芬预防或治疗乳癌，也有增加内膜癌之虞。

全球内膜癌新发病例从 2002 年的 19.9 万上升至 2007 年的 22.7 万。内膜癌发病率的高低在不同的种族、地区间存在差异。北美、北欧地区发病率最高，亚洲地区发病率较低。2007 年发达国家和地区新发病例占全球总发患者数的 65%，成为妇女生殖道恶性肿瘤中发病率最高的疾病，且在女性恶性肿瘤中居第四位；而发展中国家的新发病例仅占全球总发病患者数的 35%，发病率位居女性恶性肿瘤前十名之后。而中国内膜癌的发病情况并未完全明确。据估计中国每年新发内膜癌病例约 5.0 万人，每年约有 1.8 万人死于内膜癌。从中国已建立了疾病登记制度的各城市的报道中可发现，内膜癌的发病率在城市呈明显的上升趋势，年发病率约为 4.1/10 万～8.1/10 万，居女性生殖道恶性肿瘤第一位。而在农村，内膜癌的发病率仍居女性生殖系统恶性肿瘤的第二位。2008 年原卫生部公布的全国死因调查结果表明，2004～2005 年间子宫恶性肿瘤死亡率为 4.32/10 万，已经超过宫颈癌，位居女性恶性肿瘤死亡率的第七位。

（二）病因

根据临床资料与流行病学研究，内膜癌被分为两类：I 型（雌激素依赖型），主要指在子宫内膜增生的基础上发展而来的子宫内膜腺癌；II 型（非雌激素依赖型），主要指子宫内膜乳头状浆液性腺癌(uterine papillary serous carcinoma,UPSC),还包括透明细胞癌、未分化癌和鳞状细胞癌,而这类内膜癌的发生多为一系列与预后不良因素有关的基因突变造成。

1. Ⅰ型内膜癌雌激素和Ⅰ型内膜癌的发生有密切关系。雌激素长时期持续或高涨的,或不适当的产生与刺激,包括外源性应用,是发生子宫内膜癌重要而直接的原因。雌激素可引起子宫内膜的过度增生,以至不典型增生,进而发生内膜癌。子宫内膜不典型增生是子宫内膜癌疾病发展过程的一个阶段,特别是重度不典型增生被视为子宫内膜原位癌,但有的内膜癌并无不典型增生这一阶段。在有过不典型增生者,其癌变机会为正常的 10 倍,癌变率为 10%~25%。这个过程一般要 15~20 年。

在Ⅰ型内膜癌中存在多种基因改变,例如,抑癌基因 *PTEN* 失活、癌基因 *β-catenin* 突变以及 *K-ras* 突变等都可同时见于子宫内膜的癌前期病变,而 DNA 错配修复基因突变等导致微卫星不稳定性也常见于分化好的Ⅰ型内膜癌,这些变化都被称为Ⅰ型内膜癌的早期分子事件。Ⅰ型内膜癌中分化差的癌细胞也可以表现为 *p*53 基因突变、*C-erbB-2* 基因高表达,以及 *p*16 基因失活等,这些被视为晚期分子事件。*PTEN* 基因是目前已知的内膜癌中突变率最高的基因,被称为内膜癌的"看家基因"。雌激素(E_2)作为一种细胞外信号,可调节 *ras*、*C-fos* 以及 *C-jun* 等癌基因的表达,而上述基因的异常表达可影响雌激素受体(ER)的转录活性。

2. Ⅱ型内膜癌在Ⅱ型内膜癌中,*p*53 抑癌基因的突变是其最重要的特征之一,而且 *p*53 表达是最强烈的不良预后因素。90%的Ⅱ型内膜癌都可见 *p*53 基因突变,主要见于 UPSC [17]。此外,抑癌基因 *p*16 失活以及 *E-cadherin* 表达下降,以及癌基因 *Ki*67 高表达、*C-erbB-2* 基因高表达等都常见于Ⅱ型内膜癌。值得一提的是,最近的研究发现一种胰岛素样因子 mRNA 结合蛋白(MP3)在Ⅱ型内膜癌中异常高表达,很可能成为一种除 p53 蛋白以外的肿瘤标志物。

3. 高危因素 根据子宫内膜癌的病因学和流行病学材料,可以看到一些罹患子宫内膜癌的危险因素。

(1)肥胖:很多的研究发现子宫内膜癌的发病危险随着体重指数增高和体重的增加而增高,主要原因可能和血中雌激素水平较高有关,而雌激素则是子宫内膜癌明确的发病原因。

(2)未孕和不孕:未孕者至少比生过一个孩子的增加一倍的危险性,特别是由于卵巢不排卵所致的不孕,显然因持续雌激素作用,缺乏孕激素的对抗与调解,引起子宫内膜增生和癌变。

(3)晚绝经:52 岁或 52 岁以后绝经者患子宫内膜癌的危险比 49 岁以前绝经者增加 2.4 倍,绝经晚的妇女的后几年多半并无排卵,因此延长了雌激素对子宫内膜的作用时间。

(4)糖尿病:糖尿病患者或糖耐量不正常者其患子宫内膜癌之危险比正常人增加 2.8 倍,主要是由于垂体功能及内分泌代谢紊乱造成的后果。

(5)高血压:危险性比血压正常者增加 1.5 倍。诸如肥胖、糖尿病易于合并子宫内膜癌,高血压也系垂体功能失调的一种表现,因此所谓子宫内膜癌患者常有的肥胖-高血压-糖尿病称为"内膜癌三联征"。

(6)多囊卵巢综合征:多囊卵巢患者表现不排卵,而使子宫内膜处于高水平的、持续的雌激素作用之下,缺乏孕激素的调节和周期性的内膜剥脱,发生增生性改变。

(7)卵巢肿瘤:产生雌激素的卵巢肿瘤主要是卵巢颗粒细胞瘤、卵泡膜细胞瘤等,它们常产生较高水平的雌激素,该类卵巢肿瘤合并内膜癌的机会为4%。

(8)外源性雌激素:研究发现雌激素替代治疗的妇女发生子宫内膜癌总的危险指数达到4.5～8.0。如果雌激素替代治疗达到5年以上时,其发生子宫内膜癌的危险将增高10～30倍。

(9)他莫昔芬:他莫昔芬在不同的靶器官可表现不同的作用,即可表现出类雌激素作用,也可表现为抗雌激素作用。研究发现乳腺癌患者术后应用他莫昔芬后可发生子宫内膜癌的现象。

(10)遗传性非息肉病性结直肠癌:该类患者结肠外癌的发生率增高,如伴发子宫内膜癌、卵巢癌、胃癌、小肠癌和泌尿系移行细胞癌等。

(三)病理

1. **子宫内膜不典型增生** 此型增生限于子宫内膜的腺体成分,腺上皮的异型性是诊断的关键。肉眼见病变区内膜增厚或呈息肉、斑块状。镜下病变区腺体成分增多,间质比例减少但仍存在;在腺体结构异常的同时伴有腺上皮的异型性。腺上皮异型性的形态学诊断标准是:细胞的极向紊乱或消失;不规则复层排列;细胞核增大变圆,不规则,核仁明显;胞浆丰富嗜酸性。按腺体结构和细胞变化的程度不同,又将病变分为轻、中、重三度。大部分观点认为,子宫内膜不典型增生是子宫内膜癌的癌前病变。且内膜不典型增生的患者中,合并子宫内膜癌的概率可高达25%。

2. **浸润癌大体类型** 按肿瘤的生长方式分类,可分为两种。弥漫型:较多见。肿瘤累及大部分或全部子宫内膜,充填宫腔,肿瘤可浸润肌层或向下蔓延累及宫颈,甚至突出子宫颈外口;局限型:病变局限在一个区域,多位于宫底和宫角附近,后壁比前壁多见。肿瘤形成局部的斑块、息肉或结节,有时呈多发性。

3. **浸润癌显微镜下类型**

(1)子宫内膜样腺癌:I型内膜癌,约占80%。肿瘤由不规则的宫内膜样腺体构成,腺体之间的间质很少或消失。肿瘤分化好时可能与不典型增生混淆,分化差则与肉瘤或未分化癌难鉴别。子宫内膜样腺癌包括不同的亚型:子宫内膜样腺癌伴鳞状上皮分化,或子宫内膜样腺癌具有腺癌和鳞癌两种成分,称为"腺鳞癌";乳头状子宫内膜样腺癌,又称"绒毛腺管状子宫内膜样腺癌"或"高分化乳头状腺癌";分泌型子宫内膜样腺癌。

(2)黏液性腺癌:I型内膜癌。普通子宫内膜样癌常伴有灶性黏液样上皮分化,当这种分化的肿瘤成分所占比例大于50%时,则分类为黏液性癌。

(3)浆液性腺癌:又称浆液性乳头状癌,发生率占子宫内膜癌的1.1%～10%。属II型内膜癌,侵袭性强。

(4)透明细胞腺癌:另一种II型子宫内膜癌。发生在子宫的透明细胞癌仅占子宫内膜癌的1%～5.5%,患者预后较差。

(5)混合型腺癌:指I型和II型内膜癌混合存在,混合成分的比例至少占10%。

(6)鳞状细胞癌:罕见,见于老年妇女。

(7)移行细胞癌:当移行细胞分化的比例占90%以上时称内膜移行细胞癌,否则称混合型癌。

(8)小细胞癌:少见,发生率不足内膜癌的1%。形态及免疫组化表达同肺小细胞癌,肿瘤预后差。

(9)未分化癌:缺乏明确分化的内膜癌。

(10)癌肉瘤(包括子宫恶性苗勒氏混合瘤、恶性中胚叶混合瘤):曾被归类在子宫肉瘤中,因其临床表现、转移方式和治疗方式等与子宫内膜癌相似,现归类于子宫内膜癌中。它含有恶性的上皮成分和恶性的间质成分,即同时含有癌和肉瘤成分。镜下约90%的癌是腺癌,主要为子宫内膜样癌,少部分为透明细胞癌、浆液或黏液性腺癌、或多分化癌。约5%为鳞癌,但多数是与腺癌混合的腺鳞癌。肉瘤部分可以是同源性或异源性。同源性肉瘤多为子宫内膜间质肉瘤、平滑肌肉瘤、纤维肉瘤、恶性纤维组织细胞瘤、未分化肉瘤或上述各种的混合型。异源性肉瘤除上述肉瘤外还含横纹肌肉瘤、成骨肉瘤、软骨肉瘤或脂肪肉瘤等。上述各种肉瘤可混合存在。

(11)少见的子宫内膜癌:包括肝样癌、印戒细胞癌、内膜癌合并绒癌分化等。

4. 病理分级　为进一步了解肿瘤的恶性程度,指导临床预后判断和选择合理的治疗方案,应对子宫内膜癌主要是Ⅰ型内膜癌进行分级。目前多数采用的是 WHO(2003)三级分法,主要是针对腺体成分的结构分级。

G1(高分化):以腺样结构为主,实性区≤5%。

G2(中分化):实性区占6%～50%

G3(低分化):实性区>50%

5. 转移途径　以直接蔓延和淋巴道转移多见,血行转移较少见。

(1)直接蔓延:肿瘤可直接蔓延至邻近组织、器官,包括侵犯宫颈、膀胱、直肠、阴道。也可经输卵管或穿透子宫浆膜层转移至盆腹腔组织、器官。

(2)淋巴转移:主要转移部位有腹主动脉旁淋巴结、腹股沟深浅淋巴结、盆髂淋巴结、骶前淋巴结和阴道旁淋巴结。

(3)血行转移:多见于转移至肺、肝和骨等。

(四)临床表现

1. 发病年龄　内膜癌虽可发生于任何年龄,但基本上是一种老年妇女的肿瘤,一般认为,内膜癌好发年龄约比子宫颈癌推迟10年,平均年龄在55岁左右。

2. 症状

(1)子宫出血:最常见症状,由于绝大多数患者发病于绝经之后,故绝经后出血就成为患者最主要的主诉之一。尚未绝经者,则表现为不规则出血或经量增多,经期延长等。

(2)异常分泌:阴道异常分泌常为瘤体渗出或继发感染引起,可表现为血性液体或浆液性分泌物,有时可有恶臭。

(3)疼痛:并不常见。下腹疼痛感觉可能和病变较大突入盆腔引起宫腔挛缩有关。病变在子宫下段或侵及颈管时,可能因引流不畅,形成宫腔积血或积脓,发生疼痛以至感染的症状。因肿瘤压迫神经丛,而引起持续下腹、腰骶部或腿痛,则为晚期表现。

3. 体征　阳性体征不多,约半数以上有子宫增大,但增大多属轻度,宫体一般稍软而均匀,如检查发现子宫特殊增大或表面有异常突起,则往往是并发肌瘤或腺肌瘤的表现,但必须考虑到癌组织穿出浆膜,在子宫表面形成肿瘤的可能。

(五)诊断与鉴别诊断

1. 诊断

(1)子宫内膜检查:诊断本病的金标准。子宫内膜的获得可通过刮宫。临床疑诊患者建议采用"分段刮宫",操作步骤是:先刮颈管,颈管深度应根据患者是否绝经及子宫大小进行估计,宫颈管搔刮后再探宫腔,扩张宫颈,最后进行宫体及宫底的刮宫、刮出的组织应注明部位,分别送病理检查,以免互相污染。

(2)宫腔镜检查:临床高度怀疑子宫内膜癌,但多次分段诊刮阴性者可采用宫腔镜检查,以便及时诊断。

(3)细胞学检查:应用普通的阴道/宫颈细胞学诊断内膜癌的阳性率不高。目前多建议采用宫腔吸引涂片、宫腔灌洗法、子宫内膜刷从子宫腔内直接获得标本,诊断阳性率达90%,但患者确诊仍需子宫内膜病理组织学检查。

(4)阴道 B 超:阴道超声可以准确地了解宫腔内情况,尤其是子宫内膜厚度,如果通过阴道超声检查测量子宫内膜的厚度不超过 5mm 时,发生子宫内膜癌的机会非常低。另外,阴道超声还可以比较准确描述子宫内膜癌对肌层的浸润情况。

(5)其他影像学检查:CT 或 MRI 对判断子宫肌层浸润的深度、有无宫外转移和淋巴结转移等有较高的价值。

(6)肿瘤标志物:子宫内膜癌无特异性的肿瘤标志物,但当子宫内膜癌已经扩散至子宫外,患者血清的 CA125、CA199 等腺癌相关的肿瘤标志物可能出现升高。

2. 鉴别诊断　有典型病史、体征及检查所见等,诊断一般并不困难。但有时也需与下列情况相鉴别。

(1)子宫内膜不典型增生:子宫内膜不典型增生多见于生育年龄的妇女,为最重要的鉴别诊断,但两者同时发生的概率很高,鉴别的最主要方法依靠子宫内膜组织的病理检查。

(2)子宫内膜增生和息肉:子宫一般不大或稍大,不规则出血的症状和内膜癌相似,但血性分泌物或排液现象少见,最后鉴别需靠子宫内膜病理检查。

(3)子宫肌瘤:子宫肌瘤一般有子宫增大、出血等症状,肌层内或浆膜下肌瘤的子宫大而硬,且常不对称,多发肌瘤可能摸到多个突起,均有别于内膜癌。同样两者同时发生的概率很高,应注意鉴别。可通过探宫腔、内膜检查等做出鉴别诊断。

(4)子宫颈癌:一般鉴别没有困难,但如内膜癌已累及宫颈,和原发宫颈管癌较难区别。一般来说如病检为鳞癌则原发子宫颈可能性大;如为腺癌则有时难以鉴定其来源,如能找到黏液腺体,则原发于颈管的可能性较大。

(5)原发性输卵管癌:阴道排液以及阴道涂片可能找到恶性细胞和内膜癌相似。但输卵管癌内膜检查多为阴性,有时可查到宫旁包块,均有别于内膜癌。如为小型包块,可能盆腔检查不易触及,可通过腹腔镜明确诊断。

(六)分期

目前采用 2010 年 FIGO 手术病理分期见表 8-15。

表 8-15　2010 年 FIGO 手术病理分期

期别	临床病理特征
Ⅰ期	肿瘤局限于宫体。
ⅠA	肿瘤局限于子宫内膜或肿瘤浸润深度小于 1/2 肌层;
ⅠB	肿瘤浸润深度大于 1/2 肌层
Ⅱ期	肿瘤侵犯宫颈但无宫体外蔓延。
Ⅱ	肿瘤浸润宫颈间质

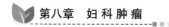
续表

期别	临床病理特征
Ⅲ期	局部和(或)区域的扩散。
ⅢA	肿瘤侵犯子宫浆膜和(或)附件;
ⅢB	阴道转移(直接蔓延或转移)或宫旁组织受累;
ⅢC1	盆腔淋巴结转移;
ⅢC2	腹主动脉旁淋巴结转移
Ⅳ期	
ⅣA	肿瘤侵犯膀胱和(或)直肠黏膜;
ⅣB	远处转移(包括腹腔内转移和(或)腹股沟淋巴结转移)

注:腹水细胞学阳性不参与疾病分期,但须记录。盆底种植患者建议诊断为ⅢA期

(七) 治疗

治疗前根据临床症状、体征、实验室和影像学检查结果,进行初步临床分期后选择处理方法;首选手术治疗,术后再进行手术病理分期,根据分期进行术后处理。不能手术者,在取得病理组织学诊断后,可考虑行新辅助化疗或术前放疗,待条件成熟后再行手术治疗。

1. 手术治疗 全面分期手术:是目前国内外应用较广泛的Ⅰ型子宫内膜癌术式,标准的子宫内膜癌全面分期手术的内容包括:足以进行全面检查的良好的麻醉;足够大的切口,以获得足够的暴露,以及对腹腔内的任何可疑部位进行活检;腹腔冲洗液细胞学检查;筋膜外全子宫双附件切除,如术前检查有宫颈肌层受侵犯的证据,可行广泛性子宫切除术;对有高危因素的患者,可行盆腔及腹主动脉旁淋巴结切除(腹主动脉旁淋巴结应该到肠系膜下动脉的水平)。

盆腹腔淋巴结是否清扫目前仍存在争议。如果子宫内膜癌没有肌层浸润或肌层浸润深度小于肌层的1/2,而且组织学分级为G1,发生淋巴结转移的机会小于5%,因此多数人认为对于该类患者可以不行淋巴结的切除。卵巢的去留目前仍存争议,多数观点认为,对于年轻的、组织学分化好的、不伴有深肌层浸润的,在充分的知情情况下,可以尝试保留一侧或双侧卵巢。而Ⅱ型子宫内膜癌(特殊病理类型)除子宫双附件切除术外,应加行盆腹腔淋巴结切除、网膜切除及腹膜多点活检。手术时如果发现肿瘤已超出子宫的范围时,需行肿瘤细胞减灭术。

2. 放射治疗 放射治疗是子宫内膜癌治疗的主要手段之一,主要有腔内和体外照射两种方法。对于那些由于某些原因无法接受手术治疗的患者,可采用单纯放疗的方法。术前放疗主要应用于宫颈或宫体病灶较大、或阴道、宫旁受侵犯等患者。而应用更广泛的是术后对那些有不良预后因素的患者进行的辅助放疗。术后放疗指征包括:宫颈深肌层受累,宫颈旁组织侵犯;术后盆腔有残留病灶;切缘阳性;盆腔淋巴结/腹主动脉旁淋巴结阳性;结直肠或膀胱受累;癌肉瘤患者(ⅠA期无脉管癌栓和病灶较小者除外);阴道受累;虽然放疗在子宫内膜癌的治疗中起着举足轻重的作用,可以明显减少手术后的局部复发,但却不能改善子宫内膜癌患者的生存。另外,放疗不能减少术后的远处转移,因此,越来越多的学者提出综合治疗的治疗理念。

3. 化疗 大多数子宫内膜癌患者无须化疗,化疗主要应用于以下患者:肿瘤细胞分化

差(G_3)（ⅠA期小病灶除外）；脉管受累；特殊类型子宫内膜癌（ⅠA期病灶局限于子宫内膜层除外）：透明细胞腺癌、浆液性腺癌、癌肉瘤；Ⅲ、Ⅳ期患者；复发的患者。而以多种药物联合化疗取代单一药物化疗，已成为近代抗癌治疗的趋势，常用的药物包括阿霉素（ADM）、环磷酰胺（CTX）、顺铂（DDP）或卡铂（CARBO）、紫杉醇等，联合化疗的方案来自这几种药物的组合。包括将阿霉素和顺铂（或卡铂）（AP方案）联合应用，环磷酰胺、阿霉素和顺铂（CAP方案）联合应用，或者紫杉醇、阿霉素和顺铂（TAP方案）联合应用等。联合化疗与单药应用相比，无论是化疗的有效率，还是在延长患者的无进展生存时间和总生存时间方面均占优势。一般主张根据患者病情、全身状况和术后是否放疗等确定术后的疗程数，多建议给予至少6个疗程。

4. **激素治疗** Ⅳ期（多用于子宫内膜样腺癌）患者可考虑使用。有报道孕激素治疗（如醋酸甲羟孕酮80mg，每日2次）可使15%～34%的患者达到临床获益，与他莫昔芬相类似，但可能并不优于他莫昔芬与孕激素交替方案。孕激素辅助治疗因其导致过高的心血管死亡率而不被推荐。芳香化酶抑制剂和促性腺激素释放激素激动剂也是可供考虑的选择。

5. **治疗方法的选择** 子宫内膜癌的治疗以手术治疗为主，辅以放疗、化疗和激素等综合治疗，应结合患者的年龄、全身状况和有无内科合并症等，综合评估选择和制订治疗方案。接受手术的子宫内膜癌患者，可根据病理结果中易发生复发的危险因素将子宫内膜癌患者分为三组，即低危组、中危组和高危组。低危组主要包括ⅠA期的子宫内膜样癌的患者（G_1、G_2），术后不须给予任何辅助治疗。中危组主要包括ⅠA期（G_3）和ⅠB期的患者（G_1、G_2和G_3），如果术后不给予辅助治疗，常伴有一定的复发危险，因此须根据患者术后的高危因素给予辅助治疗。复发的危险因素包括组织学类型、组织学分级、肌层浸润的深度、淋巴血管间隙受累和患者的年龄。高危组主要包括Ⅱ期、Ⅲ期和Ⅳ期的患者，术后须给予适当的辅助治疗。

（八）预后

1. **生存情况** 子宫内膜癌由于生长慢、转移晚、症状显著等原因，多数患者能够得到及时的治疗，因此，预后通常较好。但是不同的期别、不同的组织学类型对生存有不同的影响。早期子宫内膜癌的预后较好，Ⅰ期和Ⅱ期子宫内膜癌患者，其5年生存率通常可以达到80%或以上，甚至可以达到90%以上。晚期（即Ⅲ期和Ⅳ期）子宫内膜癌其生存情况和前者截然不同，Ⅲ期子宫内膜癌的5年生存率为62%～73%。Ⅳ期的子宫内膜癌理想的肿瘤细胞减灭术后中位生存期为25个月，而不理想的肿瘤细胞减灭术后中位生存时间仅为10个月。而复发性子宫内膜癌的预后非常差，复发后的中位生存时间仅为10个月。

2. **复发问题** 由于综合治疗的广泛应用，以及治疗的逐渐规范，子宫内膜癌的复发率通常不超过20%。一般来讲，子宫内膜癌的复发绝大多数发生于术后3年之内，平均复发时间为24个月。复发部位包括局部复发和远处转移。

3. **影响预后的因素** 包括组织学分级、肌层浸润深度、淋巴血管间隙受累、组织学类别（子宫浆液性腺癌预后较差，透明细胞癌预后最差）、年龄、孕激素受体状态、肿瘤基因（$p53$基因阳性预后较差）、与分期相关的因素（如宫颈受累、宫旁浸润、腹腔转移、腹腔外转移等）均是影响患者预后的相关因素。

(九) 药物治疗及药学监护

1. 治疗药物

(1) 烷化剂：代表药物有环磷酰胺。

(2) 抗肿瘤抗生素：代表药物有多柔比星。

(3) 抗肿瘤植物药物：代表药物有紫杉醇。

(4) 激素类：代表药物有他莫昔芬、甲羟孕酮。

他莫昔芬为非甾体抗雌激素药，可与细胞内雌激素受体结合，从而在靶组织中阻断雌激素的作用。不良反应有恶心、呕吐、偶见白细胞数量减少。

药物用法用量及药动学参数见表8-16。

表8-16 药物用法用量及药动学参数

药物	配制方法	药动学特点	剂量调整	不良反应
环磷酰胺(cyclo-phosphamide, CTX)	溶剂：0.9%NS 配制浓度：为200mg/10ml 储存条件：不高于25℃，配制后的药液8℃以下可保存24小时	口服生物利用度100%；必须经肝微粒体活化为活性化合物和毒性代谢物；22%的原形和60%的代谢物从尿中排泄 $t_{1/2}=3\sim10$ 小时		骨髓抑制；膀胱出血；恶心/呕吐；脱发；心肌病(罕见)；"过敏性"间质性肺炎；SIADh
多柔比星(阿霉素，adriamycin, ADM)	溶剂：0.9% NS、5% GS(注射用水) 配制浓度：2mg/ml 储存条件：遮光、密闭、不高于20℃	广泛的与组织结合；仅已知50%~60%药物的排泄途径；主要经肝代谢 $t_{1/2\alpha}=40$ 分钟 $t_{1/2\beta}=45\sim55$ 小时；20%~30%经胆汁排泄；14%~23%以原形或代谢物从尿中排出	↓肝功能异常：100%胆红素≤1.2；50%胆红素1.2~3.0；25%胆红素＞3.0	骨髓抑制：黏膜炎；恶心，呕吐；脱发；心肌累积毒性；剂量相关的ECG变化；从血管中渗出后严重组织损伤
紫杉醇(paclitaxel, PTX)	溶剂：0.9%NS，5%GS 配制浓度：0.3~1.2mg/ml 储存条件：北京华素制药和江苏红豆杉药业所产紫杉醇为遮光、密闭、不高于25℃，配制后药液室温可存放8小时。 紫杉醇为遮光、密闭、15~30℃，配制后药液室温及灯光下可存放27小时。	＜10%从尿中排除；肝和胆汁是主要代谢途径 $t_{1/2\alpha}=0.3$ 小时 $t_{1/2\beta}=1.3\sim8.6$ 小时	↓严重中性粒细胞减少(在前期治疗后)，严重的周围神经病变或肝功能障碍	过敏反应(推荐治疗前用药)；心肌干扰；感觉神经病变；肌痛；关节痛；骨髓抑制

续表

药物	配制方法	药动学特点	剂量调整	不良反应
顺铂 (cisplatin,DDP/ PDD)	溶剂:顺铂注射液为0.9%氯化钠注射液诺欣、铂龙为0.9%氯化钠注射液、5%葡萄糖注射液 配制浓度:50mg/L 储存条件:顺铂注射液为15~25℃避光,配制后室温避光可储存24小时。诺欣、铂龙为遮光、密闭	$t_{1/2}\alpha$ 为 25~49 分钟,$t_{1/2}\beta$ 为 58~73 小时>90%从尿排泄	肾功能不全时↓或停用	神经毒性;恶心/呕吐;周围神经病变;耳毒性;低镁血症;视力异常(罕见)
卡铂(carboplatin)	溶剂:伯尔定为0.9%氯化钠注射液、5%葡萄糖注射液,波贝为5%葡萄糖注射液 配制浓度:0.5mg/ml 储存条件:伯尔定为室温遮光、密闭,配制后药液室温保持8小时稳定,冷藏(4℃)保持24小时稳定。 波贝为遮光、不超过20℃	$t_{1/2\alpha}$=12~24 分钟 $t_{1/2\beta}$=1.3~1.7 小时 $t_{1/2\gamma}$=22~40 小时 ≥90%从尿排泄	↓ 如果肌苷清除率 60ml/min;或按 Egorin 或 Calcert 描述的方法使用	骨髓抑制;(尤其是血小板数量减少);恶心、呕吐

注:↓代表减少剂量

(5)其他:代表药物有顺铂、卡铂。

2. 常用化疗方案

在以下方案中(见表 8-17),对曾经接受过盆腔放疗的患者,建议用 DDP 代替 carboplatin,所有方案均为每三周重复,4~6 个疗程。

如患者同时有放疗指征,可先行化疗 2~4 疗程后放射治疗,放疗结束后再化疗两个疗程。

表 8-17 子宫内膜癌常用化疗方案

方案	药物组成	剂量	途径	时间	疗程间隔
AP	ADM	50mg/m² 或 EADM60mg/m²	静脉滴注	d1	3 周
	DDP	50~60mg/m²	静脉滴注	d1	
TP	paclitaxel	135~175mg/m²	静脉滴注	d1	3 周
	carboplatin	AUC=5~6	静脉滴注	d1	
TAP	paclitaxel	135~175mg/m²	静脉滴注	d1(3h)	3 周
	ADM	45mg/m²	静脉滴注	d1	
	DDP	50mg/m²	静脉滴注	d1(1h)	

3. 药物治疗监测

(1)疗效评估:根据 WHO 实体瘤疗效评价标准或 RECIST 疗效评价标准评价。

(2)药物不良反应及应对措施(见表 8-18)

表 8-18 药物不良反应及应对措施

方案	主要不良反应	应对措施
AP	心脏毒性、骨髓抑制、恶心和呕吐、手足麻木	顺铂给药前需要水化,给药后注意监测患者心率、心电图、血象;注意观察患者体征,对症处理
TP	过敏反应,骨关节、肌肉酸痛,骨髓抑制等	化疗前做抗过敏预处理,给药时先紫杉醇后卡铂,给药后注意观察患者体征及血象,对症处理
TAP	过敏反应,心脏毒性,骨髓抑制,恶心呕吐和手足麻木	化疗前做抗过敏预处理,顺铂给药前需要水化,给药后注意监测患者心率、心电图、血象;注意观察患者体征,对症处理

4. 用药注意事项及用药教育

(1)AP 方案

1)ADM 应用时要注意其累积剂量($\leqslant 450 \text{mg/m}^2$)。ADM 多次使用时可能引起心脏的损害,建议在每次用药前常规检查心电图(EKG)。

2)化疗第 1～3 天需水化利尿,平均补液 3000～4000ml/d,保持尿量>2500ml/d。

3)DDP 应加入等渗盐水中静脉滴注,输注速度不大于 50mg/h。

4)建议化疗前使用 5-HT 受体拮抗剂预防性止呕,亦可联用甲氧氯普胺、地塞米松、氯丙嗪等。

(2)TP 方案

1)PTX 因其助溶剂蓖麻油可导致过敏反应,故使用前应预防性使用抗过敏药,可联用地塞米松、西咪替丁、异丙嗪或苯海拉明等。滴注需配制及输液应使用专用输液管。

2)静脉滴注 PTX 过程中监测血压、心率。

3)CBP 配制禁用含氯的溶液,一般使用葡萄糖溶液。

4)由于此方案骨髓抑制明显,应预防性使用粒细胞集落刺激因子(G-CSF),一般在化疗后第 6 天开始,可连续使用 5～10 天。

5)对于治疗后骨、肌肉酸痛明显者,使用消炎镇痛药有较好效果。

(3)TAP 方案

1)PTX 因其助溶剂蓖麻油可导致过敏反应,故使用前应预防性使用抗过敏药,可联用地塞米松、西咪替丁、异丙嗪或苯海拉明等。滴注需配制及输液应使用专用输液管。

2)静脉滴注 PTX 过程中监测血压、心率。

3)其余注意事项及用药教育见 AP 方案。

 案例分析:

案例:子宫内膜癌辅助化疗

患者邱某,因"子宫内膜癌术后 8 天。"入院,患者于 2014-07-28 全麻下行"Ⅱ型子宫切除＋双侧附件切除＋盆腔淋巴结清扫术＋腹主动脉旁淋巴结活检术",术后病理:(全子宫＋双附件)镜检为中-低分化子宫内膜样腺癌,伴鳞状上皮分化。累及子宫肌壁＞1/2,未达全层。宫颈管黏膜见癌累及,宫颈管肌壁未见累及。宫颈未见癌累及。可见脉管侵犯,未见明确神经束侵犯,部分癌组织有坏死。盆腔、腹主动脉旁淋巴结(一)。术后诊断为"子宫内膜癌ⅠB期"。现患者应选择何种术后辅助化疗方案?

分析:子宫内膜癌的化学治疗在不断发展变化且存在争议。据报道对早期高危患者行辅助化疗能提高5年生存率,常被推荐用于深部浸润、淋巴结阳性、分化极差的患者。尽管TAP方案是一种标准的联合方案,但TP方案因其毒性反应更低被最广泛地应用。推荐使用TP方案,并定期监测肝肾功、血常规等指标。患者于2014-8-5行TC方案(紫杉醇＋卡铂)静脉化疗1个疗程,过程顺利,无诉特殊不适。

案例:子宫内膜癌晚期姑息化疗

患者熊某,于2014-5-15日行子宫全切＋双附件切除术＋盆腔淋巴结清扫＋腹主动脉旁淋巴结活检术＋阴道残端悬吊＋盆腔粘连松解术,术后病理诊断:子宫内膜腺癌,3级,肿瘤组织浸润子宫肌壁近全层,可见脉管内癌栓,宫颈管(＋),右侧卵巢(＋),左闭孔淋巴结(2/3)右闭孔淋巴结(1/3)腹主淋巴结见癌转移(1/2),于2014-5-23～2014-8-6行3个疗程紫杉醇＋卡铂化疗,期间于2014-6-19行调强放疗,2014-9-1行PET/CT示:①子宫内膜癌术后:阴道中段代谢异常活跃结节灶,未除外肿瘤复发,请结合临床,双肺、右侧胸膜多发转移,双肺门代谢异常活跃淋巴结,考虑转移。胸骨转移。②右侧盆壁肿物,边缘代谢增高,考虑术后包裹性积液伴感染可能性大,肿物与邻近肠壁,右侧髂腰肌、右侧输尿管下段分界不清,其以上输尿管-肾盂扩张,积液。左侧盆壁低密度影,代谢未见增高,考虑术后包裹性积液或淋巴管囊肿。③双侧腹壁皮下多发小结节,代谢稍增高,未完全除外转移灶,建议随访。④左叶甲状腺良性小结节。肝多发囊肿,多个颈椎、胸椎、腰椎骨质增生,主动脉硬化。今来院要求进一步治疗,门诊以"复发性子宫内膜癌"收住院,患者起病以来,精神、食欲、睡眠可,右下肢疼痛,二便正常,体重无明显改变。患者目前拟行何种化疗方案?

分析:患者诊断为复发性子宫内膜癌,复发患者常进行进一步的姑息化疗,如紫杉醇每周方案、脂质体多柔比星、拓扑替康、低剂量吉西他滨和顺铂。患者于2014-9-9予脂质体多柔比星40mg＋异环磷酰胺20g第1天～第3天化疗方案化疗。密观患者化疗毒副作用,IFO代谢产物可刺激泌尿道,导致血尿,故每日注射后分别于0、4和8时,用美司钠400mg静脉推注解救,保护泌尿道。化疗过程顺利,无诉特殊不适。

三、子宫肉瘤

子宫肉瘤(uterine sarcoma)主要来源于子宫平滑肌、子宫内膜间质以及由子宫上皮和非上皮组织来源的混合性肿瘤,具有多种不同的组织学形态和生物学活性。临床少见,恶性程度高,可原发于宫体或宫颈。

(一)流行病学

子宫肉瘤较少见,仅占子宫恶性肿瘤的3%～7%。国外文献报道子宫肉瘤的人群发病率约为17/100万,2003年美国新诊断的子宫肉瘤占宫体恶性肿瘤的6%。中国的发病情况并未完全明确,据文献报道子宫肉瘤占宫体恶性肿瘤的11%～15%。中国的子宫肉瘤比例高于国外,可能与我国子宫内膜癌的发生率低于西方国家有关。

(二) 病因

子宫肉瘤的病因迄今不明。文献报告的发病危险因素有以下几种。

1. 盆腔放疗史综合文献报告,子宫肉瘤有盆腔放疗史者为 5%～37%,平均为 8.3%,因此认为盆腔放疗与子宫肉瘤发病有关。

2. 种族因素研究发现,黑色人种中子宫肉瘤的发病率是白色人种的两倍。美国的一项大样本调查表明 1989～1999 年,年龄调整后的子宫肉瘤的发病率,黑色人种为 7/10 万,白色人种为 3.6/10 万,其他人种为 2.7/10 万,相差十分显著,这种种族差别可能反映了遗传学因素。

3. 生育史对发病的影响目前尚有争论。有研究认为多产、早育可能增加该疾病发病的危险性,生育年龄大于 25 岁和初潮年龄早于 13 岁可能增加发病的危险性。

4. 他莫昔芬、外源性雌激素 2002 年美国食品与药品管理局报告,自 1978 年他莫昔芬上市以来,至 2001 年 4 月,文献共报道了 43 例子宫肉瘤。在其他国家,116 例子宫肉瘤出现在他莫昔芬用于治疗乳腺癌的患者。经统计,长期口服他莫昔芬的患者子宫肉瘤的发病率增加 0.17/1000 妇女年。从 ESS 肿瘤的转移和复发及治疗效果看,内分泌激素可能是低度恶性 ESS 发病因素之一。

(三) 病理

子宫肉瘤主要的病理组织学类型包括子宫平滑肌肉瘤(uterine leiomyosarcoma,ULMS)、子宫内膜间质肉瘤(endometrial stromal sarcoma,ESS),低度恶性子宫内膜间质肉瘤和高级别子宫内膜肉瘤[high grade endometrial(undifferentiated)sarcoma]:指子宫未分化肉瘤(即高度恶性子宫内膜间质肉瘤等)。

1. 子宫平滑肌肉瘤占 70%～80%。理论上子宫平滑肌肉瘤可分为原发于子宫平滑肌组织,及由子宫平滑肌瘤恶变而来的继发性两种。总体来说,子宫平滑肌瘤与平滑肌肉瘤在病因上各自独立,后者是非激素依赖性的肿瘤。据研究统计,子宫平滑肌瘤的肉瘤变率仅为 0.23%。子宫平滑肌肉瘤可位于子宫黏膜下、肌壁间、浆膜下或阔韧带内,比肌瘤质地软脆。继发性平滑肌肉瘤多为结节状。以往曾将核分裂数作为鉴别平滑肌肉瘤和平滑肌瘤最重要的标准。研究发现核分裂数≥5/10 HPFS(10 个高倍视野中平均 5 个或 5 个以上核分裂)75% 为临床恶性;目前认为,诊断子宫平滑肌肉瘤最重要的组织学指标包括细胞的异形性、核分裂指数及肿瘤细胞的凝固性坏死,三项中具备两项即可诊断为子宫平滑肌肉瘤。

2. 子宫内膜间质肉瘤占 15%～25%。低度恶性子宫内膜间质肉瘤镜下表现为子宫内膜间质肉瘤细胞大小一致,像增殖期子宫内膜间质细胞,有肌层浸润,核分裂≤3/10 HPFS,染色体均为二倍体。低度恶性子宫内膜间质肉瘤是一类生长缓慢的肿瘤。

3. 高级别子宫内膜肉瘤占 4%～5%。子宫未分化肉瘤(高度恶性子宫内膜间质肉瘤)肉眼可见肿瘤体积较大,出血坏死明显。镜下瘤细胞排列成上皮样的细胞巢、索和片块,大小不等,异型性明显,有肌层浸润和破坏性生长的表现,核分裂一般均＞10/10 HPFS,染色体大多为非整倍体。肿瘤的恶性程度高,多数患者在 3 年内死于局部和血行转移。由于高度恶性子宫内膜间质肉瘤不具有向子宫内膜间质细胞分化的特点,在生物学行为上也与低度恶性子宫内膜间质肉瘤完全不同,因此 2003 年世界卫生组织(WHO)关于子宫间质和混合性肿瘤的分类推荐采用"高度恶性子宫内膜肉瘤"的诊断名词替代高度恶性子宫内膜间质肉瘤,其他替代的诊断名词还包括"低分化子宫内膜肉瘤"以及"未分化子宫肉瘤"。

4. 其他罕见类型占 1%。腺肉瘤(adenosarcoma)的上皮成分(腺上皮)为良性或有不典型增生,但间质成分为恶性,多见于绝经后妇女。最常见的症状为阴道出血伴下腹部疼痛,子宫增大,肿瘤长成广基息肉状肿物充满宫腔,并可突至宫颈口外。肿瘤切面海绵样,白色至棕褐色,有大小不等充满水样或黏液样物质的囊腔。镜下腺上皮良性或显不典型增生,腺上皮可像增殖期子宫内膜腺上皮、宫颈上皮等。间质成分最常见的是低度恶性的肉瘤,像子宫内膜间质肉瘤、纤维肉瘤、平滑肌肉瘤。约 1/4 病例含良性或恶性异源性间质成分如横纹肌、骨、软骨、骨样组织和脂肪等。肉瘤成分分化好的腺肉瘤恶性度较低,复发及转移少;肉瘤成分分化差的腺肉瘤其生物学行为与高度恶性的子宫肉瘤相同。有淋巴管和(或)血管癌栓以及间质向横纹肌肉瘤分化者预后差。腺肉瘤发生转移时转移灶几乎都是单一的肉瘤。另有一种少见而恶性程度高的肉瘤,多发生于幼女,来自子宫颈内膜,向阴道上段生长,肿瘤带有长蒂,远端呈透明质软的圆形膨大,形似葡萄,称为葡萄状肉瘤。

5. **转移途径**　以血行转移和直接蔓延、种植较多见,淋巴道转移较少见。

(1)血行转移:常见于转移至肺和肝实质。

(2)直接蔓延:肿瘤可直接蔓延、种植至邻近组织、器官,常见的转移部位为大网膜、腹膜、双侧宫旁血管和附件。

(3)淋巴转移:可出现盆腔淋巴结和腹主动脉旁淋巴结转移。

(四) 临床表现

1. **发病年龄**　子宫肉瘤发病的中位年龄为 55～60 岁,约 90% 发生在 40 岁以后,绝经期妇女占 70%。子宫平滑肌肉瘤平均发病年龄为 48 岁,子宫内膜间质肉瘤为 42 岁,高级别子宫内膜肉瘤为 66 岁,不同组织学类型之间的发病年龄明显不同。

2. **症状**

(1)阴道出血:为最常见症状。不正常的阴道出血,表现为阴道不规则出血、月经增多或绝经后阴道出血。

(2)阴道异常分泌物:阴道异常分泌物常为瘤体渗出或继发感染引起,可表现为血性液体或浆液性分泌物,有时可有恶臭。

(3)疼痛:并不常见。下腹疼痛感觉可能和病变较大突入盆腔引起宫腔挛缩有关。病变在子宫下段或侵及颈管时,可能因引流不畅,形成宫腔积血或积脓,发生疼痛以至感染的症状。因肿瘤压迫神经丛,而引起持续下腹、腰骶部或腿痛,则为晚期表现。

(4)腹胀、腹部包块:晚期患者多见。当子宫肿物较大时突入腹腔,患者可自行扪及腹部肿物或因腹胀而就诊。肿物种植播散至盆腹腔后,可能引发的腹水将导致患者出现腹胀症状。

(5)其他:贫血、恶病质等为晚期患者常有的症状。

3. **体征**　最常见的体征为子宫增大,约 50% 的患者肿瘤直径为 6～10cm,15%～20% 的患者肿瘤>10cm,扪诊宫体一般稍软而均匀,如检查发现子宫特殊增大或表面有异常突起,须考虑到瘤组织穿出浆膜,在子宫表面形成肿瘤的可能。少数患者妇检时可见带蒂、质脆肿物从宫颈管口脱出。

(五) 诊断与鉴别诊断

1. 诊断 子宫肉瘤的临床表现与一般女性生殖道肿瘤相比并无明显的特殊性,因此术前诊断率较低。一般认为子宫肿物迅速增大,尤其是绝经后不断长大,伴有阴道出血、腹痛等症状,应考虑子宫肉瘤的可能。

(1)诊断性刮宫:子宫内膜间质肉瘤和高级别子宫内膜肉瘤术前肿瘤组织的获得可通过分段刮宫,诊断阳性率达 60%~80%。子宫平滑肌肉瘤病变的部位主要位于子宫肌层,因此诊刮的阳性率约为 20%~40%。

(2)宫腔镜检查:临床高度怀疑子宫肉瘤,但多次分段诊刮阴性者可采用宫腔镜检查。临床表现及影像学检查高度支持子宫肉瘤者,也可直接行手术探查。

(3)宫颈口组织物活检:体检见宫颈口有赘生物脱出者可直接行肿物的活检,也可协助术前诊断。

(4)细胞学检查:采用宫腔吸引涂片、宫腔灌洗法、子宫内膜刷从子宫腔内直接获得标本,也有一定的诊断阳性率,同样患者的确诊需肿瘤的病理组织学检查。

(5)阴道 B 超、CT 或 MRI 等影像学检查:诊断子宫肉瘤的阳性率较低,但对判断子宫肌层浸润的深度、有无宫外转移和淋巴结转移等有较高的价值。

(6)肿瘤标志物:子宫肉瘤无特异性的肿瘤标志物,部分患者血清的 CA125、CA153、CA199 和 TSGF 可能升高。

2. 鉴别诊断

术前明确诊断较困难,需与下列情况相鉴别。

(1)子宫平滑肌瘤:子宫肌瘤的症状、体征和影像学检查与子宫平滑肌肉瘤相似,且部分子宫肌瘤可伴发肉瘤变,应注意鉴别。一般认为子宫肿物尤其是绝经后肿瘤迅速增大,应考虑子宫肉瘤可能,确诊需依靠病理组织学检查。

(2)子宫内膜癌:术前与子宫内膜间质肉瘤和高级别子宫内膜肉瘤鉴别较为困难,最后鉴别需靠子宫内膜病理检查。

(3)子宫颈癌:一般鉴别没有困难,如子宫肉瘤已累及宫颈或脱出宫颈管口,可通过病检明确诊断。

(六) 分期

目前采用 2010 年 FIGO 手术病理分期:适用于子宫肉瘤(包括子宫内膜间质肉瘤、子宫平滑肌肉瘤和高级别子宫内膜肉瘤)(见表 8-19)。

表 8-19　2010 年 FIGO 手术病理分期

期别	临床病理特征
Ⅰ期	肿瘤局限于宫体
ⅠA 期	肿瘤最大径≤5cm
ⅠB 期	肿瘤最大径>5cm
Ⅱ期	肿瘤有宫体外蔓延,但局限于盆腔
ⅡA 期	肿瘤浸润附件
ⅡB 期	肿瘤浸润其他盆腔组织

续表

期别	临床病理特征
Ⅲ期	肿瘤浸润至腹腔器官(不包括仅种植在腹膜表面)
ⅢA期	肿瘤侵犯腹腔单处
ⅢB期	肿瘤侵犯腹腔≥两处
Ⅳ期	
ⅣA期	肿瘤侵犯膀胱和(或)直肠黏膜
ⅣB期	远处转移,不包括附件、盆腔和腹腔器官

注:腹水细胞学阳性不参与疾病分期,但须记录

(七) 治疗

手术治疗是子宫肉瘤的最主要治疗方式。术后进行手术病理分期,根据分期和危险因素判断是否进行辅助治疗。不能手术者,在取得病理组织学诊断后,可考虑行化疗或放疗。对子宫内膜间质肉瘤可考虑选择激素治疗。

1. **手术治疗** 子宫肉瘤常规手术范围包括:筋膜外全子宫双附件切除;如术前检查有宫颈受累的证据,可行广泛性子宫切除术;同时行腹腔冲洗液细胞学检查;由于淋巴结转移不是子宫肉瘤的转移方式,因此是否行盆腹腔淋巴结清扫存在较大争议。目前多数意见认为,对有高危因素的患者,可行盆腔及腹主动脉旁淋巴结切除。手术时如果发现肿瘤已超出子宫的范围时,需行子宫外的肿瘤细胞减灭术(包括大网膜的切除)。由于子宫肌瘤有肉瘤变的可能,对于一切因子宫肌瘤而行手术治疗的标本在手术台上常规切开,对多发肌瘤剖视,仔细辨认有无肉瘤的可能,必要时送冰冻病理检查。在某些早期、年轻、病灶较小、非ESS的患者可酌情保留卵巢。

2. **放射治疗** 子宫平滑肌肉瘤和高级别子宫内膜肉瘤术后辅助放疗的作用并不确切;而ESS术后辅助放疗可提高肿瘤的局部控制率,可能延长患者的总生存期,因此,有以下情况可考虑加用术后辅助放射治疗。

(1)Ⅱ~Ⅳ期有预后不良因素的子宫平滑肌肉瘤(肿瘤直径>5cm、每10个高倍镜下细胞核分裂数≥10个、深肌层浸润、脉管受累、盆腹腔淋巴结转移、病灶残留)和高级别子宫内膜肉瘤(肿瘤直径>5cm、深肌层浸润、脉管受累、盆腹腔淋巴结转移、病灶残留)。

(2)Ⅱ~Ⅳ期有预后不良因素的ESS(肿瘤直径>5cm、深肌层浸润、脉管受累、盆腹腔淋巴结转移)。

(3)肿瘤残留、切缘阳性者(不建议行全腹放疗)。

(4)转移部位的姑息性放疗。

3. **化疗** 有以下情况可考虑加用术后辅助化疗,也可加用热灌注化疗:有预后不良因素的Ⅰ期子宫平滑肌肉瘤;有预后不良因素的Ⅰ期高级别子宫内膜肉瘤;Ⅱ~Ⅳ期子宫平滑肌肉瘤和高级别子宫内膜肉瘤。

4. **激素治疗** 仅限于ESS。包括:Ⅱ~ⅣB期子宫内膜间质肉瘤(ESS)术后应常规给予激素治疗;不能手术的ESS患者,可给予激素治疗;复发的ESS患者,可常规给予激素治疗。可能采用的激素包括孕激素或芳香化酶抑制剂等。

(八) 预后

1. **生存情况** 虽然初治的子宫肉瘤中临床Ⅰ期的病例超过50%,复发率仍然较高,据

文献报告,子宫肉瘤平均的复发时间为 8 个月;80％以上的病例在术后 2 年内复发,总的 5 年生存率为 30％～35％。

2. 影响预后的因素　包括临床分期、组织学类型(高级别子宫内膜肉瘤预后最差,子宫平滑肌肉瘤次之)、分化程度(核分裂的数量)、年龄、淋巴结转移状况和血管及淋巴管受累等。

(九)药物治疗及药学监护

1. 化疗药物

(1)烷化剂:如异环磷酰胺(IFO)。

(2)抗代谢物:如吉西他滨。

(3)抗肿瘤抗生素:如表柔比星(EADM)。

(4)抗肿瘤植物药物:如多西他赛(DOC)。

(5)其他类:如顺铂、达卡巴嗪(DTIC)。

2. 化疗方案　化疗的适应证为:有预后不良因素的 I～Ⅱ期子宫平滑肌肉瘤;Ⅲ、Ⅳ期子宫平滑肌肉瘤;所有期别的子宫高级别未分化肉瘤。(见表 8-20)

表 8-20　子宫肉瘤常用化疗方案

方案	药物组成	剂量	途径	时间	疗程间隔
IAP	IFO	$1.6～2.0g/m^2$	静脉滴注	d1～d3	3 周
		或 $1.5g/m^2$		d1～d4	
	EADM	$60mg/m^2$	静脉滴注	d1	
	DDP	$20mg/m^2$		d1～d4	
IA+DTIC	IFO	$1.6～2.0g/m^2$	静脉滴注	d1～d3	3 周
		或 $1.5g/m^2$		d1～d4	
	EADM	$60mg/m^2$	静脉滴注	d1	
	DTIC	$200～300mg/m^2$		d1～d4	
吉西他滨+	gemcitabine	$900mg/m^2$	静脉滴注	d1,d8	3 周
多西紫杉醇	docetaxel	$60～75mg/m^2$	静脉滴注	d8	

3. 药物治疗监测

(1)疗效评估:根据 WHO 实体瘤疗效评价标准或 RECIST 疗效评价标准评价疗效。

(2)药物不良反应及应对措施(见表 8-21)

表 8-21　药物不良反应及应对措施

方案	主要不良反应	应对措施
IAP	心脏毒性、骨髓抑制、尿路毒性、水钠潴留、恶心呕吐等	监测患者心功能、顺铂给药前注意水化、注射异环磷酰胺时用美司钠保护尿路、监测患者血象及对症处理相应临床症状
IA+DTIC	骨髓抑制、尿路毒性、心脏毒性等	监测患者血象;注射异环磷酰胺时加用美司钠保护尿路;监测患者心功能及对症处理相应临床症状

续表

方案	主要不良反应	应对措施
吉西他滨＋多西紫杉醇	骨髓抑制、恶心、呕吐、过敏、乏力、肌肉疼痛	监测患者血象、多西他赛用药前给予抗过敏预处理,对症处理相应临床症状

4. 用药注意事项及用药教育

(1)IAP 方案

1)IFO 代谢产物可刺激泌尿道,导致血尿,故每日注射后分别于 0、4 和 8 时,用美司钠 400mg 静脉推注解救,保护泌尿道。

2)EADM 刺激性较大,注射时不能外漏。

3)EADM 可致潜在致命性充血性心力衰竭,累计剂量不能超过 $900mg/m^2$,否则会有潜在毒性作用。

4)化疗第 1～3 天需水化利尿,平均补液 3000～4000ml/d,保持尿量>2500ml/d。

(2)IA＋DTIC 方案

1)DTIC 在水中极不稳定,粉针溶解后应立即使用,静脉注射在半小时内完成,少数患者会产生类似“流感”症状,停药后可逐渐恢复。

2)IFO 代谢产物可刺激泌尿道,导致血尿,故每日注射后分别于 0、4 和 8 时,用美司钠 400mg 静脉推注解救,保护泌尿道。

3)EADM 刺激性较大,注射时不能外漏。

4)EADM 可致潜在致命性充血性心力衰竭,累计剂量不能超过 $900mg/m^2$,否则会有潜在毒性作用。

(3)吉西他滨＋多西紫杉醇

1)吉西他滨需用生理盐水配制,静脉滴注 30 分钟。

2)DOC 治疗前 1 天开始至应用后 3 天,需服用地塞米松 8mg,每日 2 次。

3)由于此方案骨髓抑制明显,应预防性使用粒细胞集落刺激因子(G-CSF),一般在化疗后第 6 天开始,可连续使用 5～10 天。

第五节　卵巢及输卵管肿瘤

一、卵巢肿瘤

(一) 基本概述及发病机制

1. 概述　卵巢肿瘤(ovarian tumor)是指发生于卵巢上的肿瘤。它是女性生殖器常见肿瘤之一。此类肿瘤可发生在任何年龄,从婴儿至老年,但多在 40 岁以上。

2. 发病机制　卵巢癌不是一种同质的疾病,而是一组疾病,由多种不同的组织类型组成,有着不同的形态和生物学行为,同时在发病机制,分子改变和临床进展上也存在着不同。

关于卵巢癌二元模式的发病机制是目前提出较多的一种卵巢癌的发病机制,它是人为把卵巢分成两种类型。其中 I 型的卵巢肿瘤,包括低级别浆液性,低级别子宫内膜样,透明细胞,黏液癌和恶性 Brenner 瘤,源于交界性病变或子宫内膜异位,这些类型生物学特性表现为懒惰的,往往遗传稳定。他们是由于特定的细胞信号转导通路发生遗传变异。一般是逐步发展,有癌前病变的特点。而Ⅱ型卵巢肿瘤包括高级别浆液性,高分化子宫内膜样,和未分化癌以及恶性中胚叶混合瘤。他们主要源于输卵管远端,表现出较高的遗传不稳定性与 p53 基因及 BRCA 基因频繁的突变有关。

事实上,尽管浆液性卵巢癌的发病率占了三分之二以上的上皮性卵巢癌,但这种人为的把卵巢癌的发病机制划分为两类,在很多学者看来还是不合理的。

现在已有大量令人信服的证据表明,许多高级别浆液性癌起源于输卵管远端的上皮细胞,浆液性输卵管上皮内癌(STIC)被认为是高级别浆液性癌的癌前病变。低级别浆液性癌认为来自卵巢表面或输卵管上皮细胞包涵囊肿。输卵管伞端乳头状增生可能是浆液性交界性肿瘤的癌前病变。而子宫内膜样癌和透明细胞癌有可能来源于子宫内膜异位症,是由于遗传途径的改变而导致。黏液性和移行细胞癌没有发现到很好的起源,但新的数据表明,输卵管间皮交界处的过渡细胞巢是他们的一个可能的来源。同样,癌肉瘤由于罕见,其发病机制还不明确,但癌以及恶性间质成分决定了疾病的过程和预后。

(二) 组织学分类及扩散方式

由于卵巢在胚胎发生发面具有特殊性,因此其发生的肿瘤在结构和成分上有很大的区别。1973 年,世界卫生组织(WHO)卵巢肿瘤命名委员会根据 1964 年 FIGO 的标准第一次制订了国际统一的卵巢肿瘤的组织形态分类,1992 年,Scully 又予以补充,将卵巢肿瘤主要分为四类即上皮性肿瘤、性索间质肿瘤、生殖细胞肿瘤和转移性卵巢肿瘤,并建议将这种组织学分级中的上皮性肿瘤再细分。FIGO 委员会选择了这种分类系统,并将所有肿瘤类型共享的最相关的预后因素考虑在内。明确指出在诊断和分期的时候,需清楚说明具体卵巢癌的组织类型。世界卫生组织卵巢肿瘤命名委员会发布了最新的 2014 版卵巢肿瘤的组织形态分类。

(1)卵巢肿瘤的组织学类型

1)卵巢上皮性肿瘤:①浆液性:腺瘤(包括浆液性囊腺瘤和浆液性腺纤维瘤)、浆液性交界性肿瘤(分为普通型及微乳头型)、腺癌(包括低级别浆液性癌和高级别浆液性癌)。②黏液性:黏液性囊腺瘤、黏液性交界性肿瘤(分为黏液性交界性肿瘤和浆液-黏液性交界性肿瘤)、黏液性腺癌。③子宫内膜样:腺瘤(包括子宫内膜样浆液性囊腺瘤和子宫内膜样腺纤维瘤)、子宫内膜样交界性肿瘤、子宫内膜样癌。④透明细胞:腺瘤(包括子宫内膜样浆液性囊腺瘤和子宫内膜样腺纤维瘤)、子宫内膜样交界性肿瘤、子宫内膜样癌。⑤移形细胞:(良性)Brenner 肿瘤、Brenner 交界性肿瘤、恶性 Brenner 肿瘤。⑥混合性上皮:腺瘤、交界性肿瘤;癌。⑦鳞状上皮:上皮性囊肿、鳞状上皮癌。⑧未分化:未分化癌。⑨癌肉瘤。

2)生殖细胞肿瘤:①无性细胞瘤;②卵黄囊瘤;③多胚组织瘤;④畸胎瘤:未成熟畸胎瘤(实性、囊性或囊实性)、成熟性畸胎瘤;⑤单胚层或高度特异性肿瘤:卵巢甲状腺囊肿,类癌、卵巢甲状腺和类癌;⑥混合性:有上述任何两种或两种以上的组织学类型组成。

3)性索间质肿瘤:①颗粒细胞瘤:成人型,幼年型;②泡膜细胞瘤-纤维瘤:泡膜细胞瘤,纤维瘤-纤维肉瘤、硬化性间质瘤;③支持-间质细胞瘤:支持细胞瘤、间质细胞瘤、支持-间质细胞瘤;④环管状性索瘤;⑤含有异源性肉瘤成分的 Sertoli-Leydig 细胞瘤;⑥两性母细胞瘤;⑦类固醇细胞瘤:间质黄体瘤、间质细胞瘤、门细胞型、非门细胞型;⑧微囊型间质肿瘤。

4)转移性卵巢肿瘤:大约 90% 为恶性上皮性癌(carcinomas)。根据组织学、免疫组化和分子遗传学分析,高级别浆液性癌(70%),内膜样癌(10%),透明细胞癌(10%),黏液性癌(3%)和低级别浆液性癌(不足5%),是其5种主要类型。上述类型占据约98%的卵巢癌类型。主要通过显微镜区别及确诊,移行细胞癌目前认为是HGSC的一种变异形态;恶性Brenner瘤则被认为是极端罕见的低级别癌。

此外,恶性生殖细胞肿瘤(无性细胞瘤,卵黄囊瘤,未成熟畸胎瘤)约占3%;恶性潜能的性索间质肿瘤(主要是颗粒细胞瘤)占1%~2%,其中性索间质肿瘤增加了一个新的肿瘤类型。

准确的组织病理诊断对于卵巢癌成功分类及治疗至关重要,不同组织学类型对治疗的反应是不同的,最终的预后也是不一致的。

(2)扩散方式:卵巢癌独特的生物学特征主要表现在其播散方式上,和其他恶性肿瘤不同,卵巢癌主要转移途径是肿瘤表面脱落细胞的腹腔内广泛种植,60%~70%在就诊时超出了盆腔的范围。卵巢癌的扩散以局部蔓延,种植转移,淋巴道转移为主,血道转移少见,且是晚期表现。

1)局部蔓延:晚期的卵巢癌,不仅与围围组织粘连,而且可直接浸润这些组织,如子宫、壁层腹膜、阔韧带、输卵管、结肠及小肠,甚至可通过输卵管而蔓延至子宫腔。

2)种植转移:是上皮性卵巢癌的主要转移方式。游离的肿瘤细胞随腹腔液在腹腔内流动,在腹腔表面种植生长,很快成为全腹性疾病。盆、腹腔腹膜及脏器浆膜种植最为常见,特别是横膈、结肠旁沟、肠系膜、肠浆膜、子宫直肠窝及盆侧壁腹膜、膀胱浆膜。大网膜也是卵巢癌最早的亚临床转移部位之一。晚期大网膜转移灶可融合成块,是腹水的重要来源。卵巢癌转移至肠道者也很常见,但大多数属于浆膜种植转移,进而可累及浅肌层而至深肌层,累及黏膜层很少见。由肠转移导致不全梗阻者在晚期或复发性卵巢癌中尤为多见,后果严重,是致死的主要原因。肝转移亦为常见。在晚期患者中,肝表面转移高达54%,肝内转移达43.2%。脾表面转移者较肝脏的少见,脾实质及脾蒂转移者时有报道。

3)淋巴道转移:卵巢癌常扩散至腹膜后淋巴结,一般认为有三条不同的转移途径:主要的途径是沿卵巢血管向上终止于腹主动脉旁淋巴结,位于腹主动脉及肾动脉之间,称上行路线;淋巴管从卵巢门出来在阔韧带两叶之间,终止于髂内,髂外及髂门淋巴结,为下行路线,再经髂总而至腹主动脉旁淋巴结,当上行路线受阻时,淋巴液可反流至盆腔淋巴结形成侧支循环;卵巢淋巴管沿圆韧带,引流入髂外淋巴结及腹股沟淋巴结,此途径比较少见。

卵巢癌总的淋巴结转移率高达50%~60%,表明淋巴转移是卵巢癌扩散的重要途径;卵巢癌向盆腔及腹主动脉旁淋巴结转移的机会相同,两者的转移不分先后;原发于左侧的卵巢癌,其盆腔淋巴结转移率远较右侧高(约为10:1)。

腹膜后淋巴结转移的发生率与临床分期,细胞分化,组织类型,肿瘤大小等因素有关。细胞分化也是影响淋巴结转移的重要因素,交界性卵巢肿瘤几乎无淋巴结转移。组织类型中以浆液性癌淋巴结转移率最高,黏液性最低。淋巴结的大小是预示是否有转移的重要指征,直径超过3cm的淋巴结,其阳性率明显增加。

4)胸腔转移:卵巢癌合并胸腔积液以浆液性癌多见,占82.4%。

5)血道转移:初治的卵巢癌患者血行转移很少见,仅仅见于个别极晚期患者。但在治疗后复发的患者中,血行转移较多见,常见转移部位是肝脏和肺。

（三）临床表现及诊断

早期卵巢肿瘤的患者临床症状非常不典型，主要表现为腹胀、食欲缺乏等消化道症状。也有表现为腹部包块、腹痛、不规则阴道出血、食欲下降伴消瘦等。此外，一些患者可表现其他的临床症状，如泌尿系统的症状，月经不调疼痛及等不适。可有盆腔包块、腹腔包块、腹水等体征。

（1）卵巢癌主要症状

1）外阴及下肢水肿：随着卵巢癌肿的增大，盆腔静脉受压，导致血流不畅，妨碍淋巴回流，致使外阴及下肢出现水肿。

2）月经过少或闭经：多数卵巢癌患者的月经基本无变化，随着癌肿增大，癌细胞会破坏卵巢正常组织，导致卵巢功能失调，引起月经过少或闭经。

3）腰腹部疼痛：当肿瘤向周围组织浸润或压迫神经时，可引起腹痛、腰痛或坐骨神经痛。

4）胃肠道症状：更年期女性如果经常感觉腹胀、食欲缺乏，经消化科检查，没有发现胃肠道疾病，此时需去妇科就诊。因为卵巢肿瘤会使周围的韧带受到压迫、牵拉，加上腹水刺激，往往会出现胃肠道症状。

5）泌尿系统症状：当肿瘤不断生长，长成巨大的肿瘤时可压迫膀胱，有尿频、排尿困难、尿潴留症状。

6）性激素分泌紊乱：卵巢癌病理类型复杂多变，有些肿瘤分泌雌激素过多时，可引起性早熟、月经失调或绝经后阴道出血；如果是睾丸母细胞癌，则会产生过多雄激素而出现男性化体征。

晚期患者主要表现为明显消瘦，严重贫血等恶病质现象，当出现全身多处转移时，肺转移可出现咳嗽、咯血、胸腔积液；骨转移可造成转移灶局部剧疼。肠道转移可有便血，严重的可造成肠梗阻。

（2）诊断：卵巢肿瘤位于盆腔深部，不易于扪及或查得，目前也尚无有效的卵巢癌筛查手段，全球也没有任何一家卫生组织提出对不具有高危因素的妇女在无症状的情况下进行卵巢癌的常规筛查。因此，卵巢癌早期诊断率非常低，大部分患者就诊时，已到晚期。

2007 年，美国的妇科肿瘤基金会、美国肿瘤协会、妇科肿瘤协会共同建议女性如果连续几周出现如下症状：每天都持续存在的腹胀、盆腔或腹腔疼痛、进食困难或进食后立即出现饱胀感，以及小便异常，应尽早就诊。在 2012 年，英国的国家健康和临床研究所发布了卵巢癌早期检测指南，以提高人们对早期症状和体征的关注度，以助于卵巢癌的早期诊断。

1）胸腹腔积液细胞学检查。

2）肿瘤标志物的检查：CA125、hE4、CA153、CA199、AFP、β-hCG、NSE、CEA、SCC、B7-h4、LPA、MSLN、CA72-4、hk 等。基于 CA125 和 hE 计算的 ROMA 值有助于发现高危人群和早期癌患者。

3）影像学检查：盆腹腔 B 超检查，CT 或 MRI 检查，X 线胸片。

4）需要了解肿瘤与肠道的关系，并排除胃肠道肿瘤时，可考虑胃肠镜检查、胃肠钡剂、钡灌肠。需要了解肿瘤与输尿管、膀胱的关系时，可考虑静脉肾盂造影，盆腹 X 线检查。需要患者全身肿瘤情况时，予以 PET/CT 检查等。此外，对于可疑病例腹腔镜检查及组织学检查，可以立即明确诊断。

（四）手术-病理分期

卵巢癌的 FIGO（国际妇产科联盟）分期为手术－病理分期。随着科学技术的不断进步，诊断方法的不断改善以及更多更准确的预后信息被我们所掌握，肿瘤分期方法在不断发展。FIGO 妇科肿瘤委员对卵巢癌 1988 版原分期进行了修订，并在 2013 年发布了《FIGO 2013 卵巢癌、输卵管癌、腹膜癌新分期》，见表 8-22。

表 8-22　FIGO 2013 卵巢癌、输卵管癌、腹膜癌手术-病理分期

I	肿瘤局限于卵巢或输卵管
I A (T1a-N0-M0)	肿瘤局限于一侧卵巢（包膜完整）或输卵管，卵巢和输卵管表面无肿瘤；腹水或腹腔冲洗液未找到癌细胞
I B (T1b-N0-M0)	肿瘤局限于双侧卵巢（包膜完整）或输卵管，卵巢和输卵管表面无肿瘤；腹水或腹腔冲洗液未找到癌细胞
I C	肿瘤局限于单或双侧卵巢或输卵管，并伴有如下任何一项 I C1(T1c1-N0-M0)：手术导致肿瘤破裂 I C2(T1c2-N0-M0)：手术前肿瘤包膜已破裂或卵巢、输卵管表面有肿瘤； I C3(T1c3-N0-M0)：腹水或腹腔冲洗液发现癌细胞
II (T2-N0-M0)	肿瘤累及一侧或双侧卵巢或输卵管并有盆腔扩散（在骨盆入口平面以下）或原发性腹膜癌 II A(T2a-N0-M0)：肿瘤蔓延至或种植到子宫和（或）输卵管和（或）卵巢 II B(T2b-N0-M0)：肿瘤蔓延至其他盆腔内组织
III (T1/T2-N1-M0)	肿瘤累及单侧或双侧卵巢、输卵管或原发性腹膜癌，伴有细胞学或组织学证实的盆腔外腹膜转移或证实存在腹膜后淋巴结转移
III A	III A1(T3a1-N1-M0)：仅有腹膜后淋巴结阳性（细胞学或组织学证实）。 III A1(i)期：转移灶最大直径≤10mm； III A1(ii)期：转移灶最大直径＞10mm； III A2(T3a2-N0/N1-M0)：显微镜下盆腔外腹膜受累，伴或不伴腹膜后阳性淋巴结
III B (T3b-N0/N1-M0)	肉眼盆腔外腹膜转移，病灶最大直径≤2cm，伴或不伴腹膜后阳性淋巴结
III C (T3c-N0/N1-M0)	肉眼盆腔外腹膜转移，病灶最大直径＞2cm，伴或不伴腹膜后阳性淋巴结（包括肿瘤蔓延至肝包膜和脾，但无转移到脏器实质）
IV (任何 T，任何 N，M1)	超出腹腔外的远处转移 IV A：胸腔积液中发现癌细胞； IV B：腹腔外器官实质转移（包括肝实质转移和腹股沟淋巴结和腹腔外淋巴结转移）

（五）治疗目的及原则

总原则：卵巢癌的治疗以手术为主，辅以化疗或放疗，生物治疗尚处于尝试阶段。手术治疗是目前最有效的治疗手段，也是卵巢癌的首选治疗方式，对于病灶局限在卵巢或者盆腔的时候，予以全面分期手术，如果需要保留生育功能，行保留生育功能的全面分期，当病灶已

经超出盆腔,超出卵巢,扩散到上腹部的时候,行肿瘤细胞的减灭术甚至扩大的肿瘤细胞的减灭术。手术原则是力求将肿瘤切净或基本切净,残留肿瘤直径<1cm,不应因害怕脏器受损伤而遗留病灶。只有将肿瘤切净,患者的生存时间才能明显延长,手术的彻底性也直接影响术后的辅助治疗(化疗及放疗)的最终效果。化疗是卵巢癌重要的辅助治疗,能使一些晚期患者完全缓解,获得长期的完全缓解,术后采用的化疗方案一定要根据肿瘤的分期和病理分化程度来决定。

(1)上皮性卵巢肿瘤的治疗:卵巢癌的治疗以手术为主,辅以化疗、生物治疗尚处于研究阶段。手术治疗是目前最有效的治疗手段,也是卵巢癌的首选治疗方式,对于病灶局限在卵巢或者盆腔的时候,予以全面分期手术,如果需要保留生育功能,行保留生育功能的全面分期,当病灶已经超出盆腔,超出卵巢,扩散到上腹部的时候,行肿瘤细胞的减灭术甚至扩大的肿瘤细胞减灭术。手术原则是力求将肿瘤切净或基本切净,手术的彻底性直接影响术后的辅助化疗的效果,只有将肿瘤切净,患者的生存时间才能明显延长。化疗是卵巢癌重要的辅助治疗,能使一些晚期患者完全缓解,获得长期的完全缓解,术后采用的化疗方案要根据肿瘤的分期和病理分化程度来决定。

对于Ⅲ期以下的患者,为了排除可能存在的隐匿的更晚期卵巢癌,必须进行全面的手术分期,约30%患者在全面分期术后会出现分期提高。对于Ⅱ～Ⅳ期患者,应进行最大程度的肿瘤细胞减灭术,使残余肿瘤的最大径小于1cm。

对于肿瘤较大的、估计无法切净的Ⅲ～Ⅳ期患者,可考虑进行新辅助治疗。一般予以2～3个疗程治疗的新辅助化疗,然后行(中间性)肿瘤细胞的减灭术,但化疗前必须由妇科肿瘤专科医师评估是否可手术切除。新辅助化疗前必须有明确的病理诊断结果(可通过细针穿刺活检或剖腹探查获得)。欧洲的Ⅲ期随机试验在ⅢC期/Ⅳ期患者中比较了新辅助化疗联合间歇性肿瘤细胞减灭术与直接行肿瘤细胞减灭术的效果。两组患者的总生存期相当(29个月对比30个月),但新辅助化疗组术中并发症的发生率较低。而美国的一项随机临床研究显示,直接肿瘤细胞减灭术加术后静脉化疗后其总体生存期可达50个月。因此,美国专家认为,在把新辅助化疗作为有潜在切除可能的患者的推荐治疗方法之前,还需要更多的研究数据。

希望保留生育功能的年轻患者,ⅠA期(包括腹腔细胞学阴性;高危区域如子宫直肠陷凹,结肠侧沟、肠系膜、大网膜和腹膜后淋巴结探查及活检均阴性)和(或)低危肿瘤(早期,低级别浸润癌、低度恶性潜能肿瘤),如果子宫和对侧卵巢外观无肿瘤,可以仅行患侧附件切除。

若患者已接受不完全的分期手术(指子宫、附件、大网膜未切除、分期记录不完整、有残留病灶),应根据肿瘤的期别和分化程度决定进行再次分期手术或进行化疗。大部分上皮卵巢癌患者均需接受术后化疗。全面分期手术后的ⅠA或ⅠB期/G1的患者,术后可仅观察随访,因为这些患者单纯手术治疗后的生存率可达90%以上,但除外透明细胞癌。ⅠA或ⅠB期/G2的患者术后可选择观察随访或化疗。ⅠA或ⅠB期/G3和ⅠC期的患者术后需化疗3～4个疗程。Ⅱ～Ⅳ期的患者,在卵巢肿瘤细胞减灭术后,视手术满意度决定化疗疗程数及是否行再次细胞减灭术。满意细胞减灭术后化疗6～8个疗程,并应在血清肿瘤标记物正常后至少化疗2个疗程。

Ⅰ期患者推荐静脉化疗。对于接受满意细胞减灭手术、残留肿瘤最大径≤1cm的Ⅲ期患者,推荐给予腹腔化疗。Ⅱ期患者也可以接受腹腔化疗。体力状态评分较差的患者不适合腹腔化疗。

上皮卵巢癌首选化疗方案为:紫杉醇联合卡铂。多西他赛联合卡铂或紫杉醇联合顺铂可作为备选的方案。对于化疗后易发生神经系统副作用的患者(如糖尿病患者),可考虑选择多西他赛联合卡铂方案进行化疗。

关于靶向药贝伐单抗在卵巢癌的应用,根据 GOG 0218 和 ICON7 随机对照试验显示,卵巢癌术后一线化疗加贝伐单抗可提高中位 PFS,但是两组总生存率和生活质量无明显差异。

患者在初始治疗(6 个周期化疗)后应接受再次临床评估。如果无疾病进展(临床完全缓解),可观察随访。初治治疗期间部分缓解或出现进展者应接受二线治疗。

初始治疗后 6 个月或更长时间复发的患者属于"铂类敏感型复发"。首次复发的铂类敏感型患者,可选择含铂类药物的联合方案进行二线化疗,化疗方案包括:卡铂/紫杉醇、卡铂/紫杉醇周疗、卡铂/多西他赛、卡铂/吉西他滨、卡铂/多柔比星脂质体、顺铂/吉西他滨。

经过连续两种化疗方案,没有持续性临床获益的患者(难治性),或肿瘤在 6 个月内复发的患者(铂类耐药)预后很差。建议患者参加临床试验。再次治疗时不推荐使用含铂类的化疗方案。对于铂类耐药的病例,首选非铂类单药(多西他赛、口服依托泊苷、吉西他滨、多柔比星脂质体、紫杉醇周疗、拓扑替康)。其他可能有效的药物包括六甲蜜胺、卡培他滨、环磷酰胺、异环磷酰胺、伊立替康、美法仑、奥沙利铂、紫杉醇、白蛋白结合型紫杉醇、培美曲塞和长春瑞滨。对于无法耐受细胞毒性药物或使用这些药物后效果不佳的患者,使用他莫昔芬或其他药物(包括阿那曲唑、来曲唑、醋酸亮丙瑞林或醋酸甲地孕酮)进行内分泌治疗也是一种选择。

每 2~4 疗程化疗后(取决于所用的药物)均应行临床评估,以判断患者是否从化疗中获益。曾接受连续两种以上不同化疗方案而无临床获益的患者,再次治疗时获益的可能性很小。应该根据患者的个体情况选择支持治疗、继续治疗还是参与临床试验。

(2)非上皮性卵巢肿瘤的治疗

1)恶性生殖细胞肿瘤:患者如无生育要求,初次手术时应行全面分期手术。有生育要求者,只要一侧卵巢和子宫正常,任何期别的恶性生殖细胞肿瘤都可以保留生育功能。手术时可考虑不切除腹膜后淋巴结。

根据欧洲学者及儿科相关研究结果,对Ⅰ期的无性细胞瘤、Ⅰ期 G1 未成熟畸胎瘤患者,在全面分期的保守性手术后,可随访观察,不需化疗。所有其他临床期别包括:①Ⅰ~Ⅳ期卵黄囊瘤;②Ⅱ~Ⅳ期无性细胞瘤;③Ⅰ期 G2~3 或Ⅱ~Ⅳ期未成熟畸胎瘤等,在满意的肿瘤细胞减灭术后,需给予 3~4 疗程 EP(依托泊苷+顺铂或卡铂)/BEP(依托泊苷+博来霉素+顺铂或卡铂)方案化疗。

化疗后取得临床完全缓解的患者,治疗结束 2 年内应每 2~4 个月随访一次,并监测 AFP 和 β-hCG 水平(如果治疗前有升高)。对于肿瘤标记物异常升高且有明确肿瘤复发的患者,治疗选择:①干细胞移植支持下的大剂量化疗;②考虑二线化疗,如 TIP(紫杉醇+异环磷酰胺+顺铂)方案;③再次手术。

复发后的其他化疗方案包括 VAC(长春新碱+放线菌素 D+环磷酰胺)、VeIP(长春碱＋异环磷酰胺＋顺铂)、VIP(依托泊苷＋异环磷酰胺＋顺铂)、顺铂＋依托泊苷、多西他赛＋卡铂、紫杉醇＋卡铂、紫杉醇＋吉西他滨、紫杉醇＋异环磷酰胺、多西他赛、紫杉醇等。病灶局限时也可考虑放射治疗。

2)恶性性索间质瘤:最常见为颗粒细胞瘤,颗粒卵泡膜细胞瘤和支持-间质细胞瘤。诊断时多处于早期,预后较好。

对希望保留生育功能、局限于一侧卵巢的性索间质肿瘤患者,可行保留生育功能的全面分期手术。其他所有患者建议行全面分期手术,但可不切除淋巴结。

对Ⅰ期低危患者,术后可仅观察。Ⅰ期高危患者(肿瘤破裂、IC期、分化差、肿瘤直径超过10cm),可选择铂类为基础的化疗。若治疗前抑制素水平升高,应对抑制素水平进行监测随访。对病灶局限的Ⅱ～Ⅳ期患者可选择进行放射治疗,或铂类为基础的化疗,首选BEP方案或紫杉醇＋卡铂方案。

颗粒细胞瘤患者可发生晚期复发(如30年后发生复发),建议延长这些患者的随访时间。Ⅱ～Ⅳ期患者治疗结束后发生临床复发,可选择参加临床试验或按照复发方案进行治疗。贝伐单抗和亮丙瑞林可用来治疗复发性颗粒细胞瘤。也可考虑再次行肿瘤细胞减灭术。

3)癌肉瘤:是少见的卵巢肿瘤,预后很差。许多病理医师认为该病是危险性极高的低分化上皮性卵巢癌的某种变异。全面手术分期后所有患者必须接受化疗。化疗方案及复发时的治疗方案与上皮性卵巢癌相同。

4)低度恶性潜能卵巢肿瘤(交界性上皮性卵巢肿瘤):治疗应个体化,取决于组织学和临床特征、患者年龄以及诊断时肿瘤的期别。有生育要求的患者可仅行患侧附件切除术。无生育要求者,行全面分期手术或卵巢癌细胞减灭术。虽然行全面分期手术会提高早期患者的分期,目前尚无证据显示淋巴结切除术和大网膜切除术会提高患者的生存率。腹膜腔表面的浸润性种植提示预后相对较差,对这些患者可以考虑采用与上皮性卵巢癌相同的治疗方式。无浸润性种植者,术后化疗是否有益尚不明确,对这些患者术后可随访观察。

对接受过不完全分期手术者,后续治疗需结合患者的生育要求。对于无生育要求且无浸润性种植(或无法确定有无浸润性种植)的患者,可行全面分期手术或观察。对于既往手术发现浸润性种植者,可行全面分期手术,也可进行观察或参照上皮性卵巢癌进行治疗。如果患者有生育要求,且既往手术未发现浸润性种植(或无法确定有无浸润性种植),可观察或行保留生育功能的分期手术。如果既往手术已发现浸润性种植,可选择:①行保留生育功能的全面分期手术;②观察;③按照上皮性卵巢癌进行治疗。

当出现临床复发时,情况允许时推荐行手术评估和细胞减灭术。对有浸润性种植的患者,参照上皮性卵巢癌的方法予以治疗;无浸润性种植的患者则可随访。目前没有证据表明化疗(腹腔或静脉)能使交界性卵巢肿瘤的患者获益。

二、输卵管肿瘤

输卵管良性肿瘤罕见,但种类较多,相对多见的为腺瘤样瘤,其他的有畸胎瘤、平滑肌瘤、乳头状瘤等,多为体检或行其他手术时发现,经手术切除患侧输卵管可痊愈。

原发性输卵管癌(primary fallopian tube carcinoma,PFTC)也是一种非常少见的妇科恶性肿瘤,仅占女性生殖道恶性肿瘤的0.14%～1.8%。输卵管癌的高发年龄为50～70

岁,多数为绝经后女性。PFTC 的预后差,总的生存率为 22%～57%。

(一) 发病机制和病理

PFTC 的发病机制尚未明确。研究显示,和卵巢癌一样,PFTC 的发生也与 *BRCA*、*HER-2*、*TP53*、*K-ras* 等基因突变相关。相比卵巢癌,输卵管癌中 *BRCA* 突变者更多,并且,*BRCA1* 突变较 *BRCA2* 突变更为常见。有 0.6%～3.0% *BRCA* 突变的妇女可能发生PFTC。未生育、输卵管炎症被认为是 PFTC 的高危因素。

PFTC 在临床上非常少见,多数为其他手术时意外发现。但近年来各种病理学、分子学和遗传学证据提示,PFTC 的实际发病率一直被低估,卵巢高级别浆液性癌(high-grade serous cancer,hGSC)实际上来源于输卵管伞端。有学者将卵巢 hGSC 和 PFTC、原发性腹膜癌(primary peritoneal carcinoma,PPC)合并称为盆腔浆液性癌,认为这三类肿瘤均来源于输卵管伞端。绝大多数输卵管恶性肿瘤为囊腺癌,其他较少见的病理类型还有子宫内膜样腺癌、移行细胞癌、混合细胞肿瘤(如癌肉瘤)等。

(二) 临床表现及诊断

1. 临床表现 输卵管癌早期多无明显临床症状,多数患者出现症状时已经晚期,约 5% 的患者可出现腹水。非典型的症状包括:阴道出血、阴道流液、下腹疼痛等,其他比较少见的症状有腹胀、尿急、自觉盆腹腔包块等。因绝经后阴道出血为子宫内膜癌的典型症状,当分段诊刮没有阳性发现,而阴道持续出血时,应考虑是否患有输卵管癌。

2. 诊断 因输卵管癌无典型临床症状,根据病史较难诊断。仅有少数患者在体格检查时可触及盆腔包块,或有腹部压痛。

(1)血清肿瘤标记物:部分患者可出现 CA125 升高,但多数患者出现肿瘤标记物升高时已处于晚期,因此不推荐单独使用 CA125 进行输卵管癌的筛查,应结合其他辅助检查手段,如超声、MRI 等。

(2)影像学:经腹部或经阴道 B 超可发现正常卵巢旁的实性包块,有报道显示三维彩超能提高输卵管癌的诊断率。MRI 检查比起彩超和 CT 在判断盆腔包块性质方面具有更高的正确率。当考虑患者出现远处转移时,可行 PET-CT 检查。

(3)病理学检查

1)细胞学检查:11%～23% 的患者宫颈细胞学检查可找到腺癌细胞,腹水细胞学检查也可以有阳性发现。

2)由于子宫内膜癌发病率远较输卵管癌高,典型临床症状为阴道不规则出血,诊断输卵管癌需行分段诊刮术,以排除子宫内膜癌。

3. 鉴别诊断 输卵管癌的鉴别诊断首先需排除卵巢癌,尤其当卵巢受累时。病理学检查发现输卵管浆膜层受累而黏膜完整时,应诊断为卵巢癌。反之,当病灶局限于输卵管黏膜固有层时,则考虑为 PFTC。病灶穿透黏膜层或位于输卵管伞端时常提示预后不良。

其他需要鉴别的还有附件炎性包块、子宫浆膜下肌瘤、子宫内膜癌等。

(三) 治疗
PFTC 的治疗与卵巢癌相同,以手术治疗为主,辅以化疗等综合治疗。

(四) 药物治疗及用药监护
1. 卵巢和输卵管肿瘤常用抗肿瘤药物
(1)烷化剂:常用药物有环磷酰胺、异环磷酰胺、美法仑、六甲蜜胺。美法仑与其他烷化剂相同,直接与 DNA 结合,导致细胞死亡。有消化道和骨髓抑制,可能发生皮疹或超敏反应,有报道心脏停搏可能与此有关,报道有溶血性贫血、脉管炎、肺纤维化、肝炎和黄疸等肝功能异常发生。

(2)抗代谢物:代表药物有吉西他滨、培美曲塞、卡培他滨。培美曲塞是一种结构上含有核心为吡咯嘧啶基团的抗叶酸制剂,通过破坏细胞内叶酸依赖性的正常代谢过程,抑制细胞复制,从而抑制肿瘤的生长。其主要不良反应有骨髓抑制、肝损害、过敏反应和皮疹等。卡培他滨为口服后需要在体内活化的氟尿嘧啶氨甲酸酯。口服后先活化为无活性的中间体 5′-DFCR,以后经肝脏和肿瘤组织的胞苷脱氨酶转化为 5′-DFUR,最后在肿瘤组织内经胸苷磷酸化酶催化为 5-FU 而起作用,具有较高的选择性。主要不良反应为手足综合征、腹泻及骨髓抑制等。

(3)抗肿瘤抗生素:代表药物有多柔比星、博来霉素、放线菌素 D。

(4)抗肿瘤植物药物:紫杉醇、多西他赛、长春碱、长春新碱、长春瑞滨、伊立替康、托泊替康、依托泊苷。

长春碱为由夹竹桃科植物长春花中提取的干扰蛋白质合成的抗癌药物,主要抑制微管蛋白的聚合,而妨碍纺锤体微管的形成,使核分裂停止于中期。不良反应有消化道反应、骨髓抑制及周围神经炎,少数患者可有体位性低血压、脱发、失眠等。

长春瑞滨属长春花生物碱类。通过阻滞微管蛋白聚合形成微管和诱导微管的解聚,使细胞分裂停止于有丝分裂中期。粒细胞减少是剂量限制性毒性,周围神经毒性也较常见,主要表现为腱反射降低,此外,静脉炎常有发生。

(5)生物分子靶向治疗药物:贝伐珠单抗。

(6)激素:他莫昔芬、阿那曲唑、来曲唑、醋酸亮丙瑞林、醋酸甲地孕酮。

阿那曲唑为一种强效、选择性非甾体类芳香化酶抑制剂。可抑制绝经期后患者肾上腺中生成的雄烯二酮转化为雌酮,从而明显地降低血浆雌激素水平,抑制雌激素依赖性肿瘤生长。不良反应包括皮肤潮红、阴道干涩和头发油脂过度分泌,以及胃肠功能紊乱、乏力、忧郁、头痛、皮疹等。

来曲唑为新一代芳香化酶抑制剂,有较高的治疗指数。不良反应较少及较轻,可见恶心、头痛、潮热、体重增加。

醋酸亮丙瑞林其促 LH 释放活性约为 LU-Rh 的 100 倍,抑制垂体-性腺系统功能的作用也强于 LH-Rh。不良反应有间质性肺炎、过敏样症状及患者由于雌激素降低作用而出现的围绝经期综合征样的精神抑郁状态等。

(7)其他:顺铂、卡铂、奥沙利铂。

2. 上皮性卵巢癌和性索间质恶性肿瘤

(1)术后辅助化疗方案(见表 8-23)

表 8-23 上皮性卵巢癌和性索间质恶性肿瘤常用化疗方案

方案	药物组成	剂量	途径	时间	疗程间隔
TP	paclitaxel(PTX)	$135\sim175mg/m^2$	静脉滴注	d1(3h)	3周
	carboplatin 或 DDP	$AUC=5\sim6$	腹腔注射或静脉滴注	d1(1h)	
		$75mg/m^2$	腹腔注射或静脉滴注	分1~2d	

续表

方案	药物组成	剂量	途径	时间	疗程间隔
DP	docetaxel	$60\sim75mg/m^2$	静脉滴注	d1(3h)	
	carboplatin	$AUC=5$	腹腔注射或静脉滴注	d1(1h)	
	或 DDP	$75mg/m^2$	腹腔注射或静脉滴注	分 $1\sim2d$	
CAP	CTX	$750mg/m^2$	静脉滴注	d1	3 周
	ADM	$50mg/m^2$	静脉滴注	d1	
	carboplatin 或 DDP	$AUC=5\sim6$	腹腔注射或静脉滴注	d1	
CBP	CTX	$75mg/m^2$	腹腔注射或静脉滴注	d1	
	bleomycin	$650\sim750mg/m^2$	静脉滴注	d1	3 周
	carboplatin 或 DDP	每日 $10\sim15mg/m^2$	静脉注射	$d1\sim3$	
		$AUC=5\sim6$	腹腔注射或静脉滴注	d1	
		$75mg/m^2$	腹腔注射或静脉滴注	分 $1\sim2d$	

注:上皮性卵巢癌首选 TP 方案

(2)药物治疗监测

1)疗效评估:根据 WHO 实体瘤疗效评价标准或 RECIST 疗效评价标准评价。

2)药物不良反应及应对措施(见表 8-24)

表 8-24　药物不良反应及应对措施

化疗方案	不良反应	应对措施
TP	过敏,骨关节、肌肉酸痛,骨髓抑制	预防性使用抗过敏药;预防性使用粒细胞集落刺激因子(G-CSF)
DP	水钠潴留,骨髓抑制,恶心呕吐和过敏反应	DOC 治疗前 1 天开始至应用后 3 天,需服用地塞米松;预防性使用粒细胞集落刺激因子(G-CSF)
CAP	累积性心脏毒性,恶心呕吐,心脏毒性,骨髓抑制和脱发等	每次用药前常规检查心电图(EKG);预防性使用粒细胞集落刺激因子(G-CSF)
CBP	恶心呕吐,黏膜反应,发热和骨髓抑制	加用非甾体抗炎药预防发热;预防性使用粒细胞集落刺激因子(G-CSF)

(3)用药注意事项及用药教育

1)TP 方案:①PTX 因其助溶剂蓖麻油可导致过敏反应,故使用前应预防性使用抗过敏药,可联用地塞米松、西咪替丁、异丙嗪或苯海拉明等。滴注需配制及输液应使用专用输液管。②静脉滴注 PTX 过程中监测血压、心率。③由于此方案骨髓抑制明显,应预防性使用粒细胞集落刺激因子(G-CSF),一般在化疗后第 6 天开始,可连续使用 5~10 天。④对于治疗后骨、肌肉酸痛明显者,使用消炎镇痛药有较好效果。

2)DP 方案:①DOC 治疗前 1 天开始至应用后 3 天,需服用地塞米松 8mg,每日 2 次。②由于此方案骨髓抑制明显,应预防性使用粒细胞集落刺激因子(G-CSF),一般在化疗后第 6 天开始,可连续使用 5~10 天。

3）CAP方案:①ADM应用时要注意其累积剂量($\leqslant450mg/m^2$)。ADM多次使用时可能引起心脏的损害,建议在每次用药前常规检查心电图(EKG)。②由于此方案骨髓抑制明显,应预防性使用粒细胞集落刺激因子(G-CSF),一般在化疗后第6天开始,可连续使用5～10天。③应用DDP化疗第1～3天需水化利尿,平均补液3000～4000ml/d,保持尿量>2500ml/d。

4）CBP方案:①应用BLM前,需加用非甾体抗炎药预防发热。②由于此方案骨髓抑制明显,应预防性使用粒细胞集落刺激因子(G-CSF),一般在化疗后第6天开始,可连续使用5～10天。③应用DDP化疗第1～3天需水化利尿,平均补液3000～4000ml/d,保持尿量>2500ml/d。④腹腔化疗行单针穿刺,小心避开肠腔,如注入肠腔应根据腹泻量推算被排泄药物并补足化疗药物,注入腹泻液体量不少于2000ml。

3. 恶性生殖细胞肿瘤

(1)常用化疗方案(见表8-25)

表8-25 恶性生殖细胞肿瘤常用化疗方案

方案	药物组成	剂量	途径	时间	疗程间隔
EBP/EP	VP-16 bleomycin	80～100mg/(m^2·d)	静脉滴注	d1～5	3周
	DDP	10～15mg/(m^2·d)	静脉注射	d1～3	
	或carboplatin	20mg/(m^2·d)	静脉滴注或腹腔注射	d1～5	
		$AUC=5～6$	静脉滴注或腹腔注射	d1	
VBP	VCR	1mg	静脉注射	d1,d2	3周
	bleomycin	10～15mg/(m^2·d)	静脉注射	d1～3	
	DDP	20mg/(m^2·d)	静脉滴注或腹腔注射	d1～5	
	或carboplatin	$AUC=5～6$	静脉滴注或腹腔注射	d1	

(2)药物治疗监测

1)疗效评估:根据WHO实体瘤疗效评价标准或RECIST疗效评价标准评价。

2)药物不良反应及应对措施(见表8-26)

表8-26 药物不良反应及应对措施

化疗方案	不良反应	应对措施
EBP/EP	恶心、呕吐、发热和骨髓抑制	加用非甾体抗炎药预防发热;大量水化
VBP	恶心、呕吐、发热和骨髓抑制	加用非甾体抗炎药预防发热

(3)用药注意事项与用药教育

1)EBP/EP方案:①应用BLM前,需加用非甾体抗炎药预防发热。②应用DDP化疗前一天开始至化疗后2～3天,每日输液2000～3500ml,保证24小时尿量>2500ml,不足者增加补液量并用利尿剂。

2)VBP方案:①应用BLM前,需加用非甾体抗炎药预防发热。②应用DDP化疗第1～3天需水化利尿,平均补液3000～4000ml/d,保持尿量>2500ml/d。

4. 二线化疗方案

(1)铂敏感型复发(上皮性卵巢癌)

1)化疗方案:可选择铂类药物单用或铂类为基础的联合化疗方案。（见表8-27）

表8-27 铂敏感型复发化疗方案

方案	药物组成	剂量	途径	时间	疗程间隔
TP	paclitaxel	$135\sim175mg/m^2$	静脉滴注(3小时)	d1	3周
	carboplatin	$AUC=5\sim6$	静脉滴注(1小时)	d1	
	或DDP	$75mg/m^2$	腹腔注射或静脉滴注	分1~2d	
DP	docetaxel	$60\sim75mg/m^2$	静脉滴注(3小时)	d1	3周
	carboplatin	$AUC=5$	腹腔注射或静脉滴注	d1	
	或DDP	$75mg/m^2$	(1小时)	分1~2d	
			腹腔注射或静脉滴注		
topotecan+DDP	topotecan	$1.0\sim1.5mg/(m^2 \cdot d)$	静脉滴注	d1~5	3周
	DDP	$75mg/m^2$	腹腔注射或静脉滴注	分1~3d	
topotecan 周疗 + DDP	topotecan	每周$3\sim4mg/m^2$	静脉滴注	d1,8,15	4周
	DDP	$75mg/m^2$	腹腔注射或静脉滴注	分1~3d	
CPT-11 周疗 + DDP	CPT-11	每周$60\sim80mg/m^2$	静脉滴注	d1,8,15	4周
	DDP	$75mg/m^2$	腹腔注射或静脉滴注	分1~3d	
gemcitabine+DDP	gemcitabine	每周$1000mg/m^2$	静脉滴注	d1,8,15	3周
	DDP	$75mg/m^2$	腹腔注射或静脉滴注	分1~3d	
IFO+BLM+铂类	IFO	2g/d	静脉滴注	d1~3	3周
	Mesna	400mg+0.9%NS 4ml	静脉注射用 IFO 时 0、4、8h	d1~3	
	BLM	15mg	静脉注射	d1~3	
	carboplatin	$AUC=5\sim6$	静脉滴注或腹腔注射	d1	
	或DDP	$65\sim75mg/(m^2 \cdot d)$	静脉滴注或腹腔注射	分1~3d	
VP-16+DDP	VP-16	$80\sim100mg/(m^2 \cdot d)$	静脉滴注	d1~5	3周
	DDP	$75mg/m^2$	腹腔注射或静脉滴注	分1~3d	
liposomaldoxorubicin+DDP	脂质体阿霉素	$30mg/m^2$	静脉滴注	d1	3周
	DDP	$75mg/m2$	腹腔注射或静脉滴注	分1~3d	

2)药物治疗监测:①疗效评估:根据 WHO 实体瘤疗效评价标准或 RECIST 疗效评价标准评价。②药物不良反应监测。（见表8-28）

表8-28 药物不良反应及应对措施

化疗方案	不良反应	应对措施
TP	过敏反应、骨关节、肌肉酸痛、骨髓抑制、恶心、呕吐	使用前应预防性使用抗过敏药;使用消炎镇痛药;预防性使用粒细胞集落刺激因子(G-CSF);预防性使用镇吐药物

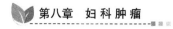

化疗方案	不良反应	应对措施
DP	骨髓抑制比较明显,所有患者均出现不同程度白细胞数量减少、恶心、呕吐、过敏反应和水钠潴留	治疗前1天开始至应用后3天,需服用地塞米松;预防性使用粒细胞集落刺激因子(G-CSF)预防性使用镇吐药物
topotecan+DDP	恶心、呕吐,骨髓抑制和皮肤黏膜反应	如患者上一疗程出现Ⅲ度骨髓抑制,下一疗程topotecan的剂量应减少25%,预防性使用镇吐药物
topotecan周疗+DDP	恶心、呕吐,骨髓抑制和皮肤黏膜反应	如患者上一疗程出现Ⅲ度骨髓抑制,下一疗程topotecan的剂量应减少25%
CPT-11周疗+DDP	急性或迟发性腹泻、恶心呕吐和骨髓抑制	腹泻发生24小时内(胆碱能作用)应给予阿托品0.25~1mg静脉注射;预防性使用镇吐药物
Gemcitabine+DDP	恶心、呕吐、骨髓抑制和过敏反应	预防性使用镇吐药物;大量水化
IFO+BLM+铂类	恶心、呕吐、发热和骨髓抑制	每日注射后分别于0、4和8h,用美司钠400mg静脉推注解救;加用非甾体抗炎药预防发热;大量水化
VP-16+DDP	骨髓抑制、恶心、呕吐	滴注治疗期间监测血压;预防性使用镇吐药物
liposomaldoxorubicin+DDP	骨髓抑制、恶心、呕吐、皮肤黏膜反应和急性注射反应	多柔比星脂质体具有局部刺激作用,为了避免输注反应,第1次给药速度为1mg/min

3)用药注意事项与用药教育:①TP方案:PTX因其助溶剂蓖麻油可导致过敏反应,故使用前应预防性使用抗过敏药,可联用地塞米松、西咪替丁、异丙嗪或苯海拉明等。滴注需配制及输液应使用专用输液管;静脉滴注PTX过程中监测血压、心率;由于此方案骨髓抑制明显,应预防性使用粒细胞集落刺激因子(G-CSF),一般在化疗后第6天开始,可连续使用5~10天;对于治疗后骨、肌肉酸痛明显者,使用消炎镇痛药有较好效果。②DP方案:DOC治疗前1天开始至应用后3天,需服用地塞米松8mg,每日2次。由于此方案骨髓抑制明显,应预防性使用粒细胞集落刺激因子(G-CSF),一般在化疗后第6天开始,可连续使用5~10天。③topotecan+DDP方案:如患者上一疗程出现Ⅲ度骨髓抑制,下一疗程topotecan的剂量应减少25%。水化方案参考以上含DDP方案。④topotecan周疗+DDP(每4周为1疗程)方案:水化方案参考以上含DDP方案。CPT-11周疗+DDP(每4周为1个疗程)可能发生急性或迟发性腹泻。腹泻发生24小时内(胆碱能作用)应给予阿托品0.25~1mg静脉注射。迟发性腹泻给予洛哌丁胺(2mg,每2小时1次,直至12小时无腹泻)。如果腹泻加重(排便每天≥7次),或伴有脱水,或伴有直立性低血压,应同时补充液体及电解质。可考虑给予抗生素,如口服氟喹诺酮,尤其是伴有粒细胞数量减少的患者。⑤Gemcitabine+DDP方案:水化方案参考以上含DDP方案。吉西他滨需用生理盐水配制,滴注30分钟。⑥IFO+BLM+铂类方案:IFO代谢产物可刺激泌尿道,导致血尿,故每日注射后分

别于 0、4 和 8 小时,用美司钠 400mg 静脉推注解救,保护泌尿道。用 BLM 前,需加用非甾体抗炎药预防发热。应用 DDP 化疗第 1~3 天需水化利尿,平均补液 3000~4000ml/d,保持尿量>2500ml/d。⑦VP-16+DDP 方案:VP-16 静脉滴注用药时间 30~60 分钟,以避免出现严重的低血压。滴注治疗期间监测血压。依托泊苷必须以 20~50 倍体积稀释(100~250ml)后用药。稀释浓度为 10~20mg/ml。水化方案参考以上含 DDP 方案。⑧liposomal doxorubicin+DDP 方案:多柔比星脂质体必须溶于 5% 葡萄糖溶液 250ml 中注射。多柔比星脂质体具有局部刺激作用,为了避免输注反应,第 1 次给药速度为 1mg/min。水化方案参考以上含 DDP 方案。

(2)耐药型复发(上皮性卵巢癌):可选择单药或联合化疗方案。可选择的药物为 liposomal doxorubicin,topotecan,gemcitabine,docetaxel,paclitaxel,VP-16,CPT-11 等。

(3)恶性生殖细胞肿瘤:如果生殖细胞肿瘤复发,但仍有可能治愈,则应该首先考虑在有条件做骨髓移植的部门进行大剂量化疗(high-dose chemotherapy)。

1)常用化疗方案(见表 8-29)

表 8-29 恶性生殖细胞肿瘤常用化疗方案

方案	药物组成	剂量	途径	时间	疗程间隔
VP-16+DDP	VP-16	80~100mg/(m² · d)	静脉滴注	d1~5	3 周
	DDP	75mg/m²	腹腔注射或静脉滴注	分 1~3d	
docetaxel+carboplatin	Docetaxel	60~75mg/m²	静脉滴注(3 小时)	d1	3 周
	Carboplatin	AUC=5	腹腔注射或静脉滴注(1 小时)	d1	
paclitaxel+gemcitabine	Gemcitabine	每周 1000mg/m²	静脉滴注	d1,8,15	3 周
	Paclitaxel	135~175mg/m²	静脉滴注(3 小时)	d1	
VIP(etoposide + ifosfamide+cisplatin)	VP-16	80~100mg/(m² · d)	静脉滴注	d1~5	3 周
	DDP	75mg/m²	腹腔注射或静脉滴注	分 1~3d	
	IFO	1.2g/d	静脉滴注	d1~5	
	Mesna	400mg+0.9%NS 4ml	静脉注射	用 IFO 时 0、4、8h	

2)药物治疗监测

①疗效评估:根据 WHO 实体瘤疗效评价标准或 RECIST 疗效评价标准评价。②药物不良反应及应对措施(表 8-30)。

表 8-30 药物不良反应及应对措施

化疗方案	不良反应	应对措施
VP-16+DDP	骨髓抑制、恶心、呕吐	大量水化;预防性使用镇吐药物。
docetaxel+carboplatin	脱发、骨髓抑制、水钠潴留、过敏反应、肌肉酸痛、关节疼痛	预防性使用粒细胞集落刺激因子(G-CSF);DOC 治疗前 1 天开始至应用后 3 天,需服用地塞米松。

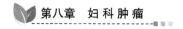

续表

化疗方案	不良反应	应对措施
paclitaxel＋gemcitabine	过敏反应、恶心、呕吐、骨髓抑制、骨关节、肌肉酸痛	预防性使用抗过敏药;预防性使用粒细胞集落刺激因子(G-CSF)
VIP(etoposide＋ifosfamide＋cisplatin)	骨髓抑制、恶心、呕吐	IFO代谢产物可刺激泌尿道,导致血尿,故每日注射后分别于0、4和8小时,用美司钠400mg静脉推注解救,保护泌尿道;大量水化;预防性使用镇吐药物
VeLP(vincristine＋dactinomycin＋cyclophosphamide)	骨髓抑制、恶心、呕吐、手足麻木、膀胱毒性	大量水化;预防性使用镇吐药物
TIP(paclitaxel＋Ifosfamide＋cisplatin)	过敏反应、恶心、呕吐、骨髓抑制	大量水化;预防性使用镇吐药物;每日注射后分别于0、4和8小时,用美司钠400mg静脉推注解救,保护泌尿道。

3)用药注意事项与用药教育

①VP-16＋DDP方案:VP-16静脉滴注用药时间30～60分钟,以避免出现严重的低血压。滴注治疗期间监测血压。依托泊苷必须以20～50倍体积稀释(100～250ml)后用药。稀释浓度为10～20mg/ml。水化方案参考以上含DDP方案。②docetaxel＋carboplatin方案:DOC治疗前1天开始至应用后3天,需服用地塞米松8mg,每日2次。由于此方案骨髓抑制明显,应预防性使用粒细胞集落刺激因子(G-CSF),一般在化疗后第6天开始,可连续使用5～10天。③Paclitaxel＋Gemcitabine方案:PTX因其助溶剂蓖麻油可导致过敏反应,故使用前应预防性使用抗过敏药,可联用地塞米松、西咪替丁、异丙嗪或苯海拉明等。滴注需配制及输液应使用专用输液管。静脉滴注PTX过程中监测血压、心率。吉西他滨需用生理盐水配制,滴注30分钟。由于此方案骨髓抑制明显,应预防性使用粒细胞集落刺激因子(G-CSF),一般在化疗后第6天开始,可连续使用5～10天。④VIP(etoposide＋ifosfamide＋cisplatin)方案:VP-16静脉滴注用药时间为30～60分钟,以避免出现严重的低血压。滴注治疗期间监测血压。依托泊苷必须以20～50倍体积稀释(100～250ml)后用药。稀释浓度为10～20mg/ml。IFO代谢产物可刺激泌尿道,导致血尿,故每日注射后分别于0、4和8时,用美司400mg静脉推注解救,保护泌尿道。水化方案参考以上含DDP方案。⑤VeLP(vincristine＋dactinomycin＋cyclopHospHamide)方案:放线菌素有较强的局部刺激作用,因此建议该药应静脉缓慢推注并在推注时注意防止药物外渗。化疗中注意监测血象及其动态变化。预防性使用镇吐药物。⑥TIP(paclitaxel＋ifosfamide＋cisplatin)方案:PTX因其助溶剂蓖麻油可导致过敏反应,故使用前应预防性使用抗过敏药,可联用地塞米松、西咪替丁、异丙嗪或苯海拉明等。滴注需配制及输液应使用专用输液管。静脉滴注PTX过程中监测血压、心率。IFO代谢产物可刺激泌尿道,导致血尿,故每日注射后分别于0、4和8时,用美司钠400mg静脉推注解救,保护泌尿道。

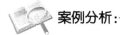 案例分析

案例：卵巢癌术后辅助化疗、铂敏感型复发性卵巢癌化疗、铂耐药型复发性卵巢癌化疗

1. 卵巢癌术后辅助化疗 患者朱某，65岁，因"腹胀1年余，加重1个月，发现盆腔包块10天"入院就诊，作CT及肿瘤标志物及腹水检查，诊断为卵巢恶性肿瘤，于2010-2-1行Ⅰ型全子宫切除＋双附件切除＋淋巴结活检＋大网膜切除术＋腹膜转移瘤切除（满意的卵巢癌细胞减灭术），术后病理活检示：卵巢低分化腺癌，大网膜、直肠前、腹膜结节均见肿瘤浸润。诊断：卵巢低分化腺癌Ⅲc期。术后应行什么辅助化疗方案？需多少疗程？

分析：卵巢恶性肿瘤早期即发生盆腔内转移，仅小部分局限于卵巢，手术难以根治，需术后辅助化疗进一步杀灭残存的肿瘤。该患者为卵巢癌Ⅲc期，术后辅助化疗指征明确。根据FIGO及NCCN的临床实践指南，TC方案（紫杉醇＋顺铂/卡铂）为上皮性卵巢癌术后首选的一线化疗方案，满意细胞减灭术后化疗6个疗程，并应保证在血清肿瘤标记物正常后至少化疗两个疗程。该患者接受紫杉醇＋卡铂方案6个疗程化疗。之后定期复查，无明显异常。

2. 复发性卵巢癌的化疗

1) 铂敏感型复发性卵巢癌化疗 患者吕某，54岁，主因"复发性卵巢癌综合治疗后3年余，发现盆腔肿物25天。"入院。于2003年12月16日因"盆块"行卵巢癌肿瘤细胞减灭术，双侧髂内动脉及腹腔分别灌注卡铂250mg，术后诊断为卵巢浆液性囊腺癌Ⅲc期，术后以TP方案化疗4程，因骨髓抑制明显，后改为topotecan＋DDP周疗3个疗程，1个疗程化疗后CA125降至正常。2004年7月～12月，行CIK细胞免疫治疗4次，其后定期复查。

2004年12月CA125升高至47.38U/ml，CT检查未见明显占位病灶，于2005年1月4日行二次探查术，术中未发现明显肿瘤，在大网膜残端、乙状结肠左侧、盆底及阴道残端处取活检共13份，病理均未见癌，术中予卡铂500mg腹腔化疗。出院后患者定期复查，出院时CA125小于10U/ml。

2007年12月CA125开始缓慢上升，至2008年7月CA125升至38.42U/ml，查PET/CT提示脾门区稍低密度影，代谢活跃疑转移，腹膜后数个淋巴结部分代谢活跃，考虑复发。于2008年8月4日再次行卵巢癌细胞减灭术，手术为满意减灭，病理：腹主动脉旁淋巴结及左肾动脉根部淋巴结见腺癌转移，脾内肿物及胃大弯浆膜层见腺癌浸润。术后予拓扑替康周疗＋DDP化疗2个疗程，CA125降至正常。2008年10月27日至11月28日行左上腹术野的外照射50Gy/25次。之后定期复查未见复发转移征象。

2012年6月，PET-CT检查发现右膈上、升结肠旁及盆腔膀胱旁病灶代谢活跃，考虑转移。患者无自觉不适，大小便正常，精神、食欲、睡眠可，体重无明显变化，CA125正常。患者下一步的治疗方案？

分析：患者诊断复发性卵巢癌明确，PET-CT提示复发病灶多个，此次复发距末次治疗时间已超过3年，仍为敏感型复发，病灶多发，因此治疗可考虑用铂为基础的联合化疗。故此例选用TC方案。

2) 铂耐药型复发性卵巢癌化疗 患者赖某，55岁，因"复发性卵巢癌术后6程化疗后4月余"入院，患者于2007年11月27日行"卵巢癌细胞减灭（全宫＋双附件＋大网膜＋阑尾切除术＋Dixon术）"，术后残存肿瘤直径小于2cm。术后病理示：双卵巢乳头状腺癌，侵犯

双输卵管、子宫浆膜面、双侧韧带,大网膜、直肠浆膜面、阑尾浆膜面、乙状结肠旁、直肠旁、升结肠旁组织见腺癌浸润。诊断:卵巢腺癌Ⅲc期。术后于2007-12-21～2008-5-9予TP方案(紫杉醇240mg＋卡铂0.5)化疗6程。2009年7月诊断肿瘤复发,于2009-7-17～2009-11-27予多西他赛＋卡铂/顺铂方案化疗6程,2010年11月复查PET-CT提示肿瘤进展,于2010-11-3～2011-5-7予多西他赛(多帕菲)100mg＋顺铂100mg化疗7个疗程,第5个疗程化疗后CA125降至正常。2011年11月21日复查CA125:114.2U/ml,11月25日CT检查提示肿瘤进展,于2011-12-15～2012-6-13予topotecan＋DDP方案(topotecan 5mg d1,8,15,DDP 50mg d1～2)化疗6个疗程。2012-9-24 hE4:382pmol/L,CA125为415.2U/ml。2012-10-11盆腹腔CT:卵巢癌术后复发化疗后,腹膜线样广泛增厚,考虑种植转移,部分与肠管分界不清,对比2011-11-24 CT较前明显。腹盆腔大量积液。患者近期无发热,无腹泻、便血、咳嗽、咳痰等不适,精神、食欲欠佳,大小便正常,体重无明显改变。

分析:本例为继发的铂类耐药复发,治疗的目标是延长无症状期和减少治疗导致的毒副作用。多柔比星脂质体,拓扑替康,紫杉醇,吉西他滨,培美曲塞及口服依托泊苷等非铂类单药都是合理的选择。该患者于2012-10-17～2013-2-27接受多柔比星脂质体60mg化疗5程,2013-4-2吉西他滨周疗,CA125及hE4仍未降至正常。于2013-6-28行复杂肠粘连松解术＋盆腔肿物切除术,此时无铂间隔已超过半年,可考虑试用铂类药物,于2013-8～2014-1行TP方案化疗6程。

附1

WHO实体瘤疗效评价标准

1. 完全缓解(CR)　肿瘤完全消失超过1个月。
2. 部分缓解(PR)　肿瘤最大直径及最大垂直直径的乘积缩小达50%,其他病变无增大,持续超过1个月。
3. 病变稳定(SD)　病变两径乘积缩小不超过50%,增大不超过25%,持续超过1个月。
4. 病变进展(PD)　病变两径乘积增大超过25%。

附2

RECIST疗效评价标准

目标病灶的评价
1. 完全缓解(CR)　所有目标病灶消失。
2. 部分缓解(PR)　目标病灶最长径之和与基线状态比较,至少减少30%。
3. 病变进展(PD)　目标病灶最长径之和与治疗开始之后所记录到的最小的目标病灶最长径之和比较,增加20%,或者出现一个或多个新病灶。
4. 病变稳定(SD)　介于部分缓解和疾病进展之间。
5. 非目标病灶的评价
6. 完全缓解(CR)　所有非目标病灶消失和肿瘤标志物恢复正常。
7. 未完全缓解/稳定(IR/SD)　存在一个或多个非目标病灶和(或)肿瘤标志物持续高于正常值。

8. 病变进展（PD）　出现一个或多个新病灶和（或）已有的非目标病灶明确进展。

最佳总疗效的评价

最佳总疗效的评价是指从治疗开始到疾病进展或复发之间所测量到的最小值。通常，患者最好疗效的分类由病灶测量和确认组成。

（刘继红　黄红兵）

第六节　妊娠滋养细胞疾病

妊娠滋养细胞疾病（gestational tropHoblastic disease，GTD）是一组来源于胎盘滋养细胞的疾病，包括葡萄胎、侵蚀性葡萄胎、绒毛膜癌和胎盘部位滋养细胞肿瘤（placental site trophoblastic tumor，PSTT）等。侵蚀性葡萄胎、绒毛膜癌、PSTT 等称为妊娠滋养细胞肿瘤（gestational trophoblastic neoplasia，GTN）。GTN 大部分继发于葡萄胎，也可继发于任何妊娠后。2000 年 FIGO 建议将临床症状、诊治基本相同，多无病理组织学证据的侵蚀性葡萄胎、绒癌合称 GTN，根据病变范围分为无/转移性滋养细胞肿瘤，将临床病理特征及治疗策略明显不同的 PSTT 单列。此外，极少数非妊娠性绒癌，来源于卵巢和睾丸生殖细胞不属于本节讲授的范围。

一、葡萄胎

因妊娠后胎盘绒毛滋养细胞增生，间质水肿而形成大小不一的水泡，水泡间借蒂相连成串，形如葡萄而得名。

（一）病理生理学变化

葡萄胎分为完全性葡萄胎（complete hydatidiform mole，CHM）和部分性葡萄胎（partial hydatidiform mole，PHM）。病因不完全清楚，CHM 可能的相关因素有：种族和地域差异、营养状况、年龄、葡萄胎史、流产和不孕史，染色体核型为二倍体，均来自父系（孤雄来源-印迹紊乱），空卵受精，双亲来源占 20%，二倍体 19q13.4 上 1Mb 片段异常，致印迹紊乱，发育异常。有家族性、重复性的特点。部分性葡萄胎可能与不规则月经、前次活胎妊娠为男性、口服避孕药＞4 年等因素有关，＞90% 的染色体为三倍体，69XXY/69XXX/69XYY 多见。1 个正常卵子与 2 个正常精子（1 拖 2）或 1 个正常卵子/精子和 1 个减数分裂缺陷的双倍体精/卵子受精（1 拖 1）；极少数为四倍体。

（二）临床表现及诊断

1. 临床表现（以完全性葡萄胎为例）

（1）停经后阴道出血发生率为 80%；可伴贫血和感染。

（2）子宫异常增大、变软伴血清 hCG 异常升高。

（3）腹痛，可出现急腹症。

（4）妊娠呕吐，可致电解质紊乱。

（5）妊娠期高血压征象早于正常妊娠且严重。

（6）卵巢黄素化囊肿（theca lutein ovarian cyst）：通常清宫后 2～4 个月后消退，部分患者可发生囊肿破裂/扭转。

(7)甲状腺功能亢进征象发生率为7%。

2. 诊断 根据病史、查体和以下辅助检查不难诊断。

(1)超声：排除双胎、鉴别CHM和PHM。

(2)hCG-β：规则hCG、高糖化hCG、hCG游离β亚单位、β亚单位核心片段等hCG结构变异体检查。葡萄胎排空后hCG的消退规律如下：hCG按规律逐渐下降，首次降为正常的平均时间为9周，最长不超过14周，若hCG持续异常要考虑GTT。

(3)流式细胞测定核型。

（三）治疗目的及原则

1. 治疗目的 及时清除不良妊娠，密切随访，预防GTT的发生。

2. 治疗原则

(1)诊断明确及时清宫：全面评估、充分准备、催产素运用时机、警惕肺栓塞、注意组织选材并送病解。

(2)卵巢黄素化囊肿的处理：一般无须处理，若出现急腹症可以在腹腔镜下根据情况穿刺抽吸囊液、囊肿复位、止血、必要时切除囊肿。

(3)预防性化疗：不常规推荐；高危并随访困难的CHM葡萄胎可选用单药化疗，如甲氨蝶呤(MTX)、放线菌素D(KSM)、5-氟尿嘧啶(5-FU)。常见浸润转移的高危因素有：hCG＞100 000U/L，子宫体积明显大于相应孕周，卵巢黄素化囊肿直径＞6cm，年龄＞40岁，重复葡萄胎。化疗可在葡萄胎排空前或排空时进行，PHM者不作化疗。

(4)子宫切除术：非常规(只能切除局部浸润，无法预防远处转移)；对年龄大、无生育要求的高危、随访困难的患者可以考虑切除子宫，但术后尽可能定期随访。

(5)随访：对葡萄胎患者治疗后均应该：定期检测血hCG，1周1次，至连续转阴3次，然后1月1次共6个月，以后改为2月/1次共1年；仔细询问病史：月经、出血、咳嗽、咯血；常规妇科检查；指导避孕：避孕套或药严格避孕1年，产前及产后均需检查随访。

（四）药物治疗及药学监护

预防性化疗

(1)治疗药物

1)抗代谢物：甲氨蝶呤(MTX)，5-氟尿嘧啶(5-FU)。

2)抗肿瘤抗生素：放线菌素D(KSM)。

3)辅助用药：亚叶酸钙(CF)是四氢叶酸钙甲酰衍生物的钙盐，系叶酸在体内的活化形式，具有对抗叶酸拮抗剂(如甲氨蝶呤)毒性的作用。

(2)药物用法用量与药动学参数(见表8-31)

表8-31 预防性化疗药物用法用量与药动学参数

分类	代表药物 （妊娠安全分级）	用法用量（特殊配制要求如加热，使用要求如避光等都写入此处）	药动学参数			
			生物利用度	达峰时间	半衰期	血浆蛋白结合率
抗肿瘤抗生素	放线菌素D(KSM) (D)	静脉注射，每日12μg/kg，连续5天；注射时注意不要漏于血管之外；避光输注	—	—	36h	—

续表

分类	代表药物 （妊娠安全分级）	用法用量（特殊配制要求如加热，使用要求如避光等都写入此处）	药动学参数			
			生物利用度	达峰时间	半衰期	血浆蛋白结合率
抗代谢类	5-氟尿嘧啶（5-FU）（D）	静脉滴注，每日 25～30mg/kg，溶于 5% 葡萄糖液 500～1000ml 中静脉滴注 6～8 小时，每 10 天为 1 疗程	—	—	$t_{1/2\alpha}$ 为 10～20min，$t_{1/2\beta}$ 为 20h	—
抗代谢类	氨甲蝶吟（MTX）（X）	肌内注射、静脉注射（推注或滴注）。肌内注射：0.4mg/(kg·d) 连续 5 天、50mg/m² 每周 1 次、1mg/(kg·d) 第 1、3、5、7 日各 1 次，每 2 周一疗程；静脉滴注：0.25g 维持 12 小时	—	1～5h	$t_{1/2\alpha}$ 为 1h，$t_{1/2\beta}$ 为 2～3h，$t_{1/2\gamma}$ 8～10h	50%
辅助用药	亚叶酸钙（CF）（C）	一般静脉注射甲氨蝶吟 24 小时后，采用本品剂量按体表面积 9～15mg/m²，每 6～8 小时 1 次，持续 2 日，直至血中甲氨蝶吟浓度在 5×10^{-8} mol/L 以下	—	0.6～0.8h	—	—

（3）药物治疗监测：主要监测药物以下不良反应，见表 8-32。

表 8-32　药物主要不良反应

药物	主要不良反应
甲氨蝶吟（MTX）	胃肠道反应包括口腔炎、口唇溃疡、咽喉炎、恶心、呕吐、腹痛、腹泻、消化道出血，食欲减退常见，偶见假膜性或出血性肠炎等；肝功能损害，包括黄疸、丙氨酸氨基转移酶、碱性磷酸酶，谷氨酰转肽酶等增高，长期口服可导致肝细胞坏死、脂肪肝、纤维化甚至肝硬化；大剂量应用时，由于本品和其代谢产物沉积在肾小管而致高尿酸血症肾病，此时可出现血尿、蛋白尿、尿少、氮质血症甚或尿毒症；长期用药可引起咳嗽、气短、肺炎或肺纤维化；骨髓抑制：主要为白细胞和血小板数量减少，长期口服小剂量可导致明显骨髓抑制，贫血和血小板数量减少可伴皮肤或内脏出血；脱发、皮肤发红、瘙痒或皮疹；白细胞低下时可并发感染。
放线菌素 D（KSM）	骨髓抑制为剂量限制性毒性，血小板及粒细胞减少，最低值见于给药后 10～21 天，尤以血小板下降为著；胃肠道反应多见于每次剂量超过 500μg 时，表现为恶心、呕吐、腹泻，少数有口腔溃疡，始于用药数小时后，有时严重，为急性剂量限制性毒性；脱发始于给药后 7～10 天，可逆；少数出现胃炎、肠炎或皮肤红斑、脱屑、色素沉着、肝肾功能损害等，均可逆；漏出血管对软组织损害显著

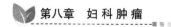
续表

药物	主要不良反应
氟尿嘧啶(5-FU)	骨髓抑制:主要为白细胞减少、血小板下降;食欲缺乏、恶心、呕吐、口腔炎、胃炎、腹痛及腹泻等胃肠道反应;注射局部有疼痛、静脉炎或动脉内膜炎;其他:常有脱发、红斑性皮炎、皮肤色素沉着、手足综合征及暂时性小脑运动失调,偶有影响心脏功能

(4)用药注意事项及用药教育

1)甲氨蝶呤(MTX):①本品的致突变性,致畸性和致癌性较烷化剂为轻,但长期服用后,有潜在的导致继发性肿瘤的危险。②对生殖功能的影响,虽也较烷化剂类抗癌药为小,但亦可导致闭经和精子减少或缺乏,尤其是在长期应用较大剂量后,但一般多不严重,有时呈不可逆性。③全身极度衰竭、恶病质或并发感染及心、肺、肝、肾功能不全时,禁用本品。周围血象如白细胞低于 $35×10^9$/L 或血小板低于 $50×10^9$/L 时不宜使用。④与氟尿嘧啶同用,或先用氟尿嘧啶后用本品均可产生拮抗作用,如先用本品,4~6 小时后再用氟尿嘧啶则可产生协同作用。⑤本品与门冬酰胺酶合用也可导致效果降低,如用后者 10 日后用本品,或于本品用药后 24 小时内给门冬酰胺酶,则可增效而减少对胃肠道和骨髓的毒副作用。⑥有报道如在用本品前 24 小时或 10 分钟后用阿糖胞苷,可增加本品的抗癌活性。⑦本品与放疗或其他骨髓抑制药同用时宜谨慎。

2)放线菌素 D(KSM):①当本品漏出血管外时,应即用 1‰普鲁卡因局部封闭,或用 50~100mg 氢化可的松局部注射,并给与冷湿敷。②骨髓功能低下、有痛风病史、肝功能损害、感染、有尿酸盐性肾结石病史、近期接受过放疗或抗癌药物者慎用本品。③维生素 K 可降低其效价,故用本品时慎用维生素 K 类药物。④有放疗增敏作用,但有可能在放疗部位出现新的炎症,而产生"放疗再现"的皮肤改变,应予注意。

3)氟尿嘧啶(5-FU):①用药期间应严格检查血象。②避光置阴暗处保存,温度不应低于 10℃,亦不宜超过 35℃。

二、妊娠滋养细胞肿瘤

60％继发于葡萄胎、30％继发于流产、10％继发于足月妊娠/异位妊娠。

(一)病理生理学变化

侵蚀性葡萄胎(invasive mole)多发生于葡萄胎排空后 6 月内,指葡萄胎组织侵入子宫肌壁引起组织破坏,或并发子宫外转移者,宫腔内病灶可有/无。病理切片:可见绒毛结构或退化阴影及滋养细胞增生和异型性。绒毛膜癌(choriocarcinoma)继发于正常或异常妊娠之后或葡萄胎排空 1 年以上的滋养细胞肿瘤。绝大多数原发于子宫体,恶性程度极高。病理切片:无绒毛结构或水泡状结构,细胞高度增生、明显异型、排列紊乱。

(二)临床表现及诊断

1. 临床表现及分类　若病变局限于子宫,称为无转移性滋养细胞肿瘤;若病变出现在子宫以外部位,称为转移性滋养细胞肿瘤。无转移性滋养细胞肿瘤大多数继发于葡萄胎后,仅少数继发于流产或足月产后。转移性滋养细胞肿瘤大多为绒癌,尤其是继发于非葡萄胎妊娠后绒癌。

(1)无转移妊娠滋养细胞肿瘤

1)阴道出血。

2)子宫复旧不全或不均匀性增大。

3)卵巢黄素化囊肿。

4)腹痛:偶有急腹症。

5)假孕症状。

(2)转移性滋养细胞肿瘤 既具有原发,又具有转移灶症状,本病系血循环转移,可到达身体各部位,常见转移部位如下。

1)肺转移 发生率80%。

2)阴道转移 发生率30%。

3)肝转移 发生率10%。

4)脑转移 发生率10%,为主要死因,分为瘤栓期、脑瘤期、脑疝期。

5)其他部位转移 较少见。

2. 诊断

(1)临床诊断

1)病史。

2)血hCG测定 4次出现平台样(升高或降低不超过10%),持续≥3周;3次升高(>10%),持续≥2周;持续异常≥6月(三项中任何出现一项,排除再次妊娠和残留即可诊断)。

3)超声:无创、诊断最常用,有特定的征象。

4)X线/CT/MRI/PET-CT 有特定影像学表现。

(2)组织学诊断 有无均可。

妊娠滋养细胞肿瘤解剖学分期见表8-33

表8-33　GTN解剖学分期

Ⅰ	病变局限于子宫
Ⅱ	病变扩散但仍局限于生殖器官(附件、阴道、阔韧带)
Ⅲ	病变转移至肺,有或无生殖系统病变
Ⅳ	所有其他转移

(3)分期

(4)改良FIGO预后评分系统(见表8-34)

表8-34　FIGO预后评分系统

评分	0	1	2	4
年龄	<40	≥40	—	—
前次妊娠	葡萄胎	流产	足月产	—
距前次妊娠时间(月)	<4	≥4,<7	≥7,≤12	>12
治疗前血hCG(IU/ml)	≤10^3	>10^3,≤10^4	>10^4,≤10^5	>10^5
最大肿瘤大小(包括子宫)	—	≥3,<5cm	≥5cm	—

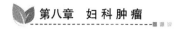

续表

评分	0	1	2	4
转移部位	肺	脾、肾	肠道	肝、脑
转移病灶数目	—	1～4	5～8	>8
先前失败化疗	—	—	单药	≥2种以上联合化疗

注:≤6分:低危组;≥7分:高危组

（三）治疗目的及原则

1. 治疗目的　规范化疗方案及疗程,预防化疗耐药和肿瘤复发,争取治愈本病,必要时联合多学科综合治疗。

2. 治疗原则　化疗为主,手术和放疗为辅。

(1)化疗

1)分层治疗:低危组-单药化疗,如甲氨蝶呤(MTX)、放线菌素 D(KSM)、5-氟尿嘧啶(5-FU)。高危组-联合化疗可选用:5-氟尿嘧啶(5-FU)＋放线菌素 D(KSM)、EMA-CO/EP方案,若有脑转移,可予 MTX 鞘内注射。耐药复发病例:20％的高危患者是目前治疗的难点,可选择的二线化疗方案有:5-氟尿嘧啶(5-FU)＋放线菌素 D(KSM)＋依托泊苷(VP16)、博来霉素(BLM)＋依托泊苷(VP16)＋顺铂(DDP)、紫杉醇(Taxol)＋顺铂(DDP)。

2)疗效评估:每周测定血 hCG,每疗程化疗结束～18 日内的 hCG 下降至少 1 个对数评判为有效结合,体格检查、超声、X线、CT、MRI 或 PET-CT 检查

3)防治毒副作用:如骨髓抑制、消化道反应、肝功能损害、肾功能损害、脱发等。

4)停药指征:按照 FIGO 推荐。①低危组 hCG 连续 3 次阴性,至少巩固 1 个疗程若 hCG 下降缓慢、病变广泛者,巩固 2～3 个疗程。②高危组 hCG 阴性后巩固 3 个疗程。传统停药指征:化疗持续到症状、体征消失(原发/转移灶消失),再巩固 2～3 个疗程后停药。

(2)手术:急诊病灶穿孔大出血、子宫、肺叶切除、开颅;耐药病灶;低危无转移无生育要求。

(3)放射治疗:肝、脑、肺转移耐药病灶。

(4)综合治疗:二线化疗(动脉/静脉)方案＋手术＋放疗等。

(5)随访:每个月 1 次共 3 个月,6 个月 1 次共 3 年,12 个月 1 次共 5 年。

（四）药物治疗及药学监护

1. 治疗药物

(1)抗肿瘤抗生素:放线菌素 D(KSM)、博来霉素。

(2)抗代谢物:5-氟尿嘧啶(5-FU)、甲氨蝶呤(MTX)。

(3)抗肿瘤植物药物:依托泊苷(VP16)、长春新碱(VCR)、紫杉醇(taxol)。

(4)烷化剂:环磷酰胺(CTX)。

(5)其他类:顺铂(DDP)、卡铂。

(6)辅助用药:亚叶酸钙、美司钠(mesna)。美司钠具有巯基(SH)可与丙烯醛结合形成无毒的化合物。也可与 4-OH-环磷酰胺和 4-OH-异环磷酰胺结合,因而避免了膀胱炎的发生。

2. 药物用法用量与药动学参数(见表 8-35)

表 8-35 预防性化疗药物用法用量与药动学参数

分类	代表药物（妊娠安全分级）	用法用量（特殊配制要求如加热，使用要求如避光等都写入此处）	药动学参数			
			生物利用度	达峰时间	半衰期	血浆蛋白结合率
抗肿瘤抗生素	放线菌素 D（KSM）（D）	静脉注射，每日 12μg/kg，连续 5 天；注射时注意不要漏于血管之外；避光输注	—	—	36h	—
抗代谢类	5-氟尿嘧啶（5-FU）（D）	静脉滴注，每日 25～30mg/kg，溶于 5％葡萄糖液 500～1000ml 中静脉滴注 6～8h，每 10 天为 1 疗程	—	—	$t_{1/2\alpha}$为 10～20min，$t_{1/2\beta}$为 20h	—
抗代谢类	甲氨蝶呤（MTX）（X）	肌内注射、静脉注射（推注或滴注）。肌内注射：0.4mg/(kg·d) 连续 5 天、50mg/m² 每周 1 次、1mg/(kg·d)第 1、3、5、7 日各 1 次，每 2 周一疗程；静脉滴注：0.25g 维持 12 小时	—	1～5h	$t_{1/2\alpha}$为 1h，$t_{1/2\beta}$为 2～3h，$t_{1/2\gamma}$8～10h	50％
辅助用药	亚叶酸钙（CF）（C）	一般静脉注射甲氨蝶呤 24 小时后，采用本品剂量按体表面积 9～15mg/m²，每 6～8 小时一次，持续 2 日，直至血中甲氨蝶呤浓度在 5×10⁻⁸ mol/L 以下。	—	0.6～0.8h	—	—
植物药	依托泊苷（VP16）（D）	溶于等渗盐水中，浓度应在 0.1～0.4mg/ml 间，滴注至少持续 30 分钟；静脉滴注时须避光。小于 30 分钟则可有低血压，喉痉挛等过敏反应。	48％（口服）	0.5～4h（口服）	$t_{1/2\alpha}$为 1.4h，$t_{1/2\beta}$为 5.7h	97％
烷化类	环磷酰胺（CTX）（D）	400～1000mg/m²，配后存放不应超过 3 小时。	74％～97％（口服）	1h（口服）	4～6.5h	50％
植物药	长春新碱（VCR）（D）	静脉注射：入壶 1 分钟内完成；成人最大剂量 2mg	—	—	$t_{1/2\alpha}$为 0.07h，$t_{1/2\beta}$为 2.27h，$t_{1/2\gamma}$85h	75％

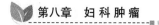
续表

分类	代表药物 (妊娠安全分级)	用法用量(特殊配制要求如加热,使用要求如避光等都写入此处)	药动学参数			
			生物利用度	达峰时间	半衰期	血浆蛋白结合率
植物药	紫杉醇(Taxol) (D)	推荐剂量每次135mg/m² 持续静脉输注 3 小时。注射前 12 及 6 小时,服地塞米松 20mg;30~60 分钟前静脉注射苯海拉明 50mg 及静脉注射西咪替丁或雷尼替丁。稀释终浓度为 0.3~1.2mg/ml	—	—	$t_{1/2\beta}$ 为5.3~17.4h	89%~98%
其他类	顺铂(DDP)(D)	为预防肾脏毒性,需充分水化;DDP 前 12 小时静脉滴注等渗葡萄糖液 2000ml;DDP 日输等渗盐水或葡萄糖 3000~3500ml,并用氯化钾、甘露醇及呋塞米,保持每日尿量 2000~3000ml;治疗过程中注意血钾、血镁;呕吐一般发生于 1~2 小时,持续 2~3 天,须并用强效镇吐剂;静脉滴注时需避光	—	—	$t_{1/2\alpha}$ 为0.4~0.8h,$t_{1/2\beta}$为58~73h	大部分结合
其他类	卡铂(CBP)(D)	肾毒性明显低于 DDP,故勿需水化,但鼓励多饮水;联合化疗优于单一化疗;按 Calvert 公式计算,每次剂量＝AUC×(肌酐清除率＋25),AUC 浓度时间曲线下面积,一般采用 5~7;肌酐清除率(ml/min)=(140－年龄)×体重/72×血肌酐(mg/100ml),女性血肌酐清除率需再乘以 0.85	—	—	$t_{1/2\alpha}$为1.1~2h,$t_{1/2\beta}$ 为2.6~5.9h,$t_{1/2\gamma}$为120h	较低,且不可逆

分类	代表药物（妊娠安全分级）	用法用量(特殊配制要求如加热,使用要求如避光等都写入此处)	药动学参数			
			生物利用度	达峰时间	半衰期	血浆蛋白结合率
抗肿瘤抗生素	博来霉素（BLM）（D）	静脉注射或动脉注射,一日1次,或一周2~3次,总量不超过400mg。静脉注射应缓慢,不少于10分钟;可引起肺炎样症状、肺纤维化、肺功能损害,应于肺部感染做鉴别	—	—	静脉注射:成人:$t_{1/2\beta}$为0.4h,$t_{1/2\gamma}$ 4h;儿童:3岁以下:$t_{1/2\beta}$为0.9h,$t_{1/2\gamma}$ 3h;静脉滴注:$t_{1/2\beta}$为1.3h,$t_{1/2\gamma}$8.9h	1%

3. 药物治疗监测　监测药物以下不良反应,见表8-36。

表 8-36　药物主要不良反应

药物	不良反应
放线菌素 D(KSM)	骨髓抑制为剂量限制性毒性,血小板及粒细胞减少,最低值见于给药后10~21天,尤以血小板下降为著; 胃肠道反应多见于每次剂量超过 500μg 时,表现为恶心、呕吐、腹泻,少数有口腔溃疡,始于用药数小时后,有时严重,为急性剂量限制性毒性; 脱发始于给药后 7~10 天,可逆; 少数出现胃炎、肠炎或皮肤红斑、脱屑、色素沉着、肝肾功能损害等,均可逆; 漏出血管对软组织损害显著
氟尿嘧啶(5-FU)	骨髓抑制:主要为白细胞数量减少、血小板数量减少; 食欲缺乏、恶心、呕吐、口腔炎、胃炎、腹痛及腹泻等胃肠道反应; 注射局部有疼痛、静脉炎或动脉内膜炎; 其他:常有脱发、红斑性皮炎、皮肤色素沉着、手足综合征及暂时性小脑运动失调,偶有影响心脏功能。
甲氨蝶呤(MTX)	胃肠道反应,包括口腔炎、口唇溃疡、咽喉炎、恶心、呕吐、腹痛、腹泻、消化道出血。食欲减退常见,偶见假膜性或出血性肠炎等; 肝功能损害,包括黄疸、丙氨酸氨基转移酶、碱性磷酸酶,谷氨酰转肽酶等增高,长期口服可导致肝细胞坏死、脂肪肝、纤维化甚至肝硬化; 大剂量应用时,由于本品和其代谢产物沉积在肾小管而致高尿酸血症肾病,此时可出现血尿、蛋白尿、尿少、氮质血症甚或尿毒症; 长期用药可引起咳嗽、气短、肺炎或肺纤维化; 骨髓抑制:主要为白细胞和血小板减少,长期口服小剂量可导致明显骨髓抑制,贫血和血小板下降而伴皮肤或内脏出血; 脱发、皮肤发红、瘙痒或皮疹; 白细胞数量低下时可并发感染

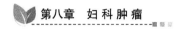

续表

药物	不良反应
依托泊苷(VP16)	骨髓抑制:白细胞和血小板数量减少,贫血,此为剂量限制性毒性; 胃肠道反应:恶心,呕吐,食欲缺乏,口腔炎,腹泻;偶有腹痛,便秘; 过敏反应:有时可出现皮疹,红斑,瘙痒等过敏症; 皮肤反应:脱发较明显,有时发展至全秃,但具可逆性; 神经毒性:手足麻木,头痛等; 其他反应:发热,心电图异常,低血压,静脉炎等;
长春新碱(VCR):	剂量限制性毒性是神经系统毒性,主要引起外周神经症状,如手指、神经毒性等,与累积量有关。足趾麻木、腱反射迟钝或消失,外周神经炎。腹痛、便秘,麻痹性肠梗阻偶见。运动神经、感觉神经和脑神经也可受到破坏,并产生相应症状。神经毒性常发生于 40 岁以上者,儿童的耐受性好于成人,恶性淋巴瘤患者出现神经毒性的倾向高于其他肿瘤患者; 骨髓抑制和消化道反应较轻; 有局部组织刺激作用,药液不能外漏,否则可引起局部坏死; 可见脱发,偶见血压的改变
紫杉醇(Taxol)	毒副作用主要为骨髓抑制,神经毒性。 血液系统:剂量限制性毒性是骨髓抑制,主要表现为中性粒细胞数量减少,而对血小板和红细胞毒性小,抑制程度与药物剂量相关。中性粒细胞数量减少与紫杉醇和 6a 紫杉醇 AUC 无相关性,与 C_{max} 亦无相关性,而与紫杉醇血浆 $\geqslant$ $0.05\mu mol/L$ 相关; 过敏反应:可发生呼吸困难和低血压、血管神经性水肿、全身荨麻疹等严重过敏反应。因此,接受紫杉醇治疗的患者应先服用皮质激素、苯海拉明和 H_2 受体拮抗剂以作预防。发生过严重过敏反应者不宜再用本品; 心血管系统:约 30% 患者有心电图异常
环磷酰胺(CTX)	骨髓抑制:是环磷酰胺的剂量限制性毒性,可引起白细胞下降,但较易恢复,血小板下降常不明显; 出血性膀胱炎:本品的代谢产物特别在大剂量注射时,可引起膀胱刺激症状如尿频、尿急、尿痛、镜下血尿或肉眼血尿、尿少、蛋白尿等; 肝功能损害:可有肝功能损害,一般较轻,停药可恢复; 胃肠反应:食欲减退、恶心或呕吐多不严重,停药后 2~3 天可消失; 其他:脱发、免疫抑制,偶有大剂量环磷酰胺引起水中毒,呋塞米可预防和治疗水中毒。骨髓移植预处理应用大剂量环磷酰胺可出现心脏毒性反应。
顺铂(DDP)	消化道反应:严重的恶心、呕吐为主要的限制性毒性。急性呕吐一般发生于给药后 1~2 小时,可持续一周左右。故用本品时需并用强效镇吐剂,如 5-羟色胺 3 (5-HT$_3$)、受体拮抗镇吐剂恩丹西酮等,基本可控制急性呕吐; 肾毒性:累积性及剂量相关性肾功不良是顺铂的主要限制性毒性,一般剂量每日超过 $90mg/m^2$ 即为肾毒性的危险因素。主要为肾小管损伤。急性损害一般见于用药后 10~15 天,血尿素氮(BUN)及肌酐(Cr)增高,肌酐清除率降低,多为可逆性,反复高剂量治疗可致持久性轻至中度肾损害。目前除水化外尚无有效预防本品所致的肾毒性的手段;神经毒性:神经损害如听神经损害所致耳鸣、听力

药物	不良反应
顺铂（DDP）	下降较常见。末梢神经毒性与累积剂量增加有关，表现为不同程度的手、脚套样感觉减弱或丧失，有时出现肢端麻痹、躯干肌力下降等，一般难以恢复。癫痫及视神经乳头水肿或球后视神经炎则较少见； 骨髓抑制：骨髓抑制，白细胞和（或）血小板下降，一般较轻，发生概率与每疗程剂量有关，若≤100mg/m²，发生概率10％～20％，若剂量≥120mg/m²，则约40％，但亦与联合化疗中其他抗癌药骨髓毒性的重叠有关； 过敏反应：可出现脸肿、气喘、心动过速、低血压、非特异斑丘疹类皮疹； 其他：心脏功能异常、肝功能改变少见
卡铂（CBP）	血液毒性：骨髓抑制是卡铂剂量限制性毒性。注射后14～24天白细胞和血小板降至最低，一般在35～41天可恢复正常水平。对白细胞低于4000/mm³及血小板低于8万/mm³都应慎用或减量应用。一般体质差，≥65岁的患者和加强化疗的复治患者，产生的骨髓抑制更严重，持续时间更长。卡铂与其他骨髓中毒性药物合用或配合放疗，骨髓抑制会加重。但只要应用合理适当，骨髓抑制是可逆的，不会产生积累影响。据报道，用卡铂治疗的患者出现感染和血红蛋白的并发症分别占4％和6％。血红蛋白正常的患者，治疗后71％的患者出现血红蛋白低于11g/dl的贫血，贫血发生率随卡铂用量的增加而提高。胃肠毒性：用卡铂治疗后约15％的患者出现恶心，65％出现呕吐，其中约1/3患者呕吐严重。恶心和呕吐通常在治疗后24小时消失。镇吐剂能有效地预防治疗卡铂引起的恶性、呕吐。腹痛、腹泻、便秘和食欲缺乏也有报道； 肾毒性：一般卡铂的肾毒性无剂量依赖性，约15％的患者BUN或血浆肌酸酐水平提高；25％的患者肌酸酐廓清率下降到60ml/min；肾功能损伤者，发生率和严重程度均提高。当肾衰竭时，无论水化是否能阻止肾毒性，应先降低卡铂用量或停药； 过敏反应：据报道，约2％的患者给药后几分钟即出现皮疹，无其他明显原因引起的发热、瘙痒、荨麻疹、红斑和极少有的支气管痉挛、低血压等过敏反应。同其他铂类化合物引起的过敏反应相类似；耳毒性：无临床症状的高频率的听觉丧失首先发生，只有1％发展为有症状的耳毒性，包括大多数导致耳鸣的患者； 神经毒性：发生率较低的周围神经病，如感觉异常或减少深部腱的反射。以前有感觉异常的患者，特别是用顺铂导致的感觉异常，用卡铂治疗期间，这种症状会持续或者加重
博来霉素（BLM）	间质性肺炎、肺纤维化：可能引起严重的间质性肺炎、肺纤维化（l0％），应十分注意。捻发音可能是最初出现的体征。应定期密切观察动脉血氧分压，肺泡动脉血氧分压差，一氧化碳弥散功能指标以及胸部X线检查。发现异常，应立即停药； 出血：可能因肿瘤病灶急速坏死引起出血（2％），应注意； 休克：罕见发生（0.1％以下），发现异常应立即停药，对症处理。（因休克多出现在恶性淋巴瘤初次用药时，对最初第一、二次给药，要从5mg或更少剂量开始，确认没有急性反应后，逐渐增加到常用剂量）； 可能在给药后4～5小时或更长时间后出现迟发性发热。在既定时间内发热与给药间量效应关系。发热严重者可减少药量或缩短给药间隔。用药前后可给予抗组胺药和解热药处理

4. 用药注意事项及用药教育

(1)放线菌素 D(KSM)

1)当本品漏出血管外时,应即用 1% 普鲁卡因局部封闭,或用 50～100mg 氢化可的松局部注射及冷湿敷。

2)骨髓功能低下、有痛风病史、肝功能损害、感染、有尿酸盐性肾结石病史、近期接受过放疗或抗癌药物者慎用本品。

3)维生素 K 可降低其效价,故用本品时慎用维生素 K 类药物。

4)有放疗增敏作用,但有可能在放疗部位出现新的炎症,而产生"放疗再现"的皮肤改变,应予注意。

(2)氟尿嘧啶(5-FU)

1)用药期间应严格检查血象。

2)避光置阴暗处保存,温度不应低于 10℃,亦不宜超过 35℃。

3)用 5-FU 前先用 MTX 可产生协同作用。因用 MTX 后,细胞内磷酸核糖焦磷酸含量增加,可增加 5-FU 核苷酸的形成,增强 5-FU 的抗癌能力。

4)CF 可增强 5-FU 的治疗效果。

5)本品的首过效应降低,用药期间不宜饮酒或同用阿司匹林类药物,以减少消化道出血。

(3)甲氨蝶呤(MTX)

1)本品的致突变性,致畸性和致癌性较烷化剂为轻,但长期服用后,有潜在的导致继发性肿瘤的危险。

2)对生殖功能的影响,虽也较烷化剂类抗癌药为小,但亦可导致闭经和精子数量减少或缺乏,尤其是在长期应用较大剂量后,但一般多不严重,有时呈不可逆性。

3)全身极度衰竭、恶病质或并发感染及心、肺、肝、肾功能不全时,禁用本品。周围血象如白细胞低于 $35×10^9$/L 或血小板低于 $50×10^9$/L 时不宜用。

4)已有报道,MTX 与一些药物合用能改变细胞对 MTX 的摄取率,所以患者在接受 MTX 期间,仅能使用肿瘤专家同意的其他药物。这些药物包括:琥珀酸氢化可的松、头孢霉素 I、甲泼尼龙、门冬酰胺酶、博来霉素、青霉素、卡那霉素、长春新碱和长春碱。

5)与氟尿嘧啶同用,或先用氟尿嘧啶后用本品均可产生拮抗作用,如先用本品,4～6 小时后再用氟尿嘧啶则可产生协同作用。

6)本品与门冬酰胺酶合用也可导致减效,如用后者 10 日后用本品,或于本品用药后 24 小时内给门冬酰胺酶,则可增效而减少对胃肠道和骨髓的毒副作用。

7)有报道如在用本品前 24 小时或 10 分钟后用阿糖胞苷,可增加本品的抗癌活性。

8)本品与放疗或其他骨髓抑制药同用时宜谨慎。

(4)依托泊苷(VP16)

1)静脉注射时,药液不可外漏,静脉滴注时速度不得过快,至少 30 分钟,否则易引起低血压。

2)不能作胸腔、腹腔和鞘内注射。

3)不能与葡萄糖溶液混合,在 5% 葡萄糖注射液中不稳定,可形成微细沉淀。因此,应使用等渗盐水稀释。

4)有白细胞、血小板数量减少。

（5）长春新碱（VCR）

1）仅用于静脉注射，漏于皮下可导致组织坏死、蜂窝织炎。一旦漏出或可疑外漏，应立即停止输液，用硫代硫酸钠注射液或1%普鲁卡因注射液局部注射，用冰袋冷敷局部6～12小时。

2）防止药液溅入眼内，一旦发生应立即用大量生理盐水冲洗，以后应用地塞米松眼膏保护。

3）静脉给药时应避免日光直接照射。

4）肝功能异常时减量使用。

（6）紫杉醇（taxol）

1）为预防有可能发生的过敏反应，紫杉醇治疗前应用地塞米松，苯海拉明和 H_2 受体拮抗剂进行预处理。

2）配制紫杉醇时必须加以注意，宜带手套操作。倘若皮肤接触本品，立即用肥皂彻底清洗皮肤，一旦接触黏膜，应用水彻底清洗。

3）静脉注射时一旦药液漏至血管外应立即停止注入，局部冷敷和以1%普鲁卡因局封等相应措施。

4）本品滴注开始1小时内，每15分钟测血压、心率和呼吸一次，注意过敏反应。

5）滴注紫杉醇时应采用非聚氯乙烯材料的输液瓶和输液器，并通过所连接的过滤器，过滤器的微孔膜应小于 $0.22\mu m$。

6）紫杉醇浓缩注射液在静脉滴注前必须加以稀释，可用生理盐水、5%葡萄糖或5%葡萄糖生理盐水稀释，最后稀释浓度为 $0.3～1.2mg/ml$。

7）本品应在有经验的肿瘤化疗医师指导下使用，患者必须住院，注射本品前须备有抗过敏反应的药物及相应的抢救器械。

（7）环磷酰胺（CTX）

1）应用本药应鼓励患者多饮水，必要时输液，保证足够的输入量和尿量，大剂量环磷酰胺宜同时给予美司钠，以预防和减少尿路并发症。

2）用药期间应监测血象、尿常规、肝肾功能。

3）肝病患者慎用。

4）本药配成溶液后不稳定，应于2～3小时内输入体内。

5）CTX代谢产物对尿路有刺激性，应用时应鼓励患者多饮水，大剂量应用时应水化、利尿，同时给予尿路保护剂美司钠。由于CTX需在肝内活化，因此腔内给药无直接作用。

（8）美司钠

1）自身免疫功能紊乱的患者使用美司钠发生过敏性反应的病例较肿瘤患者为多。

2）过敏反应可能出现皮肤及黏膜反应（皮疹、风疹、黏膜疹）、肝脏转氨酶升高、发热、疲乏、恶心、呕吐等。

3）也曾观察到低血压及心悸，对该患者应先予以正确的利害评估后才可使用美司钠，且应在医护人员的监督下应用。

4）美司钠的保护作用只限于泌尿系统的损伤。其他肿瘤药物的治疗不应因使用美司钠而有所影响。

5)体外试验,美司钠与顺铂、卡铂及氮芥类药物不发生相互作用。

(9)顺铂(DDP)

1)监测末梢血象、肝肾功能、末梢神经毒及听力表现等变化,必要时减少剂量或停药,并进行相应的治疗,避免采用与本品肾毒性或耳毒性叠加的药物,如氨基糖苷类抗生素、两性霉素 B、头孢噻吩、戊炔喃苯胺酸、依他尼酸等。

2)MTX 及 BLM 主要由肾脏排泄,本品所致的肾损害会延缓上述两种药物的排泄,导致毒性增加。

3)静脉滴注时需避光。

(10)卡铂(CBP)

1)应用本品前应检查血象及肝肾功能,治疗期间至少每周检查 1 次白细胞与血小板。

2)带状疱疹、感染、肾功能减退者慎用。

3)静脉注射时应避免漏于血管外。

4)用 5% 葡萄糖注射液溶解本品,8 小时内用完。

5)滴注及存放时应避免直接日晒。

6)用药期间应随访检查听力、神经功能、血尿素氮、肌酐清除率与血清肌酐、红细胞比容、血红蛋白测定、白细胞分类与血小板计数、血清钙、镁、钾、钠含量的测定。

7)与其他抗癌药联合应用时,应注意适当降低剂量。

8)应避免与铝化合物接触,也不宜与其他药物混合滴注。

(11)博来霉素(BLM):与其他抗癌药物或与放疗联合使用时,可能会增加肺部不良反应。因此,不宜用于肺部放射治疗患者。

GTN 处理总原则是以化疗为主,结合手术、放疗等其他治疗。

5. 低危 GTN 的处理

(1)治疗药物:单一药物化疗治疗低危无转移 GTN 患者的完全缓解率高达 90% 以上,对于极少数对单一药物化疗耐药病例,通常改用联合化疗后达到完全缓解。单药可选择:5-氟尿嘧啶(5-FU)、甲氨蝶呤(MTX)、放线菌素 D(KSM)。

(2)化疗方案见表 8-37。

表 8-37 推荐常用单药化疗药物及其用法

方案	药物组成	剂量	给药途径	时间	疗程间隔
1	MTX	0.4mg/(kg·d)	持续肌内注射	d1~d5	2 周
2	MTX	50mg/m²	肌内注射	d1	1 周
3	MTX	1mg/(kg·d)	肌内注射	d1、d3、d5、d7	2 周
	CF	0.1mg/(kg·d)	肌内注射	d2、d4、d6、d8	
4	MTX	0.25g	静脉滴注	d1,q12h	
5	KSM	10~12μg/(kg·d)	持续静脉滴注	d1~d5	2 周
		1.25mg/m²	静脉注射		2 周
6	5-FU	28~30mg/(kg·d)	持续静脉滴注	d1~d8、d1~d10	2 周*

* 特指上疗程化疗结束到下疗程化疗开始的间隔时间

(3)药物治疗监测

1)疗效评估:在每一个疗程化疗结束后,应每周一次测定血清hCG,并结合妇科检查和影像学检查。在每疗程化疗结束至18日内,血hCG下降至少1个对数称为有效。

2)药物不良反应监测见妊娠滋养细胞肿瘤。

(4)用药注意事项及用药教育见妊娠滋养细胞肿瘤。

6. 高危GTN的处理

(1)治疗药物:依托泊苷(VP16)、甲氨蝶呤(MTX)、放线菌素D(KSM)、环磷酰胺(CTX)、美司钠(Mesna)、长春新碱(VCR)、博来霉素(BLM)、顺铂(DDP)、卡铂(CBP)、紫杉醇(Taxol)。首选联合化疗,在此基础上适时选择合适的放疗和(或)手术等其他治疗。

(2)化疗方案:5-FU为主的联合化疗、EMA-CO、MAC、ChAMOCA,见表8-38。

表8-38 一线联合化疗方案及用法

方案	药物组成	剂量	途径	时间	疗程间隔
5-FU+KSM					3周*
	5-FU	26~28mg/(kg·d)	持续静脉滴注	d1~d8	
	KSM	6μg/(kg·d)	持续静脉滴注	d1~d8	
EMA-CO					2周
第一部分 EMA					
	VP16	100mg/m²	静脉滴注	d1	
	KSM	0.5mg	静脉注射	d1	
	MTX	100mg/m²	静脉注射	d1	
	MTX	200mg/m²	静脉滴注	d1,q12h	
	VP16	100mg/m²	静脉滴注	d2	
	KSM	0.5mg	静脉注射	d2	
	CF	15mg	肌内注射	d2	
(从静脉注射MTX开始算起24小时给药,每12小时次,共2次。)					
	CF	15mg	肌内注射	d3,q12h	
休息(无化疗)				d4~d7	
第二部分 CO					
	VCR	1.0mg/m²	静脉注射	d8	
	CTX	600mg/m²	静脉注射		

*特指上疗程化疗结束到下疗程化疗开始的间隔时间

EMA-CO方案,自从20世纪80年代初应用于临床以来,在已有的研究报道中由于其较高的缓解率90.6%(生存率)和较好的耐受性,同时毒副作用轻、达到完全缓解的时间短和高完全缓解率,目前已成为国内外治疗高危GTN的首选方案。由于该方案可诱发骨髓细胞样白血病、黑色素瘤、结肠癌和乳癌,因此该方案应严格按照适应证指征,仅适用于必须应用 EMA-CO 的病例。

由于高危转移尤其IV期病例容易发生耐药,预后凶险,故特别强调在联合化疗的基础上,根据不同个体,适时选用手术、放疗的治疗手段。手术主要作为辅助治疗,对控制大出血等各种并发症、消除耐药病灶、减少肿瘤负荷和缩短化疗疗程等方面有一定的作用。放疗目前主要用于肝、脑转移和肺部耐药病灶的治疗。

对高危 GTN 处理过程中必须重视并发症和毒副作用的处理,因为在临床实践中因并发症和毒副作用导致预期治疗不能如期进行甚至死亡的情况并不少见。对于存在严重并发症的患者,必须按照轻重缓急选择合适的处理方案,如对广泛转移的高危 GTN 由于全身脏器功能低下而不能耐受强烈的联合化疗,治疗初期应选择相对较缓和的化疗方案,待病情有所缓解后再给予强烈的联合化疗。同时必须足够重视化疗药物毒副作用的观察和处理,因为其不但直接威胁患者的生命,而且还可影响化疗药物计划剂量强度的实施,最终导致耐药的产生。

(3)药物治疗监测

1)疗效评估:在每一个疗程化疗结束后,应每周一次测定血清 hCG,,并结合妇科检查和影像学检查。在每疗程化疗结束至 18 日内,血 hCG 下降至少 1 个对数称为有效。

2)药物不良反应监测见妊娠滋养细胞肿瘤。

(4)用药注意事项与用药教育见妊娠滋养细胞肿瘤。

7. GTN 停药指征

体征消失、原发和转移灶消失及 hCG 每周测定 1 次、连续 3 次阴性后再巩固 2～3 个疗程。

国际妇产科联盟(International Federation of Gynecology and Obstetrics,FIGO)妇科肿瘤委员会推荐。低危患者的停药指征为 hCG 阴性后至少给予一个疗程的化疗,而对化疗过程中 hCG 下降缓慢和病变广泛者通常给予 2～3 个疗程的化疗;高危患者的停药指征为 hCG 阴性后继续化疗 3 个疗程,且第一个疗程必须是联合化疗。

8. 特殊转移部位的处理

(1)肺转移:全身性化疗可使 90％以上肺部病灶得到完全缓解。对多次化疗未能吸收的孤立、耐药病灶,可考虑放射治疗。如肺转移破裂,可在全身性化疗的同时加用胸腔内注射 5-FU(先抽出部分血液)。如发生大咯血,可静脉滴注神经垂体素(20U＋5％葡萄糖500ml 中,滴速逐渐加大至患者出现轻度腹痛为主)使血管收缩,并立即开始全身化疗,必要时止血后可考虑肺叶切除。

(2)外阴、阴道转移:阴道转移一般采用全身化疗 1～2 个疗程后均可完全消失。如有较大的破溃出血,可在全身化疗的基础上,用纱布条压迫止血。对较大病灶也可给予局部化疗,方法主要为 5-FU 250mg 局部周围注射,并注意避开血管,每 2～3 日注射1 次。

(3)脑转移:为 GTN 的主要致死原因,均继发于肺转移后。一般采用全身化疗的基础上给予放射治疗、局部化疗,必要时急诊开颅手术。

1)全身联合化疗:首选 EMA-CO 或 EP-EMA 方案。(见表 8-39)

表 8-39 EP-EMA 方案

方案	药物组成	给药剂量	途径	时间	疗程间隔
EP-EMA					2 周
第 1 部分 EP					
	顺铂	80mg/m² + 0.9%氯化钠注射液 1000ml	静脉注射	d1 维持,12h	
	依托泊苷	100mg/m² + 0.9%氯化钠注射液 250ml	静脉注射	d1 维持,1h	
	水化(无化疗)			d2~d3	
第 2 部分 EMA					
	依托泊苷	100mg/m²	静脉滴注	d8	
	KSM	0.5mg	静脉注射	d8	
	MTX	100mg/m²	静脉注射	d8	
	MTX	200mg/m²	静脉滴注	d8,维持 12h	
	CF	15mg	肌内注射	d8	

(从静脉注射 MTX 开始算起 24 小时给,每 12 小时 1 次,共 2 次。)

2)放射治疗 应在全身化疗的同时,给予全脑放疗,剂量一般为 25~30Gy。

3)局部化疗 主要为鞘内化疗。腰椎穿刺时需预防脑疝的发生。(见表 8-40)

表 8-40 鞘内化疗方案

方案	药物组成	剂量	给药途径	疗程
鞘内化疗	MTX	15mg、15mg、10mg、10mg	鞘内注射	每周 2 次

4)应急治疗:主要目的是控制症状,稳定病情,赢得时间使化疗药物有机会充分发挥作用,治疗包括以下几个方面。①降低颅内压:20%甘露醇 250ml 快速静脉滴注(30 分钟内滴完),每 4~6 小时 1 次,持续 2~3 日,至症状缓解,然后逐步停药;也可以静脉注射呋塞米 20mg 和甘露醇每 6 小时交替应用;②镇静镇痛:肌内注射地西泮 15~20mg,以后酌情给予维持量,以控制反复抽搐等症状;若同时有头痛可即刻肌内注射哌替啶 100mg;③控制液体摄入量,以免液体过多,增加颅压,每日摄入量宜限制在 2500ml 之内,并忌用含钠的药物。葡萄糖以 10%(高渗)为宜;④防止并发症。

(4)肝转移:多要联合化疗,同时联合全肝放疗(剂量 20Gy)。

(五) 耐药性妊娠滋养细胞肿瘤

1. 耐药性 GTN 的定义 一般认为患者经 2~3 个疗程化疗后血清人绒毛膜促性腺激素(hCG)水平下降 $<10^{-1}$,或呈平台状,甚至上升;或影像学检查提示肿瘤病灶不缩小或反而增大,甚至出现新的病灶,可诊断为耐药。

2. 发生耐药的相关因素 耐药分先天性与获得性两种,后者较常见,与临床用药密切相关。导致 GTN 耐药的因素有很多,可能与下列几方面相关:化疗疗程与剂量不够;剂量过大，产生严重不良反应而影响以后的按时化疗，导致疗程间隔过长；化疗方案选择不合理，未按照 GTN 预后评分高低选择合适的化疗方案；全身广泛性转移的患者，往往疗效较差而容易出现耐药性；化疗不规范，延误化疗时机。

3. 耐药的可能机制　目前关于 GTN 耐药机制的主要研究集中在以下几个方面：①多药耐药基因（multi-drug resistant，MDR）及其产物 P-糖蛋白（P-pg）的过度表达与耐药泵作用的研究。P-pg 功能为 ATP 能量依赖性转移排出泵，可减少细胞内药物浓度，P-pg 的泵作用，使耐药细胞对多种药物产生耐药性。正常组织中也有 P-pg 表达，但化疗可诱导 P-pg 的表达增强；②谷胱甘肽转移酶与多药耐药相关蛋白；③拓扑异构酶与 DNA 损伤修复的研究；④p53-MDM2 调节环；⑤其他：乳腺癌耐药蛋白，p27kipl 蛋白，热休克蛋白，*Bcl-2* 基因家族，二氢叶酸还原酶等。

4. 耐药性 GTN 的治疗

（1）化疗：对单药化疗耐药者，可改用另一种单药治疗。目前对低危 GTN 首选 MTX 单药 5 天疗法，即 MTX 0.4mg/kg qd×5，疗程间隔 2 周。若对 MTX 5 天疗法耐药，可改为 KSM 12μg/kg qd×5，疗程间隔 2 周。

若对两次单药化疗耐药者，或对其他的两联、三联方案耐药者则改为 EMA-CO 方案，有效率达 85% 以上，其主要毒副作用为骨髓抑制及消化道反应。EMA-CO 耐药者可改用 EP-EMA 方案。对 EP-EMA 方案耐药者尚未见疗效确切的方案报道，可选方案包括：紫杉醇、依托泊苷、顺铂方案；也有 PVB（顺铂、长春新碱、博来霉素）方案、BEP（博来霉素、依托泊苷、顺铂）方案和 VIP（依托泊苷、异环磷酰胺、顺铂或卡铂）方案。

（2）介入治疗：介入治疗学指在医学影像设备指导下，结合临床治疗学原理，通过导管等器材对疾病进行诊断治疗的一系列技术。

动脉灌注化疗不仅可以提高抗癌药物疗效，而且可降低全身毒副作用：药物直接进入肿瘤供血动脉，局部浓度高，作用集中；避免药物首先经过肝、肾等组织而被破坏、排泄；减少了药物与血浆蛋白结合而失效的概率。适用于：GTN 的子宫耐药病灶以及肝耐药病灶。

（3）放疗：GTN 是放射敏感性肿瘤，但放射治疗是一种局部治疗手段，必须配合全身化疗以提高疗效。

（4）其他：单克隆抗体靶向治疗、免疫治疗等。

第七节　胎盘部位滋养细胞肿瘤

起源于胎盘种植部位的一种特殊类型的 GTT，罕见，占 GTT 的 1%～2%，多数无转移，预后良好。

一、病理生理学变化

大体标本分为息肉样型：突向宫腔；局限型：局限于子宫肌层，界限清楚；弥漫型：浸润子宫肌层、浆膜层或子宫外扩散。镜下：中间型滋养细胞，无绒毛结构，子宫肌纤维间可见出血和坏死。免疫组化染色：部分肿瘤细胞的 hCG 和 hPL（胎盘生乳素）表达阳性。

二、临床表现及诊断

(一) 临床表现

育龄期妇女多发,平均为 31~35 岁,绝经后罕见可继发于足月产、流产、葡萄胎,有合并活胎妊娠的报道。多表现为停经后不规则出血或月经量过多,少数伴远处转移。

(二) 诊断

1. 仔细询问病史
2. 妇科查体　子宫均匀/不规则长大。
3. 血清 hCG(-)/轻度升高;hPL:轻度升高/(-)。
4. 超声检查　有特定征象。
5. 组织学诊断　息肉样型——诊刮可确诊,另 2 种类型需手术后的标本才能确诊。
6. 分期　参照 GTT。

三、治疗目的及原则

(一) 治疗目的

遵循个体化的治疗原则,争取治愈本病,预防复发,提高生命质量。

(二) 治疗原则　手术为主,辅以化疗

1. 有生育要求　息肉样型与患者及家属充分沟通后全面刮宫后辅以化疗。
2. 无生育要求　全子宫+/-双附件。若术后病理提示肿瘤细胞有丝分裂指数>5 个/10hPF,病史提示距前次妊娠时间>2 年,查体发现子宫外有转移是本病预后不良的高危因素,应该术后辅助化疗,密切随访。
3. 化疗方案　首选 EMA-CO/EP,二线可选用:BEP(博来霉素、依托泊苷,顺铂)、VIP(依托泊苷、异环磷酰胺、顺铂或卡铂)或 PC(卡铂、紫杉醇)等方案。
4. 随访　同 GTT。

四、药物治疗学及药学监护

(一) 化疗方案(见表 8-41)

表 8-41　GTT 化疗方案

方案	药物组成	剂量	途径	时间	疗程间隔
EMA-CO					2 周
第一部分　EMA					
	VP16	$100mg/m^2$	静脉滴注	d1	
	KSM	0.5mg	静脉注射	d1	
	MTX	$100mg/m^2$	静脉注射	d1	
	MTX	$200mg/m^2$	静脉滴注	d1,q12h	
	VP16	$100mg/m^2$	静脉滴注	d2	
	KSM	0.5mg	静脉注射	d2	

263

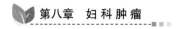
续表

方案	药物组成	剂量	途径	时间	疗程间隔
	CF	15mg	肌内注射	d2,q12h	
	(从静脉注射 MTX 开始算起 24 小时给药,每 12 小时 1 次,共 2 次)				
	CF	15mg	肌内注射	d3,q12h	
	休息(无化疗)			d4~d7	
第二部分 CO					
	VCR	1.0mg/m²	静脉注射	d8	
	CTX	600mg/m²	静脉注射		
BEP					
	顺铂(DDP)	20mg/m²	静脉滴注	d1~d3	
	依托泊苷(VP-16)	100mg/m²	静脉滴注	d1~d3	
	博来霉素(BLM)	15mg	静脉滴注	d1~d3	
VIP					21 天
	依托泊苷(VP-16)	75mg/m²	静脉滴注	d1~d4	
	异环磷酰胺(IFO)	1200mg/m²	静脉滴注	d1~d4	
	美司钠(mesna)	400mg	静脉滴注	d1~d4	
	顺铂(DDP)	20mg/m²	静脉滴注	d1~d4	
PC					21~28 天
	紫杉醇(Taxol)	共 175mg/m²	静脉滴注	d1	
	1. Taxol	30mg	静脉滴注	30min	
	2. Taxol	余量	静脉滴注	3h	
	卡铂(CBP)	AUC=5~7.5	静脉滴注	d1	
PVB					3 周
	长春新碱(VCR)	2mg	静脉注射(壶)	d1,d2	
	顺铂(DDP)	20mg/m²	静脉滴注	d1~d5	
	博来霉素(BLM)	30mg	肌内注射	化疗第二天下午 3 点用	
EP	依托泊苷(VP-16)	100mg/m²	静脉滴注	d1~d5	17~21 天
	顺铂(DDP)	20mg/m²	静脉滴注	d1~d5	

应用顺铂应进行水化,具体为应用顺铂当天 5% 葡萄糖溶液 1500ml(或生理盐水 1500ml)静脉滴注,静脉推注呋塞米 20~40mg,然后滴注 DDP,滴完后再加 5% 葡萄糖溶液 500~1000ml(或生理盐水 500~1000ml),静脉推注呋塞米 20mg。应用顺铂第 2~3 天,静脉补液量为 2000~3000ml。用药期间注意尿量,用药前注意肾功能,24 小时尿量应大于 2500ml。

（二）药物治疗监测

1. 药物不良反应监测见妊娠滋养细胞肿瘤。

2. 用药注意事项与用药教育见妊娠滋养细胞肿瘤。

 案例分析：

案例：患者冯某，24岁，G1P0＋1，因"葡萄胎清宫术后1月，血hCG降而复升"入院。患者1月前因葡萄胎于外院行清宫术，术后病检提示部分性葡萄胎（病理会诊确诊），术前血hCG 20万mIU/ml，术后一周1880mIU/ml，术后三周16 685mIU/ml。入院后妇科查体：子宫增大如孕2个月大，偏软，无压痛。左附件饱满。血hCG 17 749.8mIU/ml，阴道彩超提示子宫后壁肌壁间查见2.9cm×2.2cm×2.5cm不均质稍强回声，边界欠清，内含不规则液性暗区，呈网状。胸片未见异常。胸部、盆腹部、头颅CT均未见异常。诊断：恶性滋养细胞肿瘤（1：2）。该患者属于低危GTN，推荐单药化疗方案：

药物组成	剂量	给药途径	时间	疗程
MTX	1mg/(kg·d)	肌内注射	d1、d3、d5、d7	2周
CF	0.1mg/(kg·d)	肌内注射	d2、d4、d6、d8	

亚叶酸钙在一定程度上能保护正常细胞，使部分正常细胞（主要是造血细胞）保持增殖能力，解救MTX在抑制肿瘤细胞的同时对正常组织和器官的细胞产生毒性

案例：患者唐某，18岁，G1P0＋1，因"阴道不规则出血2个月，头痛2天"到急诊科就诊。患者1年前药流1次，后月经正常，无性生活至今。妇科查体：阴道少许血迹，外阴、阴道、子宫颈无紫蓝色结节，子宫2个月孕大，软，右侧卵巢可扪及5cm的薄壁囊肿，界限清楚，无压痛左附件区未扪及异常。实验室检查：血hCG 420万mIU/m；阴道B超提示子宫右侧宫角处肌壁间占位，4.5cm×2.8cm×3.4cm不均质稍强回声团，后壁肌壁间查见4.1cm×3.0cm×3.4cm不均质稍强回声团，内见较多无回声区，形态不规则。胸部CT提示双肺多个小结节影，大于12个，最大1.2cm。胸片：肺叶外带多个小结节。头颅CT提示：左顶叶低密度灶约3cm，余未见明显异常。诊断：恶性滋养细胞肿瘤（Ⅳ：16）。该患者属于高危GTN，首选静脉联合化疗＋鞘内注射。

1. 静脉化疗

方案	药物组成	剂量	途径	时间	疗程间隔
EMA-CO					2周
第一部分 EMA					
	VP16	100mg/m^2	静脉滴注	d1	
	KSM	0.5mg	静脉注射	d1	
	MTX	100mg/m^2	静脉注射	d1	

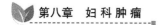

续表

方案	药物组成	剂量	途径	时间	疗程间隔
	MTX	200mg/m²	静脉滴注	d1,q12h	
	VP16	100mg/m²	静脉滴注	d2	
	KSM	0.5mg	静脉注射	d2	
	CF	15mg	肌内注射	d2	
（从静脉注射 MTX 开始算起 24 小时给药，每 12 小时 1 次，共 2 次）					
	CF	15mg	肌内注射	d3,q12h	
	休息（无化疗）			d4～d7	
第二部分　CO					
	VCR	1.0mg/m²	静脉注射	d8	
	CTX	600mg/m²	静脉注射		

2. 鞘内注射

方案	药物组成	剂量	给药途径	疗程
鞘内化疗	MTX	10mg	鞘内注射	每周 2 次

参 考 文 献

1. 苟文丽. 妇产科学. 第 8 版. 北京：人民卫生出版社,2013.

2. 曹泽毅. 中华妇产科学. 第 3 版. 北京：人民卫生出版社,2013.

3. 程德云,陈文斌. 临床药物治疗学. 第 4 版. 北京：人民卫生出版社,2012,366-382.

4. 沈铿,崔恒,丰有吉. 常见妇科恶性肿瘤诊治指南. 第 4 版. 北京：人民卫生出版社,2014,166-176.

5. NCCN Clinical Practice Guidelines in Oncology：Ovarian Cancer, Including Fallopian Tube Cancer and Primary Peritoneal Cancer. Version 1. 2014.

6. NCCN Clinical Practice Guidelines in Oncology：Antiemesis. Version 1. 2012.

7. 沈铿,郎景和. 妇科肿瘤临床决策. 第 1 版. 北京：人民卫生出版社,2007

8. 管忠震. 实用肿瘤内科处方用药手册. 第 2 版. 广州：广东科技出版社,2009.

9. 刘继红. 妇科肿瘤诊疗指南. 第 1 版. 广州：人民军医出版社,2010.

10. 罗兰 T. 斯基尔. 癌症化疗手册. 第 8 版. 于世英主译. 北京：科学出版社,2014.

11. 宋鸿钊,杨秀玉,向阳. 滋养细胞肿瘤的诊断和治疗. 第 2 版. 北京：人民卫生出版社,2004.

12. 向阳.宋鸿钊. 滋养细胞肿瘤学. 第 3 版. 北京：人民卫生出版社,2011.

（尹如铁　严鹏科）

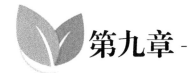

第九章

子宫内膜异位症和腺肌病

第一节 子宫内膜异位症

具有生长功能的子宫内膜组织(腺体和间质)异位到子宫腔以外的部位时,称为子宫内膜异位症(endometriosis),简称内异症。子宫内膜异位症病灶分布较广,其发生最多的部位为宫骶韧带76%,子宫直肠陷凹70%,卵巢55.2%以及盆腔腹膜的各个部位及盆腔器官的表面,故有盆腔子宫内膜异位症之称。子宫内膜异位症是激素依赖性疾病,在自然绝经和人工绝经(包括药物作用、射线照射或手术切除双侧卵巢),异位内膜病灶可逐渐萎缩吸收;妊娠或使用激素类药物抑制卵巢功能,可暂时阻止疾病发展。子宫内膜异位症在形态学上呈良性表现,但在临床行为学上具有类似恶性肿瘤的特点,如种植、侵袭及远处转移等。痛经、下腹痛,盆腔包块和不孕,是其主要的临床表现。

一、病理生理学变化

(一)发病理论

子宫内膜异位症的病理生理学至今仍未最终解决,目前比较一致的意见是用多因子发病理论来解释其发病机制,主要学说及发病因素有:

1. 种植学说 1921年Sampson提出子宫内膜随经血通过输卵管逆流种植的学说。多数临床和实验资料均支持这一学说,但无法解释盆腔外的子宫内膜异位症,也无法解释在多数育龄女性中存在经血逆流,但仅少数女性发病。

2. 血源-淋巴性播散学说 1952年,由Javert提出认为子宫内膜组织可以像恶性肿瘤一样,通过血行和淋巴向远处转移。临床上所见远离盆腔的器官,如肺、四肢皮肤、肌肉等发生子宫内膜异位症,可能就是内膜通过血行和淋巴播散的结果。

3. 医源性散播 多见于手术时将子宫内膜带至切口处,在该处种植形成子宫内膜异位症。典型的例子是剖宫产后的腹壁瘢痕子宫内膜异位症。

4. 遗传因素 子宫内膜异位症具有一定的家族聚集性,而且患者一级亲属发病率显著高于人群发病率,提示该病可能是一种多个基因位点致病作用积累,在环境因素继发作用下产生疾病表现型的多因子遗传病。

5. 免疫与炎症因素 免疫机制在子宫内膜异位症的发生、发展各环节起重要作用。近年来研究表明,免疫异常对异位内膜的种植、黏附、增生具有直接或间接作用。表现为免疫监视、免疫杀伤功能的细胞毒作用减弱,黏附分子协同促进异位内膜的种植、定位,免疫活性细胞释放的细胞因子促进异位内膜存活、增殖等。

6.其他因素　如芳香化酶的作用、细胞凋亡和在位内膜决定作用等,均可能参与子宫内膜异位症的发生和发展。

(二)病理

子宫内膜异位症主要病理变化为异位种植的子宫内膜随卵巢甾体激素的变化而发生周期性出血,血液、分泌液及组织碎片聚集在组织间隙内,血浆及血红蛋白缓慢吸收、病灶周围产生类似感染炎性的反应,导致周围纤维组织增生、粘连、皱褶并形成瘢痕。在病变处形成紫褐色斑点或小泡,最终发展为大小不等的紫蓝色结节或包块。根据其发生的部位不同,可分为腹膜子宫内膜异位症、卵巢子宫内膜异位症、深部浸润型子宫内膜异位症和其他部位的子宫内膜异位症。

二、临床表现及诊断

(一)临床表现

子宫内膜异位症的症状主要有慢性盆腔痛、性交痛、痛经及不孕,其临床表现因人和病变部位的不同而多种多样,症状特征与月经周期密切相关。

1. 症状

(1)下腹痛和痛经:多位于下腹部及腰骶部,可放射至阴道、会阴、肛门或大腿。常于月经来潮前1～2日开始,经期第一日最剧烈,以后逐渐减轻至月经干净时消失。

(2)月经不调:15%～30%的患者表现为经量增多或经期延长,少数出现经前点滴出血。

(3)不孕:子宫内膜异位症患者不孕率可高达40%左右,现多认为子宫内膜异位症患者的不孕可能与下列因素有关。

1)腹腔内微环境因素:子宫内膜异位症患者的腹水中所含异常物质可致不孕,其中以腹水中巨噬细胞数量增加最为重要。

2)卵巢功能异常:包括卵巢排卵功能障碍(发生率17%～27%)、黄体功能不足(发生率25%～45%)、黄素化未破裂卵泡综合征(LUFS)(子宫内膜异位症患者合并LUFS占18%～79%)。

3)免疫功能异常:子宫内膜异位症患者盆腔非特异性炎症反应,实际是由于子宫内膜异位症特异的免疫反应所致。这种局部反应激活巨噬细胞,并产生各种细胞因子,如TNF、IL-1、IL-6、酸性磷酸酶等。

4)性交痛:30%患者有性交痛,以月经来潮前最为明显,多见于直肠子宫陷凹的异位病灶或因病变导致子宫后倾固定时。

5)其他部位的子宫内膜异位症:在病变部位出现相应的周期性疼痛、出血或肿物增大。据报道,除了脾脏,全身各个部位、器官和组织均有可能发生子宫内膜异位症。

2. 体征　典型的子宫内膜异位症在盆腔检查时,子宫多后倾固定,直肠子宫陷凹,宫骶韧带或子宫后壁下段等部位可扪及触痛性结节,卵巢子宫内膜异位囊肿时,在一侧或双侧附件处触及囊实性包块,活动度差,有压痛。其他部位异位病灶可在相应位置有经期肿大、经后缩小的肿块。

(二) 诊断

1. **病史** 重点询问家族史、月经史、妊娠、流产及分娩史。临床症状个体表现差异较大,对生育年龄阶段有痛经、不孕、性交痛、月经紊乱等症状者,需重点询问痛经出现的时间、程度、发展及持续时间等。典型的子宫内膜异位症病史为继发性、进行性的痛经和性交痛,可伴有不孕及月经过多等症状。

2. **妇科检查**:妇科检查有下述发现的,可作为诊断典型子宫内膜异位症的指标。

(1)双合诊检查在宫骶韧带或子宫直肠陷凹处可触及触痛结节。

(2)子宫后倾固定,后穹隆有触痛。

(3)子宫一侧或双侧可触及囊性或囊实性肿块,可能与周围组织粘连成块。

(4)阴道直肠隔间可触及痛性孤立结节,当病灶向阴道后穹隆穿透时,在后穹隆可见到紫蓝色结节,月经期可有出血。遇此情况,应作直肠指检。

(5)其他部位的异位病灶,如腹壁瘢痕、会阴侧切伤口等部位可触及不规则的硬结,有触痛,月经期可增大。

3. **辅助检查** 典型子宫内膜异位症可通过病史、体征及妇科检查诊断。但约 25% 的病例无任何临床症状,当临床诊断不能确诊时,需进一步做其他辅助检查。

(1)影像学检查:彩色超声检查是诊断卵巢子宫内膜异位囊肿和膀胱、直肠子宫内膜异位症的重要方法,可确定异位囊肿位置、大小和形状,其诊断敏感性和特异性均在 96% 以上。但因囊肿回声图像无特异性,不能单纯依靠超声图像确诊。盆腔 CT 及 MRI 对盆腔子宫内膜异位症有诊断价值,但费用昂贵,不作为初选的诊断方法。MRI 对深部浸润型子宫内膜异位症的诊断均较超声和 CT 准确,新近兴起的内镜超声对浸润直肠或阴道直肠隔的深部病变的诊断和评估有一定意义。

(2)血清 CA125 测定:血清 CA125 水平可能增高,重症患者更为明显,但变化范围很大,临床上多用于重度子宫内膜异位症和疑有深部异位病灶者。但 CA125 诊断子宫内膜异位症的敏感性和特异性均较低,动态检测有助于评估疗效和预测复发。

(3)腹腔镜检查:是目前诊断子宫内膜异位症的最佳方法,腹腔镜下对可疑病变进行活检可确诊。对有不孕、慢性盆腔痛和妇科检查扪及骶韧带增粗或结节,而影像学检查无阳性发现的患者,应首选腹腔镜检查。根据腹腔镜所见,按照美国生殖医学协会提出的修正子宫内膜异位症分期法(r-AFS 1997 年)作出疾病分期,指导临床治疗。

三、治疗目的及原则

(一) 治疗目的

治疗子宫内膜异位症的根本目的是缩减和祛除病灶,减轻和控制疼痛,治疗和促进生育,预防和减少复发。

(二) 治疗原则

治疗方法应根据患者的年龄、婚育状态、妊娠希望、症状及病变部位和范围以及过去的治疗情况等,制订个体化治疗方案。症状轻或无症状的轻微病变可选用期待治疗;有生育要求的轻度患者经过全面诊断评估后可以先给予药物治疗,重者行保留生育功能手术;年轻无生育要求的重度患者,可行保留卵巢功能手术,术后辅以药物治疗;症状及病变均严重的无生育要求者,考虑行根治性手术。

1. 期待治疗　仅适用于轻度子宫内膜异位症患者,定期随访,对症处理病变引起的轻微经期腹痛,可给予前列腺素合成酶抑制剂等;希望生育者一般不用期待治疗,应尽早促使其妊娠,一旦妊娠,异位内膜病灶坏死萎缩,分娩后症状缓解并有望治愈。

2. 药物治疗　包括抑制疼痛的对症治疗,抑制雌激素合成使异位内膜萎缩、阻断下丘脑-垂体-卵巢轴的刺激和出血周期为目的的激素类药物治疗,适用于有慢性盆腔痛、经期痛经症状明显、有生育要求及无卵巢囊肿形成患者。但对较大的卵巢内膜异位囊肿,特别是卵巢包块性质未明者,宜采用手术治疗。目前常用药物有非甾体抗炎药(non-steroidal anti-inflammatory drugs,NSAIDs)、口服避孕药(oral contraceptive)、孕激素(progestin)、孕激素受体拮抗剂(progesterone receptor antagonist)、雄激素类衍生物如孕三烯酮(gestrinone)、达那唑(danazol)、促性腺激素释放激素激动剂(gonadotrophin releasing hormone agonist,GnRH-a)。

(三) 手术治疗

治疗目的主要针对疼痛和不孕。适用于药物治疗后症状不缓解、局部病变加剧或生育功能未恢复者,异位病灶包块较大者。腹腔镜手术是首选的手术方法。手术方式有以下几种。

1. 保留生育功能手术　切净或破坏所有可见异位病灶、分离粘连、恢复正常解剖结构,但保留子宫、一侧或双侧卵巢,至少保留部分卵巢组织。适用于药物治疗无效、年轻和有生育要求的患者。

2. 保留卵巢功能手术　切除盆腔内病灶及子宫,保留至少一侧或部分卵巢,适用于Ⅲ、Ⅳ期患者、症状明显且无生育要求的 45 岁以下患者。

3. 根治性手术　将子宫、双附件及盆腔内所有异位内膜病灶予以切除和清除,适用于 45 岁以上重症患者。

4. 其他手术　如骶前神经切除术主要用于解除盆腔正中的疼痛,可以消除子宫性痛经的因素,而不能促进生育或缓解月经量过多。此手术虽不能促进生育,但可配合其他治疗伴有盆腔正中疼痛的保守性手术,如腹腔镜下子宫骶骨神经切除术(laparoscopic uterosacral nerve ablation,LUNA)等。

(四) 手术与药物联合治疗

子宫内膜异位症的保守治疗有三种方法:手术、药物抑制和二者合并应用。治疗方式的选择一般取决于疼痛,不孕和病变的严重程度。当前,腹腔镜已成为所有微小病变、绝大多数轻症病变和多数中到重度病变的首选治疗方法,但大多数学者均认为相当一部分患者仍需要合并药物治疗。术前用药可使异位病灶缩小、软化,有利于缩小手术范围和手术操作。对保守性手术或术后仍有疼痛症状者,术后给予 6 个月药物治疗,可推迟复发。常用药物包括口服避孕药、雄激素类衍生物如孕三烯酮、达那唑、GnRH-a 类药物。近来,宫内左炔诺孕酮宫内缓释系统逐渐用于手术后,预防疼痛复发。

外科治疗可恢复正常解剖关系,祛除病灶并同时分离粘连,但外科治疗也有以下不足之处:如术后的粘连可能导致不孕;因严重的粘连使病灶不能彻底清除;显微镜下的病灶无法看到;手术的并发症和经费等。药物治疗虽有较好的疗效,但也存在不足之处,如停药后短期内可复发;改善生殖的作用不肯定;对致密的粘连无效;药物的疗效存在个体差异;药物副作用问题以及费用昂贵等。多年来,一直沿用手术前后的药物治疗,也存在不足的地方。因此子宫内膜异位症的治疗仍需更多专家学者的探讨和更新。

四、药物治疗及药学监护

(一)治疗药物

1. 非甾体抗炎药 NSAIDs 可有效缓解子宫内膜异位症的疼痛症状,主要通过抑制环氧合酶(cyclooxygenase,COX),减少前列腺素产生而减轻疼痛,但并不能阻止疾病的发展。代表药物包括吲哚美辛、布洛芬、萘普生等。

2. 口服避孕药 是最早用于治疗子宫内膜异位症的激素类药物,作用机制是降低垂体促性腺激素水平,并直接作用于子宫内膜和异位内膜,导致内膜萎缩和经量减少。新型复方口服避孕药如去氧孕烯炔雌醇片、炔雌醇环丙孕酮片、屈螺酮炔雌醇片等,大多含有低剂量的雌激素和高效孕激素,能够抑制排卵,有效缓解疼痛并缩小子宫内膜异位病灶,且副作用相对较轻,可以较长时间使用,周期或连续给药均可。口服避孕药适合症状较轻,暂无生育要求的年轻女性。

3. 孕激素 单用高效孕激素通过负反馈抑制下丘脑-垂体-卵巢轴,造成无周期性的低雌激素状态,从而抑制子宫内膜包括异位内膜的生长。高效孕激素还可直接作用于异位内膜,引起内膜组织蜕膜样变,最后萎缩或坏死。孕激素治疗过程中因内源性雌激素水平的波动容易出现突破性出血,此时联合小剂量雌激素,即假孕疗法,但现在已很少使用。常用药物醋酸甲羟孕酮,醋酸炔诺酮和醋酸甲地孕酮等。孕激素价格低廉,无促孕作用,适合无生育要求的患者。单用孕激素的突破性出血率高,全身性不良反应较明显,患者使用依从性不佳。

左炔诺孕酮宫内缓释系统内储存有 52mg 左炔诺孕酮(levonorgestrel,LNG),可以明显缓解痛经,性交痛和慢性盆腔痛,缩小异位的内膜病灶。该缓释系统缓解子宫内膜异位症疼痛的机制尚未完全阐明,目前认为其在宫腔内主要发挥局部孕激素作用。左炔诺孕酮宫内缓释系统持续缓慢的直接向周围子宫内膜释放高水平 LNG,后者下调雌孕激素受体,使子宫内膜对血雌二醇(E_2)的敏感性大大降低,子宫内膜细胞增殖受抑制,表现为抗内膜增生的作用。取出左炔诺孕酮宫内缓释系统后,患者的月经和妊娠不受影响。左炔诺孕酮宫内缓释系统适合于无生育要求的女性。

4. 雄激素衍生物

(1)达那唑是合成的 17α-乙炔睾酮的衍生物,抑制 FSH、LH 峰,抑制卵巢甾体激素生成并增加雌、孕激素代谢,直接与子宫内膜雌、孕激素受体结合抑制内膜细胞增生,最终导致子宫内膜萎缩,出现闭经。达那唑能明显改善子宫内膜异位症疼痛和月经过多症状,疗程一般为 6 个月。适用于轻度及中度子宫内膜异位症痛经明显患者。

(2)孕三烯酮是一种人工合成的三烯 19-去甲甾体类化合物,具有复杂的激素和抗激素作用,即具有较强抗孕激素作用和中度抗雌激素作用,同时又有较弱的雌激素和雄激素活性,可使血雌孕激素、ShBG 和总睾酮水平下降。孕三烯酮对子宫内膜异位症的治疗表现为双重作用,即一方面直接作用于中枢,通过抑制性腺轴,使垂体前叶合成和分泌 FSH 和 LH减少,无法形成有效排卵峰,继而卵巢功能被抑制,雌孕激素水平随之降低;另一方面,孕三烯酮还能直接作用于子宫内膜异位症病灶,使之萎缩并吸收。

5. GnRH-a 通过改变特殊位点的氨基酸序列而形成的一大类人工合成的 GnRH 衍

生物。GnRH-a 的共同特征是 6 位上有 D-氨基酸,乙胺基取代羧基末端的甘氨酸 10-酰胺基,这种结构使其相比天然 GnRH 具有更高的受体亲和力,同时可以抵抗内肽酶而延长半衰期。GnRH-a 主要通过改变受体的数目,而不是改变亲和力而发挥治疗作用。GnRH-a 使用初期可以持续激活 GnRH 受体,受体活化后会引起原先储存在垂体中的促性腺激素分泌,故 GnRH-a 使用早期会出现 FSH 及 LH 释放增加(点火效应),表现为一过性的症状加重。持续用药,这部分促性腺激素释放完后很快会出现 GnRH 受体表达下调,无法形成 FSH 及 LH 的节律分泌,卵巢受抑制,合成雌孕激素减少,最终患者 FSH、LH 以及血 E_2 逐渐降至绝经期水平,发挥可逆的药物去势作用。这种低雌激素状态可以抑制子宫内膜异位症的产生、维持和进展,也对前述子宫内膜异位症许多病理效应不利。临床常用药物为醋酸戈舍瑞林、醋酸曲普瑞林和醋酸亮丙瑞林等。

6. 中药　中药治疗子宫内膜异位症,临床效果好且毒副作用相对较少,国内患者接受程度高,故我国子宫内膜异位症治疗中,中药占据着重要的地位。具有活血化瘀功效的内服传统中药方剂,如血府逐瘀汤、小柴胡汤等以及一些中成药,如桂枝茯苓胶囊、散结镇痛胶囊、丹莪妇康煎膏等,均有助于缓解子宫内膜异位症疼痛乃至缩小异位病灶。中药保留灌肠、局部上药和中药的外敷在临床上也有开展应用。同时中药治疗对子宫内膜异位症患者内环境具有调理作用,可以调节免疫功能而抑制内膜的异位,减少复发。还有一些国内的临床试验认为,中药的治疗可能有促进生育的作用。但是,国际医药学界目前倾向于认为还需要设计更为严谨的大规模随机对照试验来进一步评估中药在子宫内膜异位症治疗中的作用及不良反应。

中西药结合用于子宫内膜异位症,既可以弥补中药起效较慢的不足,迅速控制子宫内膜异位症的症状体征,又可以减少西药用量,发挥中药的整体调理作用,有可能改进现阶段使用的子宫内膜异位症药疗方案。

7. 其他药物　米非司酮是一种口服孕激素拮抗剂,具有竞争孕酮受体和抗糖皮质激素受体的作用。有限的临床研究显示,小剂量米非司酮(≤25mg)可使子宫内膜异位症患者达到闭经和疼痛缓解,有效率近 100%,同时也不会导致过低雌激素水平而产生相应的不良反应。

芳香化酶抑制剂,如阿那曲唑、来曲唑。鉴于此类药物存在严重不良反应,仅在所有其他治疗手段(药物或手术)均无效时,才考虑芳香化酶抑制剂联合口服避孕药、孕激素或 GnRH-a(半量)方案。芳香化酶抑制剂尤其适用于绝经后或者绝经前结节性子宫内膜异位症患者。

随着人们对子宫内膜异位症发病机制研究的深入,不断有新型药物试用于临床,包括 GnRH 拮抗剂(西曲瑞克)、重组人 TNF-α 结合蛋白等。近来,抗血管新生药物作为有发展前景的新药正在研制中。这些药物尚处于临床研究阶段,其有效性,安全性,使用伦理性等问题还有待循证医学证实。

(二) 药物用法用量和药动学参数

1. 左炔诺孕酮宫内缓释系统有效期为 5 年,宫腔内放置后 LNG 初始释放速度为 $20\mu g/d$,此后逐渐降低,平均 $14\mu g/d$。局部较高的 LNG 暴露量,使得子宫内膜至子宫肌层以及子宫内膜至血清之间均形成明显的浓度梯度,分别为超过 100 倍和 1000 倍。循环中的 LNG 主要与性激素结合蛋白(ShBG)特异性结合(42%～62%),仅 1%～2%以游离甾体形式存在。

2. 达那唑的药动学参数较为复杂,100mg bid,峰浓度为 $200\sim800$ng/ml;若 200mg bid,连服 14 日,血药浓度达 $0.25\sim2\mu$g/ml。单次给药后,血浆消除半衰期为 $3\sim6$ 小时,多次服药,药物半衰期可增加到 26 小时。子宫内膜异位症患者口服达那唑 200mg tid 治疗 6 个月后,血浆消除半衰期为 23.7 小时。食物可明显增加达那唑的吸收并延迟达峰时间约 30 分钟。

3. 孕三烯酮国内常见用法为:2.5mg 口服,每周 2 次。这种低剂量用法可使血 E_2 的水平降至 $50\sim60$pg/ml,稍高于理想的雌激素治疗窗($30\sim50$pg/ml)。但是在国内,孕三烯酮上市前临床试验以及上市后临床观察,发现这种给药方案也可以较好的缓解国人子宫内膜异位症的主观疼痛症状和改善体征。这种低剂量方案,明显降低药物不良反应的发生率和严重程度,却使得我国患者使用孕三烯酮的突破出血率明显高于欧洲国家(给药方案:2.5mg,每周 3 次)。尽管已经有大量证据表明这种出血并不会影响子宫内膜异位症的治疗效果,却会使患者用药依从性下降,间接影响疗效。此时可以加大孕三烯酮的使用剂量,每次 2.5mg,每周 3 次,一般使用 $3\sim4$ 周,出血症状均能得到有效控制,此后再换回原方案,总疗程 6 个月。孕三烯酮的副作用与达那唑类似,但程度较轻、可逆,患者多能耐受。孕三烯酮目前已成为假绝经疗法中较多使用的口服药物。

4. GnRH-a 用于子宫内膜异位症时,初次给药均应在月经周期的第 $1\sim5$ 天,皮下注射或肌内注射,每 28 天 1 次,单用疗程 6 个月。

5. 米非司酮常见用法为 $10\sim25$mg po qd,多数使用 $3\sim6$ 个月。药物用法用量见表 9-1。

表 9-1 常用药物的用法用量和药动学参数

分类	代表药物 (妊娠安全分级)	用法用量	药动学参数			
			生物利用度	达峰时间	半衰期	血浆蛋白结合率
NSAIDs	吲哚美辛(B/D)	口服:$25\sim50$mg,tid	高	$1\sim4$h	4.5h	99%
	萘普生(B/D)	口服:$0.25\sim0.5$g,q6h 或 q8h	高	$1\sim2$h	13h	99.5%
	布洛芬(B/D)	口服:$0.3\sim0.6$g,bid	高	$1.2\sim2.1$h;缓释 $4\sim5$h	$1.8\sim2$h	99%
口服避孕药	去氧孕烯炔雌醇(每片含去氧孕烯 0.15mg,炔雌醇 30μg)	口服:$1\sim2$ 片,qd,月经第 $1\sim5$ 天开始,连续或周期用药,共半年	—	—	—	—
孕激素	醋酸甲羟孕酮片(肠道外给药 X)	口服:$20\sim30$mg/d,一次顿服,月经第 $1\sim5$ 天开始,疗程半年,以闭经为准调整剂量	—	$2\sim4$h	$16\sim30$h	90%$\sim$95%
	醋酸甲羟孕酮注射液(肠道外给药 X)	肌内注射:每周 50mg 或每两周 100mg,月经第 $1\sim5$ 天开始,疗程 6 个月	100%	$4\sim20$d	6w	90%$\sim$95%

续表

分类	代表药物（妊娠安全分级）	用法用量	药动学参数			
			生物利用度	达峰时间	半衰期	血浆蛋白结合率
雄激素衍生物	达那唑（口服 X）	口服：600～800mg/d bid～tid，月经第 1～5 天开始，共半年，以闭经为准				
	孕三烯酮	口服：2.5mg，每周 2～3 次，月经第 1～5 天开始，持续半年，以闭经为准调整用药量，最大用量每周 ≤10mg	100%	3h	24h	—
GnRH-a	醋酸戈舍瑞林（肠道外给药 X）	皮下注射：每 4 周 3.6mg，月经第 1～5 天开始。单用疗程不超过 6 个月	100%	8～22d	2～4h	27%

（三）药物治疗监测

1. 疗效评估　观察患者主观疼痛症状是否缓解以及闭经的情况。

2. 药物不良反应监测

（1）NSAIDs 增加消化道出血、溃疡及穿孔的危险，可使严重心血管不良事件（血栓形成、心肌梗死）和脑卒中的风险增加。长期用药需要定期检查大便潜血、肝肾功能、血象和凝血指标等，密切观察患者有无黑便或腹部不适、有无颜面部和（或）肢体水肿、有无心脏病表现和意识改变等；使用肠溶或控缓释剂型，饭中或饭后、直立服用，能够减轻胃肠道不良反应。选择性 COX-2 抑制剂，如塞来昔布、美洛昔康等，镇痛效果与传统 NSAIDs 无明显差别，上消化道溃疡及溃疡并发症的发生率更低，但价格较高。

（2）服用口服避孕药可能增加静脉血栓栓塞（深静脉血栓形成和肺血栓栓塞）的危险性；已有高危因素或者需要长期连续使用者，应密切观察有无血栓形成的症状和体征，必要时可监测凝血指标和肝功能。

（3）达那唑有引起肝病（肝炎和胆汁淤积）的危险，长期服用甚至可以增加肝脏肿瘤的发生率。需定时监测肝功能，一旦发现明显异常，立即停药并进行保肝治疗。达那唑还可发生雄激素相关副作用，如痤疮、多毛、乳房缩小、血脂改变、体重增加、水肿、头痛等。服用达那唑引起的声音改变（变粗），是不可逆的。很多使用者会因为严重副作用而停药，目前国内外较少使用。

（4）GnRH-a 的不良反应主要为继发的低雌激素状态和骨丢失，有条件者可以监测体内雌激素水平。一旦发生明显的骨丢失，将需要很长时间才能恢复甚至不能恢复至原有水平。嘱患者注意观察自己状况，当出现更年期症状或原因不明的全身骨痛，尤其是腰背痛时需及时返院复查。

（5）孕激素不良反应多为突破性出血、体重增加、钠水潴留、乳房胀痛和精神情绪异常等。左炔诺孕酮宫内缓释系统常见副作用为早期点滴出血增加，随后因子宫内膜持续被抑制,反而表现为月经期缩短和出血量减少,甚至部分患者会出现闭经。其他副作用包括单纯性卵巢囊肿、乳房胀痛和腰痛等。新出现的单纯性卵巢囊肿一般无症状,多为 B 超检查时发现,通常无须特殊处理,绝大多数会在用药 3～6 个月后自发消失,对治疗效果亦无影响。

(四) 用药注意事项及用药教育

1. NSAIDs 是对症治疗药,不宜长期和大量使用,用于镇痛不超过 5 天,过敏者禁用。服药期间不得饮酒或其他含酒精的饮料,不能同时服用其他含有 NSAIDs 的药品(如某些复方感冒药)等。

2. 药师应告知患者漏服口服避孕药后的补救措施,详见药物避孕章节。连续用药超过三个月应定期复查。口服避孕药和孕激素与其他药物的相互作用非常复杂,告知患者因其他疾病需临床治疗前应当告知处方医师或者药师,自己正在服用此类药物

3. 服用达那唑的患者应定期复查并监测肝功能。用药期间使用工具避孕,若避孕失败应立即停服并终止妊娠。停药后待月经正式恢复(3～6 个月),方可试行妊娠。药物相互作用方面:达那唑与胰岛素同用时容易产生耐药性;达那唑抑制华法林代谢,使 INR 延长,抗凝增效,两者合用时后者应调整剂量;达那唑可以抑制卡马西平和环孢素在肝脏的代谢;达那唑与肾上腺皮质激素合用,可使水肿加重;达那唑与他汀类合用增加横纹肌溶解的危险性;达那唑与氨苄西林、卡马西平、苯巴比妥、苯妥英钠、利福平合用,可降低前者的疗效。

4. 左炔诺孕酮宫内缓释系统必须在月经第 1～7 天放置,更换则无时间要求。放置该系统前必须要告知患者可能出现的效果、危险与不良反应。详细的体格检查,包括盆腔检查、乳腺检查及宫颈涂片是非常必要的。必须彻底治疗生殖道感染,并除外妊娠和性传播疾病。左炔诺孕酮宫内缓释系统放置后 1～3 个月必须随访,此后每年复查。该系统放置后可能出现脱落,但也有带器妊娠的可能,嘱患者密切关注,一旦发生异常,立即返院复查。左炔诺孕酮宫内缓释系统并非年轻未生育患者的首选,重度子宫萎缩的绝经后患者也不适合使用此系统。

5. 单独使用 GnRH-a 引起的骨质丢失(暂时性或者持续性)是此类药物获批准的疗程限制为 6 个月的主要原因。目前多推荐在 GnRH-a 治疗开始时即应用激素反加疗法(add-back),使患者 E_2 水平维持在较为理想的 30～50pg/ml,保证子宫内膜异位症疗效的同时,又可预防和改善骨密度丢失以及低雌激素副作用,延长 GnRH-a 使用时间。国内常用 Add-back 方案有:结合雌激素 0.3～0.625mg/d 和醋酸甲羟孕酮 2～4mg/d;或者替勒龙 1.25～2.5mg/d。还应该同时补钙,以更好地保护骨密度。激素反向添加治疗也可能出现相关不良反应。治疗期间采用非激素避孕措施,发现妊娠立即停药。年轻女性和青少年骨密度还未达到最大值,如需使用 GnRH-a 要特别谨慎。

 案例分析————————————————————————

案例:口服避孕药的使用

患者陈某某,25 岁,G0P0,因"经期下腹痛 2 年"就诊。患者既往月经规律,14 岁初潮,5～7/28d。2 年前,患者开始出现经期下腹痉挛性痛,并进行性加重。每个月经期都需要服用布洛芬缓释胶囊止疼。约半年前,布洛芬缓释胶囊无法有效止疼,患者开始出现性交痛和慢性盆腔痛。妇检发现患者子宫、附件区压痛(+),宫骶韧带可扪及多个触痛性结节,B 超(一)。患者结婚 3 年,避孕套避孕。诊断为子宫内膜异位症。现患者疼痛症状明显,应如何

处理?

分析：初发的子宫内膜异位症推荐使用 NSAIDs 和口服避孕药作为一线治疗，因其安全性好且无使用时限的要求。该患者服用 NSAIDs 无效，可以选用口服避孕药治疗子宫内膜异位症疼痛症状，兼有避孕作用。具体用法用量为：去氧孕烯炔雌醇片 1～2 片 qd，月经第 1～5 天开始，连续或周期用药，一般疗程为半年。开具口服避孕药前医师要详细询问患者的个人史和家族史。用药期间应观察患者疼痛症状的缓解和月经的情况。患者周期性使用去氧孕烯炔雌醇片后自觉疼痛症状好转。

案例：孕三烯酮的使用

上一个案例中，若患者服用口服避孕药仍疗效不佳，综合考虑患者病情和患者自身意愿，医师向其推荐使用孕三烯酮。那么该如何服用孕三烯酮？

分析：该患者一线治疗失败，开始尝试二线治疗。孕三烯酮用于治疗子宫内膜异位症前应排除妊娠。常见用法用量为：每次 2.5mg，每周两次，疗程共 6 个月。为方便患者记忆，可嘱咐患者于月经第一天和第四天各口服本品 2.5mg，以后每周相同时间服药。若服药期间仍然有阴道出血，可加大用药量，但最大剂量不超过 10mg/w。少量出血可以联合使用止血的药物，若出血量大，则应停药，行刮宫术或者待下次月经来潮后再重新给药。用药期间如果发生一次漏服，应立即补服 2.5mg，再继续按时用药。若发生多次漏服，则应停止治疗。经检查确认未妊娠者，在新的月经周期的第一天重新开始用药。

孕三烯酮与达那唑在控制疼痛症状和降低美国生殖医学协会 R-AFS 评分方面效果相似，但副作用较后者轻，且快速可逆，患者很少会因为其副作用而停药或转向其他激素类药物，是目前临床使用比较多的口服药物。患者用药后，盆腔痛明显减轻，性交痛消失。嘱其治疗期间使用工具避孕。

案例：子宫内膜异位症复发 GnRH-a 的使用

患者黄某，36 岁，G2P1，因"痛经，再发加重半年余"就诊。患者既往月经规律。3 年前行腹腔镜下卵巢巧克力囊肿剔除术，术后痛经较前明显缓解。半年前，患者痛经复发并进行性加重，性交痛（＋），慢性盆腔痛（＋）。妇检：直肠子宫凹陷处可触及多个蚕豆大小触痛结节，附件区未触及包块，B 超（－），诊断为"子宫内膜异位症"。患者拒绝再行腹腔镜手术。请问应如何处理？

分析：未发现患者有心血管疾病和骨质疏松的高危因素，可以试用 GnRH-a。目前国内常用的 GnRH-a，如腹部皮下注射醋酸戈舍瑞林（3.6mg）或肌内注射醋酸曲普瑞林（3.75mg）等，每 4 周 1 次，疗程 6 个月。注射部位需每次更换，且不可搓揉。所有的 GnRH-a，其临床治疗效果和副作用无显著差异，如果使用一种 GnRH-a 治疗子宫内膜异位症超过 3 个月，症状缓解不佳，那么换用另一种 GnRH-a 可能也没有效果。同时给予替勃龙 1.25mg/d 和维 D 钙咀嚼片 2 片/日，可以预防不良反应的发生并延长使用时间。患者使用次月即闭经，自觉疼痛明显缓解，生活质量明显改善。

案例：腹腔镜术后使用左炔诺孕酮宫内缓释系统

患者徐某，32 岁，G4P1，因"继发性进行性痛经两年余"入院。既往月经无特殊。患者两年前第三次人工流产后开始出现月经量增多伴痛经，疼痛进行性加重，月经前 1～2 天到月经中期最明显，镇痛药有效。近 3 个月来，患者自觉疼痛无法忍受。妇检：子宫稍增大，后倾固定，后穹隆有不规则包块，B 超检查（－）。诊断"盆腔子宫内膜异位症"。患者既往有慢性肾炎两年,无生育要求,要求避孕和保留子宫。入院后完善相关检查,予行腹腔镜下异位病灶电凝术,术后病理证实。保守性手术后需要再给予药物辅助治疗,请问应如何处理?

分析:保守性手术后辅助药物治疗的目的,是更有效的控制疼痛症状和尽可能延长子宫内膜异位症患者症状体征复发时间,降低复发率。该患者有慢性肾炎史两年,其他激素药物并非首选。同时患者无近期生育计划,有避孕需求,且需要长期用药,因此医师为患者选择的药物是左炔诺孕酮宫内缓释系统。

术后使用左炔诺孕酮宫内缓释系统或 GnRH-a、孕三烯酮均能有效控制疼痛症状,但是考虑到不良反应,左炔诺孕酮宫内缓释系统是唯一可以长期使用的药物。放置左炔诺孕酮宫内缓释系统后,嘱患者观察月经情况及痛经程度,定期随访。该患者使用初期出现阴道点滴出血,至使用 10 个月时经期缩短,量明显减少。目前患者已使用近两年,自觉疼痛症状控制良好。

(五)手术联合药物治疗

子宫内膜异位症术后辅助治疗药物与单用药物治疗时药物相同,目的多为避孕或者二级预防,对疾病本身和疼痛症状复发的预防有意义。

术后药物治疗强调足够疗程,最好达到 6 个月及以上,才可以有效提高疼痛缓解的程度和延长疼痛缓解的时间。术后使用口服避孕药,连续给药可以使体内雌孕激素处于相对稳定状态和闭经,此时连续给药可能要优于周期给药。另外,尚无足够证据证明子宫内膜异位症导致的不孕,手术前后联合激素药物治疗要好于期待疗法。

第二节 子宫腺肌病

子宫腺肌病(adenomyosis)是指子宫内膜向肌层良性浸润并在其中弥漫性生长,其特征是在子宫肌层中出现异位内膜和腺体,伴有其周围肌层细胞肥大和增生。多发生于 30~50 岁经产妇,15%~40%同时合并子宫内膜异位症。子宫腺肌病与子宫内膜异位症病因不同,但均受卵巢激素的调节。

一、病理生理学变化

子宫腺肌病的病因至今不明,多次妊娠及分娩、人工流产、慢性子宫内膜炎等造成子宫内膜基底层损伤,与腺肌病发病密切相关。另外,性甾体激素及免疫因素均可能参与子宫腺肌病的发病过程。

腺肌病的子宫多呈均匀性增大,一般不超过妊娠 12 周大小,病变多位于子宫的前后壁,累及后壁居多,剖面见子宫肌壁显著增厚且硬,无漩涡状结构,于肌壁中见粗厚肌纤维带和微囊腔,少数病灶呈局限性生长形成结节或团块,称为子宫腺肌瘤。在显微镜下,子宫肌层内出现异位内膜小岛为其特征。小岛在肌层中的深度至少要在内膜基底层下一个高倍镜视野的宽度,也有以肌层的上 1/3 为标准。内膜小岛由典型的子宫内膜腺体与间质组成,这种内膜多为不成熟型的内膜,类似于内膜基底层,虽也具有周期性变化,但只对雌激素起反应,而对孕激素无反应或不敏感。

二、临床表现和诊断

（一）临床表现

1. 症状　约35%的子宫腺肌病无临床症状。发病率报道为5%～70%,平均为20%～30%。主要症状是月经量过多、经期延长和逐渐加重的进行性痛经,少数患者有不孕。

2. 体征　妇科检查子宫呈均匀增大或有局限性结节隆起,质硬且有压痛,经期压痛更重。

（二）诊断

根据典型进行性痛经和月经过多及体征可作出初步诊断。影像学检查有一定帮助,经阴道超声是协助诊断最常用的方法,MRI是国内外公认诊断子宫腺肌病最可靠的非创伤性方法。子宫腺肌病患者CA125水平可高于正常。

三、治疗目的及原则

治疗应视患者症状、年龄和生育要求而定。目前无根治性的有效药物。对于年龄较大、无生育要求、症状明显者,可行子宫切除术。对年轻、要求保留生育功能的患者,可行子宫腺肌病病灶挖除术,但术后有复发风险。对伴有月经过多、无生育要求的轻度子宫腺肌病患者,可行宫腔镜子宫内膜切除术。对年轻有生育要求,近绝经期者或不接受手术治疗者,可使用达那唑、孕三烯酮或GnRH-a治疗,用药剂量及注意事项同子宫内膜异位症的治疗。

四、药物治疗及药学监护

（一）单用药物治疗

1. 治疗药物

（1）镇痛药:子宫腺肌症疼痛的治疗可以选择镇痛药单用（除疼痛外无其他症状）或联用其他激素类药物,首选NSAIDs,见子宫内膜异位症的药物治疗及药学监护。

（2）激素药物:子宫腺肌症对孕激素不敏感,除此之外,药疗方案、注意事项和不良反应监测基本同子宫内膜异位症治疗。

左炔诺孕酮宫内缓释系统系统对子宫腺肌症痛经及月经过多有效,但不能缩小子宫并且停药后很快复发。部分患者子宫体积较大（如大于孕10周）,放置左炔诺孕酮宫内缓释系统前可以使用3～6个月孕三烯酮或GnRH-a预处理,帮助缩小子宫和控制症状。

2. 疗效评估　主要观察患者疼痛症状和月经过多有无缓解,子宫体积增大和贫血有无改善。总体而言,单用药物治疗子宫腺肌症的效果不是很理想。

（二）手术联合药物治疗

子宫腺肌症的激素药物多用于术前术后的辅助治疗。除术前较少选择孕激素外,术前和保守性手术后药疗方案和用药注意事项等与子宫内膜异位症治疗相同,见子宫内膜异位症章节。

 案例分析

案例:患者张某某,39岁,G3P1,因痛经2年余伴月经量多1年余入院。患者1年前发现子宫腺肌症,伴月经量多,有血块。近年来有痛经症状,无进行性加重,经期需服用镇痛药

（对乙酰氨基酚片）。妇科检查：子宫前位，均匀增大如孕 8 周，质硬；B 超提示子宫腺肌症；血常规：血红蛋白 95g/L。诊断为"子宫腺肌症，轻度贫血"。患者要求保留子宫，应如何处理？

分析：左炔诺孕酮宫内缓释系统适用于暂无生育要求的子宫腺肌病患者，患者可试用该缓释系统。放置左炔诺孕酮宫内缓释系统后，要求患者观察痛经程度和阴道出血情况，定期随访，可复查 B 超和血常规。该患者用药后痛经明显缓解，月经量也明显减少，贫血症状好转，达到预期治疗目的。

参 考 文 献

1. 中华医学会妇产科学分会子宫内膜异位症协作组. 子宫内膜异位症的诊断与治疗规范. 中华妇产科杂志,42(9):645-648.
2. 苟文丽. 妇产科学. 第 8 版. 北京:人民卫生出版社,2013.
3. 曹泽毅. 中华妇产科学. 第 3 版. 北京:人民卫生出版社,2013.

（崔　恒　肖大立）

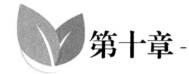

第十章

生殖内分泌疾病

第一节　功能失调性子宫出血

功能失调性子宫出血（dysfunctional uterine bleeding，DUB）是由于调节生殖的神经内分泌机制失常引起的异常子宫出血（abnormal uterine bleeding，AUB），非全身及生殖器官器质性病变引起，属排他性诊断，分为有排卵和无排卵型功能失调性子宫出血。按照 2009 年中华医学会妇产科分会制订的功能性子宫出血诊治指南提出的：正常周期长度为 24～35 天，经期长度为 2～7 天，经期失血量为 20～60ml。凡不符合上述标准的均属异常子宫出血。AUB 涵盖的范围较大，既包括器质性也包括 DUB。按照国际妇产科联盟（International Federation of Gynecology and Obstetrics，FIGO）对异常子宫出血的 PALM-COEIN 分类，无排卵性功能失调性子宫出血归类为排卵障碍导致的异常子宫出血（AUB-O），排卵性功能失调性子宫出血归类为子宫内膜功能失调导致（AUB-E）。我国大陆医院临床所见到的功能失调性子宫出血患者中，70%～80% 为无排卵型，多见于青春期、绝经过渡期；20%～30% 为有排卵型，以育龄期多见。

一、病理生理学变化

（一）无排卵性功能失调性子宫出血

虽然少数无排卵妇女可有规律的月经，临床上称为"无排卵月经"，但多数无排卵妇女有月经紊乱，因孕激素缺乏，子宫内膜受雌激素影响呈现不同程度的增殖改变，可以达到或超过雌激素的内膜出血阈值，而发生雌激素突破性或撤退性出血，可能发生间断性少量出血或者急性明显的出血，血量汹涌，造成明显的贫血甚至休克。

1. 青春期功能失调性子宫出血　从月经初潮至性成熟发育往往需几年时间，在此过程中，雌激素对下丘脑-垂体的正反馈机制尚未建立完善，不能诱导 LH 峰形成，导致无排卵，因而不能合成孕激素；子宫内膜长期受单一雌激素作用而无孕激素拮抗，处于持续增殖的状态，不能转化为分泌期，致功能层不规则剥脱，表现为出血量或多或少，出血时间或长或短的不规律出血。

2. 育龄期功能失调性子宫出血　可因内、外环境内某种刺激，如劳累、应激、流产、手术或疾病等引起短暂的无排卵。亦可因肥胖、多囊卵巢综合征、高泌乳素血症等长期存在的因素引起持续无排卵。

3. 绝经过渡期 此时妇女卵泡储备低,对促性腺激素的敏感性也降低或下丘脑-垂体对性激素正反馈调节的反应性降低,因而可先出现黄体功能不足,稀发或不规则排卵,最终排卵停止。此时卵泡仍有一定程度的发育,但缓慢、不充分,或退化不规则,不足以引起正反馈,造成孕激素水平不足或缺如而引起本病。

(二) 排卵性功能失调性子宫出血

因黄体功能异常,可有黄体功能不足及黄体萎缩不全两种类型,分别导致子宫内膜分泌反应不良及子宫内膜不规则脱落。

二、临床表现及诊断

(一) 临床表现

1. 无排卵性功能失调性子宫出血 临床症状主要是出血:出血"三不规则"及无排卵征象。

(1)周期:长短不规则,间隔时间可由数天至数月,因而可误认为闭经。

(2)经期:长短不规则,持续时间可由 1~2 天至数月不等。

(3)经量:多少不规则,量可少至点滴淋漓,或可多至有大血块造成严重贫血,甚至休克。

出血的类型决定于血清雌激素的水平及其下降的速度、雌激素对子宫内膜持续作用的时间及内膜的厚度。

2. 有排卵出血 主要分为以下三类。

(1)黄体功能不足:一般月经周期缩短,致月经频发。有时周期虽正常,但黄体期缩短。常常不孕或早期流产。

(2)黄体萎缩不全:月经周期正常,但经期延长,可达 9~10 天,且出血量多,或少量出血持续数日。

(3)围排卵期出血:月经中期,排卵前后阴道点滴状出血。

(二) 诊断

1. 病史 注意询问异常子宫出血的表现(经期长短、经量多少、出血性质)、发病时间、病程经过、目前出血情况、有无停经史和来诊前的治疗经过。还应系统回顾其他病史。

2. 体格检查 包括全身体检和妇科检查,重点排除全身性及生殖系统器质性病变。

3. 辅助检查 主要了解凝血功能、有无贫血、子宫内膜情况、是否排卵和排除其他病变引起的阴道出血,可进行以下检查:妊娠试验;血常规;凝血常规;盆腔超声排除有无器质性病变;诊刮(或宫腔镜检查);宫颈细胞学检查;必要时行基础体温(BBT)测定、尿促黄体生成素(LH)、血性激素和甲状腺功能检查、B超监测排卵等明确有无排卵和神经内分泌异常。

4. 鉴别诊断 需要鉴别异常妊娠或妊娠并发症、生殖道肿瘤(子宫肌瘤、内膜癌、内膜息肉、宫颈癌等)、生殖道损伤、感染、医源性原因(性激素类药物、节育器、异物)和全身性疾病。

三、治疗目的及原则

治疗原则是出血阶段应迅速有效止血及纠正贫血;止血后应尽可能明确病因,并行针对性治疗,选择合适方案控制月经周期或诱导排卵,预防复发及远期并发症。

(一) 止血

及时抑制子宫出血,防止出血量多或时间过长导致继发性贫血乃至休克的发生。

1. 无排卵性功能失调性子宫出血

(1)大剂量雌激素的"内膜修复法":只适用于青春期无性生活患者且血红蛋白<80g/L时。

(2)孕激素内膜脱落法(药物刮宫法):针对无排卵患者子宫内膜缺乏孕激素的影响,给患者以足量孕激素使增殖或增生的内膜转变为分泌期;停药后约 2~3 天后内膜规则脱落,出现为期 7~10 天的撤退出血,在内源性雌激素的影响下,内膜修复而止血。可根据不同患者出血的病程、子宫内膜的厚度决定孕激素的剂量及疗程。本法效果确实可靠;但近期内必有进一步失血,若累积子宫腔的内膜较厚,则撤退出血量会很多,可导致血红蛋白进一步下降。故只能用于血红蛋白>80g/L 的患者。若撤退出血持续 10 天以上不止,应怀疑器质性疾病的存在。

(3)高效合成孕激素内膜萎缩法:适用于育龄期或绝经过渡期患者,血红蛋白<80g/L,近期刮宫已除外恶性情况者;血液病患者,病情需要月经停止来潮者。血液病患者则应视血液病的病情需要,决定是否停药或持续用药。

(4)三代短效口服避孕药:其作用机制也是萎缩内膜,同时含有的炔雌醇可修复内膜,对有避孕药禁忌证的患者应避免使用。

(5)丙酸睾酮:可对抗雌激素的作用,减轻盆腔充血,从而减少出血量,但不能止血。

2. 排卵性功能失调性子宫出血

(1)围排卵期出血:一般仅予对症止血治疗。

(2)经前出血:可在出血前补充孕激素或 hCG,也可在早卵泡期用氯米芬改善卵泡发育及随后的黄体功能。

(3)月经期长:在月经周期第 5~7 天起给小剂量雌激素帮助内膜修复,或氯米芬促卵泡正常发育,在前一周期的黄体期用孕激素促使内膜规则脱落。

3. 诊断性刮宫 止血显效迅速,还可进行内膜病理检查除外恶性情况。对于病程较长的已婚育龄期或绝经过渡期患者,应常规使用。但对未婚患者及近期刮宫已除外恶变的患者,则不必反复刮宫。

4. 手术治疗 对药物治疗无效、持久不愈、年长、无生育要求的患者,可行经宫颈子宫内膜切除(TCRE)术。此手术时间短,创伤小,恢复快,可适用于不宜或不愿切除子宫、且无生育要求者,还可同时剔除小的黏膜下肌瘤。术前应仔细检查除外恶性情况,术后应随诊观察远期效果。

5. 普通止血药物 仅作为辅助治疗。

6. 其他 包括补充铁剂、叶酸。加强营养,注意休息,减少剧烈运动。长期出血患者应适当预防感染。

患者出血停止后应继续随诊。明确有无排卵,根据患者不同的要求,制订诱导排卵或控制周期的用药方案,以免再次发生不规则子宫出血

(二) 调整周期

用以避免异常出血复发。

1. 孕激素治疗 后半周期疗法可以规律月经周期,可用于各个年龄段的无排卵性功能

失调性子宫出血和排卵性功能失调性子宫出血患者;全周期疗法兼有减少经量的效果,多用于围绝经期功能失调性子宫出血患者。

2. 雌孕激素序贯法(人工周期)　适用于青春期或者各年龄段内源性雌激素偏低者。用药 3 个周期后停药可能诱发排卵,建立正常周期。

3. 口服避孕药　可很好控制周期,可用于无禁忌证的青春期和育龄期妇女,尤其适用于有避孕需求者,对于围绝经期患者仅可短期应用。

(三) 促进生育

有生育要求者应行促进排卵治疗。

1. 诱发排卵　青春期、无生育要求的无排卵性功能失调性子宫出血患者月经周期恢复后不推荐使用促排卵药物。有生育需求的无排卵不孕患者,可针对病因促排卵。可以选用的药物有枸橼酸氯米芬或者促性腺激素。黄体功能不足者诱发排卵也可以促使正常黄体形成。

2. 黄体支持　可以在卵泡晚期促卵子的最后成熟,黄体期刺激黄体功能或者替代黄体功能。合并高泌乳素血症者可用溴隐亭,以治疗有排卵性功能失调性子宫出血。

四、药物治疗及药学监护

(一) 止血药物

1. 治疗药物及用法用量

(1)雌激素:大剂量雌激素使增殖或增生的子宫内膜在原有厚度基础上,修复创面而止血。不同患者止血的有效雌激素剂量与其内源性雌激素水平的高低正相关。原则上,应以最小的有效剂量达到止血目的。若贫血重者需同时积极纠正贫血,输血及加用一般止血药。对血红蛋白极度低下的患者,单纯增加雌激素剂量仍可无效,应注意有无凝血因子及血小板的过度稀释,检查血小板及凝血功能,必要时补充新鲜冻干血浆或血小板。大剂量雌激素用于止血为权宜之计,不宜频繁使用。对此类患者应重在预防再一次发生严重的出血。

常用药物为雌二醇(苯甲酸雌二醇、戊酸雌二醇)。用法用量:肌内注射苯甲酸雌二醇,首剂量 2mg q6～8h,至血止 3 天后每 3 天减量 1/3;口服戊酸雌二醇片,2mg q4～6h,至血净 3 天后每 3 天减量 1/3。当患者血红蛋白上升至 90g/L 以上,需加用孕激素治疗,以达到撤退性出血的目的。

(2)孕激素:常用药物有黄体酮、地屈孕酮、醋酸甲羟孕酮等。用法用量:肌内注射黄体酮,20～40mg qd,连续用药 3～5 天;口服地屈孕酮,10mg,bid,共 10 天;口服醋酸甲羟孕酮,6～10mg qd,连续用药 10 天。

(3)高效合成孕激素:高效合成孕激素可使子宫内膜萎缩。从而达到内膜和止血目的,此法不适用于青春期患者,使用药物有炔诺酮治疗出血较多的功能失调性子宫出血时,首剂量为 5mg,q8h,血止 2～3 日后,每 3 天递减 1/3 量,直至维持量为每天 2.5～5.0mg,持续用至血止后 21 日停药,停药后 3～7 日发生撤退性出血。也可用左炔诺孕酮 1.5～2.28mg/d,血止后按同样原则减量。

(4)口服避孕药:常用药物为复方短效口服避孕药,如去氧孕烯炔雌醇、复方醋酸环丙孕酮。用法用量:口服,1～2 片 q8～12h,至出血干净 3 天后逐步减量至每日 1 片,维持至第

21 天本周期结束。

2. 药物治疗监测

(1)疗效评估:子宫出血逐步缓解至止血,一般要求 6～12 小时出血明显减少,24～48 小时完全停止。

(2)药物不良反应监测

1)雌激素类药物:单独服用后可能发生恶心、乳房胀痛,长期单独应用可能引起子宫内膜增生、子宫内膜癌风险增加,与孕激素合用可以降低这种风险。此外,雌激素还有可能引起胆汁中胆固醇升高、静脉血栓的危险。初期服用雌激素,可能会产生轻度的恶心、食欲缺乏、乏力、头晕、嗜睡、呕吐等类早孕反应,继续服用可自行缓解。

2)孕激素:服用后可有头晕、恶心、乳房胀痛、痤疮等症状,长期单独服用可能引起子宫内膜萎缩、月经量减少甚或闭经等症。

3. 用药注意事项及用药教育

(1)雌激素:诊断功能失调子宫出血前需先进行凝血功能检查,除外血液系统疾病,6 个月内患有活动性静脉或动脉血栓栓塞性疾病者、血卟啉病者不宜使用雌激素;应用雌激素止血过程中应注意血栓可能;止血后减量过程中,每次减量不得超过之前 24 小时总量的 1/3,否则易发生再次出血,如再次出血需恢复原剂量。

(2)孕激素内膜脱落法止血时,停药后会发生撤退出血,出血量可能多于月经量,这是正常现象,可以合用止血药;如不出现撤退出血,可能有内源性雌激素水平过低。

(二) 调整月经周期药物

1. 治疗药物及用法用量

(1)孕激素:自撤退出血的第 15 日起,使用地屈孕酮 10～20mg 每日一次,或微粒化孕酮 200～300mg 每日一次,或甲羟孕酮 4～12mg 每日一次,连用 10～14 日,酌情用 3～6 个周期。

(2)雌孕激素序贯法:从撤退出血第 5 日开始,生理替代全量为戊酸雌二醇 2mg,每晚一次,连服 21 日,服雌激素 11 日起加用醋酸甲羟孕酮,10mg 每日一次,连用 10 日;或天然黄体酮胶囊,200mg 每日两次连用 10 日;或地屈孕酮,10mg 每日两次连用 10 日。连续 3 个周期为一疗程。重复上述序贯疗法 2～3 个周期,患者可能恢复自发排卵。

(3)口服避孕药:自撤退出血第 5 日起口服复合短效避孕药,常用的有去氧孕烯炔雌醇、环丙孕酮炔雌醇、屈螺酮炔雌醇。每日 1 片,连服 21 日,停药 1 周为撤退出血间隔,连续 3 个周期为 1 个疗程。病情反复者可延长至 6 个周期。

2. 药物治疗监测

(1)疗效评估:患者正常月经生理周期恢复。

(2)药物不良反应监测

1)雌激素:诊断功能失调性子宫出血前需先进行凝血功能检查,除外血液系统疾病,6 个月内患有活动性静脉或动脉血栓栓塞性疾病者、血卟啉病者不宜使用雌激素;应用雌激素止血过程中应注意血栓可能;止血后减量过程中,每次减量不得超过之前 24 小时总量的 1/3,否则易发生再次出血,如再次出血需回复原剂量。

2)孕激素内膜脱落法止血时,停药后会发生撤退出血,出血量可能多于月经量,这是正常现象,可以合用止血药;如不出现撤退出血,可能有内源性雌激素水平过低。

3. 用药注意事项和用药教育

（1）口服避孕药可能加重肝病、心脏病、肾病、高血压、乳腺增生症、乳腺癌、子宫肿瘤、血液病和血栓性疾病等疾病病情，因此在用药前应排除上述疾病禁忌。

（2）雌、孕激素的长期使用可带来一定不良反应，因此止血后调整周期为3个周期一个疗程，不宜长期用药。

（3）功能失调性子宫出血的复发率高，需加强随访。

 案例分析

案例：止血药物的使用和调节月经周期

患者李某，女性，36岁，已婚育。因"月经过多伴经期延长3年、出血2周余不止"来门诊就诊。查体：体温36.2℃，心率84次/分，呼吸20次/分，血压100/80mmHg。妇检：阴道内见血块，宫颈光滑。实验室检查：血红蛋白76g/L。B超：子宫正常大小，宫腔内膜4mm，回声尚均匀。盆腔未见占位病变。妊娠试验阴性。凝血功能及血小板在正常范围内。临床诊断为功能失调性子宫出血。该如何处理？

分析：患者诊断为功能失调性子宫出血，并且已伴有中度贫血，已婚育暂无生育需求。可给予雌激素治疗。具体用法用量为戊酸雌二醇片，口服，2mg q6h。提醒患者在血净3天后，每3天减少1/3用药剂量，至1mg qd后维持用药20天。嘱患者定期复诊，复查血常规，若血红蛋白超过90g/L，则加用孕激素。撤退性出血15日起，使用地屈孕酮10～20mg qd，连用10～14天持续3个周期；如效果不理想，可改用短效口服避孕药，以达到调节月经周期、防止功能失调性子宫出血复发的目的。

（三）促进生育药物

1. 治疗药物

（1）诱发排卵：枸橼酸氯米芬或者促性腺激素，或两者联合用药。

1）枸橼酸氯米芬：为一线治疗药物。作用机制是通过竞争性结合下丘脑细胞内的雌激素受体，以阻断内源性雌激素对下丘脑的负反馈作用，促使下丘脑分泌更多的GnRH及垂体促性腺激素。用法用量：自月经第5日起，每日50～100mg，连用5日。

2）促性腺激素：为二线治疗药物。通过促进卵泡发育、促进成熟卵泡排卵发挥作用，适用于低促性腺激素闭经及枸橼酸氯米芬促排卵失败者。常用的促性腺激素包括人绝经促性腺素（HMG，含FSH和LH各75U）、促卵泡激素（FSH）和人绒毛膜促性腺激素（hCG）。在用枸橼酸氯米芬5天无明显优势卵泡生长的情况下，可加用HMG或FSH继续促排卵。也可以单独用HMG或FSH和hCG联用促进排卵。用法用量：根据BMI的不同，HMG或FSH一般日剂量37.5～75U，于撤退出血第3～5日开始，卵巢无反应，每隔7～14日增加半支（37.5IU），直到B超下可见优质卵泡，最大日剂量为225IU/d，待优势卵泡达成熟标准时，再使用hCG 5000～10000U促排卵。

（2）黄体支持：常用药物为hCG和黄体酮。hCG促卵子最后成熟，hCG刺激黄体功能，基础体温上升后开始，隔日肌内注射hCG 1000～2000U，共5次；黄体酮维持孕酮水平以黄体支持，自排卵后开始每日肌内注射黄体酮10mg，共10～14日。合并高泌乳素血症者可用溴隐亭，口服甲磺酸溴隐亭1.25mg bid逐渐加量至10～20mg每日一次。

2. 药物药动学参数（见表10-1）

表 10-1　促排卵药物的药动学参数

分类	代表药物	生物利用度	药动学参数		
			达峰时间	半衰期	血浆蛋白结合率
促性腺激素	枸橼酸氯米芬	—	—	5～7d	—
	人绝经促性腺素	—	—	—	—
	促卵泡激素	70%～80%	12h	12～70h	—
	人绒毛膜促性腺激素	皮下注射：40%	肌内注射：6h；皮下注射：16～20h	皮下注射（29±6）h	—

3. 药物治疗监测

(1)疗效评估：患者卵泡发育成熟，有排卵。

(2)药物不良反应监测：枸橼酸氯米芬常见的不良反应有：肿胀、胃痛、盆腔或下腹部痛，少见视觉症状、皮肤和巩膜感染，国外有极个别发生乳腺癌的报告。此外还可能有弱的抗雌激素作用，影响宫颈黏液，导致精子不宜生存与穿透，影响输卵管蠕动及子宫内膜发育，不利胚胎着床，可于近排卵期加用适量戊酸雌二醇等天然雌激素。

促性腺激素治疗的不良反应主要为卵巢过度刺激综合征，表现为下腹不适或胀感、腹痛、恶心、呕吐、卵巢增大。严重可致胸闷、气急、尿量减少、胸腔积液、腹水、甚至卵泡囊肿破裂出血等。

4. 用药注意事项和用药教育

(1)枸橼酸氯米芬：在用药期间同时进行排卵监测，测量基础体温是简便可行的方法，但易给患者造成紧张情绪；可通过测 LH 峰和 B 超排卵监测了解卵泡生长情况，判断有无排卵；必要时测定血清雌激素、孕酮、FSH 和 LH 水平。

用药期间按需进行下列检查：治疗前须测定肝功能，长期用药者测定血浆内 24-去氢胆固醇含量，查明用药对胆固醇合成有无影响；血浆内的皮质激素传递蛋白含量；血清甲状腺素含量；性激素结合球蛋白含量；磺溴酞钠（BSP）肝功能实验；甲状腺素结合球蛋白含量（可能增多）。治疗 1 年以上者，须进行眼底及裂隙灯检查；用药中若出现视力障碍应立即停药并进行相应检查。

(2)促性腺激素：应在有经验的妇科内分泌医师指导下用药。用药期间需进行排卵监测。如出现重度卵巢过度刺激综合征，应立即停药，或在用药过程中，估计可能出现多卵泡（大于 2 个）成熟，为避免多胎妊娠，建议患者放弃该促排卵周期。哮喘、心脏病、癫痫、肾功能不全、垂体肿瘤或肥大患者慎用。

第二节　闭　　经

女性除青春前期、妊娠期、哺乳期及绝经后期为生理性闭经期外，在青春期启动一段时间后都应有周期性月经来潮。若年满 14 周岁尚未出现第二性征发育，或已年满 16 周岁第二性征已发育但月经还未来潮，称原发性闭经（primary amenorrhea），约占 5%；若曾有月经，之后出现停经达 6 个月或按自身原有月经周期停经 3 个周期以上者，称继发性闭经

（secondary amenorrhea），约占 95%。

一、病理生理学变化

闭经是妇科疾病中最常见的症状之一，而非疾病的诊断。正常月经的建立和维持必须具备以下条件：卵巢周期性排卵；子宫完整，子宫内膜对卵巢分泌的雌、孕激素具有正常的反应性；下生殖道通畅，使月经血能自阴道流出。只要其中有一个条件不具备即可导致闭经。闭经对患者的影响是多方面的，包括雌激素水平低落的闭经可引起骨质疏松和生殖道萎缩；有一定雌激素水平的闭经，由于无孕酮对抗可引起子宫内膜增生过长病变，甚至子宫内膜癌；青春期女孩无月经者的精神心理障碍问题增加；婚后因无排卵致不育；引起闭经的疾病本身对健康的影响等。

二、临床表现及诊断

（一）临床表现及分类

闭经临床表现如其定义所述。可以根据病变部位、促性腺激素水平或卵巢功能障碍程度而有不同的分类，一般按照病变部位可以分为以下几种。

1. 子宫性闭经　因先天性子宫畸形或获得性子宫内膜破坏所致，如先天性无子宫、始基子宫、宫腔粘连（Asherman 综合征）、内膜结核等。先天性下生殖道发育异常，如处女膜闭锁、阴道横隔、先天性无阴道等引起月经引流障碍则表现为原发性闭经伴周期性腹痛。

2. 卵巢性闭经　因卵巢先天性发育不全或卵巢功能衰退（卵巢早衰）或继发性病变引起。导致性激素水平低落，促性腺激素升高。

3. 垂体性闭经　因垂体病变使促性腺激素分泌降低引起闭经，先天性者少见，获得性者可见于垂体肿瘤（最常见泌乳素瘤）、空蝶鞍综合征及希恩综合征（Sheehan syndrome），甲状腺功能异常等。

4. 中枢神经-下丘脑性闭经　包括精神应激性、体重下降、神经性厌食、过度运动、药物等原因，或者先天性疾病、脑发育畸形及肿瘤，引起下丘脑 GnRH 分泌抑制或失调，导致垂体促性腺激素分泌障碍。

（二）诊断

1. 病史　注意询问闭经的可能起因和伴随症状，如环境变化、精神心理创伤、情感应激、运动性职业、营养状况和有无头痛、溢乳等；还要了解月经史、婚育史、服药史、宫腔操作史、家族史等。原发性闭经患者还要了解青春期生长和第二性征发育进程。

2. 体格检查　包括全身体检和妇科检查。全身检查包括智力、身高、体重，第二性征发育状况，体格发育有无畸形，甲状腺有无肿大，有无溢乳，皮肤色泽及毛发分布。必要时查嗅觉、视野。妇科检查应了解内、外生殖器有无畸形，发育情况；已婚者可检查阴道及宫颈，了解雌激素影响程度。

3. 辅助检查　生育年龄妇女停经应该首先行妊娠试验排除或确认妊娠。对于非妊娠患者，通过病史及体格检查对病变环节和病因可以有初步印象，应了解雌激素水平，可以循序行孕激素试验，雌孕激素试验，促性腺激素、泌乳素测定，垂体兴奋试验。如有需要还可以测定雄激素、血糖、胰岛素、促甲状腺素和 17-羟孕酮。影像学检查可以行盆腔超声检查，必要时可行肾上腺、垂体检查。宫腔镜检查可以明确宫腔情况。必要时可以行腹腔镜检查。

4. 鉴别诊断 闭经需要与妊娠鉴别。其次,应该鉴别闭经的病变环节和病因。

三、治疗目的及原则

(一)治疗目的

根据不同病因给予相应治疗;避免闭经对患者的多方面不利影响;有生育要求者应促进生育。

(二)治疗原则

1. 病因处理 心理治疗及疏导,消除患者精神紧张、焦虑及应激状态。低体重或节食致闭经者应调整饮食,加强营养,以期恢复标准体重。运动性闭经者应适当减少运动量,供给足够营养,纠正激素失衡。全身性疾病者应积极治疗。

2. 内分泌治疗 内分泌治疗的目的在于维持女性生殖系统乃至全身健康状态,包括心血管系统、骨骼及骨代谢、神经系统等,同时维持第二性征及月经周期。依据不同病因及其病理生理机制,可采用以下方法。

(1)雌孕激素替代治疗:适用于低雌激素性腺功能低落的患者。其重要性在于:维持患者生殖健康及全身健康;维持性征和诱发月经;维持或诱发子宫发育为诱发排卵作受孕准备。

(2)孕激素后半周期疗法:适用于体内有一定内源性雌激素的闭经患者,以阻断雌激素对内膜的持续作用引起的增生,并诱发月经样内膜脱落及出血。

(3)口服避孕药:适用于有避孕需求者,可很好控制周期,且可以降低游离雄激素水平。

(4)抑制泌乳素过多分泌:用溴隐亭或者诺果宁。甲状腺功能减退引起者应行甲状腺素替代治疗。

(5)促生长治疗:对于性幼稚、身高发育迟缓、骨龄落后于年龄的患者,特别需要考虑促生长治疗。对于骨龄明显落后的患者,在开始雌激素治疗之前,应用替勃龙治疗,可能可以明显增加身高增长,应首先考虑。如果骨骺已接近闭合,但患者身高明显落后,可以考虑生长激素治疗,但花费昂贵。

3. 促进生育 有生育要求者应行促进生育治疗。诱发排卵分为以下几种。

1)对于低垂体促性腺激素性闭经者,先采用雌激素治疗促进生殖器宫发育,子宫内膜已获得对雌、孕激素的反应后,再采用人绝经促性腺素(human menopausal gonaotropin, HMG)联合人绒毛膜促性腺激素治疗,促进卵泡发育及诱发排卵。

2)对于卵泡生成素和催乳素水平正常的闭经患者,枸橼酸氯米芬是促排卵的首选药物。体内有一定雌激素水平者可采用枸橼酸氯米芬促排卵或者用促性腺激素注射。

3)泌乳素过高者用溴隐亭常常很好恢复排卵。

4)卵巢性闭经患者无法诱发排卵,仅可行赠卵助孕治疗。

4. 手术治疗 下生殖道梗阻的患者需要及时手术治疗,以免长期经血潴留,造成腹痛及内膜异位症。宫腔粘连可采用宫腔镜手术治疗,分离粘连后行雌激素治疗可望改善治疗效果。卵巢肿瘤确诊后应该手术。高促性腺激素闭经、核型含 Y 染色体者,性腺易发生肿瘤,确诊后应立即切除性腺。垂体及中枢的肿瘤必要时也应考虑手术治疗。

(三)一般治疗

1. 心理治疗 闭经的患者常常有自卑、压抑的心理改变,应予以疏导、支持。

2. 营养治疗 骨龄落后行促生长治疗者应补充钙剂、复合维生素和蛋白质。严重厌食症应及时给予静脉营养治疗,体重下降的闭经患者必要时也应该给予营养支持治疗。

四、药物治疗及药学监护

(一) 内分泌治疗

1. 治疗药物及用法用量

(1)雌孕激素替代治疗:临床常选用更天然的制剂,如戊酸雌二醇(estradiol valerate)、17β-雌二醇配伍微粉化黄体酮(progesterone)或地屈孕酮(dydrogesterone)。用法用量:撤退出血第 5 天开始口服戊酸雌二醇 1～2mg qd,连用 21 日,第 12 天起加服微粉化黄体酮每天 200～300mg,分 1～2 次,连用 10 天。也可以选用市售现成的人工周期制剂如戊酸雌二醇/环丙孕酮,前 11 天服用戊酸雌二醇每日 1 片,后 10 天服用雌二醇环丙孕酮每日 1 片,21 天为一个疗程;或者 17β-雌二醇或地屈孕酮,前 14 天服用 17β-雌二醇每日 1 片,后 14 天服用雌二醇地屈孕酮每日 1 片,28 天为一个疗程。如此连续服用 4～6 个周期,期待诱发正常周期。如果病因持续存在,则应该长期服药治疗。

(2)孕激素后半周期疗法:常用药物有黄体酮、醋酸甲羟孕酮(medroxyprogesterone)、地屈孕酮等。用法用量:口服微粉化黄体酮每天 200～300mg,分 1～2 次,连用 10～15 天;或者口服醋酸甲羟孕酮 10mg qd,连用 10～15 天;或口服地屈孕酮 10～20mg qd,连用 10 天;或者肌内注射黄体酮 20mg qd,连用 3～5 天,但由于给药不便,已较少应用。

(3)口服避孕药(oral contraceptive):常用去氧孕烯炔雌醇(gestodene-ethinylestradiol)、环丙孕酮炔雌醇(cyproterone acetate/ethinyloestradiol)或屈螺酮炔雌醇(drospirenone and ethinylestradiol)。

(4)抑制泌乳素过多分泌:常用溴隐亭(bromocriptine),通过与垂体多巴胺受体结合,直接抑制垂体泌乳素分泌,恢复排卵,同时还有直接抑制垂体催乳素肿瘤细胞生长的作用。单纯高 PRL 血症患者日剂量为 2.5～5mg,服药 5～6 周;垂体催乳素瘤患者日剂量为 5～7.5mg,敏感者用药 3 个月后肿瘤可明显缩小。

2. 药物治疗监测 药物治疗期间监测患者月经周期是否恢复,全身健康及第二性征是否正常。

3. 用药注意事项及用药教育

(1)口服避孕药不能用于下列情况,如发生需停药。出现或既往有静脉或动脉血栓形成或血栓栓塞性疾病(如深静脉血栓形成、肺栓塞、心肌梗死)或脑血管意外;出现或既往有血栓形成的前驱症状(如短暂脑缺血发作、心绞痛);出现静脉或动脉血栓形成的严重或多重危险因素;与重度高甘油三酯血症相关的胰腺炎或肝功未恢复正常的严重肝脏疾病或既往有肝脏肿瘤;已知或怀疑受性甾体激素影响的恶性肿瘤(如生殖器官或乳腺)等。

(2)溴隐亭使用注意

1)对麦角生物碱过敏者、心脏病、周围血管病及妊娠妇女禁用。

2)忌与降压药物、吩噻嗪类或 H_2 受体拮抗剂合用。

3)治疗闭经时,不宜久用。

(二) 促进生育

诱发排卵药物包括以下几种。

1. HMG 或重组 HMG 治疗　对于低垂体促性腺激素性闭经者,起始剂量为 75～150U,持续时间较促性腺激素正常者长。PCOS 引起闭经者,常用 FSH 和 hCG 联用促进排卵,常采用低剂量少量递增的 FSH 方案。FSH 一般日剂量 75～150U,于撤退出血第 3～5 日开始,用药 7 天卵巢无反应,增加半支(37.5IU),直到 B 超下可见优质卵泡,最大日剂量为 225IU/d,待优势卵泡达成熟标准时,再使用 hCG 5000～10 000U 或 LH 促排卵。

2. 枸橼酸氯米芬　对于卵泡生成素和催乳素水平正常的闭经患者,是促排卵的首选药物,见功能性失调性子宫出血。

案例分析

案例:闭经的治疗

患者郝某,女性,22 岁,主诉"无月经初潮"入院。查体:体温 36.6℃,心率 84 次/分,呼吸 16 次/分,血压 120/88mmHg,身高 160cm,体重 55kg,毛发稀疏。第二性征发育呈幼稚型,乳房 Tanner Ⅰ级,外阴 Tanner Ⅰ级(无阴毛发育、无小阴唇发育)。妇科 B 超:双侧卵巢 2cm×1.5cm,仅见数个 2～4mm 卵泡。子宫大小 5cm×3cm×2cm,呈幼稚型,隐约见内膜线。实验室检查:LH、FSH、雌孕激素均减低,PRL 正常,甲状腺功能检测显示 TSH 升高、FT4 减低。GnRH 兴奋性试验,提示垂体性闭经。双手掌骨龄测定示骨骺已闭合。

分析:患者诊断为垂体性闭经,同时伴有甲状腺功能减退。患者为原发性闭经,病程长,第二性征发育受阻,但身高正常;而甲状腺功能减退可能加重闭经病情程度。患者诊断明确,予带药出院,嘱口服左甲状腺素片控制 TSH 水平,院外给予雌孕激素替代治疗,门诊随访。具体用法用量:口服戊酸雌二醇 2mg qd,连用 21 日,第 12 天起加服微粉化黄体酮每天 200mg,分 2 次,连用 10 天。如果有撤退出血则第 5 天开始下一周期。如此连续坚持服用,定期门诊随访至准备生育。另嘱患者:有生育需求时可就诊,给予促排卵治疗。

第三节　多囊卵巢综合征

多囊卵巢综合征(polycystic ovarian syndrome,PCOS)是一种以高雄激素血症、排卵障碍以及多囊卵巢为特征的病变。至今其定义和诊断标准尚有一定争议,较为普遍接受的诊断标准是 2003 年鹿特丹专家会议推荐的标准。我国也普遍接受这一诊断标准。2011 年原卫生部发布我国多囊卵巢综合征的行业标准,与此类似,但是以排卵障碍为诊断必要条件。我国十个省区大规模调查显示,按照 2003 年鹿特丹标准,19～45 岁社区妇女多囊卵巢综合征患病率为 6.4%,属于常见病。

一、病理生理学变化

多囊卵巢综合征的发病机制非常复杂,有关的研究仍在发展过程中。目前已经认识到多囊卵巢综合征是涉及内分泌、代谢和遗传等许多因素的内分泌与代谢紊乱的疾病。它是高度异质性的临床综合征,不同的患者的病理生理特征差异较大,包括高雄激素表现或血症、胰岛素抵抗和高胰岛素血症、无周期变化的雌激素水平,也可能存在 LH 升高而 FSH 正常或降低。如此导致慢性排卵障碍与高雄激素的"恶性循环"。

二、临床表现及诊断

（一）临床表现及分类

多囊卵巢综合征常发病于青春期/生育期，以无排卵、不孕和肥胖、多毛等典型的临床表现为主；中老年则出现因长期的代谢障碍导致的高血压、糖尿病、心血管疾病或者子宫内膜癌等。

（二）诊断

1. 病史　注意询问月经失调的情况，主要表现为月经稀发、经量少或闭经；也可能表现为月经过多或不规则出血。已婚患者常常存在不孕。患者还可以出现男性化表现，如多毛、痤疮。有很多患者合并肥胖，尤其是中心性肥胖。

2. 稀发排卵或者无排卵的诊断　临床表现闭经、月经稀发、初潮2～3年不能建立规律月经；基础体温或黄体期血清孕酮检测等证实无排卵。如若月经规律者也可无排卵。

3. 高雄激素的诊断　临床表现痤疮、多毛。血清总睾酮、游离睾酮指数或游离睾酮升高。

4. 卵巢多囊性改变的诊断　B超检查可见一侧或双侧卵巢直径2～9mm的卵泡≥12个和（或）卵巢体积≥10cm³。

5. 辅助检查

(1)体格检查：测定血压、确定体重指数（BMI）、腰围、腰臀比。

(2)实验室检查：了解是否存在生化高雄激素、胰岛素抵抗、代谢综合征以及促性腺激素异常。

1)促卵泡激素、黄体生成素、总睾酮、性激素结合蛋白、游离睾酮、硫酸脱氢表雄酮、雄烯二酮。

2)促甲状腺素、泌乳素、17-羟孕酮、血清皮质醇。

3)2小时口服糖耐量及胰岛素释放试验。

4)空腹血脂、脂蛋白测定。

(3)B超检查。

6. 鉴别诊断　多囊卵巢综合征的诊断必须鉴别其他引起高雄激素和无排卵的疾病。前者主要包括先天性肾上腺皮质增生、库欣综合征、雄激素分泌性肿瘤、外源性雄激素，后者主要包括高泌乳素血症、甲状腺功能异常等。

三、治疗目的及原则

（一）治疗目的

调整月经周期，避免子宫内膜增生及病变；治疗高雄激素与胰岛素抵抗，避免对代谢和生育的不利影响；有生育要求者应促进生育。

（二）治疗原则

1. 基础治疗　无论是否有生育要求，均应进行生活方式调整，控制饮食，加强锻炼，控制体重并戒烟戒酒。

2. 内分泌治疗　依据不同治疗目的，可分为以下几种。

(1)调整月经周期：可规律月经周期，纠正高雄激素血症，改善高雄激素的临床表现，改善子宫内膜状态，为受孕做准备和预防子宫内膜癌的发生。采用口服避孕药、孕激素后半周期疗法或人工周期治疗,其中口服避孕药治疗为首选。

(2)高雄激素的治疗:采用口服避孕药,可以改善多毛、痤疮等。必要时尝试螺内酯、氟他胺等抗雄,但需要同时做好避孕。

(3)胰岛素抵抗的治疗:适用于有肥胖或胰岛素抵抗的患者,首先是减重、生活方式调整,二线治疗为采用胰岛素增敏剂如二甲双胍。

3. 促进生育 有生育要求者应行促进生育治疗。采用枸橼酸氯米芬促排卵,若无效可用促性腺激素注射。

4. 手术治疗 腹腔镜卵巢打孔术有一定促排卵的效果,多在术后 1~6 个月获得妊娠,但是有盆腔粘连、卵巢萎缩等风险,仅限于有其他原因需要手术且常规促排卵无效的患者进行手术的同时行打孔术。

5. 辅助生殖技术 对于难治性的多囊卵巢综合征不孕患者可以采用人工授精治疗,或进一步采用体外受精-胚胎移植治疗。

(三) 一般治疗

1. 心理治疗 多囊卵巢综合征的患者常常有自卑、焦虑的心理改变,而且生活方式的调整是一个长期的过程,家属及社会应予以疏导和支持,以巩固疗效。

2. 营养治疗 超重及肥胖患者的营养治疗非常重要,应该给予合适的能量供给,并进行合理的膳食搭配,营养师参与治疗有助提高疗效。

四、药物治疗及药学监护

(一) 内分泌治疗

1. 调节月经周期

(1)治疗药物

1)口服避孕药:即雌孕激素联合周期疗法,雌激素促进肝脏产生性激素结合球蛋白,降低体内游离睾酮水平;孕激素在负反馈调节机制下抑制垂体 LH 分泌,卵巢雄激素分泌减少,还可直接作用于子宫内膜,抑制子宫内膜增生,调节月经周期,预防子宫内膜癌的发生。常用短效口服避孕药。用法用量:自然月经或撤退出血的第 1~5 天,每日 1 片,连续服用 21日。停药约 3~5 天开始撤退性出血,撤退出血第 1~5 日重新开始用药或停药 7 天后重复启用,至少 3~6 个月,可重复使用。

2)孕激素后半周期疗法:孕激素抑制垂体 LH 异常高分泌,使卵巢雄激素分泌减少,抑制子宫内膜增生,调节月经并保护子宫内膜。用法用量:月经后半周期加用甲羟孕酮(安宫黄体酮)每天口服 10mg 或黄体酮 20mg/d 肌内注射,连续使用 7~10 日。或者选用微粉化黄体酮胶囊或地屈孕酮。

3)人工周期疗法:以口服避孕药为主,根据患者的意愿间隔 6 个月可用其他治疗方法轮换,也可不轮换。

(2)药物治疗监测:治疗期间监测患者是否形成正常月经周期。

(3)用药注意事项及用药教育:口服避孕药不能用于下列情况,如发生需停药:出现或既往有静脉或动脉血栓形成性或血栓栓塞性疾病(如深静脉血栓形成、肺栓塞、心肌梗死)或脑血管意外;出现或既往有血栓形成的前驱症状(如短暂脑缺血发作、心绞痛);出现静脉或动脉血栓形成的严重或多重危险因素;与重度高甘油三酯血症相关的胰腺炎或肝功未恢复正常的严重肝脏疾病或既往有肝脏肿瘤;已知或怀疑受性甾体激素影响的恶性肿瘤(如生殖器官或乳腺)等。

2. 降低血雄激素水平

(1)治疗药物:通过降低多囊卵巢综合征患者体内雄激素水平或者对抗其活性,改善患者多毛、痤疮症状,增加对促排卵药物如枸橼酸氯米芬的敏感性。常用的治疗药物有:①口服避孕药,首选复方醋酸环丙孕酮,环丙孕酮具很强的抗雄激素作用,能抑制垂体促性腺激素的分泌,使体内睾酮水平降低,与炔雌醇结合发挥抗雄激素作用,还有与雄激素受体竞争性结合的作用;②螺内酯(spirolactone)作为一种醛固酮受体竞争性抑制剂,可以抑制雄激素的合成、促进雄激素的分解,从而发挥降低血雄激素的作用,同时还可以竞争性与雄激素受体结合,抑制雄激素效应;③氟他胺(flutamide)是一种非甾体类雄激素拮抗剂,可与雄激素竞争雄激素受体,抑制雄激素作用从而发挥抗雄激素作用。

(2)药物用法用量与药动学参数(见表 10-2)

表 10-2　药物的用法用量和药动学参数

分类	代表药物 (妊娠安全分级)	用法用量	药动学参数			
			生物利用度	达峰时间	半衰期	血浆蛋白结合率
口服避孕药	去氧孕烯炔雌醇、环丙孕酮炔雌醇或屈螺酮炔雌醇 (X 级)	口服	—	—	—	—
醛固酮受体竞争性抑制剂	螺内酯 (C 级)	口服:50～400mg,qd	90%以上	2～3d	13～24h	90%以上
非甾体雄激素拮抗剂	氟他胺 (D 级)	口服:62.5～750mg,qd	吸收完全	3h	12h	85%

(3)药物治疗监测

1)疗效评估:患者血雄激素恢复至正常水平,多毛、痤疮等症状常常于半年后改善。

2)药物不良反应监测:①口服避孕药:服用醋酸环丙孕酮可能发生疲劳、精力下降,偶尔发生情绪抑郁。罕见过敏反应和皮疹。②螺内酯:常见不良反应包括高钾血症和胃肠道反应(如恶心、呕吐、胃痉挛、腹泻等)。少见低钠血症、中枢神经系统症状、长期服用所致乳房胀痛、月经失调等。③氟他胺:可能引起肝损害。若妊娠可能致畸,用药期间应严格避孕。

(4)用药注意事项及用药教育

1)口服避孕药:有血栓性疾病、心脑血管疾病高危因素、40 岁以上吸烟女性患者不宜使用口服避孕药。

2)螺内酯:肝肾功能不全、低钠血症、乳房增大患者慎用螺内酯,高钾血症患者禁用。用药前需检测患者体内血钾浓度,由于心律失常常为高钾血症首发表现,用药期间必须密切随访血钾和心电图。如发生高钾血症应立即停药。

3)氟他胺:由于该药可能引起肝损害,转氨酶高于正常值 2～3 倍的患者不能服用。服用期间必须定期做肝功能化验。如实验结果显示患者肝脏有损伤或黄疸,但并没有证实肝转移的情况下,如果患者黄疸加重或转氨酶高于正常值 2～3 倍,即使没有临床症状也应停药。

3. 胰岛素抵抗的治疗　治疗胰岛素抵抗,常采用胰岛素增敏剂,增加胰岛素敏感性,降低高胰岛素血症,从而避免引起糖耐量异常和后期心脏病风险;同时避免由高胰岛素血症引起卵巢雄激素合成增加,进而导致的无排卵、闭经和不孕。常用药物为二甲双胍。用法用量:500mg bid 或 tid。二甲双胍的主要不良反应是胃肠道反应,包括恶心、腹泻伴或不伴痉挛性腹痛。

 案例分析

案例:多囊卵巢综合征的内分泌治疗

患者刘某,女,29 岁,因"月经稀发、停经"就诊。查体:体温 36.4℃,心率 64 次/分,血压 110/80mmHg。实验室检查:LH 9.7mIU/ml,FSH 5.03mIU/ml,E$_2$ 63.58pg/ml,PRL 12.5ng/L,T 105ng/dl。妇科 B 超:双卵巢多囊样增大。经全面体检和相关辅助检查,诊断为多囊卵巢综合征。应如何处理?

分析:患者诊断为多囊卵巢综合征,伴有血睾酮水平升高,可给予雌孕激素联合周期疗法调节月经周期。首选短效口服避孕药,不仅可以调节月经周期,还可以降低血雄激素水平。用法用量:口服炔雌醇环丙孕酮片,自然月经或撤退出血的第 5 天,每日 1 片,连续服用 21 日。停药约 5 天开始撤退性出血,撤退性出血第 3 日重新开始用药。嘱患者 1 个月后门诊复查。

(二) 促进生育

对于有生育要求的患者,在生活方式调整、抗雄激素和改善胰岛素抵抗等基础治疗后进行促排卵治疗。

常用的一线治疗药物为枸橼酸氯米芬(clomifene citrate)。具体用法为从自然月经或撤退(黄体酮 20mg,每日 1 次,肌内注射 3～5 天)出血的第 5 天开始,口服 50mg/d,共 5 天,如无排卵则每周期增加 50mg/d 直至 150mg/d。有满意排卵者不必增加剂量,如卵泡期长或黄体期短说明剂量可能低,可适当增加剂量。服用枸橼酸氯米芬周期应测试和记录基础体温,并行超声监测卵泡发育以判断疗效。如果基础体温未上升,可在停服药 7～10 天行经阴道超声检查,如果卵巢内具有近成熟卵泡,可选择肌内注射 hCG,诱发排卵。

常用二线治疗药物为促性腺激素治疗。常用的促性腺激素包括人绝经促性腺素(含 FSH 和 LH 各 75U)、促卵泡激素(FSH)和人绒毛膜促性腺激素(hCG)。常用 FSH 和 hCG 联用促进排卵。用法用量:常采用低剂量少量递增的 FSH 方案。FSH 一般每日剂量为 75～150U,于撤退出血第 3～5 日开始,用药 7 天卵巢无反应,增加 37.5IU,直到 B 超下可见优质卵泡,最大日剂量为 225IU/d,待优势卵泡达成熟标准时,再使用 hCG 5000～10 000U 或 LH 促排卵。

第四节　痛　　经

痛经(dysmenorrhea)为伴随月经的疼痛,在月经期或行经前后出现下腹疼痛、坠胀,其他症状包括头痛、头晕、乏力、恶心、呕吐、腹泻、腰腿痛等不适,是年轻女性常见症状之一。有明确病因,因盆腔器质性疾病导致的经期腹痛为继发性痛经,应治疗原发疾病,不在这里讨论。病因不明,多发生于月经初潮的几年内,不伴盆腔器质性疾病者为原发性痛经(primary dysmenorrhea,PD),即功能性痛经,是本节讨论的内容。

一、病理生理学变化

原发性痛经的发生与子宫肌肉活动增强所导致的子宫张力增加和过度痉挛性收缩有关。许多证据表明,子宫合成和释放前列腺素(PG)增加,是原发性痛经的重要原因。月经期 PG 释放主要在最初 48 小时内,这与痛经症状发生时间一致。静脉或宫腔内输入 PGF2α 可以出现模拟原发性痛经的症状,包括有关的全身症状,如恶心、呕吐、腹泻、头痛等。10%～30%的痛经患者对非甾体抗炎药(NSAID)无反应,这部分患者前列腺素水平未增高,其痛经可能与白三烯有关。原发性痛经妇女中血管加压素(vasopressin)水平升高。血管加压素作为痛经的另一个重要致病因素,已由许多研究证实。另外,痛经还与一氧化氮、中枢神经系统反应紊乱等有关。

二、临床表现及诊断

(一) 临床表现及分类

原发性痛经常发生在年轻女性,多在月经初潮后 6～12 个月内或者规律性排卵后出现,持续时间较短,一般持续 1～3 天,疼痛常呈痉挛性,有时很重,以至于需卧床数小时或数日。

关于痛经程度的判定,一般根据疼痛程度及对日常活动的影响、全身症状、镇痛药应用情况而综合判定。轻度:有疼痛,但不影响日常活动,工作很少受影响,无全身症状,很少用镇痛药;中度:疼痛使日常活动受影响,工作亦有一定影响,很少有全身症状,需用镇痛药,且有效;重度:疼痛使日常活动及工作明显受影响,全身症状明显,镇痛药效果不好。

(二) 诊断

1. 病史及体格检查　诊断原发性痛经,主要是排除盆腔器质性病变的存在。需要采集完整的病史,进行详细的体格检查(尤其是妇科检查),一般诊断多无困难。

2. 辅助检查　必要时结合辅助检查,如血清糖类抗原 125、B 超、腹腔镜、宫腔镜、子宫输卵管碘油造影等,排除子宫内膜异位症、子宫腺肌症、盆腔炎症等,以区别于继发性痛经。然而此两类痛经的鉴别诊断与所采用的检查手段有关,盆腔检查与 B 超检查正常的原发性痛经患者,若药物治疗无效而行腹腔镜检查时可能发现有早期子宫内膜异位症。

3. 鉴别诊断　除了鉴别原发性痛经与继发性痛经,痛经还要与慢性盆腔痛区别,后者的疼痛与月经无关,通过病史采集多可获得区别。

三、治疗目的及原则

(一) 治疗目的
缓解症状,减轻痛苦。及早发现继发性痛经的病因,及时治疗。

(二) 治疗原则
原发性痛经的治疗包括一般治疗及药物治疗。药物可选用下列制剂。
1. 前列腺素合成酶抑制剂。

2. 口服避孕药。

3. 钙离子通道阻滞剂。

4. 维生素 E。

5. 其他:中医中药、脊柱推拿、经皮电刺激神经疗法和手术均可以在必要时采用。

（三）一般治疗

1. 心理治疗　需要对痛经患者进行必要的解释工作,尤其对青春期少女更为重要。讲解有关的基础生理知识,阐明月经是正常的生理现象,帮助患者打消顾虑,树立信心。痛经时可以卧床休息或热敷下腹部。注意经期卫生。还可服用一般非特异性镇痛药,如水杨酸盐类,有退热镇痛之功效。

2. 生活方式　注意经期卫生,避免剧烈运动及过冷刺激;平时加强体育锻炼,增强体质;避免不洁性生活,注意避孕,尽量避免宫腔操作;定期行妇科普查,早期发现疾病,早期治疗。

四、药物治疗及药学监护

痛经的治疗主要目的是改善患者症状,提高患者生活质量。

（一）治疗药物

1. 前列腺素合成酶抑制剂　前列腺素合成酶抑制剂通过抑制前列腺素合成酶的活性,抑制前列腺素的产生,防止子宫过强收缩和痉挛,从而缓解痛经症状。常用非甾体抗炎药,水杨酸类如阿司匹林(aspirin),吲哚乙酸类如双氯芬酸(diclofenac),丙酸类如布洛芬(ibuprofen)、萘普生(naproxen),灭酸类如甲芬那酸(mefenamic acid),还有 COX-2 选择性抑制剂如塞来昔布(celecoxib)。一般于月经来潮、疼痛出现后开始服药,连服 2～3 天。

2. 口服避孕药　口服避孕药是治疗痛经的二线治疗药物,通过抑制排卵,减少月经量,由此减少前列腺素的产生和子宫收缩。对有避孕需求或者对 NSAIDs 无反应的患者,可作为首选治疗。用法用量:月经周期第 5 天开始,每日 1 片,共服 22 天。

3. 钙离子通道阻滞剂　钙离子通道阻滞剂(calcium channel blocker)干扰钙离子透过细胞膜,并阻止钙离子由细胞内库存中释出,抑制钙离子经子宫平滑肌细胞膜外流入细胞内,从而抑制平滑肌收缩、解除子宫痉挛性收缩、扩张血管、改善子宫供血,故能治疗痛经,常用硝苯地平(nifedipine)。

4. 维生素 E(vitamin E)　维生素 E 是蛋白激酶 C 的抑制剂,能够降低花生四烯酸磷脂的释放而降低前列腺素的水平,因此可用于治疗痛经。

（二）药物用法用量与药动学参数(见表 10-3)

表 10-3　药物的用法用量和药动学参数

分类	代表药物 （妊娠安全分级）	用法用量	药动学参数			
			生物利用度	达峰时间	半衰期	血浆蛋白结合率
NSAID 水杨酸类	阿司匹林 C 级,妊娠晚期大量使用则为 D级)	口服 300～600mg,q4～6h	吸收完全	1～2h	15～20h	75%～90%

续表

分类	代表药物	用法用量	药动学参数			
			生物利用度	达峰时间	半衰期	血浆蛋白结合率
NSAID 吲哚乙酸类（B级，妊娠晚期D级）	双氯芬酸	口服：50mg tid；部分患者需要首剂量100mg，然后减为50mg tid	50%	立即释放：1～2.3h肠溶片：2.2h缓释片：5.3h	1～2h	99%
NSAID 丙酸类（B级，妊娠晚期D级）	布洛芬	口服：400mg，q4～6h最大剂量3.2g qd	易吸收	0.5～1.5h	1.8～2.44h	99%
NSAID 灭酸类	甲芬那酸（C-D级）	口服：100mg，tid 最多6日	迅速吸收	2～4h	2～4h	90%以上
NSAID COX-2选择性抑制剂	塞来考昔（C级）	口服：首剂量400mg后200mg bid	迅速吸收	3h	11h	97%
钙离子通道阻滞剂	硝苯地平（C级）	口服：20～40mg，qd	完全吸收	立即释放：0.5h缓释制剂：6h	约2h	92%～98%
维生素E	维生素E（A级）	100mg，qd连用5天	油制剂：吸收不佳	—	—	—

（三）药物治疗监测

1. 疗效评估　治疗后患者痛经症状缓解，疼痛减弱至消失。

2. 药物不良反应监测

1）NSAIDs：常引起胃肠道反应（腹部不适、胃烧灼感、食欲下降、恶心、腹痛、腹泻、消化不良），严重者可引起消化性溃疡；神经系统副作用包括头痛、头晕、视觉障碍、抑郁、嗜睡、兴奋、失眠、疲劳、震颤和精神错乱；过敏反应，如皮疹、哮喘、过敏性和急性呼吸窘迫等。

2）硝苯地平：可能引发外周水肿、低血压、心绞痛。严重时发生心肌梗死和充血性心力衰竭、肺水肿、心律失常和心脏传导阻滞等。

（四）用药注意事项及用药教育

1. NSAID　对水杨酸过敏或有NSAID过敏史患者禁用，有肾病者禁用。消化道溃疡性疾病患者应避免使用传统NSAID，而可以使用COX-2选择性抑制剂。

2. 钙离子通道阻滞剂　服用过程中注意监测血压。肝肾功能不全、正在服用β受体拮抗剂的患者应慎用，宜小剂量使用以防诱发或加重低血压，增加心绞痛、心力衰竭和心肌梗死的发生率。

3. 维生素E　由于维生素K缺乏而引起的低凝血酶原血症患者慎用。缺铁性贫血患者慎用。

 案例分析

案例：痛经的治疗

患者,女性,14 岁,主诉月经期严重痉挛性疼痛,每月月经开始后疼痛,已持续半年以上。疼痛常为痉挛性,有时还伴有腰部酸痛、头痛和疲劳感,偶尔会有恶心和腹泻。症状持续 1～2 天,在月经开始时最为严重。患者 13 岁月经初潮。诊断为原发性痛经,该案例应如何处理?

分析:患者痛经发生于月经初潮后 1 年以内,在排卵周期内;月经开始时发生疼痛,疼痛持续 1～2 天,呈痉挛性。诊断为原发性痛经。可选用 NSAID 中的布洛芬,为减少不良反应可从小剂量开始:月经开始时口服 200mg,经期内有疼痛症状时每 4～6 小时服用 200mg,并医嘱患者如效果不佳可增加至 400mg。

上述患者如合并胃溃疡,应如何处理?

分析:消化道溃疡性疾病患者应避免使用传统 NSAID,而可以使用 COX-2 选择性抑制剂。因而可以给予塞来昔布,用法为月经开始时口服 400mg,经期内有疼痛症状时剂量为 200mg bid。

(杨冬梓　周　颖)

第五节　经前期综合征

经前期综合征(premenstrual syndrome,PMS)指妇女反复在黄体期周期性出现躯体、精神以及行为方面的改变,严重者影响生活质量,月经来潮后,症状自然消失。大约 80% 的妇女被轻度的 PMS 所困扰,25% 的女性症状达到中度,仅 3%～8% 的女性经历严重的精神症状,为经前情绪障碍或经前不悦症(premenstrual dysphoric disorder,PMDD)。

一、病因及危险因素

(一)病因

PMS 的确切病因尚不清楚。虽然经前综合征与黄体期相关,但性激素水平在正常范围内。经前综合征在孪生姐妹群体中有更普遍的倾向,表明某些遗传因素可能影响 PMS 发生。目前认为 PMS 可能与中枢神经系统神经递质与性激素的相互作用受到影响有关,并可能与月经周期中大脑中的-5-羟色胺水平波动相关。

(二)危险因素

咖啡因摄入过多、长期压抑、年龄、抑郁症病史、吸烟、家族病史、饮食因素(低水平的某种维生素和矿物质,尤其是镁、锰和维生素 E)。

二、临床表现及诊断

(一)临床表现

1. 躯体综合征　关节、肌肉、背部疼痛、乳房肿胀或疼痛、腹部肿胀、头痛、皮肤异常、四肢肿胀。

2. 精神和行为综合征　食欲改变,暴饮暴食或渴求食物,疲劳、嗜睡或缺乏活力,情绪波动(突然感觉悲伤、哭泣或对拒绝敏感)、易激惹、愤怒、睡眠障碍、坐立不安、注意力不集中、社会退缩、失控,对日常生活缺乏兴趣、孤独、焦虑、情绪低落、绝望。

（二）诊断标准

没有试验检测标准或特殊的体检结果能对经前综合征进行确诊。患者做至少两个月经周期的预期日记，将有助于确诊这些症状是否确实是经前综合征及可预测的复发症。为了描述经前综合征，已逐渐形成了许多标准的诊断手册，如《经前综合征体验日历》（COPE）、《月经期间的影响及严重度预期记录》（PRISM）、《视觉模拟评分》（VAS），基于 DSM（Diagnostic and Statistical Manual of the American Psychiatric Association，DSM-Ⅳ）工作组建议的标准制订的每日记录问题严重度的 DRSP（Use of Daily Record of Severity of Problems）评估表。

三、治疗目的及原则

（一）治疗目标

主要是缓解症状及改善生活质量。

（二）治疗原则

1. 支持性治疗　支持性治疗包括评价、重获信心及信息咨询，帮助患者重新掌控她的生活，这是治疗的一个重要环节。有氧锻炼利于治疗。遵循健康的生活方式也可以缓解一些经前综合征的症状，如减少咖啡因、糖和钠的摄取，多吃纤维食物，适当的休息和睡眠。

2. 药物治疗　对于中重度症状患者，推荐药物治疗。

四、药物治疗及药学监护

（一）治疗药物

1. 非激素治疗

（1）抗抑郁药：应用抗抑郁药物的目的是改善症状，缓解 PMDD 患者的心理和生理症状。使用的药物主要为选择性 5-羟色胺再摄取抑制药（selective serotonin reuptake inhibitors，SSRIs）。SSRIs 可有效缓解症状，目前为治疗 PMS/PMDD 的一线治疗。美国 FDA 批准氟西汀、舍曲林和帕罗西汀控释剂型用于 PMDD 的治疗。起始治疗推荐氟西汀或舍曲林。

另外，也包括其他抗抑郁药如三环类的氯米帕明、5-HT 和去甲肾上腺素抑制剂（selective noradrenalin reuptake inhibitors，SNRIs）奈法唑酮和文拉法辛。

（2）抗焦虑药：苯二氮䓬类抗焦虑药，可以改善 PMS 患者紧张、易激和焦虑的症状。主要药物是阿普唑仑（alprazolam），在双盲安慰剂对照的临床试验中被证实其有效性。然而，阿普唑仑为二线治疗药物，只推荐用于一线治疗方案反应不佳的患者。

（3）其他

1）镇痛药：非甾体抗炎药，通常对 PMS 相关的疼痛控制有效，改善 PMS 患者的生理症状和头痛症状，但是对乳房胀痛效果不好。NSAIDs 中研究最多的是甲芬那酸和萘普生。前者因为胃肠道不良反应使用受限。该类药主要不良反应为胃肠道不适，建议与食物同服或饭后服用。

2）利尿剂：醛固酮拮抗剂螺内酯（spirolactone），研究显示在月经周期 15～28 天（即黄体期），每天服用 100mg，有助于改善患者生理心理症状，如胀气、体液潴留和乳房胀痛及情绪低落，易激易怒等。该药物安全性和耐受性良好，但是需注意监测血钾。

3）维生素和饮食补充 维生素 B₆、维生素 E、钙和镁均有研究作为 PMS 的治疗，但是多数证据质量较低，没有证实比安慰剂更加有效。基于有效性和安全性的考虑，美国妇产科医师学会（American Congress of Obstetricians and Gynecologists,ACOG）推荐黄体期每天服用 400IU 维生素 E。因为人体对钙有很好的耐受性，且钙有其他的益处，ACOG 也推荐 PMS 患者补充钙剂。

2. 激素治疗

（1）口服避孕药（oral contraceptives,OCs）：早期研究未能证实口服避孕药较安慰剂治疗 PMS/PMDD 更加有效。目前研究证实含屈螺酮的复方避孕药对 PMDD 的治疗有效。屈螺酮除避孕外，有抗盐皮质激素的作用，可以对抗雌激素相关的钠潴留相关症状。含屈螺酮的 OCs 可以减轻患者生理和心理的症状。主要作为二线药物用于有避孕需求的 PMDD 患者。

（2）促性腺激素释放激素激动剂（gonadotropin releasinghormone analogue,GnRHa）：GnRHa 可有效减轻 PMS 患者多种躯体和心理症状，但对经前焦躁不安无明显改善。为 PMS 的三线治疗药物。治疗药物主要有亮丙瑞林、戈舍瑞林和曲普瑞林。

GnRHa 使用早期会出现 FSH 及 LH 释放增加，表现为一过性的症状加重，继而通过垂体的负反馈调节，抑制垂体和卵巢功能，使 FSH、LH 水平降低，发挥可逆的药物去势作用。为预防和改善骨密度丢失和雌激素降低的副作用，目前推荐在 GnRHa 治疗开始时同时使用雌、孕激素复合制剂（Add-back,反向添加治疗）。

（二）用药指征

SSRIs 用于 PMDD 患者的一线治疗。治疗反应不佳者首先考虑更换为另一种 SSRIs，其次考虑其他类抗抑郁药。一线治疗方案失败或反应不佳的患者或者对 SSRIs 有禁忌证或不耐受的患者，可以考虑用 OCs 或阿普唑仑。口服避孕药推荐用于有避孕需求的 PMDD 患者。对 SSRIs 或 OCs 治疗没有反应或不能耐受且症状严重的患者，考虑使用 GnRHa。

另外，螺内酯适用于伴有体液潴留、胀气和乳房胀痛症状的患者；NSAIDs 用于 PMS/PMDD 患者疼痛症状的缓解。

（三）药物用法用量与药动学参数（见表 10-4）

表 10-4 药物用法用量和药动学参数

分类	代表药物（妊娠药物安全分级）	用法用量	药动学参数			
			生物利用度	达峰时间（h）	半衰期（h）	血浆蛋白结合率
选择性 5-HT 再摄取抑制剂（SSRIs）	氟西汀（C 级）	口服：20mg,qd	—	6～8	96～144	95%
	舍曲林（C 级）	口服：50～150mg,qd	—	4.5～8.4	26	98%
	帕罗西汀（D 级）	口服：20～30mg,qd 控释剂型：25mg,qd	—	片剂 5.2～8.1 胶囊 3～8	21	93%～ 95%
	西酞普兰（C 级）	口服：20～30mg,qd	80%	控释片 6～10 1～6	24～48	80%

续表

分类	代表药物(妊娠药物安全分级)	用法用量	药动学参数			
			生物利用度	达峰时间(h)	半衰期(h)	血浆蛋白结合率
5-HT 和去甲肾上腺素抑制剂(SNRIs)	文拉法辛(C级)	口服:50~200mg,qd	45%	速释2控释5.5	3~7	25%~29%
	奈法唑酮(C级)	口服:200~600mg,qd	20%	1	2~4	99%
三环类抗抑郁药	氯米帕明(C级)	口服:25~75mg,tid	30%~40%	2~6	19~37	97%
抗焦虑药	阿普唑仑(D级)	口服:0.2~1mg,tid~qid 经前期6~14天	90%	1~2	11.2	80%
口服避孕药	屈螺酮3mg/炔雌醇30μg(X级)	口服,1片,qd	76%(屈螺酮)40%(炔雌醇)	1~3	30 24	97%(屈螺酮)98%(炔雌醇)
促性腺激素释放激素激动剂(GnRHa)	亮丙瑞林(X级)	皮下注射:3.75~7.5mg,每月1次	—	4	3	43%~49%

(四) 药物治疗监测

1. 疗效评估　主要依据患者的反馈。让患者记录症状和日常功能改善的情况,患者可以记录月经周期日记来记录症状和体征从而进行主观监测和自我评估治疗前后的变化,以此评价药物疗效。同时医疗专业人员也可以通过一些评估工具(如 Clinical Global Impression Scales,CGIS)来客观监测治疗药物对症状改善的效果。开始治疗一个月内应每两周评估一次。通常月经周期 2~3 个月后会起效。若滴定至适宜的剂量症状仍未得到改善(黄体期症状改善小于 50%或卵泡期和黄体期的症状差别大于 30%),应停药,考虑换药或进一步的药物选择。

2. 药物不良反应监测　SSRIs 主要不良反应有性功能障碍、睡眠障碍、情绪紧张、胃肠道不适、头痛。停药通常会出现撤药反应,最常见报道的有头晕、感觉异常、睡眠障碍、易激焦虑、恶心、呕吐、震颤和头痛。少数患者会出现严重的或持续的撤药反应。建议停药时逐渐递减剂量。SSRIs 可能会增加年轻患者的自杀倾向。

关于阿普唑仑副作用报道最多的是白天的镇静作用。有成瘾性,长期应用后,停药可能发生撤药症状,表现为激动或忧郁。

屈螺酮有抗雄激素和盐皮质激素的作用,可能会增加静脉血栓的风险。开始接受一种新的口服避孕药之前建议对患者进行血栓发生风险的评估。

GnRHa 不良反应与低雌激素作用有关。雌激素降低可能引起骨质的损失,故需长期给药或再次给药时,应慎重。由于雌激素降低作用而出现的更年期综合征样的精神抑郁状态。因此应随访患者同时告知家属监测患者情绪以了解其精神状态。另外,可能会出现一系列内分泌系统不良反应,如潮热、发汗、性欲减退、会阴不适等症状。

（五）用药注意事项及用药教育

1. SSRIs

1)告知患者遵医嘱服药的重要性,增强患者服药的依从性。

2)与 5-HT 激动剂(曲马多、曲坦类)合用增加 5-HT 综合征的风险。

3)禁止与单胺氧化酶抑制剂合用(司来吉兰,吗氯贝胺和利奈唑胺)。

4)与主要经 CYP2D6 代谢的药物合用时,必要时调整剂量,降低起始剂量或降低至最低有效剂量。

5)告知患者,在了解药物对自己的实际作用之前,应谨慎从事需要保持警觉的活动,如驾驶和机械操作。

6)服药期间不推荐饮酒。

2. 阿普唑仑

1)避免长期大量使用而成瘾,黄体期用药能减少产生苯二氮䓬类药物依赖性的风险,但剂量应在几天内递减以减少停药症状。

2)与中枢抑制药合用可增加呼吸抑制作用。

3)与降压药(包括利尿剂)合用可使降压作用增强。

4)与全麻药、可乐定、镇痛药、吩噻嗪类、单胺氧化酶 A 型抑制药和三环类抗抑郁药合用可彼此增效,注意剂量调整。

5)服药期间避免饮酒、高空作业、驾驶、精细工作或危险工作。

3. 屈螺酮

1)每天一个时间服用,尽量避免漏服,若漏服,请及时咨询医师或药师。

2)如果有严重的胃肠道反应,如严重呕吐可能会影响药物的完全吸收,一般药物服后3~4 小时内出现严重呕吐,需尽快补 1 片药。

3)与可能升高血钾的药物合用时,注意监测血钾的变化。

4)如有出现下述情况,请立即就医:单侧下肢或足部肿胀,腿部疼痛(可能只在直立或行走时出现),患肢体温升高;突然出现的呼吸急促或气短,突然咳嗽可能同时伴有咯血,剧烈胸痛,严重头痛或头晕,心跳急剧加快或不规律跳动。

4. 促性腺激素释放激素激动剂(GnRHa)

1)适龄生育的妇女患者在用药期间须采取非激素的避孕方式。

2)亮丙瑞林,注射部位应选择上臂、腹部或臀部的皮下。应每次更换注射部位,不得在同一部位重复注射。嘱咐患者不得按摩注射部位。曲普瑞林可以深部肌内注射,也可皮下注射。戈舍瑞林应腹部皮下注射。

 案例分析:

案例:SSRIs 的使用

患者张某,女性,32 岁,因"经前 1 周情绪变化 6 个月"就诊,情绪变化表现为易怒,忧伤,焦虑,过于敏感,不明原因地想哭,易疲劳,工作效率低下。伴乳房胀痛,腹胀,头痛。症状通常在月经来潮 1~2 天后减轻,2~3 周后恢复正常。大多数情况下能正常工作,一个月可能 2～3 天因此不能工作。月经周期规律,经期 3～4 天,周期 28～30 天。盆腔、心血管和神经检查正常。血常规、电解质和生化检查,甲状腺功能,肝功能和尿液检查均正常。血妊娠试验(一)。无既往病史,目前未服用任何药物。医师诊断为经前期综合征,应该如何处理?

分析:PMS 治疗的目标主要是缓解症状,改善患者生活质量。首先可以推荐非药物治疗,建议患者进行适当的运动;饮食方面可以减少钠盐的摄入以减轻体液潴留,限制咖啡因和酒精的摄入。每天补充 400U 维生素 E。根据该患者的症状和体征,可以考虑药物治疗。一线药物选择 SSRIs,结合患者的意愿和经济情况,选用了舍曲林 50mg,每天 1 次,在月经周期的 14～28 天服用。告知患者遵医嘱服药的重要性,不要擅自停药或改变剂量,并记录月经周期日表。

案例:抗焦虑药的使用

患者许某,女,32 岁,4 个月前诊断为经前期综合征,符合 PMDD。此次因症状控制不佳就诊。经期前 3～4 天仍倍感焦虑不安,焦虑发作时不能正常工作和进行社交活动,同时伴轻微头痛和失眠。症状通常在月经来潮 1～2 天后减轻,2 周后恢复正常。曾服用过氟西汀,目前正在服用舍曲林,剂量已滴定至 150mg,qd。月经周期规律,经期 3～4 天,周期 28～30 天。盆腔、心血管和神经检查正常。血常规、电解质和生化检查,甲状腺功能,肝功能和尿液检查均正常。血妊娠试验(一)。月经周期日表评估显示黄体期比增生期症状多 35%。对于该患者,如何进行药物调整?

分析:对于此患者,已接受一线治疗,症状控制不佳,且以焦虑为主,伴失眠,可以考虑加用低剂量阿普唑仑。阿普唑仑 0.4mg,bid,于黄体期症状明显的几天使用,观察缓解情况。头痛可以用 NSAIDs 控制,萘普生缓释片 0.5g,qd,饭后服用。

案例:口服避孕药的使用

患者李某,女,31 岁,复诊,由于头痛、焦虑、抑郁、乏力、失眠、胃胀来门诊就诊。上述症状一般出现于每个月月经前的一周。那几天,她与丈夫关系不好,感觉控制不了自己的情绪;工作状态和表现不佳,每个月经常这几天请病假。曾服用布洛芬,收效甚微。此外,她正在服用避孕药(150μg 去氧孕烯/20μg 雌激素)避孕。血常规、电解质和生化检查均正常。体格检查无明显异常。既往有甲状腺功能减退,目前控制良好。请制订对该患者合适的药物治疗方案。

分析:该患者诊断符合 PMDD。患者有避孕需求,可以考虑含屈螺酮的口服避孕药来治疗,因此可以将避孕药更换为屈螺酮 3mg/炔雌醇 30μg,连服 24 天,停用 4 天为一周期。嘱患者记录月经周期日表,2 周后电话随访。

第六节　绝经综合征

一、定义

1. 绝经过渡期(menopausal transitional period)　是从绝经前生育期走向绝经的一段过渡时期,是从临床特征、内分泌学及生物学上开始出现绝经趋势的迹象直至最后一次月经的时期。绝经过渡期的起点是 40 岁以上的妇女,在 10 个月之内发生两次相邻月经周期长度的变化≥7天。绝经过渡期晚期的标志是跃过2个或2个以上月经周期。

2. 围绝经期(peri-menopausal period) 起点同绝经过渡期,终点为最后1次月经后1年。

3. 绝经(menopause) 妇女一生中的最后一次月经,是一个回顾性概念,一般需要在最后一次月经12月之后方能确认。

4. 绝经前期(pre-menopausal period) 指卵巢有活动的时期,包括自青春发育到绝经的一段时期。

5. 绝经后期 指从绝经一直到生命终止的这段时期。

6. 更年期 指绝经及其前后至少一年时间,是从生育期过渡到老年期的一个特殊生理阶段。

7. 更年期综合征 在更年期,妇女体内雌激素分泌减少,出现一系列症状,称为更年期综合征。

8. 早绝经 40岁前绝经为早绝经,且血促卵泡激素(FSH)>40IU/L,雌二醇E_2<150pmol/L方可诊断。

9. 人工绝经 指手术切除双侧卵巢(同时切或不切子宫)或用其他停止卵巢功能的方法(化疗、放疗)。切除子宫、保留一侧或双侧卵巢者,不能列入人工绝经。

二、临床表现与诊断

(一) 临床表现

1. 月经变化 可表现为月经周期不规则、长期无排卵性出血及月经突然停止。

2. 植物神经系统功能障碍 主要包括潮热、出汗、眩晕、头痛、手指麻木、感觉异常、失眠等。

3. 精神症状和情绪变化 主要包括情绪不稳定、神经质、激动易怒、抑郁、记忆力减退、工作能力下降、甚至企图自杀。

4. 泌尿生殖道改变 萎缩性膀胱炎表现为排尿紧迫、尿失禁和尿频,常伴发泌尿系感染。萎缩性阴道炎(干燥、灼热、瘙痒),外阴干燥症,性交困难等。

5. 心血管系统的改变 易发生高血压,其特点主要是收缩压升高,血压较易波动,也易发生心前区不适、心悸、气促。动脉粥样硬化及冠状动脉粥样硬化性心脏病的发病率明显增加。

6. 皮肤变化 表皮变薄、干燥、黑色素增加形成老年斑。易发生绝经期皮炎,皮肤瘙痒症等疾患。

7. 骨质疏松 绝经后女性骨矿含量丢失的速度明显加快,尤其在绝经后3~7年内,容易导致骨质疏松症引起的骨折。

(二) 绝经症状的评估(见表10-5)

表 10-5 绝经综合征的症状评分标准

症状	基本分	程度评分			
		0	1	2	3
潮热出汗	4	无	<3次/天	3~9次/天	≥10次/天
感觉异常	2	无	与天气有关	平常有冷、热、痛、麻木感	冷、热、痛感丧失

症状	基本分	程度评分			
		0	1	2	3
失眠	2	无	偶尔	经常,服安眠药有效	影响工作生活
情绪波动	2	无	偶尔	经常,能自控	经常,不能自控
抑郁、疑心	1	无	偶尔	经常,能自控	失去生活信念
眩晕	1	无	偶尔	经常,不影响生活	影响日常生活
疲乏	1	无	偶尔	上四楼困难	日常生活受限
骨关节痛	1	无	偶尔	经常,不影响功能	功能障碍
头痛	1	无	偶尔	经常,能忍受	需服药
心悸	1	无	偶尔	经常,不影响生活	需治疗
皮肤蚁走感	1	无	偶尔	经常,能忍受	需治疗
性生活	2	正常	性欲下降	性生活困难	性欲丧失
泌尿系感染	2	无	偶尔	>3次/年,能自愈	>3次/年,需服药

改良 Kupperman 评分标准:症状评分=基本分×程度评分,各分数相加之和为总评分,总分:>30 为重度,16~30 为中度,6~15 为轻度,<6 为正常。改良 kupperman 评分中任何一项达到 2 分即为影响患者生活质量

三、治疗目的及原则

(一) 激素补充治疗的概念

激素补充治疗(hormone replacement therapy,HRT)或激素治疗(hormone therapy,HT)或绝经相关激素治疗(menopause relatedhormone therapy,MHT)主要指对卵巢功能衰退的妇女在有适应证无禁忌证的前提下,个体化给予低剂量的雌激素和(或)孕激素药物治疗。对于无子宫者妇女则采用单纯雌激素治疗(estrogen therapy,ET)。对于有子宫者需在补充雌激素的同时添加孕激素,为雌孕激素治疗(estrogen progestogen therapy,EPT)。

(二) MHT 的适应证

1. 绝经相关症状 月经紊乱、潮热、多汗、睡眠障碍、疲倦、情绪障碍如易激动、烦躁、焦虑、紧张或情绪低落等。

2. 泌尿生殖道萎缩相关的问题 阴道干涩、疼痛、排尿困难、性交痛、反复发作的阴道炎、反复泌尿系感染、夜尿多、尿频和尿急。

3. 低骨量及骨质疏松症 包括有骨质疏松症的危险因素及绝经后骨质疏松症。

(三) MHT 的窗口期

适合进行治疗的时间段。在绝经相关激素补充治疗领域中特指对绝经早期有症状的中年妇女进行激素补充治疗,会形成一个对骨骼、心血管和神经系统的长期保护作用的时间段。一般为绝经 10 年之内或 60 岁以前。对于仅以预防骨折为目的,既往未用 HRT 的 60 岁以上妇女,不推荐开始使用 HRT。

(四) MHT 禁忌证

1. 绝对禁忌证 不明原因阴道出血、急性肝病、慢性肝功能损害、急性血管栓塞(有或

无栓子形成)、眼神经血管性疾病、近期发生的子宫内膜癌及乳腺癌。

2. 相对禁忌证　癫痫发作史、严重高血压、乳腺囊性纤维性疾病、子宫肌瘤、胶原病、家族性高脂血症、糖尿病、偏头痛、慢性血栓栓塞性静脉炎、胆囊疾病、子宫内膜异位症、慢性囊性乳腺炎。

(五) 药物剂量

应用 HRT 时,应遵循个体化用药原则,尽可能选择能达到治疗目的的最低有效剂量。对于卵巢早衰妇女,应选择大于正常绝经年龄妇女所用的药物剂量。

(六) 用药时间

1. 在卵巢功能开始减退并出现相关绝经症状后即开始给予 HRT,可达到治疗的最大益处。

2. HRT 治疗期间应至少每年进行 1 次个体化受益/危险评估,根据评估情况决定疗程长短,并决定是否继续应用。

四、药物治疗及药学监护

(一) 潮热

1. 治疗药物　改变生活习惯是针对潮热的一线治疗方案,如进行规律运动和适当放松,避免饮用热饮或含酒精的饮料,尽量避免温热环境等。如果患者的症状仍然没有得到改善,可考虑使用药物治疗。

(1)激素治疗:妇女更年期雌激素分泌减少,使促性腺激素释放激素分泌增加,引起面颊红热、出汗等症状。对于已切除子宫的妇女,应单独使用雌激素。以雌二醇为母体的合成衍生物是雌激素的主要临床常用品,如炔雌醇、炔雌醚和乙酸雌二醇等。雌激素可有多种给药方式,如口服、静脉、经皮给药等。

对于有完整子宫的妇女,激素治疗的选择通常是雌激素和孕激素联合治疗。孕激素用以降低单独使用雌激素治疗时产生的子宫内膜增生及子宫内膜癌的风险。通常分为以下两种给药方式。

1)雌、孕激素序贯应用:模拟生理周期,在用雌激素的基础上每月加用孕激素 10~14天,又分为周期性及连续性两种方案。①周期性方案:在每月的前 21~25 天每日使用雌激素,孕激素通常加用在周期的第 11~16 天,25 天之后雌孕激素均停用,患者通常发生阴道出血。②连续性方案:雌激素每日使用,在每月的第 1~14 天或每月最后的 10~14 天加用孕激素,正常的撤退出血通常发生在孕激素使用 10 天以后,连续序贯方案较便于患者使用。雌、孕激素序贯疗法阴道出血率高但较规律,适应于年龄较轻,绝经早期,能够接受周期性阴道出血的妇女。

2)雌、孕激素连续联合应用:雌、孕激素每日联合使用,适应于有完整子宫,绝经一年以上,及不愿有周期性月经样阴道出血的妇女,但在用药半年内常有难以预料的阴道出血。一般为连续性(连续用药不停顿)。

对于绝经后妇女低雄激素状态而导致的全身疲乏不适、性欲减退等症状可以采用以睾酮为代表的雄激素进行治疗。常用丙酸睾酮注射剂,每次 25~100mg,每周 1~3 次。

(2)黑升麻制剂:黑升麻制剂普遍用于绝经期潮热症状,不具有内在雌激素活性,或是通过血清素系统来呈现雌激素样作用。短期应用能有效减轻潮热,尚无证据表明长期治疗的疗效。常用剂量为每次 40mg,每日两次。

(3)其他:帕罗西汀和文拉法辛等选择性 5-羟色胺再摄取抑制剂,以及 γ-氨基丁酸衍生物加巴喷丁等精神类药物能够有效减轻绝经期妇女潮热症状。帕罗西汀可以每天 12.5mg 为起始剂量,若 2~3 周后症状未有改善,可增至每天 25mg。加巴喷丁以每天 300mg 为起始,可逐渐增至每天 900mg。

另外,植物性雌激素具有温和的雌激素样作用。主要有异黄酮、木脂素和香豆素三大类,分布于豆类植物(异黄酮)、谷物、油籽(木脂素)和苜蓿芽(香豆素)等作物中。目前对于植物雌激素类用于治疗绝经期症状的合理剂量尚缺乏研究。

2. 药物用法用量及药动学参数(见表 10-6)

表 10-6 治疗潮热常用药物用法用量和药动学参数

分类	代表药物	用法用量	药动学参数			
			生物利用度	达峰时间(h)	半衰期(h)	血浆蛋白结合率
雌激素	结合雌激素	口服:0.625mg,qd	—	7	27	—
	酯化雌激素	口服:0.625mg,qd	—	—	—	—
	戊酸雌二醇	口服:0.625~1mg,qd	3%	4~9	24	30%~40%
	雌酮硫酸酯哌嗪	口服:0.75~3mg,qd	—	—	—	—
	微粒化 17β 雌二醇	口服:1~2mg,qd	—	—	—	—
	经皮 17β 雌二醇	贴剂,每周 1.5mg,每周 1 次	3%~5%	3	—	—
孕激素	地屈孕酮	口服:10~20mg/d,qd	—	0.5	5~7	—
	甲羟孕酮	口服:5~10mg/d,qd	—	4.5	30~60	90%~95%
	黄体酮	口服:5~10mg/d,qd	—	3	—	50%~54%
	醋酸炔诺酮	口服:2.5~5mg/d,qd	—	0.5~4	8	80%
	左炔诺孕酮	150μg/d,qd	100%	0.5~2	8~11	93%~95%
非激素制剂	帕罗西汀	口服:12.5~25mg/d,qd	—	3~8(胶囊) 5.2~8.1(速释片) 6~10(控释片)	21	93%~95%
	加巴喷丁	口服:300~900mg/d,tid	27%~60%	2~4	5~7	<3%

3. 用药指征 胸部、颈部、面部潮热或伴有潮红及明显的出汗增加,并由此引发的头晕、心悸、夜间盗汗、失眠等症状。

4. 药物治疗监测

(1)疗效评估:患者潮红、出汗等症状减轻,睡眠质量提高。需定期评估,明确疗效大于风险时方可使用。

(2)药物不良反应监测

1)雌激素的长期大量应用可引起子宫内膜过度增生,绝经期妇女使用雌激素,可使子宫癌发生率增加 5～7 倍,且与所用剂量和时间有关。应用雌激素前应检查子宫内膜以排除子宫内膜过度增殖及内膜癌的可能性。应用时应使用最低有效剂量,尽量缩短疗程,并结合孕激素使用。

2)雌激素和孕激素联合用药的第一年常出现各种类型的突破性出血,直到子宫内膜开始萎缩。在应用孕激素后第 10 天开始的出血是正常的。

3)对于正在接受雌激素和(或)孕激素治疗的患者,发生肺栓塞和深静脉血栓的风险增加。因此,在对有发生血栓性静脉炎、肺栓塞或血管内凝血危险的妇女采用激素替代治疗时,选择经皮吸收的雌激素比口服的途径更有益,原因可能与避免肝代谢有关。

5. 用药注意事项及用药教育

(1)使用经皮给药的雌激素时,应选择躯体较干燥干净的区域给药。易发生摩擦或易触及的区域如胸部,应避免给药。在使用新的透皮贴剂时应先丢弃旧贴剂。

(2)雌激素主要在肝脏代谢,肝功不良者慎用。

(3)卵巢癌及乳腺癌患者不宜使用雌孕激素联合治疗。

(4)停止雌激素治疗时,应缓慢减量或间歇用药,逐步停药,防止症状复发。

(二) 泌尿生殖道萎缩

1. 治疗药物

(1)非激素治疗:阴道润滑剂可附着在阴道黏膜,改善干燥症状,但对于萎缩状况无效。

(2)局部雌激素制剂:雌激素经阴道给药治疗能够减轻阴道上皮变薄的状况,降低阴道 pH 值,改善阴道萎缩的情况。若患者在泌尿生殖道萎缩的同时也有潮热现象发生,则无论口服、经皮,还是高剂量的阴道给予雌激素治疗都能够改善绝经后潮热及泌尿生殖道萎缩症状。若只针对泌尿生殖道症状,低剂量雌激素即可有效。常用药物是雌二醇环和雌二醇膏。醋酸雌二醇阴道环每 24 小时能释放 0.05mg 醋酸雌二醇,供 90 天连续使用,可有效缓解泌尿生殖器低雌激素引发的干燥、松弛等状况。雌二醇软膏由每天 1 次开始使用,当症状缓解后可改为 1 周 1～2 次,连续使用 1～3 个月,也能有效改善阴道萎缩。目前认为阴道使用雌激素时,无须同时使用孕激素。

对于绝经期及绝经后妇女由于雌激素水平降低而导致的张力性尿失禁的问题,阴道使用雌激素虽能缓解症状,但可能需要持续给药长达一年以上才能达到临床效果。在没有禁忌证的前提下,联合使用雌激素及 α 肾上腺能受体激动剂,比单独应用雌激素阴道制剂更为有效。

(3)雄激素:妇女绝经期阴道松弛、性欲减退与雄激素下降有关。口服给药能够改善相关绝经期综合征。为了避免首过效应,可采取局部给药方式,例如经皮贴剂。实验证明每天 300μg 局部给予雄激素,不良反应较少。但长期应用时产生的不良反应,尚未有足够证据阐明。

2. 用药指征　绝经期妇女泌尿生殖道萎缩。

3. 药物治疗监测　在使用雌激素制剂前应对子宫内膜进行检查,排除子宫内膜过度增生或腺癌的情况。用药期间需注意评估阴道出血的情况。

(1)疗效评估:泌尿生殖道干燥、萎缩状况得以改善。

(2)药物不良反应监测:性激素补充治疗时造成的子宫出血应查明原因,必要时行诊断性刮宫,排除子宫内膜病变。

4. 用药注意事项和用药教育　同上节。

(三) 绝经期骨质疏松

绝经后妇女雌激素缺乏使骨质吸收增加,导致骨量快速丢失而出现骨质疏松。50 岁以上妇女有半数以上会发生绝经后骨质疏松。

1. 治疗药物

(1)维生素 D:促使钙沉着于新骨形成部位,使枸橼酸盐在骨中沉积,促进骨钙化及成骨细胞功能和骨样组织成熟。51～70 岁的妇女每天需摄入 400IU 维生素 D,可以从牛奶、鱼类等富含维生素 D 的食物中摄取,或服用含有维生素 D 的制剂。

(2)钙:建议绝经后未接受激素替代治疗的妇女每天摄入钙量 1500mg,有助于绝经妇女延缓骨密度降低,减轻骨折风险。可选择使用碳酸钙等钙制剂。

(3)双膦酸盐类:双膦酸盐类与骨有很强的亲和性,能够与二价离子如钙离子螯合成三维结构。此外,双膦酸盐对骨的再吸收也有抑制作用,主要表现为:抑制破骨细胞增殖、分化、募集和促进其凋亡,减少骨的更新;抑制胆固醇生物合成通路相关酶。主要药物包括以依替膦酸钠为代表的第一代双膦酸盐,以阿仑膦酸钠为代表的第二代膦酸盐和以利塞膦酸钠为代表的第三代膦酸盐类,虽然对于绝经期的潮热症状和泌尿生殖器症状没有影响,但是能预防和治疗绝经引起的骨质疏松,降低骨质疏松妇女的骨折发生率。

(4)激素替代治疗:研究证明雌激素替代疗法可以使绝经期后妇女骨折发生率减少,在骨质明显缺失之前用药效果更加明显。雌激素与孕激素合用对骨质疏松的预防作用更大,并可使骨质量增加。

(5)调节血钙浓度的药物:降钙素能够通过与降钙素受体结合,直接作用于脊椎和股骨,降低骨吸收。降钙素只能用于治疗绝经后骨质疏松,建议用于骨质疏松 5 年以上的绝经后患者。

(6)其他治疗药物:选择性雌激素受体调节因子雷洛昔芬通过雌激素受体的介导,对于骨骼组织有竞争性拮抗作用,减少骨的重吸收、降低骨溶解,增加骨密度。与激素治疗骨质疏松相比,雷洛昔芬可明显降低乳腺癌的风险。但它与雌激素相同,有导致血栓栓塞的风险。

2. 常用治疗药物的用法用量及药动学　参数详表 10-7。

表 10-7　治疗绝经后骨质疏松常用药物的用法用量及药动学参数

分类	代表药物	药动学参数				
		用法用量	生物利用度	达峰时间	半衰期	血浆蛋白结合率
双膦酸盐类	依替膦酸二钠	口服:200mg/d,bid	—	1h	1～6h	—
	阿仑膦酸钠	每周 1 次,每次 70mg 或 10mg/d,qd	0.6%～0.64%	—	10 年	78%

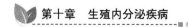
续表

分类	代表药物	药动学参数				
		用法用量	生物利用度	达峰时间	半衰期	血浆蛋白结合率
	利塞膦酸钠	口服,5mg/d,qd	0.63%	1h	1.5h(初始),480~561h(终末)	24%
调节血钙浓度	鲑鱼降钙素(注射)	每日1次,每次10~20μg 或隔日20μg	70%	1h	1~1.5h	30%~40%
雌激素受体调节因子	雷洛昔芬	口服:60mg/d,qd	2%	—	28~33h	98%~99%

3. 药物疗效监测

(1)疗程评估:每6~12个月系统地观察患者中轴骨骨密度的变化,有助于评价药物的疗效。

(2)药物不良反应监测

1)肝功能不全患者应用雷洛昔芬应调整剂量,用药过程中应注意监测肝功。对于同时服用华法林和雷洛昔芬,以及同时服用与蛋白质高度结合的药物和雷洛昔芬的妇女,要密切监测血药浓度。

2)鼻内应用降钙素可能会出现鼻炎和鼻出血。注射使用降钙素时,副作用包括面部和手部潮红、恶心、呕吐。

4. 用药注意事项及用药教育

(1)阿仑膦酸钠必须在每天第一次进食、喝饮料或应用其他药物治疗之前的至少半小时,用一整杯白水送服,因为其他饮料(包括矿泉水)、食物和一些药物有可能会降低阿仑膦酸钠的吸收。本品不应在就寝时及清早起床前服用,并且在服药后至少30分钟之内和当天第一次进食前,患者应避免躺卧。

(2)开始使用激素替代治疗时,应尽量选择最低剂量雌激素,以后根据需要再调整剂量。

(3)服用雷洛昔芬后可能会提高血栓栓塞性疾病的风险,若行手术,应在卧床前至少72小时停用雷洛昔芬。考来烯胺与雷洛昔芬同服会因为影响肝肠循环而大大降低雷洛昔芬的吸收。

(4)注射降钙素应冷藏保存。鼻内使用制剂也应冷藏保存,用后常温可存放30天。

 案例分析:

案例:对于潮热的治疗

患者李某,50岁,女性。因"胸部皮肤潮红3月余"就诊。患者已停经半年,此后饮用热饮或啤酒后有明显发热感。从半个月前开始每晚入睡后均大量出汗,睡眠质量下降。盆腔、心血管和神经检查正常。血常规、电解质和生化检查,甲状腺功能,肝功能和尿液检查均正常。无既往病史,否认有家族遗传史。目前未服用任何药物。综合考虑患者病情和患者自身意愿,医师向其推荐使用激素替代疗法。那么该如何用药?

分析:患者李某处于绝经早期,子宫完整,应使用雌激素与孕激素联合使用的方案。经沟通,患者愿意接受周期性阴道出血,因此可采用雌、孕激素联合使用的周期性方案。具体给药方法是:从月经周期的第1天到第25天,每天服用戊酸雌二醇,每次1mg,每日1次。从月经周期的第11天到第25天,加服地屈孕酮片,每次10mg,每日两次。25天之后雌孕激素均停用,告知患者雌孕激素停用后通常会发生阴道出血。

案例:绝经期妇女泌尿生殖器萎缩

患者王某,女性,56岁。因"阴道干涩刺痛1个月"就诊。患者于52岁开始经历绝经期潮热,未使用药物治疗,54岁好转。主诉曾出现性交痛,自行使用润滑剂后可缓解,但润滑剂对其日常阴道干涩刺痛现象无效。妇检小阴唇和大阴唇均呈扁平样外观,阴道上皮扁平干燥。导致王某以上症状的原因是什么?应如何处理?

分析:此为绝经期妇女生殖器萎缩的典型症状,导致的原因主要是体内雌激素水平降低。雌激素是维持女性阴道正常生理状态的主要激素,绝经后妇女雌激素分泌能力下降,导致了阴道萎缩,阴道上皮扁平、干燥。对于患者王某的症状,除了可以使用非激素的普通润滑剂以外,还可以考虑给予雌激素阴道给药。具体给药方法为:使用雌三醇乳膏(活性成分:1mg/g),阴道用药,每日1次,连续使用1~2周症状缓解后,改为每周用药2~3次。1周后电话随访。

案例:绝经后骨质疏松

患者张某,55岁,女性。因"腰背疼痛3年多"就诊。患者主诉近一年来腰背疼痛明显,伴有身高缩短。初潮年龄14岁,既往月经周期正常,51岁绝经,生育两次。患者既往体健,无糖皮质激素用药史,无吸烟史,无心脑血管病家族史,其母患乳腺癌于60岁去世。查体:患者身高160cm(原身高165cm),体重48kg,四肢关节无红肿变形,脊柱略后突畸形伴压痛,轻叩击痛。实验室检查无异常。骨密度检测:$L_{1~4}$骨密度值低于正常值3.8个标准差,股骨颈骨密度值低于正常值1.5个标准差。该患者被诊断为骨质疏松。应如何予以治疗?

分析:患者有乳腺癌风险,不适合使用激素治疗绝经后骨质疏松。因其无心脑血管病家族史,可考虑使用雷洛昔芬配合钙剂补充进行治疗。具体方案为:每日口服1片(以盐酸雷洛昔芬计60mg),可以在一天中的任何时候服用且不受进餐的限制。同时补充碳酸钙与维生素D复合制剂1.5g(钙600mg及维生素D 125IU),口服,每天1次。另嘱患者多摄入含钙饮食、加强户外运动,特别是延长光照时间,锻炼全身肌肉协调性、预防跌倒,3个月后复查。

第七节 高催乳素血症

一、病理生理学变化

各种原因引起外周血清催乳素水平持续高于正常值的状态称为高催乳素血症。高催乳素血症是年轻女性常见的下丘脑-垂体轴内分泌紊乱。在闭经患者中,约15%存在高催乳素血症。而在闭经伴有溢乳的患者中,高催乳素血症达70%。3%~10%无排卵的多囊卵巢综合征患者有高催乳素血症,垂体功能性腺瘤,约占全部垂体腺瘤的45%,是临床上病理性高催乳素血症最常见的原因。

(一) 催乳素的分泌和调节

催乳素由垂体前叶的催乳素细胞合成和分泌,并受下丘脑多巴胺能途径的调节,多巴胺作用于催乳素细胞表面的多巴胺 D_2 受体,抑制催乳素的生成与分泌。任何减少多巴胺对催乳素细胞上多巴胺 D_2 受体作用的生理性及病理性过程,都会导致血清催乳素水平升高。多巴胺受体激动剂可逆转高催乳素血症。

(二) 催乳素的生理功能

促进乳腺分泌组织的发育和生长,启动和维持泌乳,使乳腺细胞合成蛋白增多。高催乳素血症对下丘脑 GnRH 及垂体 FSH、LH 的脉冲式分泌有抑制作用,可直接抑制卵巢合成黄体酮及雌激素,导致卵泡发育及排卵障碍,临床上表现为月经紊乱或闭经。

(三) 催乳素生理变化

催乳素的分泌有昼夜节律,入睡后逐渐升高,早晨睡醒前可达到 24 小时峰值,睡醒后迅速下降。上午 10 点至下午 2 点降至一天低值。应激可以使得催乳素水平升高数倍,通常持续时间不到 1 小时。

(四) 高催乳素血症的分类

1. 生理性高催乳素血症　许多日常活动如体力运动、精神创伤、低血糖、夜间、睡眠、进食、应激刺激、性交以及各种生理现象,如卵泡晚期和黄体期、妊娠、哺乳、产褥期、乳头受到刺激、新生儿期等,均可导致催乳素水平暂时性升高。

2. 药物性高催乳素血症　主要是由拮抗下丘脑催乳素释放抑制因子或增强兴奋催乳素释放因子的药物引起的,药物引起的高催乳素血症多数血清催乳素 $<100\mu g/L$。

3. 病理性高催乳素血症　常见自主性高功能垂体催乳素腺瘤、Gh 腺瘤、ACTH 腺瘤等,垂体腺瘤占所有颅内肿瘤的 $10\%\sim15\%$。催乳素腺瘤是最常见的高催乳素腺瘤多为良性肿瘤,依照大小可分为微腺瘤($\leqslant10mm$)和大腺瘤($>10mm$)。其他原因包括下丘脑 PIF 不足或下达至垂体的通路受阻如下丘脑或垂体柄病变,原发性和(或)继发性甲状腺功能减退。慢性肾衰竭时,催乳素在肾脏降解异常。

4. 特发性高催乳素血症　多因患者的下丘脑-垂体功能紊乱,导致催乳素分泌增加。其中大多数催乳素轻度升高。血清催乳素水平明显升高而无症状的特发性高催乳素血症患者中,部分患者可能是巨分子催乳素血症,这种巨分子催乳素血症有免疫活性而无生物活性。

二、临床表现与诊断

(一) 临床表现

1. 月经改变和不孕不育　高催乳素血症可引起女性月经失调和生殖功能障碍。当催乳素轻度升高时($<100\sim150\mu g/L$)可因引起黄体功能不足发生反复自然流产,而随着血清催乳素水平的进步升高,可出现排卵障碍,临床表现为功能失调性子宫出血、月经稀发或闭经及不孕症。

2. 溢乳　高催乳素血症时在非妊娠期及非哺乳期出现溢乳的为 27.9%,同时出现闭经及溢乳者占 75.4%。这些患者血清催乳素水平一般都显著升高。

3. 雌激素水平过低　长期高催乳素血症可因雌激素水平过低导致进行性的骨痛、骨密度减低、骨质疏松。少数患者可出现多毛、脂溢及痤疮,这些患者可能伴有多囊卵巢综合征。

4. 垂体前叶腺瘤的压迫症状　包括头痛、视力下降、视野缺损和其他脑神经压迫症状、癫痫发作、脑积液鼻漏等。

(二)血催乳素异常升高

测定血催乳素　水平应于安静清醒状态下、上午 10～11 时取血测定。催乳素水平显著高于正常者一次检查即可确定,当催乳素测定结果在正常上限 3 倍以下时至少检测 2 次,以确定有无高催乳素血症。血清催乳素水平升高,而没有相关临床症状或者症状不能解释升高程度,需考虑存在巨分子催乳素。

(三)影像学检查

影像学检查主要为 CT 和 MRI。MRI 检查软组织分辨率高,可以多方位成像,在垂体微小肿瘤的检出、对鞍区病变的定性、定位诊断等各个方面都明显优于 CT,并且无放射线损伤,可以多次重复进行,是鞍区病变首选的影像学检查方式。

三、治疗目的及原则

(一)高催乳素血症的治疗目标及指征

控制高催乳素血症、恢复女性正常月经和排卵功能或恢复男性性功能、减少乳汁分泌及改善其他症状(如头痛和视功能障碍等)。

(二)高催乳素血症的治疗指征

垂体催乳素大腺瘤及伴有闭经、泌乳、不孕不育、头痛、骨质疏松等表现的微腺瘤都需要治疗。仅有血催乳素水平增高而无以上表现者,可随诊观察。

(三)治疗方案

确诊后应明确病因及时治疗。治疗手段主要包括药物治疗、手术治疗及放射治疗。

1. 手术治疗　适应证:药物治疗无效或效果欠佳者;药物治疗反应较大不能耐受者;巨大垂体腺瘤伴有明显视力视野障碍,药物治疗一段时间后无明显改善者;侵袭性垂体腺瘤伴有脑脊液鼻漏者

2. 放射治疗　适应证:大的侵袭性肿瘤;术后残留或复发的肿瘤;药物治疗无效或不能耐受药物治疗副作用;有手术禁忌或拒绝手术又不愿长期服药。

(四)高催乳素血症患者的妊娠相关处理

基本原则是将胎儿对药物的暴露限制在尽可能少的时间内。在妊娠前有微腺瘤的患者应在明确妊娠后停用溴隐亭,因为肿瘤增大的风险较小。正常人怀孕后催乳素水平可以升高 10 倍左右,一旦发现视野缺损或海绵窦综合征,立即加用溴隐亭可望在 1 周内改善缓解。若不见好转,应考虑手术治疗。高催乳素血症、垂体催乳素腺瘤妇女应用溴隐亭治疗,怀孕后自发流产、胎死宫内、胎儿畸形等发生率与正常妇女妊娠的产科异常相近。

没有证据支持哺乳会刺激肿瘤生长。对于有哺乳意愿的妇女,一般要到患者想结束哺乳时再使用多巴胺激动剂。

四、药物治疗及药学监护

(一)治疗药物

对于高催乳素血症的治疗主要取决于导致其发生的原因。某些情况下,精神类药物可

能会导致血清催乳素浓度上升,如利培酮、帕潘立酮、奥氮平、齐拉西酮、喹硫平、氯氮平、阿立哌唑等。在有理想替代药物的前提下,停用可导致血清催乳素浓度上升的药物,通常可以使高催乳素浓度恢复正常。若无合适替代药物,则需要使用多巴胺能受体激动剂。也可考虑使用性激素。对于高催乳素血症的治疗目的主要是恢复血清正常催乳素浓度,缓解血清高催乳素而造成的一系列症状,如月经紊乱及不育、溢乳、头痛眼花及视觉障碍、性功能改变等。

多巴胺能受体激动剂能够有效使血清催乳素降至正常水平,恢复月经周期。对于使用多巴胺能受体激动剂 3～6 个月进行治疗的患者中,有近 80%～90% 患者的垂体肿瘤体积减小。以溴隐亭和卡麦角林为代表的麦角生物碱类是最常用的药物。

1. 溴隐亭 溴隐亭是第一个被发现的 D_2 样受体家族(D_2、D_3 和 D_4 受体)的激动剂,其对 D_1 样受体家族(D_1 和 D_5 受体)以及 α 受体也有较弱的激动作用。临床上对于溴隐亭的使用已经超过 20 年。小剂量溴隐亭可激动结节-漏斗通路的 D_2 受体,使下丘脑释放多巴胺,从而抑制催乳素的释放。溴隐亭在口服给药 2 小时内,血清催乳素浓度会开始降低,8 小时后对于催乳素的抑制达到最大,此抑制效应可持续至单次口服给药后的 24 小时。半衰期为 45～50 小时。血浆蛋白结合率为 90%～96%。在肝脏代谢,原形药和代谢物(约 90%)由胆汁排出,少量(约 6%)由肾脏排出。应用溴隐亭治疗高催乳素血症不仅可以使血清催乳素浓度降至正常,恢复促性腺激素的分泌,还能使约 90% 的垂体微腺瘤患者及 70% 的垂体大腺瘤患者的肿瘤体积缩小。

2. 卡麦角林(cabergoline) 卡麦角林是长效的多巴胺受体激动剂,能够高选择性作用于多巴胺 D_2 样受体家族,它能够有效较低 80%～90% 高催乳素血症患者的血清催乳素水平。此外,卡麦角林也能够有效缩小高催乳素血症患者垂体微腺瘤和垂体大腺瘤的体积,此种作用在男性及女性患者中是一致的。研究表明,在分别连续接受 6 个月的卡麦角林和溴隐亭治疗的患者中,有 83% 接受卡麦角林治疗的患者血清催乳素恢复正常,而对于接受溴隐亭治疗的患者,其比例是 58%。虽然卡麦角林被公认是最有效的治疗高催乳素血症的多巴胺激动剂,但由于费用较高,因此溴隐亭仍然是常用治疗药物,而卡麦角林常用于对溴隐亭不耐受的患者。

卡麦角林口服胃肠道吸收,经历首过效应。血浆蛋白结合率约 40%,广泛分布于灌注良好的器官和组织,如脑下垂体。卡麦角林在脑下垂体中的消除非常缓慢,是其之所以长效的原因。本品经肝脏代谢为无活性的代谢产物,主要经粪便排泄。在高催乳素血症患者体内,卡麦角林的消除半衰期为 79～155 小时。

3. 喹高利特(quinagolide) 选择性的多巴胺 D_2 受体激动剂,但在化学结构上与溴隐亭和卡麦角林不同,它不属于麦角生物碱类化合物。喹高利特对催乳素的分泌有很强的抑制作用,但不会降低其他垂体激素的正常水平。适用于原发或因垂体微腺瘤和垂体大腺瘤所导致的催乳素分泌异常增高,适用于溴隐亭无法耐受其不良反应时。

4. 其他 维生素 B_6 口服每次 20～30mg,每日 3 次,与溴隐亭同时使用起协同作用。

(二)用药指征

血清催乳素＞1.14nmol/L(25µg/L)或通过影像学、眼底检查,确定存在垂体微腺瘤或腺瘤者。

（三）常用药物用法用量及药动学参数

1. 溴隐亭　对于治疗高催乳素血症,常用给药方法为:第 1 周每次 1.25mg,每晚服用 1 次;第 2 周每次 1.25mg,每天两次;第 3 周每日晨服 1.25mg,晚上服 2.5mg;第 4 周及以后每次 2.5mg,每日两次。通常 3 个月为 1 个疗程。溴隐亭通常给药范围是每天 2.5mg 到 15mg,部分患者可酌情使用最大剂量每天 40mg。尽管通常以每日 2 次或每日 3 次给药,但研究表明每日 1 次即能达到有效血药浓度。

2. 卡麦角林　对于治疗高催乳素血症,常用给药方法为:初始剂量:500μg/周,然后根据反应,每月加量 500μg,可每周 1 次给药或分两次在不同日期给药;药量超过 1mg 应当分次给药。常规剂量:每周 1mg,最高可达每周 4.5mg。进餐时或餐后服用。

以上药物的药动学参数见表 10-8。

表 10-8　治疗高催乳素血症常用药物的药动学参数

分类	代表药物	药动学参数				
		妊娠分级	生物利用度	达峰时间	半衰期	血浆蛋白结合率
多巴胺受体激动剂	溴隐亭	B 级	65%～95%	1～2h	5～6h	90%～96%
	卡麦角林	B 级	—	2～3h	63～69h	40%～42%

（四）药物治疗监测

1. 疗效评估　患者血清催乳素水平恢复正常,月经或生育能力恢复,垂体微腺瘤和垂体腺瘤患者肿瘤体积缩小。使用多巴胺受体激动剂治疗高催乳素血症后每 3 到 4 周应进行血清催乳素浓度检测。若催乳素浓度恢复正常,由高催乳素血症所导致的临床症状也得到控制,则对于血清催乳素浓度的检测可延长至每半年到每年 1 次。

2. 药物不良反应监测

(1)溴隐亭:许多患者刚开始服药可能会发生恶心、呕吐、头痛、眩晕或疲劳,但不需要停药。可在饭后给药,或在服用溴隐亭之前 1 小时服用某些镇吐药,如甲氧氯普胺等可抑制恶心和头晕症状。

极少数病例中服用后发生体位性低血压,因此建议在服用溴隐亭的第 1 周,不定期测量血压。对于能够走动的患者应测量站位血压。

在大剂量治疗时,可能会发生幻觉、意识精神错乱、视觉障碍、运动障碍、口干、便秘、腿痉挛等,这些副作用均为剂量依赖性,减量就能够使症状得到控制。在长期治疗中,特别对于有雷诺病史者,可能偶发可逆性低温诱发指、趾苍白。

(2)卡麦角林:血压降低、头晕、眩晕、头痛、恶心、失眠、腹痛、消化不良、胃炎、虚弱、疲劳、便秘、呕吐、胸痛、皮肤潮红、抑郁、麻刺感、腿痛性痉挛、雷诺病,伴有幻觉、错觉和意识混乱的精神异常。副作用呈剂量相关性,高剂量时发生副作用的可能性增加。使用卡麦角林治疗高催乳素血症应每月 1 次监测血清催乳素水平直到正常。肝损害患者需要定期监测肝功能。

3. 喹高利特　每日 25μg,连服 3 日,随后每 3 日增加 25μg,直至获得最佳效果。

（五）用药注意事项及用药教育

1. 溴隐亭　使用溴隐亭片治疗后,生育能力可能恢复。育龄妇女在已证实怀孕后则应即刻终止溴隐亭治疗,停药后流产发生率未见提高。溴隐亭对早期妊娠(8 周之内)无副作用。垂体腺瘤患者停服甲溴隐亭后怀孕时,整个妊娠期间都应密切监测,并且有必要定期进行视野检查。垂体腺瘤患者有瘤体增大的迹象时,应重新应用溴隐亭进行治疗。

有精神病史或严重心血管病史的患者服用大剂量溴隐亭时,需要小心谨慎。服用溴隐亭后可能发生视觉障碍,因此在驾驶或操控机器时应特别小心。

2. 卡麦角林　卡麦角林与抗高血压药合用,增加发生体位性低血压的风险。增强多巴胺的血管收缩作用,降低硝酸甘油的血管舒张作用。与选择性 5-羟色胺再摄取抑制剂或三环类抗抑郁剂合用,增加发生 5-羟色胺综合征的风险。

卡麦角林影响驾车和机械操作能力。长期或高剂量用药会导致精神问题、胸膜或腹膜后纤维化或心脏瓣膜纤维化。

对于孕期使用卡麦角林的情况尚未有广泛研究。但一些数据显示卡麦角林对于孕期前六个月的妇女不会造成自然流产、胎儿先天畸形及输卵管妊娠。由于卡麦角林是长效制剂且无有效证据证明对于孕期妇女的安全性,因此建议接受卡麦角林进行高催乳素血症治疗的妇女应停药一个月以后再行备孕。

3. 喹高利特　刚开始使用时可能由于多巴胺兴奋作用,会引起直立性低血压。因此要根据催乳激素降低的效果和患者的耐受性选择起始剂量。

常见的不良反应有恶心、呕吐、头痛、困倦和疲劳。这些不良反应多发生在刚开始服药阶段或在增加剂量以后短期内出现。如果需要,可在治疗前 1 小时或者几天服用多潘立酮以消除恶心和呕吐症状。

 案例分析

案例:患者张某,女性,26 岁。因"结婚 3 年未孕,闭经半年"就诊。13 岁初潮,7/28,既往月经量中等,无痛经。近 1 年无明显诱因出现月经一个周期 45 天,经量稀少至闭经。停经以来未服用任何药物治疗。既往体健,否认有遗传病史及性病史,无特殊用药史及手术史。体格检查:发育正常,无胡须,无痤疮,甲状腺不肿大,心、肺正常,双乳可挤出乳汁。尿 hCG(一),血清催乳素 154ng/ml。X 线胸片、心电图、脑电图正常。
患者张某的症状是何种原因造成的? 应如何治疗?

分析:从患者张某泌乳、停经、hCG 阴性、催乳素水平升高基本可知产生其症状的原因是高催乳素血症。可考虑使用溴隐亭进行治疗。具体治疗方案为:第 1 周每次 1.25mg,每晚服用 1 次;第 2 周每次 1.25mg,每天两次;第 3 周每日晨服 1.25mg,晚上服 2.5mg;第 4 周及以后每次 2.5mg,每日两次。通常 3 个月为 1 个疗程。需定期测量血清催乳素水平,长期随访。

第八节　性　早　熟

性早熟(precocious puberty)指女童在 8 岁前,男童在 9 岁前呈现第二性征。

一、病理生理学变化

性早熟分为中枢性(促性腺激素释放激素依赖性)性早熟和外周性(非促性腺激素释放

激素依赖性)性早熟,以往分别称真性性早熟和假性性早熟。中枢性性早熟(central preco-cious puberty,CPP)具有与正常青春期发育相似的下丘脑-垂体-性腺轴(hPGA)发动、成熟的程序性过程,直至生殖系统成熟;即由下丘脑提前分泌和释放促性腺激素释放激素(Gn-RH),激活垂体分泌促性腺激素使性腺发育并分泌性激素,从而使内、外生殖器发育和第二性征呈现。外周性性早熟是缘于各种原因引起的体内性甾体激素升高至青春期水平,故只有第二性征的早现,不具有完整的性发育程序性过程。

(一)中枢性性早熟

中枢神经系统器质性病变,如下丘脑、垂体肿瘤或其他中枢神经系统病变。由外周性性早熟转化而来。未能发现器质性病变的,称为特发性中枢性性早熟(idiopathic central pre-cocious puberty,ICPP)。不完全性中枢性性早熟,是 CPP 的特殊类型,指患儿有第二性征的早现,其控制机制也在于下丘脑-垂体-性腺轴的发动,但它的性征发育呈自限性;最常见的类型为单纯性乳房早发育,若发生于 2 岁内女孩,可能是由于下丘脑-性腺轴处于生理性活跃状态,又称为"小青春期"。女孩以 ICPP 为多,占 CPP 的 80%～90%。

(二)外周性性早熟

1. 同性性早熟(女孩的第二性征) 早现的第二性征与患儿原性别相同时称为同性性早熟,见于遗传性卵巢功能异常如 McCune-Albright 综合征、卵巢良性占位病变如自律性卵巢囊肿、分泌雌激素的肾上腺皮质肿瘤或卵巢肿瘤、异位分泌人绒毛膜促性腺激素的肿瘤以及外源性雌激素摄入等。

2. 异性性早熟(男性的第二性征) 见于先天性肾上腺皮质增生症、分泌雄激素的肾上腺皮质肿瘤或卵巢肿瘤,以及外源性雄激素摄入等。

二、临床表现及诊断

(一)临床表现

1. 中枢性性早熟 第二性征提前出现,表现为乳房发育、身高增长速度突增、阴毛发育,一般在乳房开始发育两年后初潮呈现。B 超影像有性腺发育依据。发育过程中呈现身高增长突增。促性腺激素升高至青春期水平。可有骨龄提前,但无诊断特异性。不完全性中枢性性早熟中最常见的类型为单纯性乳房早发育,表现为只有乳房早发育而不呈现其他第二性征,呈非进行性自限性病程,乳房多在数月后自然消退。

2. 外周性性早熟 第二性征提前出现,性征发育不按正常发育程序进展,性腺大小在青春前期水平,促性腺激素在青春前期水平。

(二)诊断与辅助检查

确定中枢性或外周性性早熟,除按临床特征初步判断外,需作以下辅助检查:

1. 基础性激素测定 基础促黄体生成激素(luteinizinghormone,LH)有筛查意义,如 LH<0.1 IU/L 提示未有中枢性青春发动,LH>3.0～5.0IU/L 可肯定已有中枢性发动。凭基础值不能确诊时需进行激发试验。β-hCG 和甲胎蛋白(AFP)应当纳入基本筛查,是诊断分泌 hCG 生殖细胞瘤的重要线索。雌激素和睾酮水平升高有辅助诊断意义。

2. 促性腺激素释放激素(GnRH)激发试验

(1)方法:以 GnRH 2.5～3.0μg/kg(最大剂量 100μg)皮下或静脉注射,于注射的 0、30、60 和 90 分钟测定血清 LH 和 FSH 水平。

(2)判断:如用化学发光法测定,激发峰值 LH>3.3~5.0IU/L 是判断真性发育界点,同时 LH/FSH 比值>0.6 时可诊断为中枢性性早熟。目前认为以激发后 30~60 分钟单次的激发值,达到以上标准也可诊断。

如激发峰值以 FSH 升高为主,LH/FSH 比值低下,结合临床可能是单纯性乳房早发育或中枢性性早熟的早期,后者需定期随访,必要时重复检查。

3. 子宫卵巢 B 超 单侧卵巢容积≥1~3ml,并可见多个直径≥4mm 的卵泡,可认为卵巢已进入青春发育状态;子宫长度>3.4~4cm 可认为已进入青春发育状态,可见子宫内膜影提示雌激素呈有意义的升高。但单凭 B 超检查结果不能作为 CPP 诊断依据。

4. 骨龄 骨龄是预测成年身高的重要依据,但对鉴别中枢和外周性无特异性。

5. 中枢性性早熟病因诊断 确诊为中枢性性早熟后需做脑 CT 或 MRI 检查(重点检查鞍区),尤其是以下情况。

(1)确诊为 CPP 的所有男孩。

(2)6 岁以下发病的女孩。

(3)性成熟过程迅速或有其他中枢病变表现者。

6. 外周性性早熟病因诊断 按照具体临床特征和内分泌激素初筛后进行进一步的内分泌检查,并按需做性腺、肾上腺或其他相关器官的影像学检查。如有明确的外源性性甾体激素摄入史者可酌情免除复杂的检查。

三、治疗目的及原则

(一) 中枢性性早熟

治疗目标为抑制过早或过快的性发育,防止或缓释患儿或家长因性早熟所致的相关社会或心理问题(如早初潮);改善因骨龄提前而减损的成年身高也是重要的目标。但并非所有的 ICPP 都需要治疗。

GnRHa 是当前主要的治疗选择,目前常用制剂有曲普瑞林和亮丙瑞林的缓释剂。

单纯性乳房早发育多呈自限病程,一般不需药物治疗,但需强调定期随访,小部分患儿可能转化为中枢性性早熟,尤其在 4 岁以后起病者。

GnRHa 治疗中部分患者生长减速明显,小样本资料显示联合应用重组人生长激素(recombinant human growth hormone,rhGh)可改善生长速率或成年身高,但目前仍缺乏大样本、随机对照研究资料,故不推荐常规联合应用,尤其女孩骨龄>12 岁,男孩骨龄>14 岁者。

有中枢器质性病变的 CPP 患者应当按照病变性质行相应病因治疗。错构瘤是发育异常,如无颅压增高或其他中枢神经系统表现者,不需手术,仍按 ICPP 药物治疗方案治疗。蛛网膜下腔囊肿亦然。

(二) 外周性性早熟

按不同病因分别处理,如各类肿瘤的手术治疗,先天性肾上腺皮质增生症予以皮质醇替代治疗等。

四、药物治疗及药学监护

(一) 中枢性性早熟

1. 治疗药物 治疗目的是以改善患儿的成年期身高为核心,还应注意防止早熟和早初潮带来的心理问题。国内目前可供应儿童用的缓释型 GnRHa 制剂有曲普瑞林,醋酸亮丙瑞林和戈舍瑞林。GnRHa 能有效抑制 LH 分泌,使性腺暂停发育、性激素分泌回至青春前期状态,从而延缓骨骺的增长和融合,尽可能达到延长生长年限、改善最终成年期身高的目的。

2. 用药指征　为生长潜能明显受损和同时还有剩余生长潜能的患儿,即骨龄明显超前而骺端尚未开始融合者,具体建议如下。

(1)应用指征

1)骨龄大于年龄 2 岁或以上,但需女孩骨龄≤11.5 岁,男孩骨龄≤12.5 岁者。

2)预测成年身高女孩<150cm,男孩<160cm。

3)或以骨龄判断的身高 SDS<-2SD(按正常人群参照值或遗传靶身高判断)。

4)发育进程迅速,骨龄增长/年龄增长>1。

(2)不需治疗的指征

1)性成熟进程缓慢(骨龄进展不超越年龄进展)而对成年身高影响不明显者。

2)骨龄虽提前,但身高生长速度亦快,预测成年身高不受损者。因为青春发育是一个动态的过程,故对每个个体的以上指标需动态观察。对于暂不需治疗者均需进行定期复查和评估,调整治疗方案。

3. 药物用法用量与药动学参数(见表 10-9)

表 10-9　GnRHa 的用法用量和药动学参数

分类	代表药物	用法用量	药动学参数			
			生物利用度	达峰时间	半衰期	血浆蛋白结合率
GnRHa	曲普瑞林	肌内注射/皮下,起始剂量 体重≤20kg:1.875mg 体重 20～30kg:2.5mg 体重>30kg:3.75mg 起始 3 个剂量,每 14 天 1 次,之后每 4 周 1 次,根据临床需要可以增加给药频率	—	1～3h	2.8h	0
	醋酸亮丙瑞林	皮下 30～180μg/kg,每 4 周 1 次	94%	—	3h	43%～49%
	戈舍瑞林	腹前壁皮下注射 3.6mg,每 28 天 1 次;	—	12～15d(男) 8～22d(女)	4.2h(男) 2.3h(女)	27%

药物的选择可根据患者的意愿和药物的可获得性。剂量需个体化,根据性腺轴功能抑制情况(包括性征、性激素水平和骨龄进展)。为改善成年身高的目的疗程至少 2 年,具体疗程需个体化。一般建议在年龄 11.0 岁,或骨龄 12.0 岁时停药,可望达最大成年身高,开始治疗较早者(<6 岁)成年身高改善较为显著。但骨龄并非绝对的单个最佳依据参数,仍有

个体差异。

4. 药物治疗监测

(1)疗效评估:治疗过程中每3～6个月测量身高以及性征发育状况(阴毛进展不代表性腺受抑状况);首剂3～6个月末复查 GnRH 激发试验,LH 峰值在青春前期水平提示剂量合适。其后对女孩需定期复查基础血清雌二醇(E_2)和子宫、卵巢 B 超;男孩需复查基础血清睾酮浓度以判断性腺轴功能抑制状况。每6～12个月复查骨龄1次,结合身高增长,预测成年身高改善情况。对疗效不佳者需仔细评估原因,调整治疗方案。首次注射后可能发生阴道出血,或已有初潮者又见出血,但如后续注射仍有出血时应当认真评估。

(2)药物不良反应监测:长期应用可能引起骨质的损失,但是研究发现治疗后骨密度可以恢复,骨密度监测不是必要的。但建议保证充足的维生素 D 和钙的补充和摄入。研究显示 GnRHa 的使用对垂体-性腺轴没有远期的不良影响。

5. 用药注意事项及用药教育　在首次给药的初期,GnRHa 对垂体-性腺系统的刺激作用会引起血清中促性腺激素水平的一过性升高,导致临床症状的一过性加重。然而,此种加重通常会在持续治疗的过程中消失。没有医师的同意不要自行停止使用。

亮丙瑞林,注射部位应选择上臂、腹部或臀部的皮下。注射部位应每次变更,不得在同一部位重复注射。嘱咐患者不得按摩注射部位。曲普瑞林可以深部肌内注射,也可皮下注射。戈舍瑞林应腹部皮下注射。

(二) 外周性性早熟

见上述治疗原则及目的。

 案例分析

案例:杨某,女性,6岁,因"乳房发育"就诊于儿童内分泌门诊。既往史无特殊。父母身高正常,身体健康,非近亲婚配,否认有相关家族性遗传病史,母亲11岁月经来潮。患儿身高125cm,体重28kg,BMI 17.9。查体:全身皮肤未及色素沉着,四肢活动自如,双乳 B3 期,双乳核3cm×3cm,外生殖器 PH 2期,外阴色素沉着。去年一年身高增长近8cm。骨龄8岁。门诊检查了性激素全套,已达青春期水平。盆腔 B 超排除了卵巢囊肿和肿瘤,卵巢容积＞1ml,两侧卵巢均见多个直径＞4cm的卵泡。MRI 检查示垂体形态略薄,腹部平扫未见异常。GnRH 激发试验结果诊断:中枢性性早熟。请做出对该患者的治疗建议?

分析:对于中枢性性早熟,可以首先考虑 GnRHa 治疗。评估该患者的临床特点和实验室检查结果,有用药指征。可以选择曲普瑞林2.5mg,皮下注射,14天和28天再注射1次,而后每28天注射1次。或用亮丙瑞林,首次2.5mg($90\mu g/kg$),每月1次,3个月后根据患儿的反应将剂量调整为 $60～80\mu g/kg$,每月1次。注射部位应每次更换,嘱患者不得按摩注射部位。可以适当补充维生素 D 和钙。

治疗过程中每3～6个月测量身高以及性征发育状况;首剂3～6个月末复查 GnRH 激发试验,LH 峰值在青春前期水平提示剂量合适,否则应仔细评估原因,调整治疗方案。开始用药或调整剂量1～2月复查血清雌二醇(E_2)和子宫、卵巢 B 超。每6～12个月复查骨龄1次,结合身高增长,预测成年身高改善情况。通常需治疗至11岁,疗程至少2年。嘱患者不得自行停止治疗。

参 考 文 献

1. 中华医学会妇产科学分会内分泌学组. 闭经诊断与治疗指南(试行). 中华妇产科杂志,2011,46(9)：712-716.

2. 杨昱,刘超.《2013年美国内分泌学会多囊卵巢综合征诊疗指南》解读. 中华内分泌代谢杂志,2014,30(2):89-92.

3. Lefebvre G,Pinsonneault O,Antao V,et al. Primary Dysmenorrhea Consensus Guideline. J Obstet Gynaecol Can,2005,27(12):1117-1146.

4. Laura Marie Borgelt,Karim Anton Calis,Mary Beth O'Connell,et al. Women's Health Across the Lifespan:A Pharmacotherapeutic Approach. Maryland:ASHP,2010.

5. Brian K. Alldredge,Robin L. Corelli,Michael E. Ernst,et al. Koda-Kimble and Young's Applied Therapeutics:the clinical use of drugs. 10th edition. Philadelphia:LIPPINCOTTWILLIAMS &·WILKINS,2013.

6. Joseph T. DiPiro,Robert L. Talbert,Gary C. Yee,et al. Pharmacotherapy:a pathophysiologic approach. 7th edition. New York:McGraw-Hill Education,2008.

7. Terry L. Schwinghammer,Julia M. Koehler. Pharmacotherapy casebook:a patient-focused approach. 7th edition. New York:McGraw Hill,2009.

8. 中华医学会儿科学分会内分泌遗传代谢学组. 中枢性(真性)性早熟诊治指南. 中华儿科杂志,2007,45(6):426-427.

（杨　欣　敖海莲）

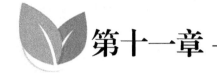

第十一章

计 划 生 育

第一节 概 述

计划生育是我国的一项基本国策,也是妇女生殖健康的重要内容。做好避孕方法的知情选择,有利于科学地控制人口数量,提高人口素质。我国目前常用的避孕方法包括以下方式。

一、女性避孕常用方法

(一) 药物避孕 见第二节。

(二) 工具避孕

1. 宫内节育器(intrauterine device,IUD) 是一种放置在子宫腔内,能达到避孕目的的器具。是一种安全、有效、简便、经济、可逆的避孕工具,我国育龄期妇女的主要避孕措施。第一代 IUD 由惰性材料如金属、硅胶、塑料等制成,但由于较高的脱落率及带器妊娠率在 1993 年已经停止生产。第二代 IUD 内含有铜离子、激素、药物等活性物质,提高避孕效果、减少不良反应。IUD 的避孕机制主要是局部组织对异物的组织反应而影响受精卵着床,而活性物质还可通过对子宫内膜的局部作用及对精子、胚胎的毒性作用提高避孕效果。

2. 女用避孕套 作为屏障阻止精子进入阴道而达到避孕目的。但我国目前尚无供应。

(三) 外用杀精剂

一类由壬苯醇醚与基质制成的避孕栓剂、胶冻剂、凝胶剂、避孕薄膜,因壬苯醇醚强烈的杀精作用使精子失去活性而达到避孕目的。根据剂型不同,在性生活前 5～10 分钟置入阴道,待其溶解后才能起效。若置入 30 分钟尚未性交,必须再次放置。

(四) 安全期避孕

又称自然避孕。是通过推测排卵日期,在判断周期中的易受孕期进行禁欲而达到避孕目的。适用于月经周期规律的妇女,其排卵通常发生在下次月经前 14 日左右,由此推算出排卵前后 4～5 日为易受孕期,其余时间视为安全期。但女性排卵受诸多因素影响且观察方法不易掌握,此方法并不十分可靠,不宜推广。

(五) 输卵管绝育术

通过手术将输卵管峡部切断或用药物使输卵管管腔粘连堵塞,阻断精子与卵子相遇而达到绝育。

（六）紧急避孕　见第二节。

二、男性常用避孕方法

（一）阴茎套

作为屏障阻止精子进入阴道而达到避孕目的。安全套的一端封闭并且通常在顶部有一个小囊,以容纳男性射精时射出的精液,为薄的乳胶制品。在使用前应先检查有无漏孔,同时排去小囊内空气,当男性的阴茎勃起时,将卷折的安全套沿着勃起的阴茎向阴茎根部推展开,射精后在阴茎尚未软缩时应捏紧安全套的口部抽出阴茎以防止精液溢出。使用时应选择大小合适的阴茎套,每次性交均应全程使用,不能反复使用。

（二）体外排精

在发生性行为时,男性需要在射精之前将阴茎抽出阴道,目的是阻止精子进入女性阴道。这种避孕方法不可靠,因为在男性射精之前,少量精液已经从阴茎逸出并进入阴道。

（三）输精管结扎

通过手术切断或结扎输精管,使男性虽然可以射出精液,但无精子排出,从而达到避孕目的。

三、避孕失败的补救措施

（一）手术流产

是采用手术方式终止妊娠,包括负压吸引术和钳刮术,前者适用于妊娠 10 周内要求终止妊娠而无禁忌证者,后者适用于孕周≥10 周的早期妊娠。手术流产有人工流产综合征、出血、感染、子宫穿孔、漏吸、吸宫不全、羊水栓塞等近期并发症以及宫腔粘连、慢性盆腔感染性疾病、月经失调、继发不孕等远期并发症。

（二）药物流产　见第三节。

第二节　药物避孕

一、概述

20 世纪 30 年代有学者从可治疗妇女痛经的墨西哥植物根部提取到甾体皂苷,至今甾体皂苷仍为生产避孕药的原料。在 50 年代人们合成大量甾体激素化合物,经动物实验筛选出 19-去甲基睾酮类化合物口服具有较强抑制排卵作用,以异炔诺酮和炔诺酮为代表。当时发现如只用孕激素,突破性出血发生率较高,避孕药中加入雌激素,减少突破性的出血,使月经更加规则,提高避孕效果。50 年代美国科学家 Gregory Pincus 等开始研制口服避孕药,并将复方口服避孕药应用于临床。1960 年第一个复方口服避孕药在美国上市,之后口服避孕药以其高效、可逆和使用方便等优势得到广泛应用。我国在 60 年代也开始避孕药的研制,1967 年国产 1 号片和 2 号片上市。50 多年来,避孕药的研究方面主要进展有降低剂量以减少副作用,雌激素的剂量已由原 $150\mu g$ 降低到 $35\sim20\mu g$,开发新的孕激素、发展多相的口服避孕药、改进服用方法、改变用药途径及剂型达到缓慢恒定释放微量等。目前全球已有上亿育龄妇女使用口服避孕药。

二、避孕原理

避孕药通过多种途径达到避孕的目的,主要有两个方面。一是中枢抑制作用,通过干扰下丘脑-垂体系统抑制排卵;二是通过对生殖器,包括卵巢、子宫颈、子宫内膜的直接作用。各种类型的制剂配伍,剂量和剂型不同,其主要作用环节各异。

1. 抑制排卵,避孕药中雌孕激素负反馈下丘脑促性腺激素释放激素(GnRH)的释放,垂体分泌的促性腺激素的分泌减少,同时直接影响垂体对 GnRH 的反应,不出现排卵前的促性腺激素的高峰,阻碍卵子的成熟和排卵。

2. 改变宫颈黏液的理化特性,避孕药中的孕激素成分使宫颈黏液量减少,黏稠度增加,拉丝度降低,不利于精子穿透。

3. 改变子宫内膜形态与功能,避孕药中孕激素成分干扰雌激素效应,抑制子宫内膜增殖变化,使子宫内膜与胚胎发育不同步,不利于受精卵着床和发育。

4. 影响输卵管的功能 避孕药的雌孕激素作用影响输卵管上皮纤毛功能、肌肉运动和输卵管液体分泌,改变受精卵在输卵管内的运动,使受精卵和子宫内膜的发育不同步,干扰受精卵着床。

三、避孕药物

(一)药物种类

目前常见的避孕药按药物剂型可分为口服避孕药(oral contraceptive)、注射避孕针和缓释系统避孕药,国内外常用种类见表 11-1 和表 11-2。

表 11-1 常用的口服避孕药

通用名	商品名	孕激素(mg)	雌激素(μg)
单相短效复方口服避孕药			
复方炔诺酮片(compound norethisterone tablets)	避孕片 1 号	炔诺酮 0.6	炔雌醇 35
复方醋酸甲地孕酮片(compound megestrol acetate)	避孕片 2 号	甲地孕酮 1.0	炔雌醇 35
口服避孕片 0 号	避孕片 0 号	炔诺酮 0.3 甲地孕酮 0.5	炔雌醇 35
复方炔诺孕酮片(compound norgestrel tablets)	复方 18 甲	炔诺孕酮 0.3	炔雌醇 30
复方左炔诺孕酮片(compound levonorgestrel tablets)	复方左旋 18 甲	左炔诺孕酮 0.15	炔雌醇 30
炔雌醇环丙孕酮片(ethinylestradiol and cyproterone acetate tablets)	达英-35	醋酸环丙孕酮 2.0	炔雌醇 35
复方孕二烯酮片(compound gestodene tablets)	敏定偶	孕二烯酮 0.075	炔雌醇 30
去氧孕烯炔雌醇片(desogestrel and ethinylestradiol tablets)	妈富隆	去氧孕烯 0.15	炔雌醇 30

续表

通用名	商品名	孕激素（mg）	雌激素（μg）
去氧孕烯炔雌醇片	美欣乐	去氧孕烯 0.15	炔雌醇 20
屈螺酮炔雌醇片（drospirenone and ethinylestradiol tablets）	优思明	屈螺酮 3.0	炔雌醇 30
屈螺酮炔雌醇片	YAZ	屈螺酮 2.0	炔雌醇 20
双相或三相短效复方口服避孕药			
左炔诺孕酮双相片		左炔诺孕酮 0.05，0.125	炔雌醇 50,50
去氧孕烯炔雌醇片（desogestrel and ethinylestradiol tablets）	Ovidol	去氧孕烯 0.125	炔雌醇 40,30
左炔诺孕酮炔雌醇（三相）片	特居乐	左炔诺孕酮 0.05，0.075,0.125	炔雌醇 30,40,30
孕二烯酮三相片		孕二烯酮 0.05，0.07,0.1	炔雌醇 30,40,30
紧急避孕药（单孕激素制剂、抗孕激素制剂）			
左炔诺孕酮片（levonorgestrel tablets）	毓婷/惠婷	左炔诺孕酮 0.75，1.5	
米非司酮片（mifepristone tablets）	含珠停/即婷	米非司酮 10,25	
长效复方口服避孕药			
左炔诺孕酮炔雌醚片（levonorgestrel and quinestrol tablets）		左炔诺孕酮 6.0	炔雌醚 3000
炔诺孕酮炔雌醚片（norgestrel and quinestrol tablets）		炔诺孕酮 12.0	炔雌醚 3000
探亲避孕药			
炔诺酮探亲片（norethindrone visit piece）	天津探亲片	炔诺酮 5	
左炔诺孕酮（探亲）片		左炔诺孕酮 1.5	
复方双炔失碳酯肠溶片	探亲避孕片 53 号	双炔失碳酯 7.5	
醋酸甲地孕酮片	探亲避孕片 1 号	醋酸甲地孕酮 2.0	

表 11-2　注射避孕针和缓释系统避孕药

通用名	商品名	孕激素（mg）	雌激素（μg）	第 1 年妊娠率
长效避孕针				
醋酸甲羟孕酮注射液（medroxyprogesterone acetate injectable suspension）	狄波-普维拉（DMPA）	甲羟孕酮 150		0.3%

续表

通用名	商品名	孕激素(mg)	雌激素(μg)	第1年妊娠率
复方己酸羟孕酮注射液（compound hydroxypro-gesterone caproate injection）	避孕针1号	己酸羟孕酮 250	戊酸雌二醇 5000	
复方庚酸炔诺酮注射液（injection norethisteroni enanthas compositae）		庚酸炔诺酮 50	戊酸雌二醇 5000	
复方甲地孕酮注射液		醋酸甲地孕酮 25	雌二醇 3500	
皮下埋植剂			0.05	
依托孕烯植入剂	依伴依	依托孕烯 68		
左炔诺孕酮硅胶棒（Ⅰ）		左炔诺孕酮 G×36		
左炔诺孕酮硅胶棒（Ⅱ）		左炔诺孕酮 2×75		
nesterone 埋植剂	Nesterone 埋植剂	Nesterone（16-亚甲基-17-乙酰氧基-19-去甲黄体酮，简称 STl435）76～82mg		
阴道避孕环			1%～2%	
Nuvaring		依托孕烯 11.7	炔雌醇 2700	
progering		黄体酮 2074		
避孕贴			1%	
ortho-evra		17-去酰炔诺肟酯 6.0	炔雌醇 750	
宫内节育系统				
左炔诺孕酮宫内节育系统（levonorgestrel-releasing intra-uterine system）	曼月乐	左炔诺孕酮 52		0.1%

（二）药物药动学参数

甾体避孕药的药代动力学显示有明显的个体差异和种族差异，表 11-3 列出了关于常见避孕药中的雌、孕激素的生物学活性和临床药动学参数。所有甾体避孕药都能与血浆蛋白结合，结合率可达 85% 以上。

表 11-3 甾体激素避孕药的生物学活性和药动学参数

药物	孕激素活性	雌激素活性	雄激素活性	生物利用度	达峰时间（h）	半衰期（h）	血浆蛋白结合率
孕激素							
炔诺酮 NET	1.0	1.0	1.0	52%～64%	1.2	7.0～8.4	

药物	孕激素活性	雌激素活性	雄激素活性	生物利用度	达峰时间(h)	半衰期(h)	血浆蛋白结合率
炔诺孕酮	2.6	0	4.7		4.0～6.0	27～35	白蛋白:30%～56%,SHBG:42%～68%
左炔诺孕酮 LNG	5.3	0	9.4	87%～99%,100%	2.0～2.2,1.6	8.8～11,36,34,29	98%～99%
孕二烯酮		0	0	100	0.5～1.0	14	
去氧孕烯	4.0	0	2.7	76%～100%	1.3,1.4	12～13,38	
依托孕烯				100%*	1.8	25,37,28	96%～99%,98%,99%
炔诺肟酯	<LNG	0	0.9				
环丙孕酮	3.2	0	0	88%	4.0	48	96%～97%
甲地孕酮	0.4				2.2～5.0	20～50	
屈螺酮		0	0	76%～85%	1.0～2.0	31	95%～97%
雌激素							
炔雌醇(EE)	0	100	0	36%～45%,38%～48%,43%	1.3～1.5,1.8	6.4～13,26,18,28,18,24	95%～97%,98%

注:* 为依托孕烯植入剂的生物利用度,其他均为口服制剂。

(三) 药物用法及用量

1. 口服避孕药

(1)短效复方口服避孕药:从月经周期的第1天开始服用,在每天同一时间服用,每日1片,连服21～22片,停药7天,从第8天起重新服下一周期药物。一般停药后1～2天有撤退出血。如果患者忘记服药,应尽早补服,警惕妊娠风险,并阅读包装说明,通过阅读说明来得到进一步的信息。双相片和三相片,则须按照规定顺序服用,每日1片。

复方炔诺酮片(1号)、复方醋酸甲地孕酮片(2号)及口服避孕片0号从月经第5天开始服药,每日1片,连服22天,停药7日后服第二个周期。

(2)长效复方口服避孕药:由长效雌激素和人工合成孕激素配伍制成,服药1次可避孕1个月。长效雌激素为炔雌醚(CEE),口服后被胃肠道吸收,储存于脂肪组织内,缓慢释放起长效避孕作用。长效COC中孕激素含量大,副作用较多,目前已较少应用。

于月经的当天算起,第5天午饭后服药1次,间隔20天服第2次,或月经第5天及第10天各服1片,以后均以第二次服药日期,每月服1片,一般在服药后6～12天有撤退出血。原服用短效口服避孕药改服长效避孕药时,可在服完22片后的第二天接服长效避孕药1片,以后每月按开始服长效避孕药的同一日期服药1片。

(3)探亲避孕药:孕激素制剂于探视前一天或者当日中午起服用1片,此后每晚服1片,至少连服10～14天,如果需要,可以接着改服短效口服避孕药。

非孕激素制剂复方双炔失碳酯肠溶片,于第一次性交后立即服1片,次晨加服1片;以后每日 1 片,每月不少于 12 片。如果探亲结束时还未服完 12 片,则需每天服 1 片,直至服满 12 片。

探亲避孕药的剂量较大,现已很少使用。

(4)紧急避孕药:在无防护性生活或避孕失败 72 小时以内,服药越早,预防妊娠效果越好,单次口服 1 片。紧急避孕仅对一次无保护性生活有效,避孕有效率明显低于常规避孕方法,且紧急避孕药激素剂量大,副作用也大,不能替代常规避孕。

(5)低剂量孕激素避孕药:低剂量单纯孕激素避孕药(progestogen only pill,POP)亦称微丸,无雌激素成分,孕激素剂量比复方口服避孕药中低得多,因而一些因外源性激素引起的不良反应亦明显减少。但是 POP 的应用并不普遍,我国尚无此制剂,主要原因之一是与其他单纯孕激素避孕药相同,月经紊乱的发生率较高,包括经间出血、周期缩短、闭经等,不易使妇女接受。通常认为 POP 是哺乳妇女很好的避孕方法选择,也适用于愿用口服避孕药而对雌激素有禁忌的妇女。

从月经周期第一天开始,不间断地连续每天定时服用 1 片,月经期亦不停药。

2. 注射避孕针 雌孕激素复合制剂,每月 1 次肌内注射,第一个月经周期的第 5 天肌内注射 2ml,或分别于月经来潮第 5 天及第 15 天各肌内注射 1 支,以后于每个月月经周期的第 10~12 天注射 1ml(1 支)。

单孕激素注射制剂狄波-普维拉作用时间长,每 3 个月 150mg 深部肌内注射 1 次。为保证育龄妇女于首次给药时未怀孕,推荐于正常月经周期的前五天注射。单孕激素制剂比复合制剂更易并发月经紊乱、点滴出血或闭经。

3. 缓释系统避孕药

(1)皮下埋植剂:依托孕烯皮下埋植剂,皮下植入 1 支植入剂,提供长达三年的避孕效果。

左炔诺孕酮硅胶棒,于月经周期的 1~5 天,局麻无菌条件下在上臂或股内侧做一长2~3mm 的切口后,用埋植针将药棒植入皮下,每人每次 6 支(Ⅰ型)或 2 支(Ⅱ型)。伤口贴以"创可贴"后,纱布包扎即可。有效避孕期分别为 5 年。

(2)阴道避孕环:含雌、孕激素复方阴道避孕环 Nuvaring,月经周期第 5 天放入,放置 3 周,取出一周,然后再放入新的环。一般阴道环在性交时不必取出,如感不适可以取出,在性交后 3 小时内再重新置入阴道。最大的副作用是阴道感染、刺痛、分泌物、头痛、体重增加和恶心。

单孕激素阴道避孕环 progering,放入阴道,连续使用 3 个月有效,每日释放黄体酮 10mg。

Nestorone 奈甾酮/炔雌醇阴道避孕环(奈甾酮 150μg/d,炔雌醇 15μg/d),正在研发的最后阶段,正准备向 FDA 递交新药申请。

(3)避孕贴:Ortho-evra 从月经第一天开始,来潮 24 小时内必须贴上。每周 1 片,连续贴 3 周,停用 1 周。贴片可贴在腹部、臀部、上臂外侧及乳房以外的胸部。每 24 小时经皮肤释放 17-去酰炔诺肟酯 150μg 和炔雌醇 20μg。

(4)宫内节育系统:左炔诺孕酮宫内节育系统(曼月乐),由医师放置子宫腔内,可维持 5 年有效。一般在月经第 3~7 天放入。

（四）药物适应证及禁忌证

1. 适应证　要求避孕的健康育龄妇女,无使用甾体避孕药的禁忌证者,均可选用。

2. 禁忌证

(1)绝对禁忌证:血栓性静脉炎或血栓栓塞性疾病,深部静脉炎或静脉血栓栓塞史;脑血管或心血管疾病;高血压,血压>140/100mmHg;确诊或可疑乳腺癌;确诊或可疑雌激素依赖性肿瘤;良恶性肝脏肿瘤;糖尿病伴肾脏或视网膜病变及其他心血管病;肝硬化,肝功能损伤,病毒性肝炎活动期;妊娠。产后6周以内母乳喂养;原因不明的阴道异常出血;吸烟每日>20支,特别是年龄>35岁的妇女;严重偏头痛,有局灶性神经症状;肾病、肾功能损伤。

(2)相对禁忌证:高血压,血压(130~140)/(90~100)mmHg,糖尿病但无并发血管性疾病、高脂血症、良性乳腺疾病、胆道疾病、胆汁淤积症史及妊娠期胆汁淤积症史、宫颈上皮肉瘤、年龄≥40岁、吸烟但年龄<35岁,严重偏头痛,但无局灶性神经症状、服用利福平、巴比妥类抗癫痫药,长期服用抗生素或影响肝酶代谢的药物,各类疾病急性阶段;哮喘,抑郁症。

（五）常见不良反应及处理

不良反应的发生与配方中雌、孕激素种类、剂量有一定关系,妇女对各种激素的反应亦不一致,往往更换制剂可能减轻不良反应。

1. 突破性出血、点滴出血、闭经　服药期间阴道出血称突破性出血。轻者点滴出血,不用处理,出血偏多者每晚在服用避孕药的同时加服雌激素,直至停药。原有月经不规则的妇女服用避孕药常可能发生闭经,需谨慎使用。

2. 血栓性疾病　使用复方口服避孕药与动、静脉血栓形成以及血栓性疾病,如心肌梗死、深静脉血栓形成、肺栓塞和卒中的危险性增加有关,虽然这些事件的发生罕见。

3. 体重变化　第一代和第二代孕激素具有雄激素和雌激素活性,促进体内合成代谢增加引起体重增加。也可能由于雌激素使体内水钠潴留引起体重增加。第三代孕激素该类作用较弱,可作为替代。

4. 皮肤改变　极少数妇女会出现色素沉着、皮疹、痤疮,停药后多数能逐步恢复。但第三代孕激素的口服避孕药能改善原有的皮肤痤疮。

5. 类早孕反应　少数妇女在服药初期出现轻度的恶心、呕吐、食欲缺乏、头晕、乏力、嗜睡等类早孕反应,多由雌激素引起。常在服药第1周期至第2周期发生,以后即可自行改善。症状较轻者,无须处理,随服药时间延长,可自然缓解。

6. 月经量减少、闭经　在服药期间,少数妇女的月经量会减少,甚至出现闭经。原有月经不规则的妇女服用避孕药常可能发生闭经,需谨慎使用。一般停药后会自行恢复正常。对于月经过多及贫血的妇女,减少月经量则是避孕药希望达到的效应。

7. 其他　偶有乳房胀痛、头痛、复视等不良反应出现,可对症处理,必要时停药。

低剂量孕激素避孕药(POP)的最常见不良反应是月经紊乱,且发生率较高。长效复方口服避孕药和探亲避孕药激素含量大,不良反应发生率较短效复方口服避孕药高。

（六）用药教育

首次服用或再次服用复方口服避孕药之前,应咨询医师,按照要求,采集完整的病史和进行全面的体格检查,并且定期复查。包括测血压及乳房、妇科检查、宫颈细胞学检查,以及早发现异常情况。

在7天的停药期中通常会出现撤退出血,通常在最后一次服药后2~3天发生,且可能持续到服用下一板药前还不会结束。

使用复方口服避孕药(COCs)与动、静脉血栓形成以及血栓性疾病危险性的增加有关。此危险性可随下列情况而增加:年龄、肥胖(体重指数超过 30kg/m²)、阳性家族史(如兄弟姐妹或双亲在较早年龄发生过静脉或动脉血栓栓塞)。如果怀疑存在家族遗传因素,在决定使用任何 COC 前,应向专家咨询;长时间制动,大型外科手术,任何腿部手术,或较大的创伤。在这些情况下可以建议停服 COC(择期手术至少先停药 4 周),直到完全恢复活动 2 周后再服药、吸烟(大量吸烟且年龄增高进一步增加危险性,尤其是超过 35 岁的妇女);异常脂蛋白血症、高血压、偏头痛、心脏瓣膜病、心房纤颤。

同时使用其他药物时,COC 的疗效可能降低。在口服避孕药的同时使用肝药酶诱导剂如苯妥英钠、苯巴比妥、利福平、氨苄西林、四环素、对乙酰氨基酚等药物,都可能使口服避孕药中雌激素的血药浓度下降,导致避孕失败。同时口服避孕药能提高苯二氮䓬类、茶碱、咖啡、乙醇等的血药浓度,降低阿司匹林、吗啡、对乙酰氨基酚等的血药浓度,值得注意。

服用低剂量孕激素避孕药,不要漏服,并且坚持每天同一时间定时服药,月经紊乱现象能够改善,以免影响避孕效果及发生月经异常。

复方短效口服避孕药停药后即可妊娠;复方长效口服避孕药停药后生育能力恢复稍延长;长效避孕针剂停药后生育能力恢复较慢;其他缓释制剂同理,如皮下埋植剂取出半年后受孕为好;探亲避孕药停药后计划生育最好间隔 3 个月以上。

对于服用左炔诺孕酮紧急避孕药后妊娠或妊娠后无意中服用左炔诺孕酮的妇女,研究发现该药物对孕妇和胎儿均不会产生伤害,不会增加流产、低出生体重儿、小儿先天畸形以及妊娠并发症的风险,不足以成为终止妊娠的指征。

(七) 外用药物避孕

1. 种类　见表 11-4。

表 11-4 常见的外用避孕药物

种类	成分	用法
胶冻	壬苯醇醚	性交前用专用注射器将药物注入阴道深部
药栓	烷苯聚醇醚 鱼肝油酸钠等	性交前 5～10 分钟将 1 个避孕栓放入阴道深部,有效期为 30 分钟
药片	壬苯醇醚发泡剂	性交前 5～10 分钟将 1 片避孕片放入阴道深部
药膜	壬苯醇醚	性交前将 1 张药膜折成 1/4 大小,或揉成松软小团,用示、中指夹住送入阴道深部,手指旋转后抽出,待 10 分钟,药膜溶解后开始性交,有效时间为 30 分钟

2. 适应证　育龄妇女均可使用,尤其适合于慢性肝肾疾患,不适应放置 IUD 者,对甾体激素类避孕药不适用者,哺乳期妇女。

3. 禁忌证　子宫脱垂、阴道松弛、会阴重度撕伤;阴道炎、宫颈炎;宫颈癌;对杀精剂过敏者;易患性传播性疾病,艾滋病(HIV)高危者;无能力正确使用及不能坚持使用。

4. 不良反应及处理　局部反应:阴道分泌物增多、局部刺激感、外阴瘙痒、外阴皮疹等,一般无须特殊处理。有皮疹可用抗过敏药物或外用药;泌尿系统感染;经常使用杀精剂可使菌群失调,尿路感染的发生增加。如出现尿频,尿痛、尿急等症状,做尿常规检查,必要时尿液培养,予抗生素等治疗。

5. 咨询要点及注意事项　用药前应对对象详细说明外用药物的优缺点及可能出现的不良反应。阴道杀精剂置入阴道后,要防止站起活动,以免药液流失,剂量不足使避孕失败。更年期及哺乳不宜使用药膜,可用药栓及胶冻。避孕片为泡腾剂,发泡时可以产生灼热感,为正常现象。

 案例分析

案例:29 岁女性,欲用口服避孕药避孕,自行购买一盒妈富隆,就开始服用,连续服用 10 天后因出差在外忘带药,停服了 2 天,回来后继续服用,服完第一盒后 4 天月经来潮,持续 5 天,干净后接着服第二盒。请问该女性的用药方法对不对? 为什么?

分析:该女性服药方法不正确。首先,妈富隆是属于短效复方口服避孕药,第一盒应从月经周期的第一天开始服用,该女性买来就开始服用,未指明是在月经的第一天。其次,停服 2 天会影响避孕效果,未按要求连续服用难以保障其避孕的高效,从而导致避孕失败。再次,第一盒药物服完后应该停七天再开始服用下一盒,不管月经是否来潮或干净与否。该女性至少在停药 9 天才开始服用下一盒,又不正确,也影响避孕效果。

案例:28 岁妇女,双子宫畸形,因避孕套失败行人工流产术后,咨询如何避孕?

分析:双子宫畸形,不适宜放置宫内节育器;对 28 岁生育年龄妇女,若选择长效口服避孕药或针,计划妊娠时,需停药半年后再怀孕;建议选择复方短效口服避孕药或皮下埋置剂避孕。短效口服避孕药,停药后即可妊娠;皮下埋植剂通过缓慢释放孕激素达到避孕效果,取出后 24 小时即失去避孕作用,血液中孕激素 96 小时清除,生育能力即可恢复,尤其适用于存在产褥感染、子宫畸形、宫腔变形、IUD 频繁脱落及对做绝育手术有顾虑的妇女。

案例:30 岁妇女,短效口服避孕片避孕,服药的第 7 天,出现阴道少量出血,最可能的原因是什么? 应采取什么处理方法?

分析:最可能的原因为子宫内膜增生不全。采取的恰当处理方法为补充适量的雌激素,如每晚增服炔雌醇 0.005mg 或戊酸雌二醇 1mg。

第三节　药 物 流 产

药物流产(medical termination)是常用终止妊娠方法之一,是用药物终止早孕的一种避孕失败的补救措施。我国目前用于药流的药物主要是米非司酮配伍米索前列醇。

(一) 治疗药物及药物参数

1. 米非司酮(mifepristone)　法国代号 RU486,国产商品名息隐、含珠停或米非司酮,为孕激素受体拮抗剂,属于炔诺酮衍生物,对子宫内膜孕激素受体的亲和力比黄体酮强 5 倍,与糖皮质激素受体亦有一定的结合力。米非司酮通过与孕酮争夺孕激素受体使孕酮不能发挥作用,从而导致蜕膜缺血坏死、绒毛受损、子宫肌层处于兴奋状态以及宫颈白细胞浸润和胶原纤维溶解使宫颈变软扩张。人体研究表明,米非司酮给药后 24~36 小时子宫收缩才会增加,虽然其不能引发足够的子宫活性,但能增加子宫肌层对前列腺素的敏感性,故序贯合用米索前列醇既可减少米非司酮的不良反应,又可使完全流产率显著提高。

米非司酮口服吸收迅速，T_{max}为 90 分钟，生物利用度 69%（口服 20mg），血浆蛋白结合率 98%。消除半衰期 18 小时。

2. 前列醇类药物　前列腺素（prostaglandin，PG）类物质主要为 PGE 和 PGF 两大类型，用于抗早孕和扩张宫颈。外源性前列腺素可直接引起子宫平滑肌收缩，同时能使宫颈结缔组织的胶原纤维溶解，宫颈变软，易于扩张。PGE 主要包括甲烯前列素、吉美前列素、硫前列酮和米索前列醇，PGF 主要包括卡前列甲酯和卡前列素。米索前列醇是第三阶段研制成的 PGE 类药物，对胃黏膜有保护作用，胃肠道不良反应较第二阶段的 PGF 类少，给药途径方便，与米非司酮序贯合用可显著增高或诱发早孕子宫自发收缩的频率和幅度。米非司酮配伍米索前列醇，是我国药物流产最经典的方案，也是美国和西欧最常用的药物流产方案。

米索前列醇口服吸收快速，空腹禁食时 T_{max}为 14 分钟，蛋白结合率为 85%，消除半衰期 20～40 分钟。

曾有研究报道甲氨蝶呤与米索前列醇配伍用于药物流产，但目前很少使用。此外还有研究曾使用他莫昔芬与米索前列醇联合，以及来曲唑与米索前列醇联合，但仍需更多研究。

（二）适用人群

自愿要求使用药物终止妊娠的 18～40 岁健康、无禁忌证的妇女；停经天数≤49 日；尿或血 β-hCG 阳性，B 超确诊为正常宫内妊娠。

人工流产术的高危因素者：生殖道畸形（残角子宫除外）、严重骨盆畸形、宫颈发育不良或坚韧、哺乳期妊娠、近期有剖宫产史、多次人工流产等。

在美国妇产科协会 2014 年《早期妊娠流产的药物处理》中指出药物流产最常用于停经 63 天内的妊娠。

（三）禁忌证

1. 使用米非司酮禁忌证　肾上腺疾病、糖尿病及其他内分泌疾病；曾有妊娠期皮肤瘙痒史；血液疾病；血管栓塞病史；与甾体激素有关肿瘤。

2. 使用米索前列醇禁忌证　心血管疾病；青光眼；哮喘（在美国妇产科协会（ACOG）2014 年《早期妊娠流产的药物处理》中指出哮喘不是禁忌）；癫痫；胃肠功能紊乱。

3. 其他　肝、肾功能异常；严重贫血；妊娠剧吐；近期服用利福平、异烟肼、抗癫痫药、抗抑郁药、西咪替丁以及阿司匹林、吲哚美辛等非甾体抗炎药；服避孕药失败后妊娠者；带节育器妊娠；可疑异位妊娠；吸烟超过 10 支/天或酗酒；不能及时随访者；长期伴随使用泼尼松治疗或抗凝治疗。

（四）用药方法

米非司酮服药方法有两种：顿服法与分次服药法（每次服药前后至少空腹 1～2 小时）。

顿服法：第一日空腹顿服米非司酮 200mg，服药后第 3 日上午服用米索前列醇 600μg，服药前后空腹 1 小时，留院观察 6 小时。

分次服药法：服药第 1 日晨空腹或禁食 2 小时后服米非司酮 50mg，8～12 小时后再服 25mg，以后每隔 12 小时服 25mg（即第 2 日早、晚各服米非司酮 25mg），第 3 日晨再服米非司酮 25mg（米非司酮总量 150mg），服药 1 小时后在医院口服米索前列醇片 600μg，留院观察 6 小时，注意用药后出血情况，有无妊娠物排出和不良反应。

相比标准方案，尚有以下尝试：米索前列醇经阴道、颊含或舌下途径给药；复方米非司酮片(含 30mg 米非司酮和 5mg 双炔失碳酯)联合米索前列醇方案;米非司酮＋卡前列甲酯栓方案。以上方案尚待进一步验证。

（五）药物流产评定标准

1. 完全流产 用药后胚胎完整自行排出,或未见胚囊完整排出但 B 超未见妊娠图像,未经刮宫,出血自然停止,尿 hCG 转为阴性,子宫恢复正常大小,月经自然复潮。

2. 不完全流产 用药后胚囊自然排出,但出血过多或出血持续时间长,必须施行清宫术者。刮出物经病理检查证实为绒毛组织或妊娠蜕膜组织。

3. 失败 用药后 8 天胚囊仍未排出,B 超探及胚囊长大,胎心存在或胚胎停育,均需用清宫术终止妊娠。

（六）疗效评估

服药后一般会出现少量阴道出血,少数妇女在用前列腺素药物前发生流产;约 80％妊娠期妇女在使用前列腺素类药物后 6 小时内排出绒毛胎囊,约 10％妊娠期妇女在服药后一周内排出胎囊。用药后 8～15 天应就诊,确定流产效果,如确诊为流产失败或不全流产,应作负压吸宫术终止妊娠或清理宫腔。研究表明米非司酮配伍米索前列醇方案的完全流产率 94.3％,不完全流产率 3.0％,失败率 1.7％。

虽然药物流产最常用于最多孕 63 天内,但孕 63 天后该方法也有效。FDA 批准的顿服米非司酮治疗方案孕龄较早的完全流产率较高;孕龄不超过 42 天时为 96％～98％,孕龄 43 至 49 天时为 91％～95％,孕龄超过 49 天时低于 85％。在口服米索前列醇给药后 3～4 小时内若未出现流产,再次给药也不会改善有效性。

（七）药物不良反应的临床表现

米非司酮服药后常见轻度恶心、呕吐、眩晕和乏力,偶可出现皮疹及肝功能异常。

使用前列腺素类药物后可有腹痛和肛门坠胀感,部分对象可发生呕吐、腹泻,剧烈腹痛而需要解痉治疗者,可给予口服颠茄片或肌内注射阿托品或哌替啶,少数有潮红和发麻现象,个别妇女有一过性发冷寒战,多可自行消失。最严重不良反应是出现过敏性休克。颊含和舌下给药导致相似的不良反应,舌下含服时寒战发生率更高。

（八）用药注意事项

米非司酮药物流产治疗方案必须在具有急诊、刮宫手术和输液、输血条件的临床单位使用。药物流产终止早孕失败者,须进行人工流产。服药前必须向服药者详细告知治疗效果,及可能出现的不良反应。

在药物流产过程中几乎所有对象都发生阴道出血。如出现长期大量出血(每 4 小时或在连续 2 小时内湿透 2 条加厚卫生巾)是不全流产或其他并发症的征兆,可能需要及时的药物或手术干预来防止失血引起休克。告知患者,如果在药物流产后有长期大量阴道出血,应立即就医。大量研究表明不到 1％的妇女会由于出血过多而需要急诊清宫。

药物流产后感染病例已有报道,对药物流产患者进行评估时应警惕感染的可能。特别是,持续发热 38℃ 或更高,重度腹痛,或流产后数天盆腔触痛可能是感染的指征。但目前没有强烈的证据支持药物流产后广泛使用抗菌药物预防感染。

多数药物流产研究排除血红蛋白水平低于 9.5g/dl 或低于 10g/dl 的贫血妇女,因此药物流产在贫血妇女中的安全性尚不明确。

使用药物流产 1 周内,避免服用阿司匹林和其他非甾体抗炎药,因非甾体抗炎药可通过抑制环氧酶,阻止前列腺素的生物合成及释放,与米非司酮作用拮抗。非甾体抗炎药如布洛芬不是禁忌,且可作为疼痛管理的一线药物,因其不阻断前列腺素受体的作用,不会影响外源性前列腺素如米索前列醇的作用。

米非司酮经 CYP3A4 代谢,一方面其代谢有可能被酮康唑、伊曲康唑、红霉素和葡萄柚汁抑制,增加血清米非司酮浓度。另一方面,利福平、地塞米松、圣约翰草和某些抗惊厥药(苯妥英钠、苯巴比妥、卡马西平)可能诱导米非司酮代谢,而降低米非司酮的血清水平。此外,由于米非司酮从体内消除减缓,可使本身为 CYP3A4 底物药物的血清水平增加,当米非司酮与 CYP3A4 底物或治疗窗窄的药物,包括普通麻醉期间所用某些药物一起给药时,应当谨慎。

对于有腹泻易发因素如炎症性肠病的患者,为了降低腹泻的风险,应将米索前列醇与食物同服,并且应避免使用含镁的抗酸剂。对于脱水会导致危险的患者,应进行密切监测。

当患者处于低血压可能引起严重并发症的情况下,如脑血管疾病、冠状动脉疾病或严重的外周血管疾病,应慎用米索前列醇。

米索前列醇可引起头晕,患者应小心操纵机器或驾驶车辆。

(九) 服药观察

服米非司酮后记录阴道出血时间、出血量、排出组织样物应带到医疗机构进行检查或送病理检查。出血多时应就诊。

米索前列醇应在医疗单位服用,如有过敏反应(恶心、呕吐、腹泻、头晕)须定期测血压、脉搏,警惕过敏性休克发生。通常服米索前列醇后 4~6 小时内排出胚囊较多,部分因不全流产大出血,可注射缩宫药或清宫术,个别需要输血、输液抢救,及时保障安全。

强调小便排入便盆,如排出胚胎组织应仔细检查,警惕异位妊娠或葡萄胎。

胚囊未排出者而无活动性出血仍需观察 6 小时,嘱术后一周随诊。

(十) 流产后随访

告知离院 1 周内阴道出血和胚胎排出情况,有紧急情况立即返院处理。月经返潮前禁性生活,避免感染。

用药 1 周后随访:重点对胚胎未排出者,了解胚囊是否排出或是否继续妊娠。应作 B 超检查或 hCG 测定。必要时作清宫手术。

用药 2 周后随访:对胚囊已排出而阴道一直持续少量出血者,B 超检查如有不全流产,应行清宫术以免感染或大出血。药流失败尽早作清宫处理。

药流后突然发现大量活动性阴道出血、发热、持续剧烈腹痛应及时就诊,警惕异位妊娠或感染。

用药后 6 周随访:了解月经恢复情况,如果未恢复正常月经或出血未净应加强随访。药流术后月经已恢复,应根据个体意愿落实避孕措施。

 案例分析

案例:女性,27 岁,因"停经 44 天要求终止妊娠"就诊,B 超证实为宫内早孕,于 2010 年 5 月 25 日口服米非司酮 50mg,bid,共 150mg,于 5 月 27 日早 09:00 顿服米索前列醇 600μg,于 09:42 阴道开始出血,在院观察 6 小时,未见胚囊排出。6 月 9 日患者行 B 超,提示:宫腔内查见 2.1cm×1.4cm×2.3cm 稍强回声,给予患者肌内注射缩宫素 20U,共三天,阴道出血持续至 6 月 13 日停止,患者于 6 月 27 日转经,7 月 6 日复查 B 超:子宫后位,宫体大小 4.3cm×4.9cm×5.0cm,内膜居中,厚 0.2cm(单层),宫腔分离 0.5cm,肌壁回声均匀。双附件区未见确切占位。B 超提示:宫腔见少量积液。之后患者月经恢复正常。

分析:首先米非司酮的服用方法不是最佳。经典的药物流产方案中米非司酮的用法为:25mg,q12h,首次剂量加倍。其次,缩宫素剂量偏大。一般肌内注射 5~10U 缩宫素即可引起强直性子宫收缩,压迫子宫肌层血管达到止血目的。

案例:患者,女性,35 岁,1-0-0-1,因停经 43 天,要求药物流产终止妊娠。既往史:10 年前曾患哮喘,至今未复发。尿妊娠试验阳性,B 超检查提示宫内孕,血常规、血凝和生化检查,除肝功能谷丙转氨酶 60U 外,其余均正常。体格检查无异常发现。妇科检查:外阴阴道无殊,宫颈光,子宫前位,如孕 40 天大,无压痛,活动,质软,双侧附件未及包块及压痛。请问该患者可以用药物流产终止妊娠吗?为什么?

分析:该患者诊断明确,为早孕,要求用药物流产终止妊娠。针对药物流产的适应证和禁忌证,患者既往有哮喘病史,禁用前列腺素类药物,肝功能异常,是使用药物流产的禁忌证,因米非司酮对肝功能有损害,会加剧肝功能的异常。因此该患者不适宜采用药物流产,建议通过手术终止妊娠。

参 考 文 献

1. Medical management of first-trimester abortion. Committee on Practice Bulletins-Gynecology and the Society of Family Planning. Contraception,2014,Mar,89(3):148-161.
2. 国家人口和计划生育委员会科学技术司编. 计划生育技术服务规范专集. 北京:中国人口出版社,2008.
3. 中华医学会. 临床诊疗指南计划生育分册. 北京:人民卫生出版社,2009.
4. 中华医学会. 临床技术操作规范计划生育学分册. 北京:人民军医出版社,2004.
5. WHO laboratory manual forthe examination and processingof human sperm(fifth edition). WHO. 2010.
6. 张丽珠. 临床生殖内分泌与不育症. 北京:科学出版社,2006.
7. 葛秦生. 实用女性生殖内分泌学. 北京:人民卫生出版社,2008.
8. 李继贤. 妇产科内分泌治疗学. 北京:人民军医出版社,2010.

(徐克惠 郑彩虹)

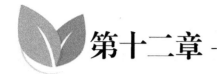

第十二章

不孕症和辅助生殖技术

第一节 不 孕 症

女性无避孕性生活至少12个月而未孕,称为不孕症(infertillity),在男性称为不育症。不孕症分为原发性和继发性两大类,既往从未有过妊娠史,无避孕而从未妊娠者为原发不孕;既往有过妊娠史,而后无避孕连续12个月未孕者,称为继发不孕。不孕症发病率因国家、民族和地区不同存在差别,我国不孕症发病率为7%~10%。

一、病因

不孕病因可能有男方因素、女方因素或不明原因。

(一) 女方因素

在女方不孕因素中,主要原因有排卵障碍、输卵管因素导致精卵结合障碍、子宫内膜异位症和不明原因不孕等。

1. 排卵功能障碍 排卵功能障碍指女方不能产生和(或)排出正常的卵子,是女性不孕症的主要原因之一。有些排卵障碍的病因是持续存在的,有的则是动态变化的,对于月经周期紊乱、年龄≥35岁、卵巢窦卵泡计数持续减少、长期不明原因不孕的夫妇,需首先考虑排卵障碍的病因。导致无排卵的原因主要有以下几点。

(1)下丘脑-垂体性排卵障碍:主要致病环节在于中枢位置的下丘脑和垂体,包括有先天性和后天性因素。由于下丘脑-垂体-卵巢轴(hypothalamus-pituitary-ovary axis,H-P-O轴)的上级单位异常,影响卵泡生长和(或)排卵障碍。主要原因有以下几种。

1)下丘脑先天性异常:下丘脑促性腺激素释放激素(gonadotropin releasing ghormone,GnRH)神经元的功能障碍或不恰当偏移,如特发性下丘脑性腺功能减退症(idiopathic hypothalamus gonad hypofunction,IHH)或卡尔曼综合征(Kallman syndrome)等,均为遗传性疾病。

2)下丘脑后天获得性异常:下丘脑浸润性病变、肿瘤或头部创伤导致的器质性病变,以及由于精神紧张应激、营养缺乏、剧烈运动等引起的下丘脑功能紊乱。

3)垂体分泌促性腺激素异常:由于腺垂体病变,如垂体微腺瘤、Sheehan综合征、空蝶鞍综合征等,导致垂体不能正常分泌促性腺激素刺激卵巢的卵泡发育。

(2)卵巢功能异常:见于先天性卵巢发育不良,卵巢早衰和卵巢功能性肿瘤等。

1)先天性卵巢不良：常见的疾病为特纳综合征，其染色体核型为 45,XO 或者 45,XO 和 46,XX 的嵌合体，也可以染色体正常。主要表现为卵巢为条索状，无卵泡发育，第二性征幼稚型。

2)酶缺陷：17α-羟化酶，17、20-碳裂解酶及芳香酶等酶的缺乏，可使患者出现性征幼稚、无排卵。

3)卵巢抵抗综合征：即卵巢不敏感综合征，可能与促性腺激素受体缺陷或突变有关。

4)卵巢早衰：40 岁以前绝经，反复查促卵泡激素(follicle stimulating hormone,FSH)＞40IU,伴有雌激素水平下降，与可能自身免疫性、病毒感染、医源性损伤、遗传因素等因素有关。

(3)多囊卵巢综合征(polycystic ovarian syndrome,PCOS)：PCOS 是育龄期妇女常见的内分泌代谢疾病。2003 年 Rotterdem 的诊断标准和我国原卫生部 2011 年发布的行业规范已经对 PCOS 有了明确的诊断标准。PCOS 的病因多样，临床表现有月经异常、不孕、高雄激素血症的临床表现和/或生化学证据、B 超表现为卵巢增大和(或)多囊状卵巢等，同时伴有肥胖、胰岛素抵抗、血脂代谢异常等。

(4)高催乳素血症：催乳素(prolactin,PRL)来源于腺垂体的嗜酸细胞，血清 PRL＞800～1000mIU/L 时，即可诊断为高催乳素血症。高催乳素血症可以引起妇女卵巢功能紊乱、月经异常、溢乳和不孕。

(5)黄素化未破裂卵泡综合征(luteinized unruptured follicle syndrome,LUFS)：LUFS 的患者有月经中后期的基础体温上升、孕酮升高、子宫内膜形态和组织学的改变等，但是腹腔镜下检查未发现有卵巢表面的排卵斑，腹腔液中 E$_2$ 和 P 水平低。关于 LUFS 的机制尚不清楚，可能与排卵期前列腺素的分泌有关，也可能与 H-P-O 轴功能紊乱和卵巢局部的粘连有关。

(6)黄体功能不足(luteal phase deficiency,LPD)：LPD 是由于黄体分泌黄体酮不足或黄体酮对子宫内膜作用不足导致子宫内膜不能在正确的时间达到正确的状态，从而影响胚胎着床和正常妊娠。LPD 的主要原因与卵泡生长障碍导致分泌孕酮的黄体细胞功能不全，也与子宫内膜对孕酮反应不良有关。LPD 传统的诊断方法包括多个周期的 BBT 高温相少于 12 天，黄体中期孕酮水平低于 10ng/ml，或子宫内膜活检提示分泌期比实际月经周期天数推迟≥2 天。

(7)甲状腺、肾上腺等腺体疾病通过影响 H-P-O 轴的功能影响卵泡发育和排卵。

2. 输卵管因素　输卵管性不孕是目前女性不孕症的另一主要原因，也是患者进行体外受精-胚胎移植(in vitro fertilization & embryo transfer,IVF-ET)的主要适应证。主要有以下原因导致输卵管异常。

(1)盆腔炎性疾病后遗症：大多数输卵管的损伤源于从下生殖道上行感染，导致子宫内膜炎、输卵管炎、宫旁组织炎甚至是输卵管-卵巢脓肿，引起感染的病菌主要有淋病奈瑟菌、沙眼衣原体和阴道的需氧厌氧菌群。患者或有急性炎症阶段，炎症可导致盆腔解剖扭曲、输卵管阻塞、输卵管黏膜、上皮纤毛损伤、肌层受损后导致蠕动功能障碍，炎症还可导致输卵管和卵巢解剖关系变化，影响拾卵。

(2)输卵管结核：文献报道盆腔结核中输卵管结核占 100％，子宫内膜结核占 74％。结核杆菌可以使输卵管硬化，呈结节或串珠样改变，也可以使输卵管受到全层侵蚀，影响输卵管的通畅度和功能,还可以在盆腔形成粘连包块,造成盆腔和输卵管功能和结构破坏等。

3. 子宫因素　先天性子宫发育异常、子宫内膜结核及宫腔粘连、子宫黏膜下肌瘤、内膜息肉等均影响胚胎着床,导致不孕。

(1)子宫肌瘤/子宫黏膜下肌瘤:包括比较大的影响宫腔形态的肌壁间子宫肌瘤,由于影响宫腔形态,从而影响怀孕。

(2)子宫内膜息肉:子宫内膜息肉在月经周期正常的不孕妇女中的发病率约 15.6％,息肉的存在可能会产生内膜炎症、局部出血、影响胚胎和内膜的正常识别等。

(3)宫腔粘连(Asherman 综合征):多次的人工流产、清宫手术,反复的宫腔操作,宫腔感染等,均可以引起宫腔粘连。严重的宫腔粘连患者妊娠预后极差。

(4)先天子宫发育异常:先天性异常包括双子宫、双角子宫、单角子宫、子宫纵隔等。这类患者在排除输卵管问题后,其妊娠率与正常者相似,但流产率明显增加。

(5)宫颈因素:宫颈疾病如中、重度宫颈糜烂等,在排卵期子宫颈不能有效分泌稀薄黏液供精子通过,使精子不能正常运送到输卵管与卵子相遇。

4. 子宫内膜异位症(endometriosis,EMT)　育龄妇女中 EMT 发病率约为 10％,但是EMT 患者中不孕症的发病率约为 50％,EMT 的典型症状为盆腔痛和不孕,与不孕的确切关系和机制目前并不明确,多由盆腔和子宫腔免疫机制紊乱影响排卵、输卵管功能、受精、黄体形成、胚胎着床等多个环节对妊娠产生影响。

(二) 男性因素　主要是生精障碍和射精障碍。

1. 精液异常　性功能正常,先天或后天原因导致精液异常,表现为无精、弱精、少精、精子发育停滞、畸精症等。

2. 性功能异常　外生殖器发育不良或勃起功能障碍、不射精、逆行射精等,使精子不能正常射入阴道内。

3. 免疫因素　由于男性生殖道免疫屏障被破坏,精子、精浆在体内产生抗精子抗体,使射出的精子形成凝集而不能穿过宫颈到达子宫和输卵管。

(三) 不明原因不孕

不明原因不孕约占不孕病因的 10％～20％。属于男女双方均有可能同时存在不孕因素。经目前可行的不孕症检查,女方有排卵、输卵管通畅,男方精液检查正常。是一种生育力低下的状态。可能与免疫性因素、潜在的卵子质量异常、精卵结合异常等有关。

二、检查步骤和诊断

通过男女双方全面检查找出不孕症病因是诊断不孕症的关键。

(一) 男方检查。

1. 首先进行精液分析　初诊时,男方一般要进行 2～3 次精液检查,检查结果以第 5 版《WHO 人类精液及精子、宫颈黏液相互作用实验室检验手册》的参考值作为判断。(见表 12-1)

表 12-1　精液特性参考值

参数	参考值	参考值范围
精液体积(ml)	1.5	1.4～1.7
精子总数(10^6/一次射精)	39	33～46

续表

参数	参考值	参考值范围
精子密度(10^6/ml)	15	12～16
总活力(PR+NP,%)	40	38～42
前向运动(PR,%)	32	31～34
存活率(活精子,%)	58	55～63
精子形态学(正常形态,%)	≥4	
其他共识临界点		
pH	≥7.2	
过氧化物酶阳性白细胞(10^6/ml)	<1.0	
MAR 试验(与颗粒结合的活动精子,%)	<50	
免疫珠试验(与免疫珠结合的活动精子,%)	<50	
精浆锌(μmol/一次射精)	≥2.4	
精浆果糖(μmol/一次射精)	≥13	
精浆中性葡萄糖苷酶(ml/一次射精)	≥20	

2. **病史和体格检查**　病史包括不育年限、性生活情况，既往生育史，近期不育症相关检查及治疗经过，既往生长发育史，手术史，不良习惯和有毒有害物质接触史，家族史等。体格检查包括全身和外生殖器检查。

(二) 女方检查

1. **病史采集**　患者的不孕病史、不孕年限，近期体重变化、情绪波动等。月经生育史，盆腔手术史等相关病史。

2. **体格检查**　全身体格检查和内外生殖器检查。

3. **特殊辅助检查**

(1)基础体温测定：每天安静休息 4～6 小时后测舌下温度，基础体温可以大致反映排卵和黄体功能，但不能作为诊断依据。

(2)B 超监测卵泡发育：应用 B 超监测排卵，特别是阴道超声，可以检测子宫大小和形态，肌层回声，子宫内膜厚度和分型；卵巢储备状态，窦卵泡数和卵巢体积，优势卵泡发育情况及排卵；双侧附件区有无异常(包块、积水等)。

(3)激素检查：性激素检查的时间可以是基础状态(月经第 2～4 天)的检查，反映卵巢储备功能和基础；也可以在黄体中期进行，孕酮水平可以反映黄体功能。必要时可以同时检查甲状腺、肾上腺功能。

(4)输卵管通畅度检查：对于既往有盆腔手术史和妊娠史的患者，如果月经周期基本正常，输卵管通畅度的检查是首要考虑的。方法有以下几种。

1)子宫输卵管造影(hysterosalpingogram, HSG)：在月经干净后 3～7 天进行，观察造影剂注入子宫和输卵管的动态变化，碘油造影后 24 小时拍片，可以观察盆腔内造影剂弥散情况。此方法是最常用的输卵管通畅度的检查方法。

2)子宫输卵管超声造影:通过向宫腔注液或造影剂,可在超声下观察子宫腔的形态和占位,同时观察输卵管的通畅情况。

3)子宫输卵管通气术:根据通气速度、通气压力和患者的自我感觉等粗略判断输卵管的通畅情况。

(5)腹腔镜检查:用于盆腔情况的检查诊断,可以直视下观察盆腔、子宫及输卵管的外观,术中结合输卵管通液情况可以判断通畅度。腹腔镜检查是内膜异位症诊断的金标准。结合手术,可以对病灶进行治疗。

(6)宫腔镜检查:观察宫腔形态,内膜色泽及厚度,双侧输卵管开口,有无宫腔粘连、内膜息肉和黏膜下肌瘤等病变。

(7)其他检查:上述检查未发现特殊病变时,可考虑进行免疫学检查,包括抗精子抗体、抗内膜抗体和抗心磷脂抗体等的检查;对于原发性闭经或生殖器发育异常的患者,应做染色体核型分析。

(三) 不孕筛查流程图(图 12-1)

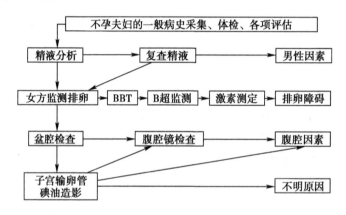

图 12-1　不孕筛查流程图

三、治疗目的及原则

(一) 治疗目的与原则

尽量采取自然、安全、合理的方案进行治疗;选择治疗方式时应充分考虑患者的年龄、卵巢的生理年龄、治疗方案合理性和有效性,以及性价比。

(二) 一般治疗

首先改善生活方式,戒除不良生活习惯,纠正营养不良、超重和贫血等基础疾病,掌握性知识,了解自己的排卵规律,性交频率适中,以增加受孕机会。

(三) 非药物治疗

1. 女性特殊治疗

(1)一般疗法:对于女方年龄小,卵巢功能正常,不孕年限≤3 年,男方精液质量正常,对生育要求不迫切的夫妇,可以先试行期待疗法,也可以配合中医药进行治疗。

(2)输卵管因素的手术治疗:对于输卵管不同部位的阻塞或粘连,可以在腹腔镜下进行输卵管造口术、整形术、吻合术以及输卵管子宫移植术等,以达到输卵管再通的目的。术中同时可以处理影响妊娠的卵巢和输卵管周围的粘连、影响输卵管拣卵的盆腔粘连等。手术效果取决于伞端组织保留的完整程度。对于较大的输卵管积水,估计整形术后效果不好的,与患者及家属充分沟通并同意后,可行双侧输卵管切除或结扎手术,以阻断炎性积水对子宫内膜环境造成的干扰,为辅助生殖技术提供条件。

采用手术方式治疗输卵管性不孕,必须考虑多方面的因素,包括年龄、卵巢功能、既往生育史、输卵管病变的部位和程度、是否存在不孕因素以及患者及家属意愿等。

对于输卵管手术和体外受精-胚胎移植(IVF)在不孕处理中的作用的比较,目前尚无循证医学的证据证实两者的优劣。输卵管手术的优势在于通过一次手术可以获得多次妊娠的可能,同时避免了使用促排卵药物后引起的卵巢过度刺激综合征的风险,并显著降低了多胎妊娠对母婴健康的影响。其缺点是手术并发症和术后较高的异位妊娠率。IVF的优势在于避免了手术风险,有较稳定和较高的妊娠率;缺点就是卵巢过度刺激综合征和多胎妊娠的高风险。

(3)卵巢肿瘤:有分泌功能的卵巢肿瘤可影响卵巢排卵,应予剥除,性质不明的卵巢肿瘤应尽量于不孕症治疗前得到诊断,必要时手术探查,术中根据肿瘤的性质决定是否保留生育功能。

(4)子宫病变:子宫肌瘤、内膜息肉、子宫中隔、宫腔粘连等如果影响宫腔形态,干扰受精卵着床或胚胎发育,可行手术治疗。

(5)子宫内膜异位症:首诊疑为子宫内膜异位症的患者可经腹腔镜进行诊断和治疗。对于复发性子宫内膜异位症、卵巢功能已明显减退的患者应慎重手术。中重度患者可以在或不在术后给予促性腺激素释放激素激动剂(gonadotropin releasing hormone agonist, GnRH-a)治疗3~6个月后自行试孕或直接进入IVF流程。

(6)生殖系统结核:生殖系统结核活跃期应积极抗结核治疗,治愈后可考虑进行IVF治疗。

2. 男性特殊治疗　男性不育是多病因、多因素性疾病,对治疗的反应存在明显的个体差异。采用现代的治疗技术,几乎可以使得所有的严重男性不育患者获得后代,其中通过药物或手术治疗等常规办法,可以使1/3~1/2的不育男性获得配偶的自然妊娠与生育能力。对于那些常规治疗无效的患者,可以采用辅助生殖技术解决生育。

(1)一般治疗:对于初次就诊者,尝试简单、经济、方便的家庭内治疗,在家里尝试自然怀孕。还可通过咨询发现不育的潜在原因,采用改善不良饮食习惯和生活方式可以使患者恢复自然生育能力。同时,教给患者基本的生育常识,指导性生活,把握女性排卵期进行性交等,均有助于受孕。自我调整精神心理因素,对生育能力有明显的不良影响,也可以在接受医师综合治疗同时进行辅助心理治疗。

(2)手术治疗:手术治疗目的是促进精子发生(精索静脉高位结扎手术、隐睾症手术、垂体瘤手术等)、排放(输精管吻合术、附睾-输精管吻合、射精管切开等)和直接获取精子(睾丸活检、睾丸或附睾穿刺),是患者获得自然生育的最后机会。

1)精索静脉曲张高位结扎手术:精索静脉曲张伴有男性不育和精液质量异常,同时基本排除其他影响因素,就是手术治疗的适应证。手术可以加强非梗阻性无精子症和严重少精子症患者的精子发生作用。

2)输精管吻合及输精管附睾吻合:传统的输精管吻合手术与显微外科输精管吻合术都已广泛使用,是手术结扎输精管患者生殖道复通的首选方法,其中输精管显微外科吻合术复通率可高达90%,但复孕率随着结扎时间延长而降低。近年来,输精管附睾吻合显微手术逐渐开展,替代了输精管吻合手术。

3)直接获取精子的手术:经皮进行附睾穿刺、睾丸穿刺等都可能获得少量的成熟精子,从而进行辅助生殖技术的治疗。

3. 不明原因不孕的治疗 对于年轻、卵巢功能好的夫妻,可期待治疗。也可以根据患者的需求给予人工授精治疗3~6个疗程。

4. 辅助生殖技术 上述各种治疗后患者仍然不能获得妊娠,患者妊娠愿望强烈,且具备辅助生殖技术的适应证,排除禁忌证后可以进入治疗流程。具体详见本章第二节。

(四) 药物治疗

1. 促排卵治疗 用于女方排卵障碍所致的不孕症,或正常排卵妇女进行助孕治疗时促排卵治疗。促排卵药物主要有枸橼酸氯米芬(clomifene citrate,CC),主要适用于体内有一定雌激素水平的患者(如多囊卵巢综合征患者),是临床中使用的一线促排卵药物;芳香化酶抑制剂,如第三代非甾体类芳香化酶抑制剂来曲唑(letrozole,LE),通常是用于治疗雌激素依赖性肿瘤(如乳腺癌);促性腺激素(gonadotropin),包括人绝经促性腺激素(human menopausal gonadotropin,HMG)、促卵泡激素(follicle-stimulating hormone,FSH)、黄体生成素(luteinizing hormone,LH)和人绒毛膜促性腺激素(human chorionic gonadotropin,hCG)。HMG从绝经后妇女尿中提取而得,每只含有75单位FSH和75单位LH,主要适用于促性腺激素性性腺低落患者,也可以用于CC抵抗的患者的二线治疗药物;促性腺激素释放激素(gonadotropin releasinghormone,GnRH):GnRH制剂与天然的GnRH由相同的氨基酸组成,适用于下丘脑性闭经患者需要怀孕时的脉冲给药,促进垂体分泌FSH和LH,刺激卵泡发育;也用于IVF超促排卵中长方案的垂体降调节。

各种促排卵药物使用中,要认真分析患者病因,合理选择药物,严格掌握适应证。除CC和LZ,其他药物使用时应有监测排卵条件,避免严重并发症的发生。

2. 男性药物治疗 目的是通过提高精子能量、参与精子的代谢过程、提高精子或精液内某些酶的活性、改善精子生存环境,以提高精子数量并增强精子活力。主要药物有枸橼酸氯米芬,抗雌激素作用,尤其适用于血清FSH、LH或睾酮低下或在正常范围偏低的病例;雄激素、小剂量雄激素治疗可显著改善少弱精子症患者的精液量、精子密度、活动力及存活率,提高果糖浓度,从而提高配偶的妊娠率;抗氧化药物,如左卡尼汀、辅酶Q_{10}、谷胱甘肽、番茄红素、生育酚等,氧化应激造成的精子膜损伤和DNA断裂,可诱发精子功能障碍和形态异常,并最终导致男性不育或子代异常。因此,降低氧化应激的抗氧化治疗成为精子对抗氧化损伤的重要保护形式,这类药物已广泛用于男性不育的治疗。

临床上治疗选择药物的主要依据是精液质量分析结果,针对精子发生、成熟和获能的多个环节,选择3~4种药物联合应用。根据精子生成周期,多数学者将疗程确定为2~3个月,如果获得了预期的治疗效果,则可以继续治疗;反之则建议根据精液质量复查结果调整治疗方案。如果合理治疗超过6个月无效,需选择进一步的治疗措施,经验性治疗不应该超过6~12个月。

四、药物治疗及药学监护

(一)促排卵

1. 治疗药物

(1)非固醇类雌激素类似物

1)枸橼酸氯米芬(clomifene citrate,CC):化学结构与雌激素类似。CC 治疗并非直接刺激排卵,但是其作用于下丘脑-垂体水平,和雌激素竞争结合受体,阻断体内雌激素对下丘脑和垂体的负反馈作用,使下丘脑释放 GnRH,刺激垂体分泌 FSH、LH,刺激多个卵泡发育。

2)枸橼酸他莫昔芬(tamoxifen citrate):为化学合成的非甾体抗雌激素类药物,其结构与雌激素相似,促排卵效果与氯米芬相近。

3)芳香化酶抑制剂(aromatase inhibitor):第三代非甾体类芳香化酶抑制剂来曲唑(letrozole,LE)通常是用于治疗雌激素依赖性肿瘤(如乳腺癌)。LE 主要通过中枢和外周两种作用来达到排卵目的,一方面,LE 通过抑制芳香化酶的活性,减少雌激素的生物合成,使血清雌激素水平下降,通过对垂体的负反馈,使垂体分泌 FSH,促进卵泡发育;另一方面,通过阻断雄激素向雌激素转化,使卵巢内雄激素水平增高从而使卵泡 FSH 受体高表达,增加卵泡对 FSH 的敏感性。我国 CFDA 批准的适应证目前还没有不孕症的治疗。《中华医学会临床诊疗指南·辅助生殖技术与精子库分册》推荐使用来曲唑诱发排卵。

4)多巴胺受体激动剂:溴隐亭(bromocriptine,BR),是一种半合成的类多肽麦角生物碱衍生物,是非特异的多巴胺增效剂,可以兴奋垂体催乳素细胞膜上多巴胺 D_2 受体,也可间接兴奋下丘脑的多巴胺受体而增加催乳素释放抑制因子的释放,从而有效的抑制催乳素的分泌。其药理作用包括:抑制腺垂体分泌 PRL;激动中枢神经系统的新纹状体中的多巴胺受体,降低多巴胺在体内的转化;抑制生长激素的释放。用于月经周期紊乱及女性不孕症:泌乳素依赖性月经周期紊乱和不育症(伴随高或正常泌乳素血症)、闭经(伴有或不伴有溢乳)、月经过少、黄体功能不足和药物诱导的高泌乳激素症(抗精神病药物和高血压治疗药物);非催乳素依赖性不育症:多囊性卵巢综合征,与抗雌激素联合运用(如:氯底酚胺)治疗无排卵症。

(2)促性腺激素(gonadotropin,Gn):Gn 包括促卵泡激素(follicle stimulatinghormone,FSH)、黄体生成素(luteinizine hormone,LH)、人绒毛膜促性腺激素(human chorionic gonadotropin,hCG)和人绝经促性腺激素(human menopausal gonadotropin,HMG)。

FSH 是由垂体前叶嗜碱性细胞分泌的一种糖蛋白激素,在卵泡发生过程中对卵泡的募集和生长有增强的作用,刺激卵泡的生长和成熟,促进颗粒细胞内芳香化酶的活性,使雄激素转化为雌激素,增加雌激素的水平和促进子宫内膜的增殖,可用于诱发排卵和超排卵。

FSH、LH 协同作用,刺激卵泡内各种细胞的增殖和分化,刺激卵泡生长发育。LH 主要刺激卵泡膜细胞产生雄激素,后者作为芳香化酶的底物。因此,LH 协同 FSH 发挥在激素生成中的作用,并促进卵泡和卵母细胞的最后成熟、触发排卵、促进黄体的形成和维持黄体的功能。

hCG 是胎盘滋养层细胞分泌的一种促性腺激素,存在于孕妇的血液和尿液中。在妊娠早期分泌很快,妊娠 8～10 周分泌量达高峰。由于 hCG 与 LH 的 α 亚基相同,且 β 亚基也很相似,故生物学活性相似。由于 LH 只有基因重组制剂,价格较贵,临床上可用 hCG 来代替 LH 使用,可作为黄体阶段内源性 LH 的替代品。hCG 与垂体分泌的 LH 作用极相似,而 FSH 样作用甚微,具有较强的抗雌激素和较弱的雌激素活性。能刺激性腺活动,维持和促进黄体功能,使黄体合成孕激素,与具有 FSH 成分的 HMG 合用,可促进卵泡的生成和成熟,并可模拟生理性的 LH 高峰而触发排卵。

HMG 也被称为人绝经促性腺素、人尿促性激素、人尿卵泡刺激素/人尿黄体化激素。为人体内腺垂体分泌的天然促性腺激素,HMG 从绝经后妇女尿中提取而得,主要具有 FSH 和 LH 的作用,可促进卵巢中卵泡发育成熟,促使卵泡分泌雌激素,是女性子宫内膜增生,与 hCG 合用能促进排卵和黄体形成,分泌孕酮。

(3)促性腺激素释放激素(gonadotropin releasing hormone,GnRH):GnRH 是一种由下丘脑垂体区肽能神经元突触末端分泌的十肽激素。10 肽的构成为谷(Glu)-组(his)-色(Trp)-丝(Ser)-酪(Tyr)-甘(Gly)-亮(Leu)-精(Arg)-脯(Pro)-甘(GlyNh)。下丘脑以一系列小脉冲的形式 60~120 分钟释放一次 GnRH,通过门脉系统进入垂体后,其甘氨酸残基与垂体促性腺激素细胞表面的 GnRH 受体相结合,通过腺苷酸环化酶(第二信使)和钙离子的作用,促使垂体前叶的促性腺激素细胞释放 FSH 和 LH。

(4)促性腺激素释放激素类似物(gonadotropin releasing hormone analog):GnRH 的十肽中某些部位如 1、2、3 位的氨基酸与其生物活性有关,某些部位又与其稳定性有关,如第 5~6,6~7 和 9~10 位的氨基酸与其生物学活性有关,极易受肽链内切酶作用而裂解,因而在体内血浆半衰期仅为 2~4 分钟。通过将不同位置的氨基酸进行置换或祛除,可得到一些化学结构与 GnRH 相似的化合物,称为促性腺激素释放激素类似物,他们与自然的 GnRH 相比,或者生物学功能有所改变,或者其稳定性不同而在体内维持更长的作用时间。依据他们对垂体的促性腺激素释放激素受体的作用性质而分为促性腺激素释放激素激动剂和促性腺激素释放激素拮抗剂。

促性腺激素释放激素激动剂(gonadotropin releasing hormone agonist,GnRH-a)在天然 GnRH 十肽基础上第 6、10 位以不同的氨基酸、酰胺取代原来氨基酸的结构,这种改变可使其在体内不易被肽链内切酶裂解,因而稳定性大大增强,半衰期延长,且与 GnRH 受体的亲和力也大为增强,从而使 GnRH 激动剂的生物学效应增加 50~200 倍。目前已合成的 GnRH 激动剂有多种。由于 GnRH 激动剂口服时可被肠肽酶灭活,故需经皮下注射或鼻喷给药(如:戈那瑞林喷鼻液)。为了避免每日使用带来的麻烦,一些 GnRH 激动剂被制备成能缓慢释放的注射剂,每支含一定量的 GnRH 激动剂(如曲普瑞林、戈那瑞林)。戈舍瑞林、亮丙瑞林也是一种合成的十肽促性腺激素释放激素强效类似物,但国内批准的适应证中没有不孕症。

2. 药物用法用量与药动学参数(见表 12-2)

(1)非固醇类雌激素类似物

1)枸橼酸氯米芬:氯米芬的用法比较简单。①有月经者:一般起始剂量为 50mg,自月经周期第 5 天开始服用,连续 5 天。如在这个剂量下就出现排卵,则在随后的治疗周期中增加剂量是无益的,应连用 3 个月;如第一周期未排卵,则第 2 周期可每日 100mg,每日 1 次,连用 5 日。②无月经者:无月经者可于任何时候开始治疗。先用黄体酮(每次 20mg 肌内注射,每日 1 次,共 5 日)或人工周期催经(即结合雌激素每次 0.625mg,每日 1 次,连服 20 日,后 10 日加用黄体酮,每次 10mg 肌内注射,每日 1 次),在撤退出血第 5 日后开始用本药。

服药期间要坚持每天测量基础体温或 B 超监测卵泡发育,了解有无排卵。试验 3 个周期后不生效,加大剂量至 100mg。个别患者可达 150mg,才能排卵。

对于会出现反应的患者,大多数在第一个疗程将会出现反应,每次适当的临床治疗应为 3 个疗程。如果排卵月经没有出现,应对诊断做出再评价。对于在疗程中从没有出现排卵现象的患者不建议在此之后再进行治疗。

2)枸橼酸他莫昔芬:日剂量可单次服用,也可分成两个相等剂量服用。对于有月经但无排卵周期的妇女:第一个疗程为在月经周期的第 2、3、4、5 天每日给予他莫昔芬 20mg。如果第一个疗程不成功,可在随后的几个月经周期做进一步治疗,将每日剂量增至 40mg,然后再增至 80mg。对于月经不规律的妇女:第一个疗程可从任何一天开始。如未表现出排卵迹象,则可在 45 天后开始第二个疗程,并按上述方法增加剂量。如果患者反应为行经,则在月经周期的第二天开始下一个疗程。

3)芳香化酶抑制剂:近年来一些报道芳香化酶抑制剂如来曲唑在周期的第 3~7 天每天使用 2.5mg 可以诱导排卵。但还需要大规模的临床试验才能确定芳香化酶抑制剂在促排卵中的作用。

4)多巴胺受体激动剂:溴隐亭用于月经周期紊乱及女性不孕症:1.25mg(半片)/次,每天 2~3 次,如果效果不显著,可逐渐增至 2.5mg(1 片)/次,每天 2~3 次。持续治疗至月经周期恢复正常和(或)恢复排卵。如有需要,可连续治疗几个月经周期以防止复发。

(2)促性腺激素

1)促卵泡激素:卵巢对外源性促性腺激素反应存在个体间的较大差异,因而无法设置一个统一的剂量表,其剂量必须根据卵巢的反应做个体调节,这就需要超声监测及检测雌二醇浓度。

2)黄体生成素:临床使用时应皮下注射。初始疗程:推荐剂量为每日 75IU,同时联用 75~150IU 重组人促卵泡激素,直至卵泡发育至足够水平;治疗持续时间最长为 14 日;末次用药后给予 hCG。后续疗程:根据患者对先前疗程的反应确定用量;果纳芬的最大剂量为每日 225~300IU。

3)人绒毛膜促性腺激素:口服能被胃肠道破坏,因此仅供注射用。用于促排卵时,一般先用氯米芬治疗,如无效可联合应用本药与人绝经促性腺素。注射 18 小时后常可发生排卵,故须每日或隔日试行受孕,如用本药治疗 3~6 周仍不出现排卵,应重新考虑治疗方案。用于促排卵时常见用法为:如与氯米芬配合,可在停用氯米芬后监测卵泡发育至成熟后一次性注射 5000~10 000U;如与人绝经促性腺素配合,请参见后面"人绝经后促性腺激素"的用法。用于黄体功能不全时的用法见第二节。

4)人绝经后促性腺激素:每支含有 75 单位 FSH 和 75 单位 LH。多在氯米芬等诱导排卵无效时使用本药及 hCG。促排卵时,从月经的第 3~5 天开始使用本药,一次 37.5~150U,日 1 次,连用 7 日。同时使用 B 超监测卵泡发育,当卵泡直径达到 16~17mm、尿雌激素 24 小时水平达 100~200μg 时,即注射人绒毛膜促性腺激素(hCG)5000~10 000U,并建议患者 36 小时内同房。未能妊娠者可重复治疗 2 个周期。如单纯使用本药,则初量为 150U,每日 1 次。

(3)促性腺激素释放激素:剂量脉冲式 GnRH 可使垂体产生适量的 FSH 和 LH,临床上用来治疗下丘脑性无排卵。目前常用的方法有两种:单次非脉冲式和脉冲式。单次非脉冲式使用于卵泡能自然成熟或用 HMG 后卵泡成熟的病例,用 GnRH 50～100μg 肌内或静脉注射,诱发 LH 峰和排卵。脉冲式现多用微泵模仿生理状态下的下丘脑的 GnRH 脉冲式释放,静脉注射或皮下注射 GnRH,每次脉冲的剂量是 3.4～20μg,脉冲间隔 60～120 分钟,用药后周期性排卵率达 85%～100%,妊娠率 33%～80%。

(4)促性腺激素释放激素类似物:曲普瑞林:剂量依据临床方案。通常在治疗周期第一天开始每天皮下或肌内注射 0.1mg,直至给予 hCG;戈那瑞林:定时自动注射泵,每隔 90～120 分钟注入 5～15μg,连用 14 日。排卵 2 日后改用肌内注射 hCG。

表 12-2 促排卵药物的药动学参数

药物	药动学参数			
	生物利用度	达峰时间	半衰期	血浆蛋白结合率
枸橼酸氯米芬	—	—	5d	—
枸橼酸他莫昔芬片	—	4～7h	7～14h	—
来曲唑片	99.9%	—	2d	—
溴隐亭片	28%	2～3h	4～5h	90%～96%
注射用人绝经促性腺素	—	18h	4～6h	—
注射用人绒毛膜促性腺激素	—	男性 6h;女性 20h	33h	—
注射用重组人促卵泡激素(果纳芬)	70%	—	初始半衰期 2h,终末半衰期 24h	—
曲普瑞林	肌内注射 100%	15min	12h	—
戈那瑞林	—	3min	3～5min	—

3. 药物治疗监测

(1)非固醇类雌激素类似物

1)枸橼酸氯米芬:现有的资料提示,剂量 100mg/d×5 的排卵和妊娠成功率稍高于剂量 50mg/d×5。然而,随着剂量的增加,卵巢过度兴奋和其他不良作用也会增多。此外,虽然有关资料尚不能确定剂量和多胎产之间的关系,但根据药理学原理,有理由认为这种关系确实存在。

应用氯米芬简便、价廉,排卵率可达 70%～80%,妊娠率可达 30%～40%,产生多胎妊娠和卵巢过度刺激综合征(ovarian hyperstimulation syndrome,OHSS)的危险性较低。CC 的不良反应与用量大有关系,最常见的是面潮红(10%),腹胀或酸痛(5.5%),乳房不适(2%),恶心、呕吐(2.2%),视力障碍(1.5%),头痛(1.3%),脱发(0.3%)。视力障碍包括视力模糊,眼前闪光或出现黑点或异常认识,这些视力问题一般会在用药后 1～2 周后消失;如发生这类情况,建议以后不再使用 CC。CC 治疗可对一些患者宫颈黏液的质量和子宫内膜形态有不良影响,这可能与 CC 对抗雌激素有关。可酌情给予少量天然雌激素(如戊酸雌二醇 1mg/d)或行宫腔内受精。

2)枸橼酸他莫昔芬:他莫昔芬通常耐受性良好。发生的大多数不良反应与药物的抗雌激素作用有关。副作用有经量减少、粉刺、体重增加、头晕、潮热、头痛等,OHSS 少见。

3)芳香化酶抑制剂:LE 的不良反应多为轻至中度,最常见的不良反应为热潮红、关节痛、恶心和疲劳。很多不良反应是因为雌激素缺乏所致的正常药理作用(如热潮红、脱发和阴道出血)。

4)多巴胺受体激动剂:溴隐亭治疗女性不孕症期间应监测:腺垂体功能(在开始不孕症治疗前检查,以作全面评估);排卵的评估(每日体温、血清孕酮、排卵预报试验);血清催乳素水平(先测定血清催乳素浓度基线,以供以后测定需要,合并其他检验以评估疗效)。

许多患者服药后头几天可能会发生恶心、呕吐、头痛、眩晕或疲劳,但不需要停药。在服用甲磺酸溴隐亭片之前 1 小时口服某些镇吐药如甲氧氯普胺等可抑制恶心头晕。极少数病例中服用本品后发生体位性低血压,因此建议对于能够走动的患者应测量站位血压。在大剂量治疗时,可能会发生幻觉、意识精神错乱、视觉障碍、运动障碍、口干、便秘、腿痉挛等。这些副作用均为剂量依赖性,减量就能够使症状得到控制。在长期治疗中,特别对于有雷诺氏现象病史者,可能偶发可逆性低温诱发指趾苍白。国外已有患者使用多巴胺受体激动剂类药品治疗帕金森病后出现病理性赌博、性欲增高和性欲亢进的病例报告,尤其在高剂量时,在降低治疗剂量或停药后一般可逆转。

在精神病学方面,自发性和家族性震颤、亨廷顿舞蹈症、严重的心血管疾病、各种类型的内源性精神病、未经治疗的高血压、妊娠毒血症、对其他麦角生物碱类过敏者禁用,已有瓣膜病的患者禁用。

(2)促性腺激素

1)促卵泡激素:肌内注射或皮下注射可能导致注射局部的反应如淤血、疼痛、红斑、肿胀和发痒,多数症状轻微短暂。也可产生 OHSS;发生血栓栓塞时,通常与 OHSS 有关。

2)黄体生成素:本品有引起血栓栓塞性并发症(如动脉血栓栓塞)的潜在危险。可出现头痛(9.9%~10.2%)、疲乏(2.5%~3.3%),上呼吸道感染(0.8%~2%)、恶心(6.8%~7.2%)、腹痛(5.1%~8.6%)、胃肠胀气(3.9%~4.2%)、便秘(2%~2.5%)和腹泻(2%~2.5%)。在泌尿生殖系统,可导致轻至重度单纯性卵巢增大(可伴有腹泻和腹胀),通常于2~3 周后开始好转;OHSS 为本品的严重不良反应,发生率为 5.9%,通常发生于停药后,并于排卵后 7~10 日达高峰,给予 hCG 后应至少监测 2 周;还可见乳房疼痛(5.1%~5.9%)、卵巢囊肿(5.1%~5.3%)、痛经(1.7%~2.6%)和卵巢疾病(1.7%~2%)。

3)人绒毛膜促性腺激素:偶有过敏反应的报告。较少见乳房肿大、头痛、易激动、抑郁、易疲劳、小腿及(或)足部水肿、注射局部疼痛等。用于促排卵时:较多见诱发卵巢囊肿或轻至中度卵巢肿大,并伴轻度胃胀、胃痛、下腹痛,一般可在 2~3 周内减退;少见严重的OHSS。OHSS 是体内高雄激素引起血管通透性显著增高,使体液在胸腹腔和心包腔内大量积聚,从而引起多种并发症所致,临床表现为腹部和下腹部剧烈疼痛、消化不良、恶心、呕吐、腹泻、气促、尿量减少、下肢水肿等。多发生在排卵后 7~10 日,也可在治疗结束后发生,并可危及生命。

4)人绝经后促性腺激素:用药后常可增加动脉栓塞的危险。常见 OHSS,轻者出现恶心、呕吐、胃部及下腹部不适或胀痛及疼痛、卵巢轻度增大(可在 7~10 日内消除);中度与重度者可致卵巢直径增大至 10cm、胸闷、气促、尿量减少、胸腔积液、腹水、卵泡囊肿破裂出血、电解质紊乱、血容量降低、肾衰竭甚至死亡。

(3)促性腺激素释放激素:治疗期间应主要观察微泵功能和治疗反应:①由于导管埋注

时间长,应严格局部消毒,预防感染;②超声检查卵泡发育情况,当 B 超发现主导卵泡平均直径≥18mm 时,可用 hCG 诱发排卵并指导性交时间或进行丈夫人工受精;③测量基础体温和孕酮值,以了解排卵情况和黄体功能;④按时测定 FSH、LH、E₂ 值,以了解患者对治疗的反应并调整药物剂量。

少数病例出现 OHSS,但与 HMG-hCG 方案相比明显减少。30％用药后发生黄体功能不足,可发生局部注射处的静脉炎,甚至出现全身的败血症,必须警惕。

(二) 男性特殊治疗

1. 治疗药物

(1)枸橼酸氯米芬:本药对男性有促进精子生成的作用。临床用来治疗精子过少导致的男性不孕。

(2)溴隐亭:用于垂体催乳素瘤及其所致的男性性功能减退。也用于因高催乳素血症引起男性性功能减退(少精、性欲减退、阳痿),以及合并有高催乳素血症的男性不孕症。

(3)雄激素:用于原发和继发性腺功能低下的患者,以促进及维持第二性征的发育,改善性功能,此外,也用于伴有勃起功能障碍的患者,以改进其性交情况。

(4)促性腺激素:对男性而言,hCG 有促进间质细胞激素的作用,能促进曲细精管功能,特别是睾丸间质细胞的活动,使其产生产生雄激素,促使性器官和男性第二性征的发育、成熟,促使睾丸下降,并促进精子生成。HMG 可促进男性睾丸间质细胞分泌睾酮、曲细精管发育、生精细胞分裂和精子成熟。用于促性腺激素分泌不足的性腺功能减退和伴原发性精液异常的生育力低下。hCG 和 HMG 联合长期应用,可促使低性腺激素男性性功能减退的患者精子形成。

(5)治疗性功能障碍药物:5 型磷酸二酯酶(PDE5)抑制剂,阴茎勃起的生理机制涉及性刺激过程中阴茎海绵体内一氧化氮(NO)的释放。NO 激活鸟苷酸环化酶,导致环磷酸鸟苷(cGMP)水平增高,使得海绵体内平滑肌松弛,血液流入。本类药物能够通过抑制海绵体内分解 cGMP 的 5 型磷酸二酯酶(PDE5)来增强一氧化氮(NO)的作用。当性刺激引起局部 NO 释放时,本类药物抑制 PDE5 可增加海绵体内 cGMP 水平,松弛平滑肌,血液流入海绵体,阴茎勃起。该类药物临床上用来治疗男性阴茎勃起功能障碍。

(6)免疫治疗:男性免疫性不育的药物治疗分为以下几种,一种是针对免疫性不育的病因,如针对生殖器感染,采用合适的抗菌药物。其次是应用免疫抑制剂,以降低患者体内的抗精子抗体的滴度。肾上腺皮质激素是常用的免疫抑制剂,其应用比较复杂,采用的药物有:泼尼松、甲泼尼龙、倍他米松等,给药方式有剂量的维持疗法,大剂量或小剂量的短期给药。各种不同的给药方式,除考虑疗效外,最主要的是要防治激素的副作用。

2. 药物用法用量与药动学参数(见表 12-3)

(1)枸橼酸氯米芬:每次 25mg,每日 1 次,连用 25 日为 1 疗程。停药 5 日后,重复服用,直至精子数达正常标准,一般用药 3～12 个月疗效较好。

(2)溴隐亭:每次 1.25mg,每日 2～3 次,逐渐增加至 5～10mg(2～4 片)/d。泌乳素瘤 1.25mg(半片)/次,每天 2～3 次,逐渐增加至每天数片,以保证血浆中泌乳素水平得到控制。一日不宜超过 20mg。

(3)雄激素:甲睾酮:舌下含服或口服:每次 5mg,每日 2 次。十一酸睾酮:口服每日 120～160mg,2 周后,每日 40～120mg 维持,每日两次;肌内注射:每次 250mg,每月 1 次,疗程 4~6 个月。

（4）促性腺激素　男性促性腺激素功能不足所致性腺功能低下，肌内注射 1000~4000
单位，每周 2~3 次，持续数周至数月。为促发精子生成，治疗需持续 6 个月或更长。若精子
数少于 500 万/毫升，应合并应用人绝经促性腺素 12 个月左右。

（5）治疗性功能障碍药物：枸橼酸西地那非：常规 50mg，可增加至 100mg（最大推荐剂
量）或降低至 25mg。每日 1 次；伐地那非：常规 10mg，可增加至 20mg（最大推荐剂量）或降
低至 5mg，每日 1 次。

表 12-3　男性特殊治疗药物的药动学参数

药物	药动学参数			
	生物利用度	达峰时间	半衰期	血浆蛋白结合率
枸橼酸氯米芬	—		5d	—
溴隐亭片	28%	2~3h	4~5h	90%~96%
甲睾酮	—	1~2h	2.5~3.5h	—
十一酸睾酮	—	4h	—	—
枸橼酸西地那非	40%	空腹 0.5~2h，餐后 1.5~3h	4h	96%
伐地那非	15%	0.5~2h	4~5h	95%

3. 药物治疗监测：

（1）枸橼酸氯米芬　治疗男性不育时，一般用药 2~3 个月能起效。因高剂量用药会
抑制精子的发生，故用药原则是低剂量，长疗程。有使用本药以后发生睾丸癌的个案
报道。

（2）溴隐亭：治疗男性不育症时应定期检查：血清促卵泡激素；血清黄体生成素；血清催
乳素（每隔 4~6 周测定 1 次，直至正常为止，以后每隔 3~6 个月测定 1 次）；血清睾丸酮（测
定血清浓度的基线，以排除其他原因的不育症，以后每隔 3~6 个月重测）；精子计数和精子
活力（治疗 3 月后开始检测）。

（3）雄激素：前列腺癌患者禁用本类药物。用药期间应定期进行前列腺检查。服用本药
可出现肝功能异常。

（4）促性腺激素：血栓栓塞性患者、雄激素依赖性肿瘤（如前列腺癌或男性乳腺癌）患者
禁用此类药物。男性治疗期间应监测：血清睾酮水平（以排除其他原因所致的性腺功能低
下，也可用于疗效评价）；精子计数及精力活力的检测也可用于评估疗效。男性在 hCG-
HMG 治疗中，偶见女性化乳房发育，目前认为是 hCG 的作用。

（5）治疗性功能障碍药物：①药物不良反应监测：PDE5 抑制剂与 α 受体拮抗剂，可以预
期对血压的作用可能累加。性活动对已有心血管疾病患者的心脏有潜在危险，因此，其心血
管状态不宜进行性活动的患者一般不应使用治疗勃起功能障碍的药物。在所有 PDE5 抑制
剂的上市后应用中均有与用药时间相关的非动脉性前部缺血性视神经病 NAION 的罕见报
告。②用药注意事项及用药教育：性生活前服用药物，在没有性刺激时，推荐剂量的该类药
物不起作用。若出现单眼或双眼突然视力丧失，应立即停止服用所有 5 型磷酸二酯酶
（PDE_5）抑制剂，并向医师咨询。

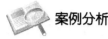

案例分析

案例：不孕症的诊治流程

刘某，女性，32岁，因"已婚6年，未避孕未孕3年"门诊就诊。患者夫妇于6年前结婚，婚后曾妊娠一次，于孕40⁺天行人工流产，之后采取安放宫内节育器避孕。3年前开始有生育要求，未避孕，性生活正常，一直未孕。既往月经周期正常，无盆腹腔手术史。查体：全身情况无特殊。妇科查体阳性发现：子宫后倾，活动度差，右侧附件区明显增厚，压痛。门诊初诊：继发不孕。讨论进一步诊治方案。

分析：按照 WHO 对于不孕症的标准，患者已有3年正常性生活后未孕，可诊断为"继发不孕"。对于此类患者，建议的初筛流程可参考本章不孕症。

第二节　辅助生殖技术

辅助生殖技术（assisted reproductive technologies，ART）指在体外对配子和胚胎采用显微操作技术，帮助不孕夫妇受孕的一组方法。包括人工授精、体外受精-胚胎移植及其衍生技术两大类。

一、人工授精

人工授精（artificial insemination，AI）是将精子通过非性交方式注入女性生殖道内，使其受孕的一种技术。包括丈夫精人工授精（artificial insemination with husband sperm，AIH）和供精人工授精（artificial insemination by donor，AID）。按照授精部位分成宫腔内人工授精（intrauterine insemination，IUI）、宫颈内人工授精（intracervical insemination，ICI）和阴道内人工授精（intravaginal insemination，IVI）。

（一）丈夫精人工授精

1. 适应证

（1）男性因素　少精、弱精、精液液化异常、性功能障碍、生殖器官畸形等不育。参照 WHO《人类精液检查与处理实验室手册》第5版，出现以下少弱精子症情况建议行人工授精：轻度或中度少精子症，精子总数<38×10⁶个或精子浓度<15×10⁶/ml；弱精子症，前向运动精子比例<32%；非严重畸形精子症，正常形态精子比例2%～4%；结婚3年以上未育。

（2）宫颈因素不育。

（3）生殖道畸形及心理因素导致性交不能等不育。

（4）免疫性不育。

（5）原因不明不育。

2. 禁忌证

（1）男女一方患有生殖泌尿系统急性感染或性传播疾病。

（2）一方患有严重的遗传、躯体疾病或精神心理疾患。

（3）一方接触致畸量的射线、毒物、药品并处于作用期。

（4）一方有吸毒等严重不良嗜好。

（二）供精人工授精

1. 适应证

（1）不可逆的无精子症、严重的少精症、弱精症和畸精症。

（2）输精管复通失败。

（3）射精障碍。

（4）适应证前 3 条中，除不可逆的无精子症外，其他需行供精人工授精技术的患者，医务人员必须向其交代清楚：通过卵胞浆内单精子显微注射技术也可能使其有自己血亲关系的后代，如果患者本人仍坚持放弃通过卵胞浆内单精子显微注射技术助孕的权益，则必须与其签署知情同意书后，方可采用供精人工授精技术助孕。

（5）男方和（或）家族有不宜生育的严重遗传性疾病。

（6）母儿血型不合不能得到存活新生儿。

2. 禁忌证

（1）女方患有生殖泌尿系统急性感染或性传播疾病。

（2）女方患有严重的遗传、躯体疾病或精神疾患。

（3）女方接触致畸量的射线、毒物、药品并处于作用期。

（4）女方有吸毒等不良嗜好。

人工授精可以在自然周期的围排卵期进行，也可以在使用少量促排卵药物后，在成熟卵泡不多于 3 个时进行，需防止多胎妊娠。

二、体外受精-胚胎移植及其衍生技术

体外受精-胚胎移植（in vitro fertilization and embryo transfer，IVF-ET）技术是指从妇女卵巢内取出卵子，在体外与精子授精并培养 2～5 天，再将发育到卵裂期或囊胚期阶段的胚胎移植到宫腔内，使其着床发育成胎儿的全过程，俗称为"试管婴儿"。

IVF-ET 技术大体上可以分为常规 IVF 过程、卵细胞胞浆内单精子注射（intracytoplasmic sperm injection，ICSI）和胚胎植入前遗传学诊断（preimplanted genetic diagnosis，PGD）以及各项衍生技术，包括配子及胚胎冻存、冻融胚胎解冻移植、赠卵或赠精 IVF、胚胎辅助孵出、卵母细胞体外成熟（in vitro maturation，IVM）等。各项技术均有适应证和禁忌证。特别提出的是，我国卫生部门已明确规定禁止实施任何形式的代孕技术。

（一）各种主要技术的适应证

1. 常规 IVF 的适应证　①女方各种因素导致的配子运输障碍。②排卵障碍；子宫内膜异位症。③男方轻度少、弱精子症。④不明原因的不育，经 3 次人工授精后未孕。⑤免疫性不孕。

2. ICSI 的适应证　①严重的少、弱、畸精子症；不可逆的梗阻性无精子症。②生精功能障碍（排除遗传缺陷疾病所致）。③免疫性不育。④体外受精失败。⑤精子顶体异常。⑥需行植入前胚胎遗传学检查。

3. PGD 的适应证　主要用于单基因相关遗传病、染色体病、性连锁遗传病及可能生育异常患儿的高风险人群等。

（二）各项主要技术的禁忌证

1. 任何一方患有严重的精神疾患、泌尿生殖系统急性感染、性传播疾病。

2. 患有《母婴保健法》规定的不宜生育的、目前无法进行胚胎植入前遗传学诊断的遗传性疾病。

3. 任何一方具有吸毒等严重不良嗜好；任何一方接触致畸量的射线、毒物、药品并处于作用期。女方子宫不具备妊娠功能或严重躯体疾病不能承受妊娠。

（三）**IVF-ET 及各项衍生技术**　基本临床程序包括控制性超促排卵、卵泡监测、卵母细胞收集、精卵结合、胚胎体外培养、胚胎移植、移植后黄体支持等。

三、控制性超促排卵和诱发排卵

（一）短效 GnRH-a 长方案

1978 年第 1 例试管婴儿的卵子来自自然周期的优势卵泡，由于不能有效的控制早发的内源性黄体生成素（LH）峰，早期试管婴儿的临床妊娠率也较低。1984 年，GnRH-a 在 IVF-ET 中的应用，有效地抑制了早发 LH 峰，降低了周期取消率，保证了 IVF-ET 的成功率。目前 GnRH-a 作为经典的垂体降调节剂已在 IVF-ET 促排卵中常规使用，其中长方案被作为 IVF-ET 促排卵的主流方案之一。

1. 长方案的主要步骤　黄体中期使用 GnRH-a 进行垂体降调节，达到垂体脱敏后，通常是月经第 2~5 天给予促性腺激素（FSH 和/或 HMG）促进多个卵泡发育，定期进行 B 超及激素监测。当主导卵泡至少有一个直径≥18mm 或 3 个直径≥16mm 时，停用 GnRH-a 和促性腺激素（Gn），并给予 hCG 5000~10 000IU 进行卵泡扳机（trigger），给药后 34~38 小时进行取卵。

2. 长方案的特点　短效 GnRH-a 长方案中卵泡发育同步性好，有利于提高卵子质量，增加获卵数，降低取消率，改善子宫内膜容受性，具有较好的临床妊娠率，主要适用于年轻、卵巢功能较好的患者。缺点是存在卵巢功能受过度抑制、垂体降调时间长、促性腺激素用量大、OHSS 发生率高，并可能导致黄体期功能的不足需要较长的黄体支持，患者用药时间长、花费高，患者依从性差等不良结局。

（二）短效 GnRH-a 短方案和超短方案

由于长方案会导致卵巢过度抑制，超短方案和短方案更适用于高龄、卵巢反应不良、窦卵泡数较少的患者。两种方案均于月经的第 2~3 天同时开始使用 GnRH-a 和 Gn，其中超短方案会在停用 Gn 前停药，短方案在停用 hCG 同时停用 GnRHa 和 Gn。两种方案均利用 GnRH-a 的突然暴发的作用，能够强化卵泡的募集，减少 Gn 的用量。但是超短方案无垂体降调节的作用，不能有效地控制早发内源性 LH 峰，影响卵子质量和子宫内膜容受性，从而影响临床妊娠结局。短方案不仅利用垂体降调节的作用，而且还利用 GnRH-a 垂体降调节的作用，高剂量的 FSH 虽可获得更多的卵子，但突然暴发作用所引发的 LH 和雄激素的过多分泌可能直接影响卵子的质量及子宫内膜容受性的建立，使得胚胎质量降低、种植率低，最终影响临床妊娠结局。因此，短方案和超短方案与长方案相比在助孕结局方面较差。

（三）长效 GnRH-a 长方案（超长方案）

超长方案是子宫内膜异位症（Emt）患者的首选 IVF-ET 促排卵方案。IVF 前应用 1~6 个月的长效 GnRH-a，不仅可以降低异位内膜活性，使异位病灶萎缩消失、局部巨噬细胞活性下降，还能够抑制免疫反应，改善 EMs 患者的生殖内环境，降低盆腔中对胚胎产生毒性作用的白细胞介素-1 和肿瘤坏死因子的浓度，改善盆腔内环境，增加子宫内膜着床窗白细胞抑制因子、整合素、血管内皮生长因子、胞饮突等的表达，并增加舒血管物质的分泌，使子宫内膜血管通透性增加，有利于胚胎的着床，从而提高种植率和妊娠率。使用长效 GnRH-a 过程中定期监测病灶情况，适时进行 Gn 启动促排，根据卵泡和血清激素决定 hCG 注射时间。虽然在 Emt 患者中超长方案与长方案相比，降调时间长、垂体抑制作用更强，患者 Gn 总天数和总量均较高，并且可利用胚胎数、优质胚胎数均较低，但超长方案改善盆腔内环境和提高子宫内膜容受性的作用，着床率和临床妊娠率显著高于长方案。在反复着床失败的患者中使用该方案，特别是在卵巢反应不良的不孕患者中黄体期超长方案并没有减少获卵数，通过改善子宫内膜容受性提高临床妊娠率。

近年来，有学者对超长方案中长效 GnRH-a 的剂量和用药时间进行改良，长效 GnRH-a 减量为 1/2 或 1/3 支，同时不改变 Gn 启动时间，可以达到充分垂体降调节，又通过调整长效 GnRH-a 的剂量避免垂体的过度抑制，同时联合应用 HMG 促排卵显著减轻患者的经济负担。

（四）GnRH 拮抗剂（GnRH-ant）方案

20 世纪 90 年代，另一种 GnRH 类似物——GnRH-ant 开始应用于临床，它直接与垂体的 GnRH 受体竞争性结合，抑制垂体分泌 LH，但不具有刺激 FSH 释放的功能。给药后数小时即阻止 LH 的释放，有效地抑制 LH 峰出现。国内外近十余年 GnRH-ant 在 IVF-ET 的促排卵中的使用也越来越广泛，它能有效地防止过早出现 LH 峰，减少 Gn 总量，降低 OHSS 的发生。该方案避免了垂体的过度抑制，能够快速有效的抑制 LH 峰的产生，用药方便，注射次数少，治疗周期短，因此在临床上得到国内外学者的广泛使用，在卵巢正常反应人群中，GnRH-ant 方案和 GnRH-a 方案的临床妊娠率差异无统计学意义。拮抗剂方案使用中，根据给予 GnRH-ant 的时间可以分为固定方案和灵活方案两种，固定方案于月经第 2～3 天给予 Gn，在刺激第 6 天同时加用 GnRH-ant，直至 hCG 日；灵活方案是在使用 Gn 后，主导卵泡直径 14～16mm 时加用 GnRH-ant，直至 hCG 日。在拮抗剂方案中，hCG 日可以常规注射 hCG 作为取卵前的卵泡扳机，也可以使用 GnRH-a 和（或）hCG 同时进行扳机。

大量的荟萃分析和前瞻性研究均显示 GnRH-ant 方案对卵母细胞质量、受精率、卵裂率和胚胎质量无显著性影响，但是在子宫内膜容受性上存在争议，特别是使用 GnRH-a 进行扳机时。

（五）微刺激方案和自然周期方案

微刺激方案是指应用小剂量的外源性 Gn，或口服 CC、LZ，添加或不添加 Gn 的促排卵方案，使用 GnRH-ant 来预防早发 LH 峰。该方案是卵巢储备低下患者的一个较佳选择，虽然使用该方案不能增加此类人群的临床妊娠率，但明显减少了周期取消率。该方案还是 OHSS 高风险人群避免并发症发生的方案之一。

四、黄体支持

在 COH 方案中，多使用了降调节方案，停药后垂体分泌 Gn 的功能不能恢复；COH 中多卵泡的发育使体内出现高雌激素水平导致体内雌/孕激素比例失调；取卵手术中颗粒细胞的丢失等原因决定在黄体期需要进行黄体支持。黄体支持能显著提高胚胎着床率、临床妊娠率及活产率，并减少流产率。孕激素是黄体支持的首选药物。

（一）黄体支持的常用孕激素类药物

1. 治疗药物　黄体支持的孕激素类药物是黄体酮。黄体酮是由卵巢黄体分泌的一种天然孕激素，与雌激素一起参与 HPO 轴的调节，精细地介入排卵性月经周期。在体内能使经过雌激素作用的增殖期的子宫内膜转化为分泌期，为孕卵着床及早期胚胎的营养提供有利条件并维持妊娠。

2. 常用药物　主要药物为黄体酮制剂，分为黄体酮注射液、口服黄体酮、阴道用黄体酮。

(1)黄体酮注射液：肌内注射油剂黄体酮生物利用度高，疗效确切，一般剂量为 20～100mg/d，是目前 IVF 术后黄体支持的主要途径。但由于注射部位易出现局部肿胀、硬结、疼痛，也可能出现过敏反应、无菌性脓肿、甚至神经损伤等，所以患者依从性较低。

(2)口服黄体酮：黄体酮口服后有效成分大部分经肝脏代谢分解，生物利用度仅 10% 左右，血药浓度不稳定。口服黄体酮的副作用包括头晕、嗜睡、抗癫痫等中枢神经系统症状，肝功能受损，还可能改变泌乳素和 GnRH 的分泌，目前不作为首选的黄体支持方式。

(3)阴道用黄体酮：阴道用黄体酮有缓释凝胶、胶囊和片剂。其靶器官为子宫，药物使用后直接经阴道上皮细胞扩散至宫颈、宫体，并完成从子宫内膜向肌层的扩散，在子宫局部发挥作用，同时吸收入血的比例低。目前已成为黄体支持的主要途径之一。

（二）其他的黄体支持药物

1. 雌激素　关于黄体期是否添加雌激素进行黄体支持，目前尚有争论。研究发现雌激素可诱导一些特殊蛋白和生长因子的合成，如雌、孕激素受体，还可以刺激黄体中期黄体细胞上 LH 受体的合成，有利于促进孕酮合成，使孕酮保持高水平。

2. 人绒毛膜促性腺激素　hCG 可以刺激黄体颗粒细胞分泌雌孕激素，加之它与 LH 有类似的化学结构和功能，因此可以增强黄体功能。使用 hCG 进行黄体支持的继续妊娠率与黄体酮并无差异。但是使用 hCG 后，患者 OHSS 的风险明显增高，所以在取卵前雌二醇水平≥2500pg/ml 时，建议不使用 hCG 进行黄体支持；同时由于 hCG 半衰期的缘故，可能干扰 IVF 术后妊娠结局的判断，因此需停药 5～7 天后才可基本排除外源性 hCG 的干扰。

3. GnRH-a　在 GnRH-ant 方案中，胚胎移植后的黄体支持可以使用 GnRH-a，可促进垂体 LH 释放，维持黄体，可能有助于改善临床妊娠率和种植率，但临床疗效尚有争议。

五、体外受精-胚胎移植的主要并发症

常见的并发症多与诱导排卵有关。

（一）卵巢过度刺激综合征（ovarian hyperstimulation syndrome，OHSS）

OHSS 是辅助生殖技术应用过程中最常见的并发症之一，是一种明确的医源性疾病。在促排卵药物使用后发生率约为 0.6%～14%，重度的发生率约为 0.1%～2%。临床表现有恶心、呕吐、腹胀、卵巢增大、胸腹水，严重时出现电解质紊乱、血液浓缩以及肾功能损害等，可危及患者生命，需要生殖医学工作者的高度重视。

1. 发病机制　发病机制目前尚不明确。但是 OHSS 发生的诱因是人绒毛膜促性腺激素(hCG)的使用，未使用 hCG 而发生 OHSS 的病例十分罕见。OHSS 的病理生理特征为血管通透性增加，液体从血管内进入组织间隙。由于 hCG 并没有直接的血管活性作用，所以多年来众多学者们试图在 OHSS 患者的卵泡液和腹水中寻找这种血管活性物质，如细胞因

子和生长因子 IL-2、IL-6、IL-8、IL-10、IL-18、血管内皮生长因子（vascular endothelial growthfactor，VEGF）、组胺、前列腺素和肾素-血管紧张素。目前的研究认为，VEGF 可能是 OHSS 发生和发展的关键因子。使用 hCG 后 VEGF 的表达增加，尤其在 OHSS 患者中增加更为明显，VEGF 可强烈诱导卵巢中的血管生成，增加血管通透性。在 OHSS 患者中对 VEGF 的作用加以抑制则会消除或缓解 OHSS 的临床症状。

2. 临床表现和分类　主要表现为卵巢增大，腹内压增加可引起腹胀、恶心和呕吐。血管通透性增加、卵泡液渗漏和卵泡破裂均可以引起腹水、胸腔积液，伴局部或全身水肿。大量液体丢失导致血管内血容量不足和血液高凝，可导致严重并发症发生，如深静脉血栓和肺栓塞的风险增加。腹水和增大的卵巢限制膈肌运动，导致肺通气功能受到影响。血容量减少和微血栓造成肾灌注减少，导致电解质紊乱和肾功能障碍。

按照发生时间的不同，OHSS 的临床类型分为早发型和晚发型两类。早发型发生于 hCG 注射后 3～7 天，与 hCG 使用相关，一般病程 7～10 天，常有自限性；晚发型发生于 hCG 注射后 12～17 天，病程较长，15～25 天，与内源 hCG 有关，多合并妊娠，病情往往进展迅速且严重，病程较长，因合并妊娠，处理难度较大。

临床工作中对于 OHSS 的分类常采用的是 Golan 分类 5 级三度分类法。分类的主要目的是注意中度患者的病情进展，重视重度患者，避免出现危及生命的并发症（表 12-4）。

表 12-4　Golan 分类法

分级	轻	中	重
1	仅有腹胀及不适		
2	腹胀、恶心呕吐和（或）腹泻 卵巢直径<5cm		
3		腹胀、恶心呕吐和（或）腹泻；B 超下有腹水 卵巢直径 5～12cm	
4			腹胀、恶心呕吐和（或）腹泻、胸腔积液、腹水、呼吸困难 卵巢直径≥12cm
5			腹胀、恶心呕吐和（或）腹泻、胸腔积液、腹水、呼吸困难、低血容量改变，血液浓缩、血液黏度增加、凝血异常，肾血流减少，导致少尿、肾功异常、低血容量休克卵巢直径≥12cm

3. 预防

(1)识别高危因素患者：包括年轻、PCOS、大量卵泡发育、反复或大剂量使 hCG 以及卵巢对 Gn 高敏感（如既往有 OHSS 病史或卵巢高反应史）等。

(2)减少 Gn 的使用剂量:由于限制多个卵泡的发育,使 FSH 阈值水平高的卵泡不能接受刺激进行发育。

(3)改变 COH 方案:对于高风险患者,不使用 GnRH-a 进行垂体降调节,换为 GnRH-ant 抑制内源性 LH 峰,待卵泡成熟后以 GnRH-a 替代或部分替代 hCG 进行扳机,能够有效地防止 OHSS 的发生。

(4)促排卵过程中暂停注射 Gn 法(coasting):coasting 方法是指在促排过程中由于血清 E_2 水平迅速升高、卵泡数目过多时,完全停止使用 Gn 数日,而 GnRH-a 继续使用,待 E_2 水平下降至安全水平,再继续使用 Gn。在不改变妊娠率的情况下,停止使用 Gn 的时间建议一般不超过 3 天。

(5)改变扳机日的药物或用量:在使用 GnRH-a 降调节方案中减少扳机日 hCG 的用量;某些情况下在减少 hCG 注射后仍有发生 OHSS 的高危型,甚至可以不注射 hCG,直接取卵,进行卵母细胞体外成熟(in vitro maturation,IVM);或者在 GnRH-ant 方案中改为 GnRH-a 进行扳机。

(6)取消周期:在 COH 过程中,在改变方案后,仍然存在高危因素时,在卵泡直径≤14mm 时停止治疗周期由于患者通常在心理上难以接受这种方法,而且会给患者造成经济损失,因此取消周期并不是预防 OHSS 的常用方法。然而,对于随访困难、估计病情非常严重的患者,它可能是避免 OHSS 发生的唯一方法。

(7)口服避孕药(oral contraceptives,OC)的预处理:PCOS 患者由于体内较高的 T 和 LH 水平及对 FSH 刺激的高敏感性,是 OHSS 的高危人群。给予 3~6 个月的 OC 处理(对于高雄激素血症的患者给予含有对抗雄激素作用的醋酸环丙孕酮制剂),可以降低体内雄激素和 LH 水平,减少小窦卵泡数量,从而有效防止 OHSS 的发生。

(8)全胚冷冻:全胚胎冷冻-冻融胚胎移植可以避免迟发型 OHSS 的发生。在 hCG 日 E_2 水平过高(≥5000pg/ml)或获卵数过多(≥16 个)的患者,不移植胚胎,能够有效地防止晚发型 OHSS 的发生。

4. 治疗 由于 OHSS 的发病机制未明,因此治疗中以对症支持治疗为主,严防严重并发症的发生。轻度 OHSS 在大多数 COH 周期都可能出现,不需要特殊治疗;中度 OHSS 患者应学会自我监测,尽早发现重度 OHSS 迹象,包括体重检测、尿量估计、卧床休息以及摄入足够液体等。重度 OHSS 患者需住院治疗。

(1)严密监护:重度 OHSS 患者需严密监测生命体征,每日需进行监测的内容包括:24 小时出入量,体重和腹围,血常规和电解质。定期检查凝血功能、肝肾功能等。呼吸困难或有肺功能损伤的患者应进行胸部 B 超、氧分压测定或胸片。

(2)纠正低血容量和电解质、酸碱平衡紊乱,防止严重并发症。初始使用生理盐水快速静脉滴入,液体输注完毕,尿量至少有 50ml,提示肾脏反应良好,之后可以适当使用胶体液如低分子右旋糖苷、羟乙基淀粉或白蛋白等。充分扩容后,根据尿量慎用利尿剂。低分子肝素钙可以预防血栓形成。对于大量腹水的住院患者,超声引导下经腹或经阴道穿刺腹水也被证明可以有效地缓解症状、预防并发症,并缩短患者的住院时间。穿刺放腹水后要及时补充胶体液。

(二)多胎妊娠

多胎妊娠是另一个与促排卵药物使用相关的并发症。促排卵药物使用可使多个卵泡发育,IVF 中移植多个胚胎,致使多胎妊娠发生率高达 30%。多胎妊娠增加母婴并发症、流产和早产的发生率、围产儿患病率和死亡率风险。严格掌握促排卵药物使用指征、限制胚胎植入率(不超过 3 个)是减少双胎妊娠、杜绝三胎及以上妊娠的根本方法。对多胎妊娠可在孕早期实施选择性胚胎减灭术。

(三) 异位妊娠

由于在 IVF 中有近 60%患者的适应证是输卵管性不孕,加之应用促排卵药物后由于多个卵泡发育和 1 个以上胚胎移植,内膜与胚胎发育的不同步性等,因此在 IVF 术后,异位妊娠的发生率高达 4%～10%(自然周期约 1%～2%),同时复杂性异位妊娠,如宫内外同时妊娠,双侧附件区同时妊娠等也明显增加。异位妊娠的处理基本原则与自然怀孕时发生的处理原则相同,但需注意宫内外同时妊娠时要尽早发现并处理异位灶,并尽量保留宫内妊娠。

 案例分析

案例:卵巢过度刺激的诊治

陈某,女性,26 岁,因"IVF-ET 术后 10 天,腹胀 3 天,加重 1 天"急诊入院。患者因"输卵管因素阻塞"于一个月前开始进入 IVF 治疗流程,短效 GnRH-a 长方案,最终获卵 17 枚,获优质胚胎 5 枚,10 天前移植 2 枚。移植术后予黄体酮 40mg im Bid＋阿司匹林 25mg po bid 进行黄体支持。3 天前出现腹胀,伴食欲缺乏,轻微腹痛,1 天前出现尿量减少,腹胀加重,影响睡眠及进食,出现呕吐,遂入院要求进一步治疗。自出现腹胀以来,体重增加约3kg,尿量减少,大便正常,1 天前开始不能平卧,睡眠较差。体格检查:体重腹部膨隆如孕 5个月,双下肢轻微水肿,呼吸急促。入院后查血清 hCG 134IU/L,E_2 3896pg/ml,P 135ng/ml;B 超检查:腹部 B 超:子宫大小正常,内膜厚度约 7mm(单层)。双侧卵巢大小分别为:左侧 12mm×10.8mm×13.5mm,右侧 13mm×12.3mm×11.2mm,双侧卵巢上可见多个囊性占位,最大 4mm×3.2mm。盆腔积液,最深处约 10cm。胸腔 B 超:未见明显胸腔积液。入院诊断:卵巢过度刺激综合征(重度);IVF-ET 术后早孕。讨论进一步处理。

分析:根据患者病史及体检,诊断成立,重要的是尽量控制病情,避免更多的并发症发生。入院后每日监测体重、腹围和出入量的变化,定期检查电解质和肝肾功能,改善毛细血管通透性、增加胶体渗透压,必要时在充分扩容的情况下给予利尿剂使用。胸腹水过多影响呼吸时,可以适当抽吸胸腹水。

参 考 文 献

1. 庄广伦. 现代辅助生育技术. 北京:人民卫生出版社,2005.
2. 苟文丽. 妇产科学. 第 8 版. 北京:人民卫生出版社,2013.
3. 曹泽毅. 中华妇产科学. 第 3 版. 北京:人民卫生出版社,2013.

(马黔红　邱　峰)

专业名词对照索引

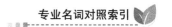

C

D

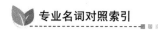

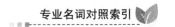

H

J

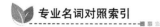

R

S

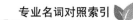

Z

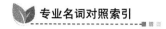

中文药名索引

英文药名索引

62桂